Laparoscopic and Robotic Colorectal Cancer Surgery
Based on Fascial Anatomy

# 基于膜解剖的腹腔镜与机器人结直肠肿瘤手术学


**主　编**　池　畔

**副主编**　王枭杰

**编　者**　（以姓氏笔画为序）

王枭杰　福建医科大学附属协和医院结直肠外科
卢星榕　福建医科大学附属协和医院结直肠外科
池　畔　福建医科大学附属协和医院结直肠外科
官国先　福建医科大学附属协和医院结直肠外科
黄　颖　福建医科大学附属协和医院结直肠外科
Waleed M.Ghareeb　Department of General and Gastrointestinal Surgery, Suez Canal University, Egypt

**绘　图**　王枭杰



人民卫生出版社

**图书在版编目（CIP）数据**

基于膜解剖的腹腔镜与机器人结直肠肿瘤手术学 / 池畔主编．—北京：人民卫生出版社，2019
ISBN 978-7-117-29352-5

Ⅰ.①基…　Ⅱ.①池…　Ⅲ.①腹腔镜检－应用－结肠疾病－肠肿瘤－外科手术②腹腔镜检－应用－直肠肿瘤－外科手术　Ⅳ.①R735.3

中国版本图书馆 CIP 数据核字（2019）第 264031 号



基于膜解剖的腹腔镜与机器人
结直肠肿瘤手术学

主　　编：池　畔
出版发行：人民卫生出版社（中继线 010-59780011）
地　　址：北京市朝阳区潘家园南里 19 号
邮　　编：100021
E - mail：pmph @ pmph.com
购书热线：010-59787592　010-59787584　010-65264830
印　　刷：北京盛通印刷股份有限公司
经　　销：新华书店
开　　本：787 × 1092　1/16　　印张：20
字　　数：487 千字
版　　次：2019 年 12 月第 1 版　2022 年 12 月第 1 版第 5 次印刷
标准书号：ISBN 978-7-117-29352-5
定　　价：248.00 元
**打击盗版举报电话：010-59787491　E-mail：WQ @ pmph.com**
**质量问题联系电话：010-59787234　E-mail：zhiliang @ pmph.com**

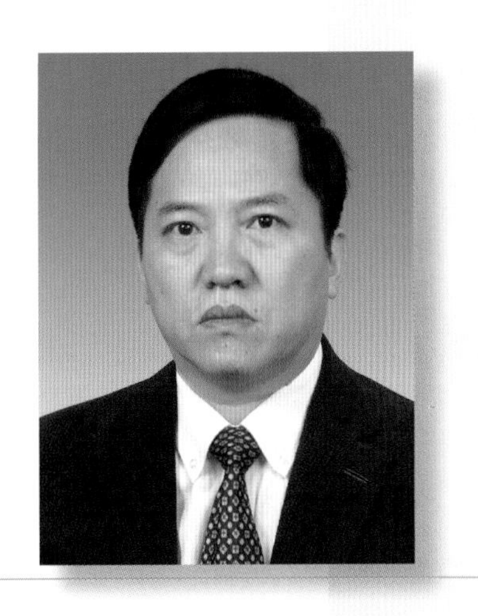

# 主编简介

池畔，教授、博士生导师，现任福建医科大学附属协和医院普通外科(结直肠外科)科主任、英格兰皇家外科学院院士(FRCS)、美国胃肠与内镜外科医师学会(SAGES)委员、国际外科、消化及肿瘤医师协会(IASGO)委员、中华医学会外科学分会结直肠肛门外科学组副组长、中国抗癌协会大肠癌专业委员会腹腔镜外科学组副组长、中国医师协会内镜医师分会第一届腹腔镜专业委员会副主任委员、中国医师协会结直肠肿瘤专业委员会第一届腹腔镜专业委员会副主任委员、中国研究型医院学会机器人与腹腔镜外科专业委员会副主任委员、福建省外科学会主任委员、福建省外科学会胃肠外科学组组长，兼任《中华胃肠外科杂志》《中华消化外科杂志》《中华普通外科手术学杂志》《中华腔镜外科杂志》《中华结直肠疾病电子杂志》《中国实用外科杂志》、*Annals of Surgery*(中文版)、*Diseases of the Colon & Rectum*(中文版)等杂志编委。

1982 年毕业于福建医科大学，1993 年开始从事结直肠外科临床研究，2000 年开始从事腹腔镜结直肠外科手术临床研究，属国内最早开展该手术的医师之一，已行手术 5 000 余例。2008 年在福建省创立了结直肠外科，属国内较早创立的结直肠专科之一。2003 年在国内率先开展了腹腔镜根治性右半结肠切除术[中华胃肠外科杂志，2005，8(5):410-412]；2010 年在国际上率先开展经盆腔入路括约肌间超低位直肠前切除术[中国实用外科杂志，2010(3):203-205；Ann Surg Oncol，2015，22(3):944-951]；2012 年在国际上率先开展腹腔镜经盆腔入路经肛提肌外腹会阴联合切除术(ELAPE)[中华胃肠外科杂志，2012，15(6):589-593；Ann Surg Oncol，2013，20(5):1560-1566]；2015 年受华中科技大学同济医学院附属同济医院龚建平教授膜解剖理论的启发，开始从事腹腔镜结直肠肿瘤手术膜解剖的临床研究；2016 年始开展了机器人结直肠肿瘤手术膜解剖的临床研究，已行高难度机器人中低位直肠癌手术300余例。近10年先后应邀在除西藏之外的全国各省会与国家重点院校附属医院举办的国内与国际会议上现场手术演示“腹腔镜与机器人结直肠癌根治术”与专题报告；先后撰写中英文论文百余篇，获省部级科技二、三等奖各1项，国家发明专利1项，获2017—2018年度“中国名医百强榜”结直肠肛门外科专业排行榜第1名，获2019年第三届“国之名医·卓越建树”奖。

# 序

## ——让我们一起推开膜解剖的大门

池畔教授是我国著名的结直肠外科专家，也是膜解剖的主要推广者、实践者，他编撰这本《基于膜解剖的腹腔镜与机器人结直肠肿瘤手术学》，可谓是实至名归。

还记得是好几年前，在一次会议上，池畔教授问我，大意是“我听你讲过胃的膜解剖，也讲过右半结肠的膜解剖，为什么从来没听你讲过直肠的膜解剖呢？”我立马回答道，“直肠的膜解剖是留给你讲的啊！”此话一语双关，一是说明，池畔教授是我国结直肠肿瘤外科的著名专家；二是表明，膜解剖需要一批人、一代人乃至几代人去认识、去发展、去传播、去实践。今天，池畔教授果然将膜解剖与结直肠肿瘤外科融合在一起了，可喜可贺。

实际上，膜解剖的起源与结直肠肿瘤外科关系密切。1982 年英国外科医生 Heald 报道了全直肠系膜切除（total mesorectal excision，TME）治疗直肠癌的回顾性结果，2009 年德国外科医生 Hohenberger 报道了结肠系膜完整切除（complete mesocolic excision，CME）治疗结肠癌的回顾性结果，二者均导致局部复发率下降，从而改善了结直肠癌外科治疗的肿瘤学效果。他们的工作提供了重要的线索，并留下了三个疑问：为什么？是什么？普遍性？

为什么 TME/CME 可以降低结直肠癌术后的局部复发率呢？Heald 和 Hohenberger 认为，是因为淋巴清扫更彻底。那么，日本和韩国一直推行的 D3 手术，应该较 TME/CME 淋巴清扫范围更大，为什么没能获得更好的效果呢？另外，许多没有淋巴结转移的病例，应用 TME/CME 后，疗效也获得提高，这种现象用“淋巴结清扫更彻底”来解释，似乎说不通。我们的研究证明，在胃肠系膜的脂肪结缔组织中，有一类新的肿瘤转移，它既不是直接侵犯、腹膜种植,也不是血行转移、淋巴扩散,我们暂且称其为“第五转移”。TME/CME 不仅仅清除了淋巴结转移,还清除了第五转移,肿瘤学效果才得以提高。

是什么措施让 TME/CME 的肿瘤学效果得以提高了呢?他们模模糊糊地知道是通过“神圣层面”进行系膜切除,但是没有深入追问:这个层面到底是哪个层面?为什么一定是这个层面,而不是别的层面?如何找到这个层面?现在我们知道,在系膜与系膜床之间,往往有四层膜五个层面,只有在系膜与系膜床之间的层面进行分离,才能既避免副损伤,又防止癌细胞通过破损的膜散落在系膜床。保证“信封”壁的完整,是提高其肿瘤学效果的关键措施。

CME 具有普遍性吗?个别日本学者认为,在胃癌外科不可能进行 CME,否定了 CME 的普遍性。我们的研究工作证明,解剖的第三元素普遍存在,广义的系膜与系膜床也存在于胃、食管,第五转移也见于胃癌,因此,CME 具有普遍性,进而被我们的外科实践所证明。

由此可见,沿着 TME/CME 提供的线索,对三个疑问,我们给予了清晰和确切的回答。正是这些回答以及广大外科医生的共同实践,推开了膜解剖的大门。在这扇门内,我们看见了一个我们以往从未看到过的世界,池畔教授的这本书,就是进入这扇大门后的最新描述。在此,我热切地将此书推荐给大家。

龚建平<br>2019 年 4 月 15 日于武汉

# 前　言

1993年，上海瑞金医院郑民华教授率先在我国进行了腹腔镜乙状结肠癌根治术，至今已26年。2000年10月，作者在上海长海医院郑成竹教授指导下，在福建省开展了首例腹腔镜直肠癌根治手术，业已19年。腹腔镜结直肠肿瘤手术历经了器官切除、以血管为中心的根治性器官切除，到今天基于膜解剖的功能性根治性器官切除三个发展阶段，从不规范走向日趋成熟规范的新时代。

当前腹腔镜结肠癌根治术作为结肠癌的标准术式，已被NCCN指南认可，而国际上多项临床研究仍不能认可腹腔镜直肠癌根治术的疗效等同于传统开腹直肠癌根治手术，因此至今NCCN指南仍将其列为临床研究项目，其重要原因是腹腔镜直肠癌根治术受诸多因素影响，手术难度远大于传统开放手术，近远期疗效受术者技术水平影响大。虽然近10余年来，腹腔镜设备从2D、3D发展到4K，从标清到高清，直至第三代机器人手术，但腹腔镜直肠癌根治术发展进入了一个平台期，其原因是众多从事腹腔镜结直肠癌手术的外科医生尚未意识到膜解剖对腹腔镜或机器人直肠癌根治术的重要性，从现有学术交流与现场手术演示中，可见术者在血泊中游离直肠或在直肠系膜内分离就是个佐证。可见设备的改进并不一定带来技术的进步，幸好近几年国内华中科技大学同济医学院附属同济医院龚建平教授提出了膜解剖的理念，这一理念拓展了现有的CME与TME理论。膜解剖的兴起与发展，让微出血与无血的腹腔镜与机器人手术成为现实与常态，让我们不断地发现以往未曾认识到的膜间隙与膜结构(如小肠与升结肠间隙、横结肠系膜根、盆底直肠侧方膜解剖)。许多医生在分离盆底直肠的前方，特别是侧方间隙时迷失方向，其原因就在于未曾认识膜解剖。膜解剖已成为当前推动精准微创结直肠肿瘤手术发展的动力。

目前，国内尚无基于膜解剖的腹腔镜与机器人结直肠肿瘤手术学方面的专著，有鉴于此，本书一改以往专著仅用术中图片或线条图描述手术步骤的方式，以高年资结直肠专科或普外科医生为对象，仅以结直肠癌根治术为主题，在展示每一类手术的关键步骤时，先以膜解剖线条图开导，辅以术中高清照片图验证，再立即扫描其旁所附二维码观看短视频，以加深对手术步骤的认知；对如何防治每一类手术可能产生的并发症给予指导，并及时反映当前的手术技术与新进展（如机器人括约肌间超低位直肠前切除与经肛提肌外腹会阴联合切除术）。当然，对于当前尚存争议的手术，如经自然腔道取标本手术（NOSES）、TaTME、机器人结肠癌根治术，术中是否行左结肠动脉保留等未予阐述。

值本书出版之际，谨向参与本书编写的各位同仁致谢，感谢他们克服种种困难，在繁忙的医教研工作之余参与本书撰写；感谢王枭杰博士为本书绘制了所有的膜解剖线条图及打印、编写工作，感谢龚建平教授在百忙中为本书写序。

虽然我们尽力编写，仍难免有错误，恳请广大读者批评指正，腹腔镜和机器人外科操作，不仅仅是一项技术，它的每一刀都反映了实施者对膜解剖与外科学的深刻认识，它是需要不断追求与探索的科学和艺术。要成为一名优秀的微创外科医生，要有钢铁般坚强的意志，不断探索学习，才能掌握并保证患者有良好的手术预后。祝愿有志于该事业的同道们早日成为优秀的微创结直肠外科医生。

池 畔

2019 年 5 月 15 日

# 目　录

# 资源目录

# 第一章 外科解剖学认识的演变和进展

## 一、外科解剖学发展简史

解剖学的雏形出现于古埃及，在制作木乃伊的过程中，古埃及人获得了许多解剖学的知识。中国医学古籍《黄帝内经》多数篇章涉及解剖。西方解剖学是从医学之父、古希腊名医希波克拉底开始的，其名言之一就是"解剖学是构筑医学圣殿的基石"。最早的较完整的解剖学论著当推盖伦所著的《医经》，书中对血液运行、神经分布、心脑等脏器解剖都已有较具体的叙述，但因中世纪宗教绝对禁止解剖人的尸体，其根据主要来自动物解剖，故照搬至人体解剖时错误较多。14~16 世纪的欧洲思想文化运动，开启了科学研究的新时代，人体解剖学也有了巨大发展。艺术和科学巨匠达·芬奇绘制的人体解剖学图谱，精确细致，叹为观止。这一时期最有代表性的人物是比利时医生维萨里，他出版了解剖学论著《人体构造》，系统完善地记述了人体各器官系统的形态构造，纠正了盖伦很多错误观点，真正奠定了人体解剖学基础。17 世纪哈维发现了血液循环原理。19 世纪达尔文发表了《物种起源》，倡导进化论，为探索人体形态结构的发展规律提供了理论依据。这些科学巨匠对解剖学发展均作出了卓越贡献，解剖学迎来了全盛时期。

人体解剖学是现代医学的一门重要学科，是任何医生尤其是外科医生必须掌握的基础知识和基本技能。外科医生首先应该是解剖学家。1858 年英国医生亨利·格雷编写的《格氏解剖学：描述与外科》，公认是现代解剖学的经典著作之一，至今已更新 40 余版。进入 20 世纪后医学迅猛发展，生物力学、免疫学、组织化学、分子生物学等研究不断向解剖学领域渗透，一些新兴外科技术如腹腔镜手术、机器人手术在临床逐渐开展普及。除了经典的局部和系统解剖学，也出现了许多交叉学科，例如外科临床应用解剖学、体表解剖学、CT 断层解剖学以及本书要阐述的"外科膜解剖学"等，这些学科已经超越了创立之初的纯形态学描述。凡是结构复杂、功能意义重大、肿瘤根治要求精准的组织部位，都是现代解剖学重点研究的最前沿。

## 二、膜解剖认识的演变和概述

英国外科医生 Heald 教授于 1982 年首次提出直肠癌根治术的 TME（total mesorectum excision）原则，即直肠系膜全部完整切除，该原则明显降低了术后的局部复发率，并由此出现直肠系膜、间隙（space）、神圣层面（Holy plane）等解剖相关名词。德国外科医生 Hohenberger

教授于 2009 年发文倡导结肠癌根治术的 CME（complete mesocolic excision）原则，即结肠癌手术完整系膜切除，除了完成传统的淋巴清扫外，更要求完整的切除荷瘤范围内的系膜。腹腔镜的视野放大作用、超声刀的“空洞化”效应、手术录像的重复回放，让外科医师在手术中能看到更多的“间隙”和“层面”，促使我们需要进行新的解剖学认识。如何将这些零散的“间隙”和“层面”统一起来，形成可行的指导肿瘤“整块”根治切除的理论？为了解决这一问题，“外科膜解剖学”应运而生。它以胚胎发育、演变为起点，来研究成熟个体各器官组织间最终层面和膜间隙的解剖结构特点，是胚胎学和手术解剖学充分结合的典范。日本外科医师篠原尚等于 1994 年即著书论述“从膜的解剖解读术式要点”，认为胚胎时期胃肠道的旋转形成了复杂的三维构造，引起了一连串各脏器间筋膜的“冲突”和“愈着”，手术就是要正确解除这些“愈着”，力争使其恢复到“冲突”发生之前的状态，对外科医师在胃肠、肝胆胰、腹肌沟疝等手术中司空见惯的血管及膜作了融会贯通式的讲解。另一位日本外科医师三毛牧夫于 2012 年著书论述“以筋膜解剖和组织胚胎学为基础的手术技巧”，认为消化系统的器官存在粘连和融合两种组织学形态，其对“筋膜”的定义为由结缔组织构成并能通过肉眼识别的组织结构，内部成分多种多样，通常由胶原纤维交织而成，并不仅存在于肌肉中，也可包被于其他器官（如腺体）表面，或在疏松结缔组织内部形成膜性分隔，如果不理解“融合筋膜”的概念，就不能实现对消化管道的最终准确分离；认为融合筋膜的内部结构是无法绝对剥离的，要么是从两层筋膜之间进行剥离，要么是从一层筋膜的腹侧或背侧进行剥离；书中也特别强调了腹腔镜下手术剥离的操作思路，提倡术者与助手密切配合，构建一个有充分张力的剥离平面，如果术者在腔镜下能清楚地看到并正确到达剥离线或平面，那么无论使用何种器械，手术都能顺利完成，且手术过程中几乎不会发生出血。国内龚建平教授于 2015 年对外科膜解剖进行了详细阐述，认为胃肠道肿瘤根治术不仅要完成传统的 D2 或 D3 淋巴清扫，在膜解剖指导下更强调完整切除荷瘤范围内的系膜，其主要临床意义在于可减少术中出血、有效避免神经等的副损伤，特别是完整切除了“系膜内脂肪间的癌转移”，即“第五转移”，而将其命名为“第三代外科解剖”，该理念在本书后续章节中均有充分体现。

龚建平教授提出的膜解剖概念极大地推动了胃肠肿瘤精准手术的推广普及。为了使读者更好理解膜解剖，在此先对龚建平教授提出的膜解剖有关概念作一简要解释。

1. 膜　系膜和腹膜（包括后腹膜）都是包含双层结构的膜，即由面上的浆膜和其深层的筋膜构成（图 1-1）。各种膜的形态呈现多样性，最常见的为扇形，有些膜则退化为无脂肪的“纯粹的膜”，可清楚看到其下方的组织结构，称为“薄膜化”，而另一些膜却增厚甚至“集束化”，成为柱状系膜，这在回结肠系膜处最为明显。

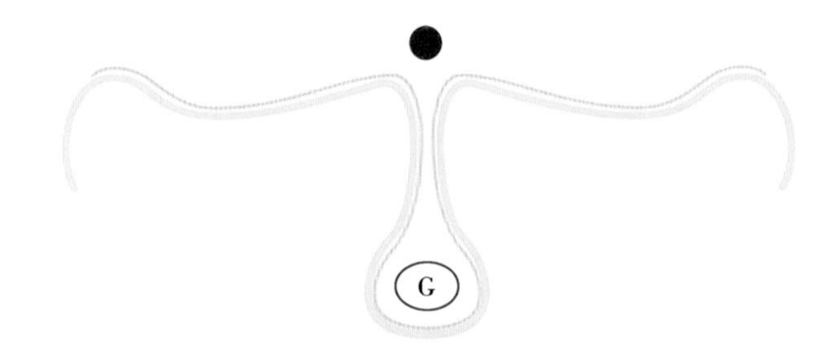


图 1-1　膜示意图（由龚建平教授提供）
G，肠管

2. 膜间隙　系膜内与腹膜后的脂肪结缔组织互为延续，形成一个相通的膜间隙(图 1-2)。

3. 系膜床　突入腔内的器官系膜在发育中倒卧于后腹壁、其他器官或系膜上形成系膜床，系膜床间的浆膜 P 面程度不一的退化融合形成两膜相对(bi-junction，图 1-3)。两膜融合存在不均一性，有的部位融合形成新的筋膜，而有的部位退化为疏松结缔组织，解剖时似老者的银发丝(图 1-4)。

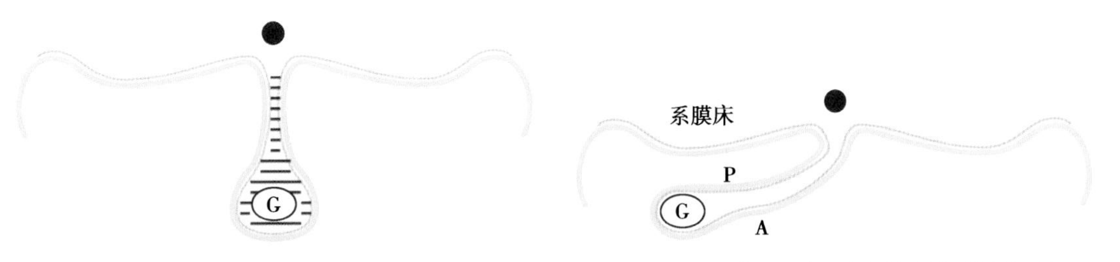


图 1-2　膜间隙示意图(由龚建平教授提供)
G，肠管

图 1-3　系膜床示意图(由龚建平教授提供)
G，肠管；P，后面；A，前面

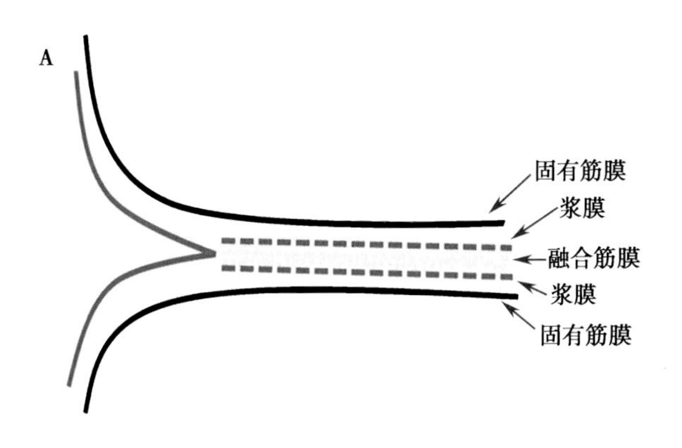


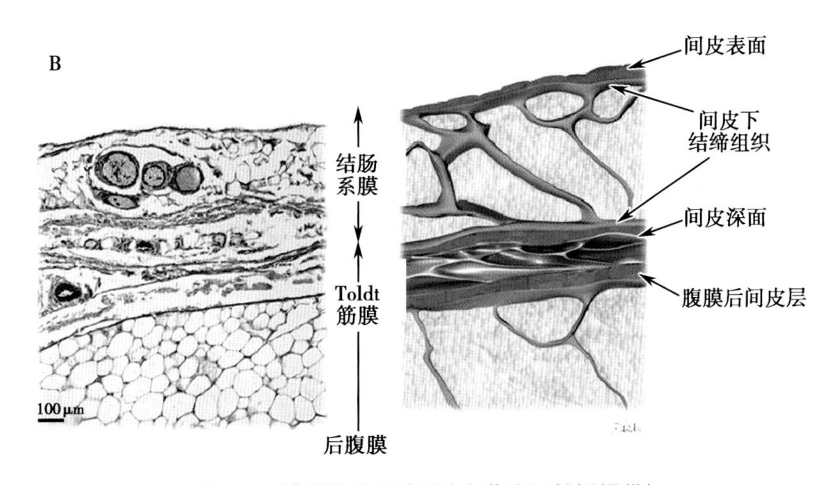


图 1-4　膜的融合示意图(由龚建平教授提供)
A. 融合示意图；B. 融合组织解剖图

4. 膜桥 在 bi-junction 边缘,往往可见其表面又覆盖了第三层脏腹膜,称为三三交汇(tri-junction),当绷紧 tri-junction 两侧的系膜时,表面第三层腹膜即形成膜桥,其下为疏松的融合间隙(图 1-5)。笔者基于近 20 年的腹腔镜结直肠手术观察与实践,提出自己对于“膜解剖”的认识,即人体器官与器官之间或器官与后腹膜之间均有两层膜相对隔绝,其间隙相当于两页纸之间的关系(即 bi-junction),要找到两页纸之间的间隙,首先要找到覆盖于其上的另外一张膜,即“膜桥”(tri-junction),所有腹腔内有皱褶之处,如“直肠旁沟”“结肠旁沟”、腹膜返折、回结肠血管下方的皱褶等均存在膜桥,通过超声刀切割后的“空洞化”效应,可使“膜桥”浮起,膜间隙展开(图 1-6)。为膜解剖创造正确的手术平面。

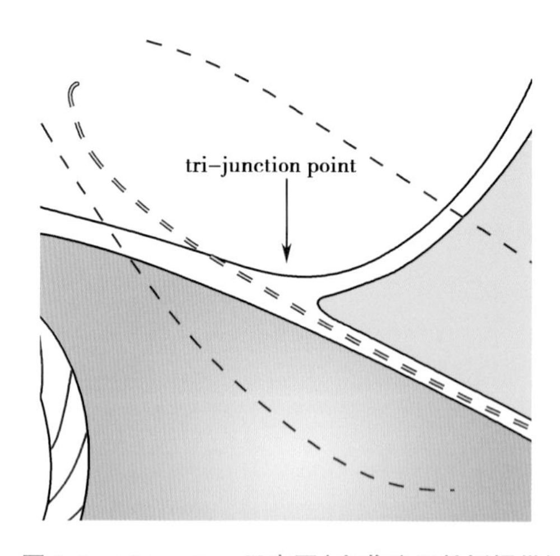


图 1-5 tri-junction 示意图(由龚建平教授提供)
tri-junction,膜桥

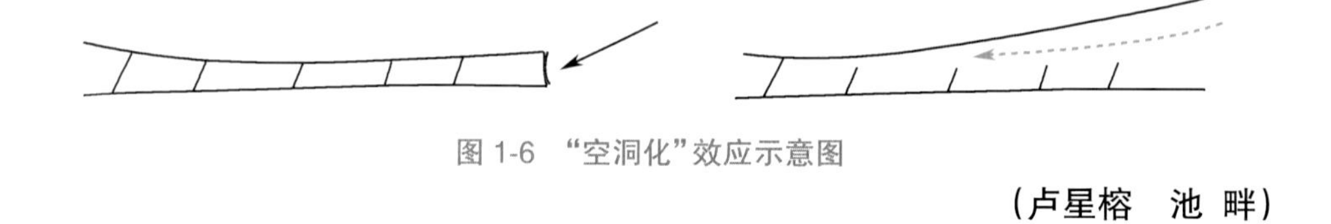

图 1-6 “空洞化”效应示意图

(卢星榕 池 畔)

## 参考文献

1. 高也陶 . 黄帝内经人体解剖学[M]. 北京:三辰影库音像出版,2009
2. HEALD RJ, HUSBAND EM, RYALL RD.The mesorectum in rectal cancer surgery—the clue to pelvic recurrence? [J].Br J Surg, 1982, 69(10): 613-616.
3. HOHENBERGER W, WEBER K, MATZEL K, et al.Standardized surgery for colonic cancer: complete mesocolic excision and central ligation—technical notes and outcome [J].Colorectal Dis, 2009, 11(4): 354-365.
4. 篠原尚,水野惠文,牧野尚彦 . 图解外科手术从膜的解剖读术式要点[M]. 刘金钢,译 . 第 3 版 . 沈阳:辽宁科学技术出版社,2013.

5. 三毛牧夫 . 腹腔镜下大肠癌手术 以筋膜解剖和组织胚胎学为基础的手术技巧[M]. 张宏,刘金钢,译 . 沈阳:辽宁科学技术出版社,2015.
6. 龚建平 . 外科膜解剖——新的外科学基础[J]. 中华实验外科杂志,2015,32(2):225-226.
7. CULLIGAN K,SEHGAL R,MULLIGAN D,et al.A detailed appraisal of mesocolic lymphangiology—an immunohistochemical and stereological analysis [J].J Anat,2014,225(4):463-472.
8. XIE D,GAO C,LU A,et al.Proximal segmentation of the dorsal mesogastrium reveals new anatomical implications for laparoscopic surgery [J].Sci Rep,2015,5 :16287.
9. 黄颖,池畔 . 膜解剖引导下的腹腔镜直肠手术[J]. 中华腔镜外科杂志(电子版).2017,10(06):339-342.
10. 池畔,王枭杰 . 左半结肠切除术的争议和基于膜解剖的脾曲游离技巧[J]. 中华结直肠疾病电子杂志,2017,6(04):284-289.

# 第二章 2 结直肠膜解剖概要

## 一、胚胎时期肠管旋转

胚胎时期，肠管以肠系膜上动脉（SMA）为中心发生旋转。旋转结束后，升、降结肠背侧系膜和后腹膜下筋膜（即肾前筋膜，Gerota 筋膜）发生融合，使升、降结肠固定于后腹膜下筋膜（图 2-1），而横结肠系膜根从胰体尾的背侧缘走行于胰体尾的后方，将横结肠悬吊于后腹膜。另外，胃的背侧系膜向外囊袋样展开，形成大网膜，其中，大网膜第 2 层与第 3 层相延续，形成网膜囊内侧壁；大网膜第 4 层逐渐覆盖于横结肠系膜背侧叶并融合，形成融合筋膜，共同作为横结肠系膜根的一部分，走行于胰体尾后方（图 2-2）。对胚胎期肠管旋转的理解，有助于对肠系膜连续性和膜解剖理论的理解。

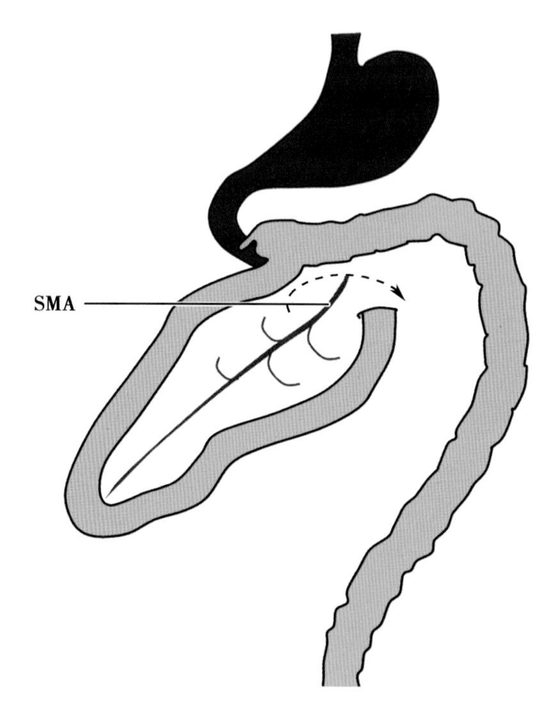


图 2-1　胚胎时期肠管旋转示意图

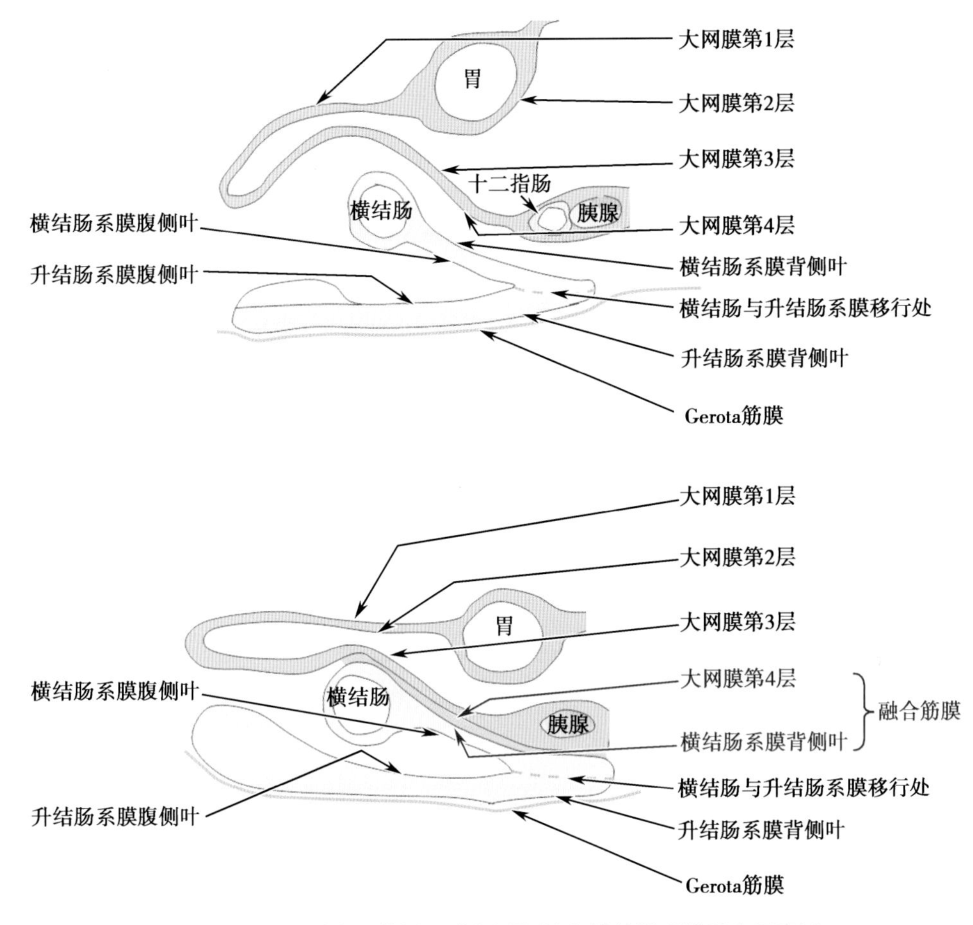


图 2-2　胚胎时期胃背侧系膜（大网膜）和横结肠系膜融合示意图

## 二、肠系膜器官论及肠系膜结构概述

传统对肠系膜认识的观点（1885 年—20 世纪末）：肠系膜结构是片段化的，仅小肠、横结肠和乙状结肠存在肠系膜结构，即小肠系膜、横结肠系膜和乙状结肠系膜，这些肠系膜结构包含供应肠管结构的血管和淋巴脂肪组织，将肠管悬吊于后腹壁。而升结肠、降结肠和直肠不存在系膜结构。

20 世纪 80 年代，Bill Heald 教授提出了“全直肠系膜切除术（TME）”，首次报道了直肠的系膜结构，即由直肠固有筋膜(深筋膜)在中下段直肠的后方和两侧包裹直肠的动脉、静脉、淋巴组织及脂肪组织。TME 的提出，从解剖学角度极大地拓展了外科医师对肠系膜概念的理解，并从外科学角度提高了直肠癌手术的根治性。2009 年德国 Hohenberger 教授提出“全结肠系膜切除术（CME）”，强调升、降结肠系膜的完整切除在结肠癌手术中的作用。至 2016 年，J Calvin Coffey 教授首次提出肠系膜“器官论（organ）”，强调小肠系膜—结肠系膜—直肠系膜的连续性和完整性。

该理论认为，肠系膜自小肠系膜开始，至直肠系膜为止，是一个完整且连续的整体结构。肠系膜根部（即“根部区”，root region）约相对于十二指肠空肠曲水平（内有 SMA 起自腹主动脉)，呈扇形展开，并径直支配至从十二指肠到直肠的各部肠管。其顺序为：小肠系膜、右半结肠系膜、横结肠系膜、左半结肠系膜、乙状结肠系膜和直肠系膜。其中右半结肠系膜、左半结肠系膜和部分中央区的乙状结肠系膜直接黏附于后腹膜下筋膜。该理论目前已得到实验证实，在肠旋转不良的患者中，这种肠系膜连续性可以得到更好的展示，由于其部分升、降结肠系膜与后腹壁尚未融合。

## 三、肠系膜膜解剖的一般规律

1. 肠系膜　肠系膜的一般亚微结构包括：腹膜、肠系膜、筋膜。腹膜覆盖于肠系膜表面，为一层呈膜状的浆膜；肠系膜包括支配肠管的动静脉、淋巴结淋巴管和脂肪组织，为肠系膜结构的主体；筋膜(脏层筋膜)覆盖于肠系膜背面，将肠系膜与后腹壁隔开，并与后腹膜下筋膜(壁层筋膜)融合(图 2-3)。

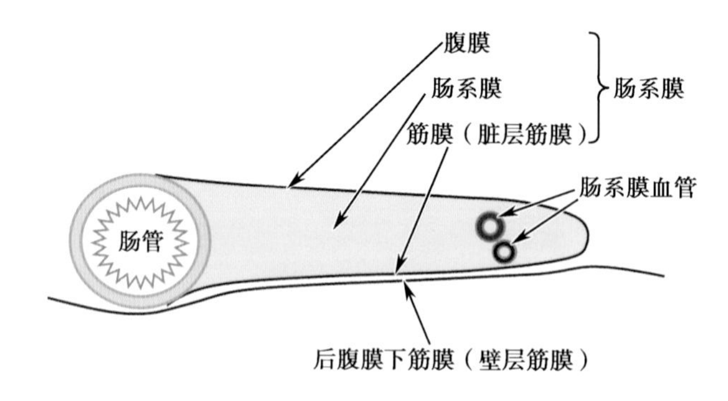


图 2-3　肠系膜的亚微结构

2. 对筋膜和后腹膜下筋膜的连续性的认识　除了肠系膜本身具有连续性以外，肠系膜表面的腹膜相互连续并相互移行，目前已达成共识。但其背面的筋膜和筋膜所黏附的后腹膜下筋膜，其连续性认识尚不足。

(1)筋膜的连续性：从小肠系膜的背侧叶，移行为升结肠系膜背侧叶(或称升结肠系膜的脏层筋膜)(图 2-4)，至肝区移行为横结肠系膜背侧叶(图 2-5)，至脾曲移行为降结肠系膜背侧叶(降结肠系膜的脏层筋膜)(图 2-6)，至左髂窝移行为乙状结肠系膜背侧叶(该区域一部分乙状结肠系膜背侧叶与肾前筋膜黏附)(图 2-7)，至盆腔移行为直肠固有筋膜(包绕腹膜外的直肠系膜组织)(图 2-8)。

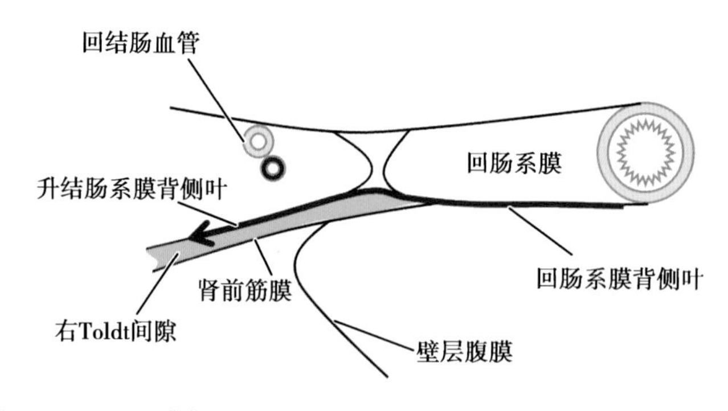


图 2-4　回肠系膜背侧叶移行为升结肠系膜背侧叶示意图(红色箭头)

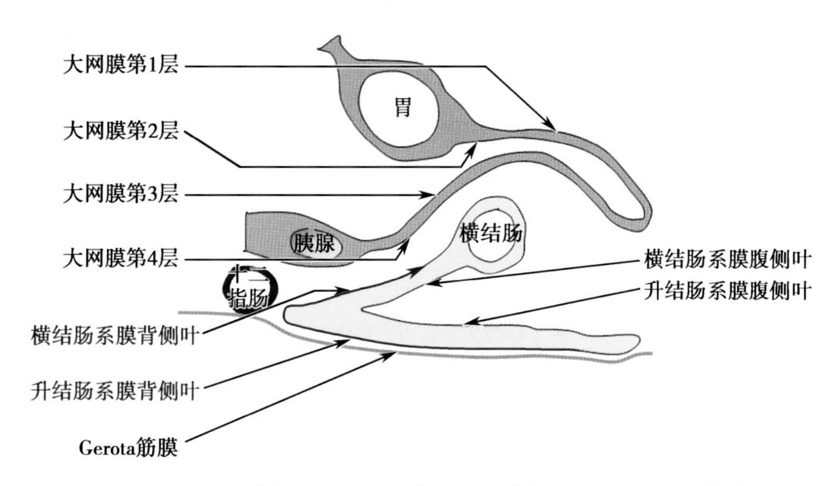


图 2-5　升结肠系膜背侧叶移行为横结肠系膜背侧叶示意图（红色箭头）

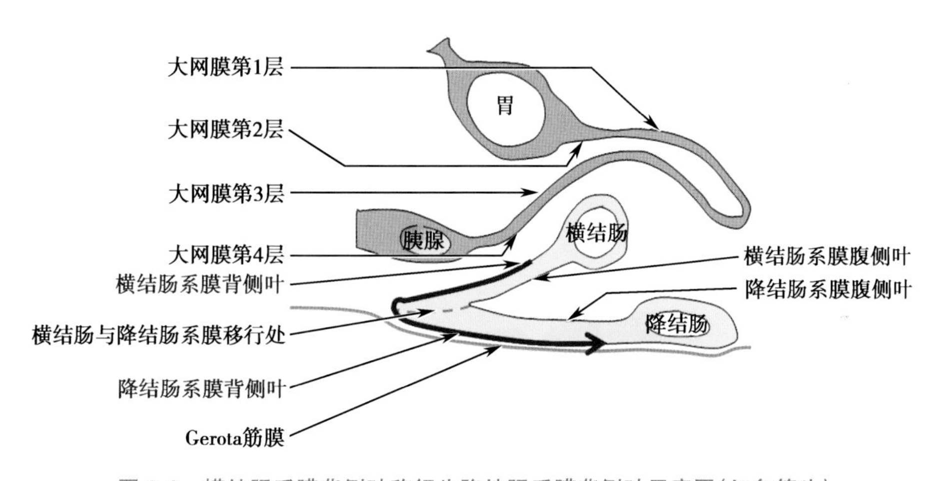


图 2-6　横结肠系膜背侧叶移行为降结肠系膜背侧叶示意图（红色箭头）

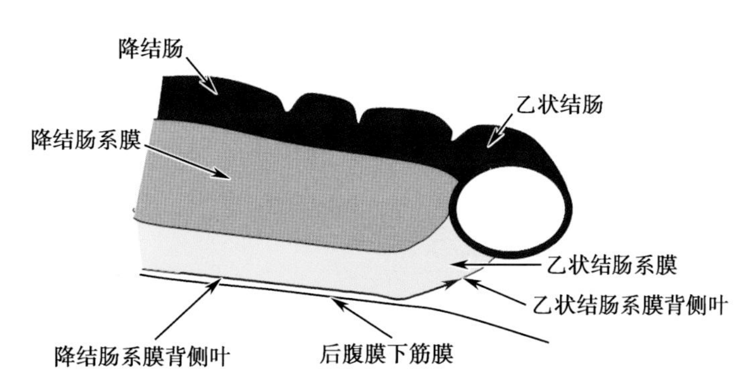


图 2-7　降结肠系膜背侧叶移行为乙状结肠系膜背侧叶示意图（红色箭头）

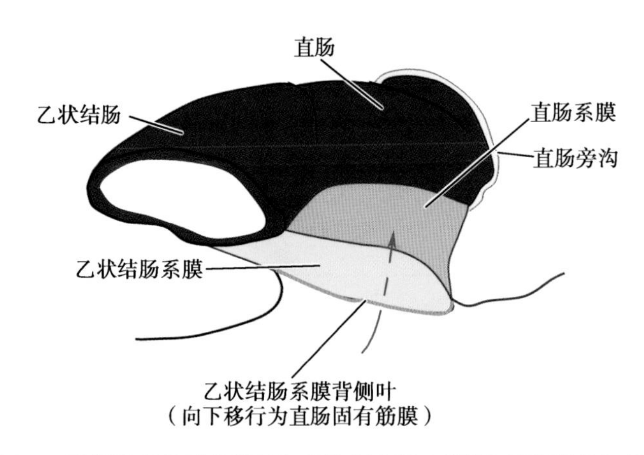


图 2-8　乙状结肠系膜背侧叶移行为直肠固有筋膜示意图（蓝色箭头）

(2)后腹膜下筋膜的连续性：左右半结肠系膜后方的肾前筋膜（Gerota 筋膜），向下越过骶骨岬，移行为腹下神经前筋膜，腹下神经前筋膜于 S4 椎体水平和直肠固有筋膜融合，构成直肠骶骨筋膜，包绕直肠末端系膜，并止于肛提肌裂孔（详见第八章）。其前方黏附着左、右半结肠系膜背侧叶和乙状结肠系膜背侧叶的中央部分。

以血供来定义系膜从属，因此，乙状结肠血管对应乙状结肠系膜。乙状结肠在胚胎时期进行旋转，旋转结束后，部分乙状结肠系膜背侧叶的中央部分与后腹膜下筋膜发生融合，而远侧过长的乙状结肠系膜背侧叶无法融合，导致部分乙状结肠系膜呈游离状态。其中，部分游离的乙状结肠系膜背侧叶相互折叠腹膜化，形成一个尖端朝上的漏斗形隐窝，即乙状结肠间隐窝（图 2-9）。

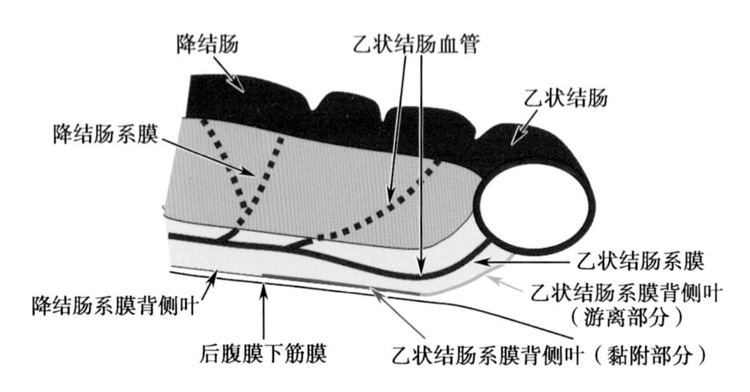


图 2-9　乙状结肠血管对应的乙状结肠系膜

乙状结肠系膜背侧叶的中央部分与后腹膜下筋膜黏附（黏附部分），远侧乙状结肠系膜呈游离状态（游离部分），游离部分形成乙状结肠间隐窝

## 四、一些外科膜解剖基本概念

微创外科手术的最高境界是微出血或不出血（零出血），其解剖学基础是膜解剖。对外科膜解剖的理解基于临床解剖学、胚胎组织学和外科高清内镜下的亚微解剖(放大 5~15 倍)。

1. 外科膜解剖的意义　表现为器官之间有膜隔离，血管与重要生殖泌尿神经被“膜的封套”所包裹，当离开膜间分离就可能造成出血、神经损伤和术后复发。

2. 外科膜解剖的原理　两膜相对（bi-junction），如腹下神经前筋膜与直肠固有筋膜之间；邓氏筋膜前后叶间隙；打开这些间隙的门，即为 bi-junction 的边缘，被腹膜覆盖，是三片膜交织在一起，为三三交汇处（tri-junction），覆盖其表面的膜称为“膜桥”，当切开“膜桥”，即进入上述的疏松间隙（图 2-10）。

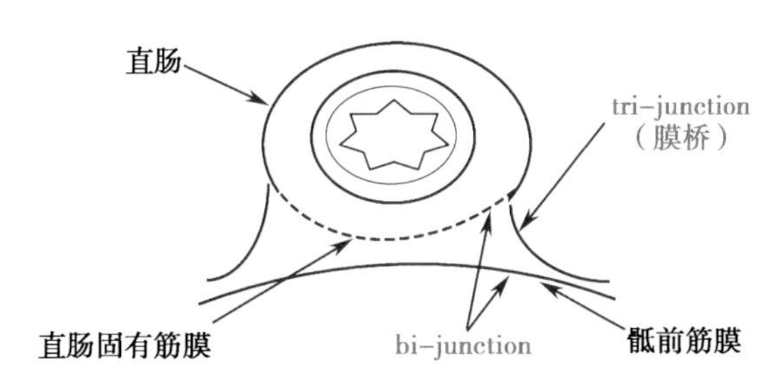


图 2-10　bi-junction 和 tri-junction 示意图

## 五、结直肠系膜各部的膜解剖

1. 右半结肠系膜的膜解剖　右半结肠切除术相关的间隙（图 2-11）包括：升结肠后间隙、小肠升结肠间隙、横结肠后胰十二指肠前间隙、横结肠后胰颈前间隙、胃系膜与横结肠系膜间隙。其中，升结肠后间隙、横结肠后胰十二指肠前间隙和横结肠后胰颈前间隙共同构成了右半结肠手术区域的“膜床”。小肠升结肠间隙、胃系膜与横结肠系膜间隙分别为小肠和升结肠、胃和横结肠两两器官的系膜在胚胎旋转融合过程中紧靠形成，为天然的外科学无血分离平面。

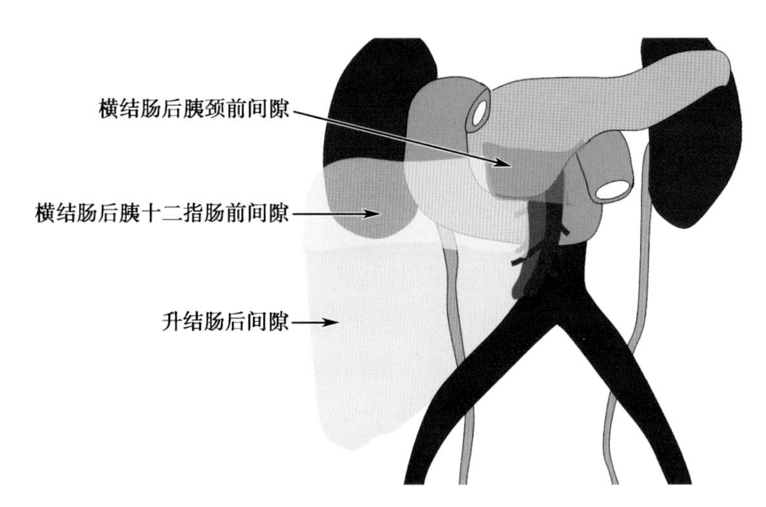


图 2-11　右半结肠切除术相关的间隙示意图
升结肠后间隙、横结肠后胰十二指肠前间隙和横结肠后胰颈前间隙共同构成了右半结肠手术区域的“膜床”，与升结肠系膜背侧叶相对应

（1）升结肠后间隙：升结肠后间隙（即右 Toldt 间隙，图 2-11 中蓝色区域和图 2-12 中绿色

区域）为升结肠系膜背侧叶和肾前筋膜间的间隙，其向上与横结肠后胰十二指肠前间隙相延续；下内侧界为回结肠血管下斜行皱褶（即小肠升结肠间隙），被腹膜覆盖区域构成背侧膜桥，该处是尾侧背侧入路进入右 Toldt 间隙的入口；外侧界为右结肠旁沟，被腹膜覆盖，为传统外侧入路右半结肠切除术的入口。

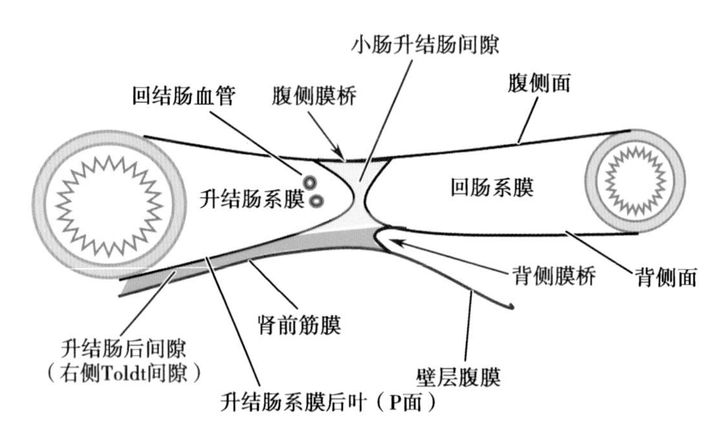


图 2-12　小肠升结肠间隙、升结肠后间隙、腹侧膜桥和背侧膜桥示意图

（2）小肠升结肠间隙：当提拉回结肠血管时，在其下方可见斜向肠系膜上静脉（SMV）的皱褶，即为覆盖回肠系膜和升结肠系膜间的腹侧膜桥。小肠升结肠间隙是右半结肠 CME 手术中，非主干血管区域的下界（图 2-12 中黄色区域）。

（3）横结肠后胰颈前间隙（图 2-11 中绿色区域）：该区域是从 SMV 和 SMA 表面进入大网膜的入口，通过胚胎时期局部肠管的旋转融合过程（见第一节）。从横结肠下区沿 SMV 和 SMA 表面纵行切开升结肠系膜腹侧叶至横结肠系膜腹侧叶分离向上，离断横结肠系膜根，进入网膜囊。该过程共需切开 4 层筋膜，分别为横结肠系膜腹侧叶（横结肠系膜复腹侧叶和升结肠系膜腹侧叶相移行）、横结肠系膜背侧叶、大网膜第 4 层，最后切开大网膜第 3 层。术中切断融合筋膜，方可进入胰颈表面，此时通过大网膜第 3 层可透视胃后壁，进一步切开大网膜第 3 层，可进入网膜囊（图 2-13）。

（4）横结肠后胰十二指肠前间隙（图 2-11 黄色区域）：该间隙向下与升结肠后间隙相延续。Toldt融合筋膜由右半结肠系膜背侧叶与原始后腹膜相融合，走行至十二指肠边缘重新分离，原有的背侧叶与胰十二指肠前筋膜相延续，其与胰前筋膜之间即形成横结肠后胰十二指肠前间隙。原始后腹膜与肾前筋膜走向胰十二指肠后方，形成了原始后腹膜与 Treitz 胰后筋膜之间及其与肾前筋膜间两个不同的胰十二指肠后间隙。当沿升结肠后间隙向上分离时，应在十二指肠边缘切开原始后腹膜，沿十二指肠表面进入横结肠后胰十二指肠前间隙，避免进入胰十二指肠后间隙（图 2-14，图 2-15）。

（5）胃系膜与横结肠系膜间隙：实际为胃背侧系膜与横结肠系膜间的间隙，由于大网膜第 4 层与横结肠背侧叶相互融合，手术中难以分离，且返折后的大网膜第 3、4 层间组织非常薄，因此手术的实际解剖如图 2-16 中红色虚线所示。我们于手术中观察发现，大网膜第 2 层和大网膜第 3 层相互移行处，即为进入该间隙的膜桥（图 2-16~ 图 2-19），在该间隙内手术，可保证横结肠系膜的完整切除，并避免出血。

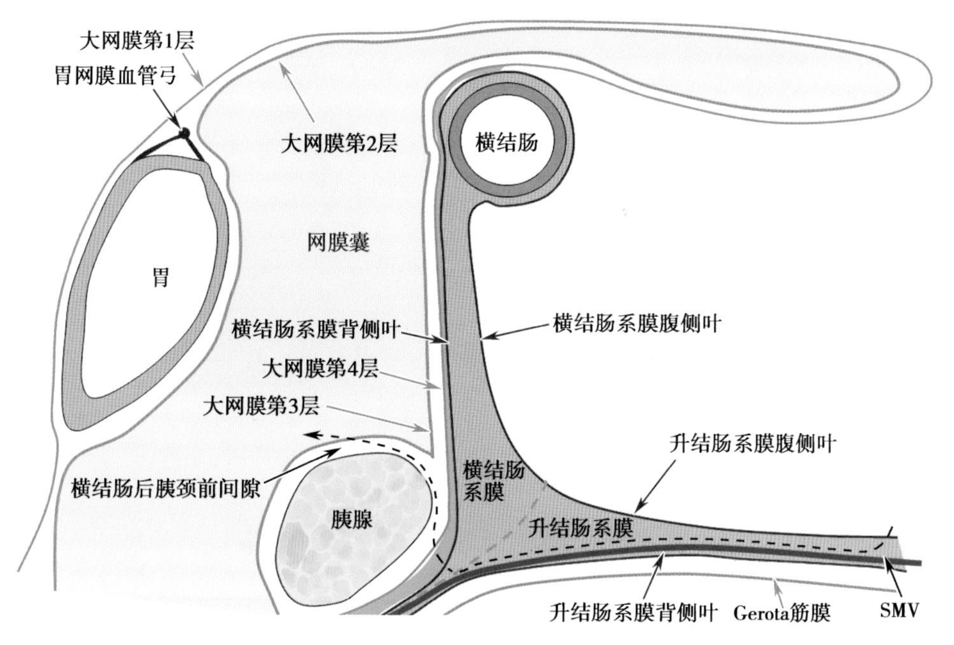


图 2-13 从横结肠后胰颈前间隙进入网膜囊所切开的筋膜层次
SMV,肠系膜上静脉

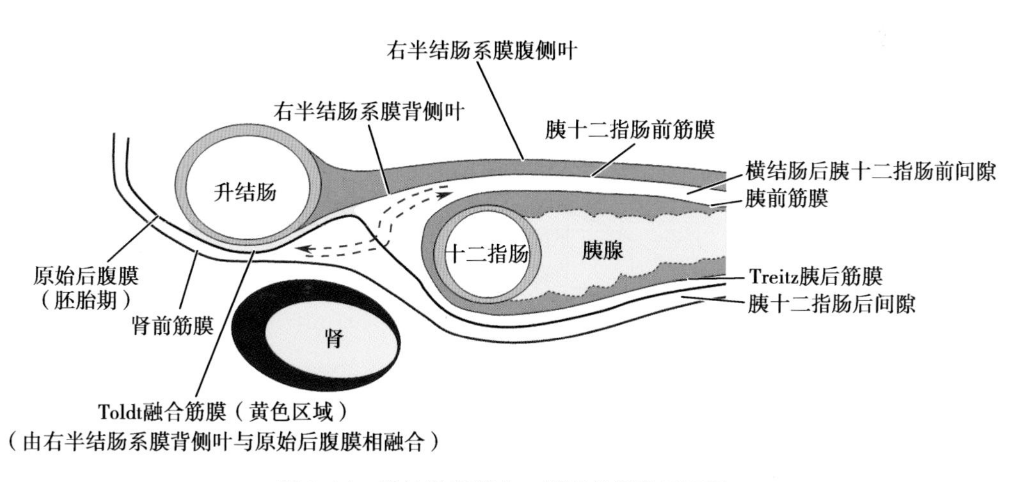


图 2-14 横结肠后胰十二指肠前间隙示意图

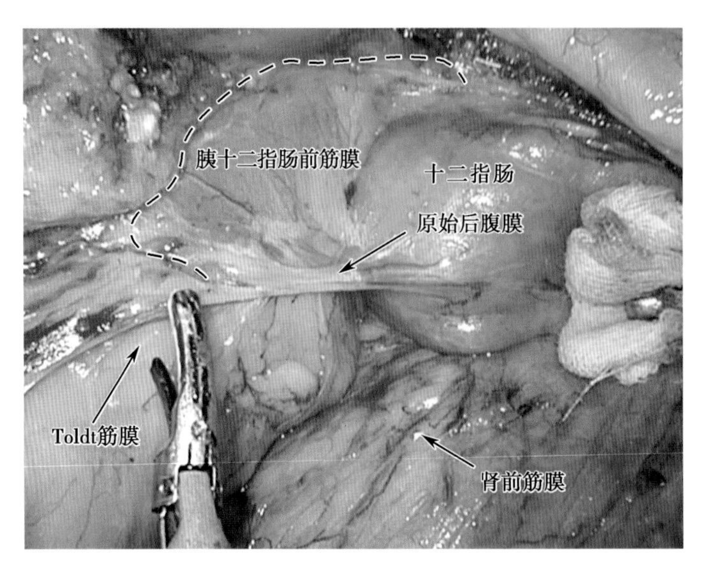


图 2-15　切开原始后腹膜

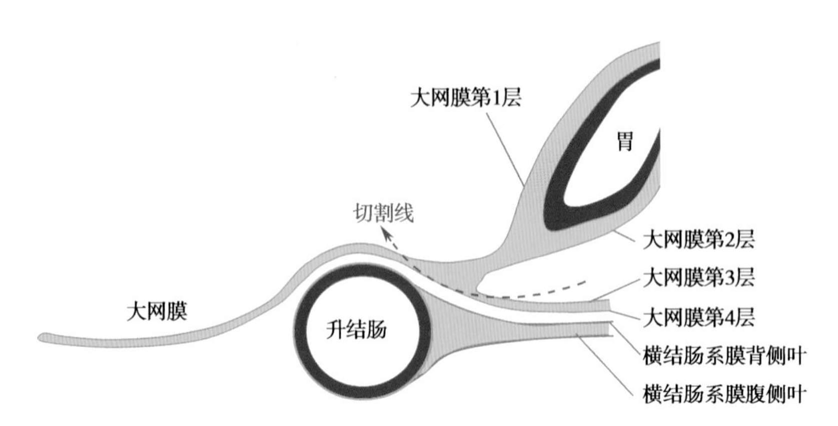


图 2-16　胃系膜与横结肠系膜间隙示意图(横断面)

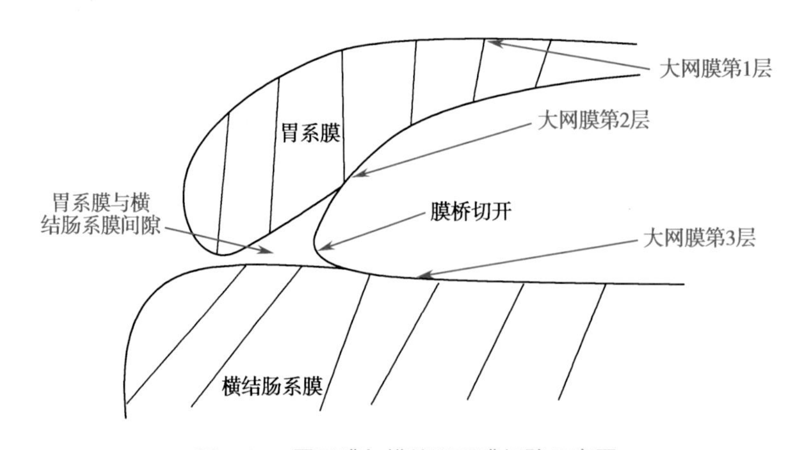


图 2-17　胃系膜与横结肠系膜间隙示意图

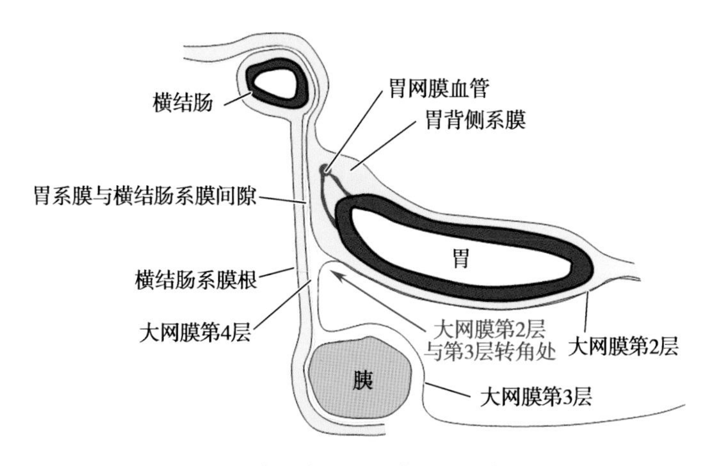


图 2-18 胃系膜与横结肠系膜间隙示意图(矢状面)

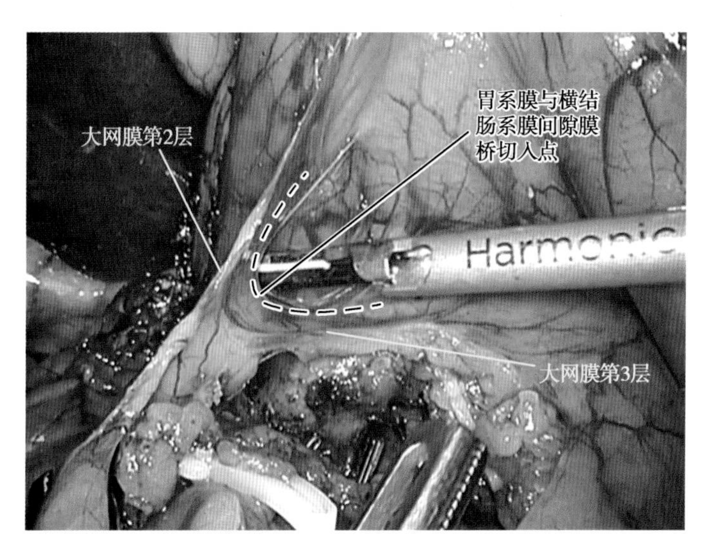


图 2-19 胃系膜与横结肠系膜间隙术中图像

2. 左半结肠的膜解剖 胚胎时期脾曲局部肠管旋转结束后,降结肠背侧系膜和后腹膜下筋膜(即肾前筋膜)发生融合,使降结肠固定于后腹膜下筋膜。而横结肠系膜根从胰体尾的尾侧缘走行于胰体尾的后方,从胰体尾部尾侧缘呈扇形展开,将横结肠悬吊于后腹膜。另外,胃的背侧系膜向外囊袋样展开,形成大网膜,其中,大网膜第 2 层与第 3 层相延续,形成网膜囊内侧壁;大网膜第 4 层逐渐覆盖于横结肠系膜背侧叶并融合,形成融合筋膜,共同作为横结肠系膜根的一部分,走行于胰体尾后方(图 2-20)。因此,横结肠系膜根由 3 层膜构成,分别为降结肠系膜背侧叶、横结肠系膜背侧叶和大网膜第 4 层(图 2-20)。

因此,沿中央入路已经分离的左侧 Toldt 间隙向上拓展,离断横结肠系膜根进入网膜囊,该过程共需切开 4 层筋膜,分别为降结肠系膜背侧叶、横结肠系膜背侧叶、大网膜第 4 层,最后切开大网膜第 3 层(即网膜囊)。其中横结肠系膜背侧叶和大网膜第 4 层相融合,形成融合筋膜(图 2-21,图 2-22)。该融合筋膜和大网膜第 3 层之间有一疏松间隙(横结肠系膜后间隙)(图 2-23,图 2-24),位于胰腺表面,沿胰腺表面向尾侧分离过程中,可通过第 3 层透视到胃大弯,应切开。进入网膜囊后,可见胃后壁。

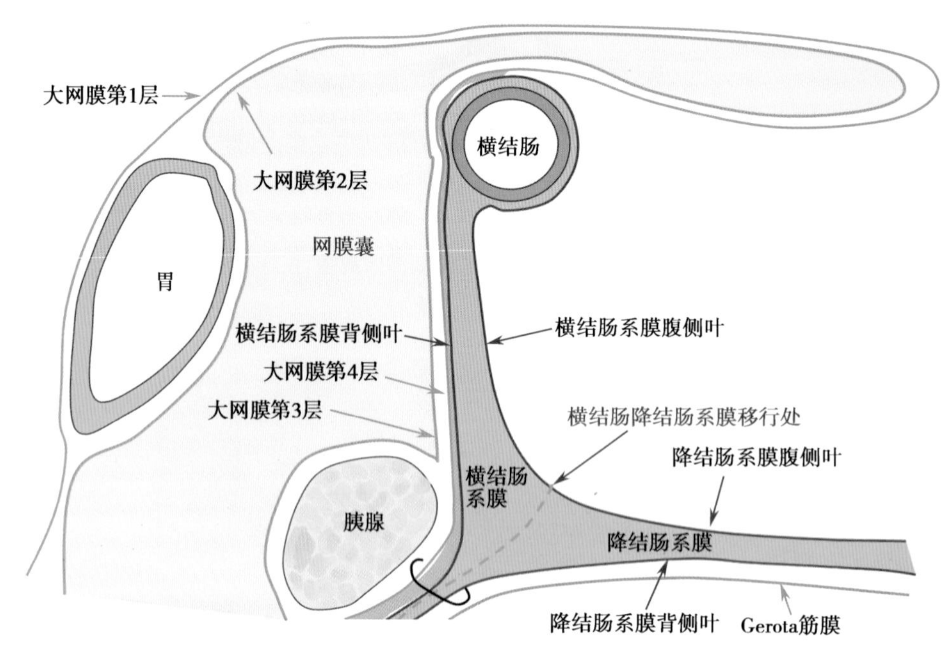


图 2-20　横结肠系膜根的局部筋膜构成解剖示意图
由 3 层膜构成,分别为降结肠系膜背侧叶、
横结肠系膜背侧叶和大网膜第 4 层(弧圈所示)

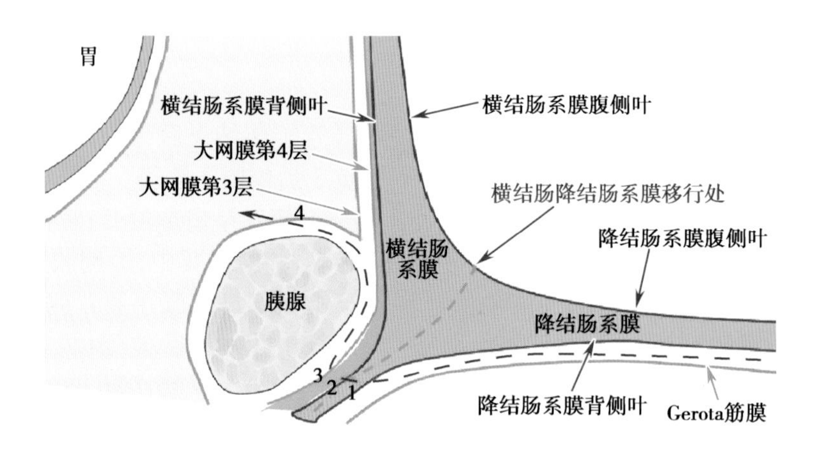


图 2-21　离断横结肠系膜根进入网膜囊经历的 4 层膜结构示意图(序号 1~4)

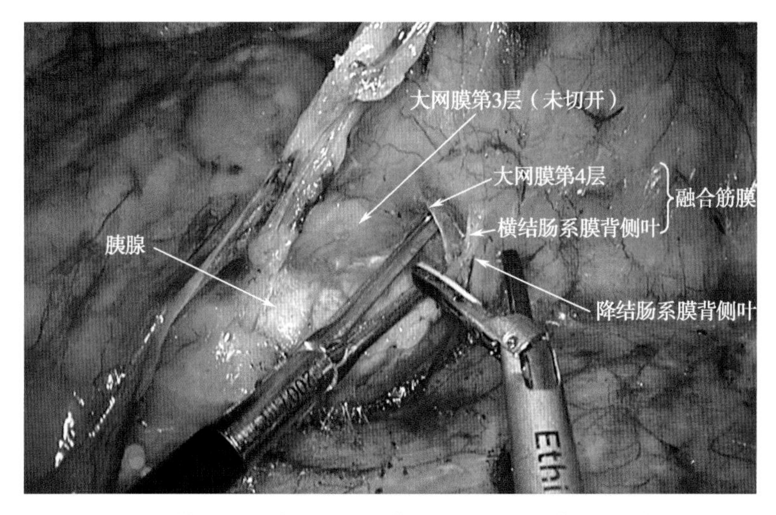


图 2-22　离断横结肠系膜根进入网膜囊经历的 4 层膜结构(腹腔镜视野)

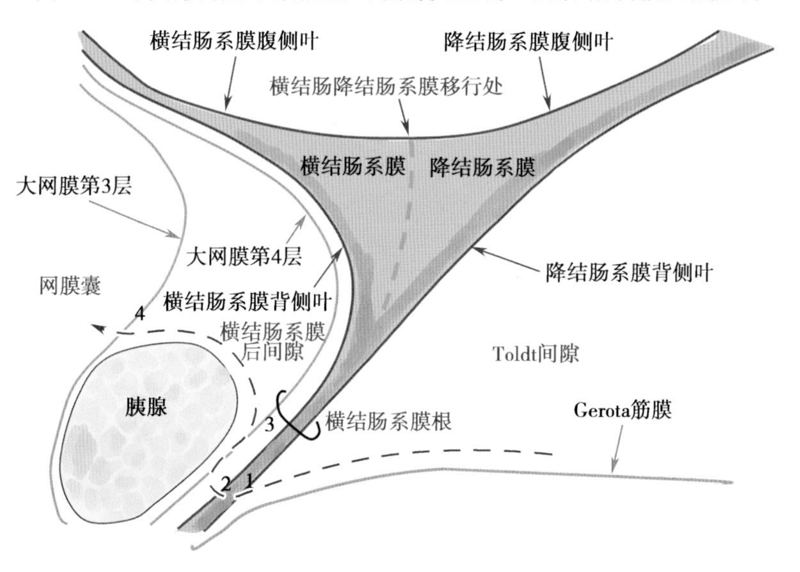


图 2-23　离断横结肠系膜根进入网膜囊经历的 4 层膜结构示意图(序号 1~4)
其中序号 1~3 构成横结肠系膜根(分离左侧 Toldt 间隙后视野)

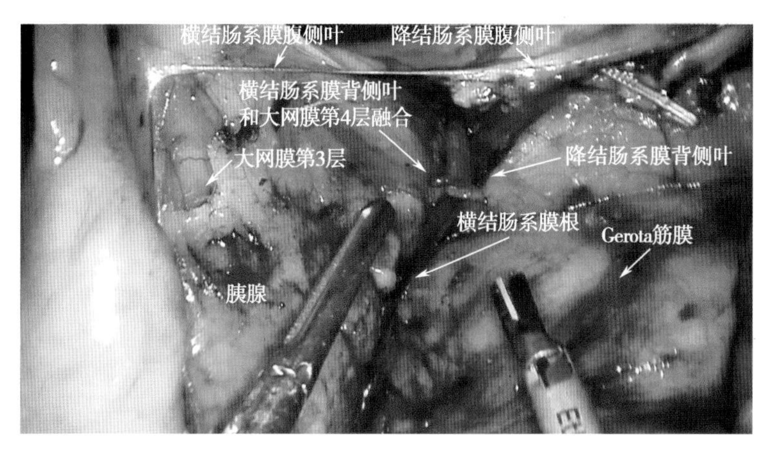


图 2-24　横结肠系膜根(腹腔镜视野,分离左侧 Toldt 间隙后)

3. 直肠的膜解剖

(1) 中央入路的相关膜解剖：直肠固有筋膜和腹下神经前筋膜（骶前筋膜前叶）两两相对，为 bi-junction，构成直肠后间隙。直肠后间隙开口被腹膜所覆盖，称 tri-junction。因此，tri-junction 为进入直肠后间隙的“门”（图 2-25）。腹下神经前筋膜向上延续为肾前筋膜，直肠固有筋膜向上延续为乙状结肠系膜背侧叶和降结肠系膜背侧叶，直肠后间隙向上延续为左侧 Toldt 间隙，重要的结构（左输尿管）和血管（左侧生殖血管）均位于肾前筋膜水平以下。因此，在左侧 Toldt 间隙内分离，即保持正确的分离平面，可避免误伤这些结构和血管，并保证结肠系膜的完整性（图 2-26）。

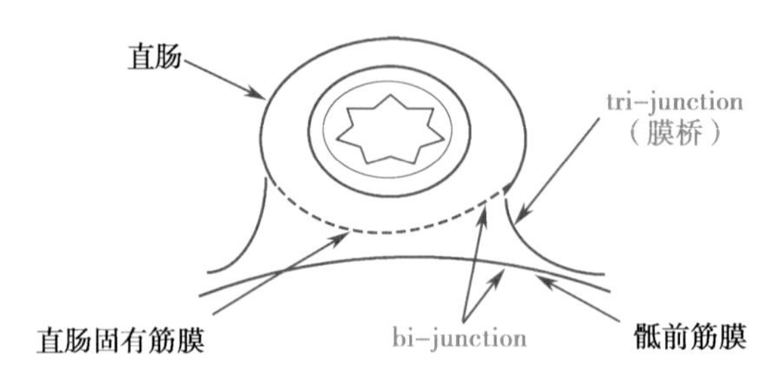


图 2-25　直肠系膜及膜桥示意图

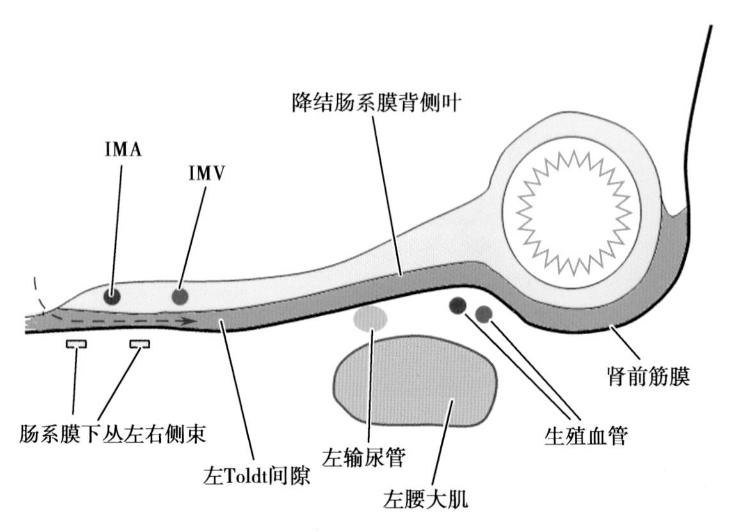


图 2-26　左侧 Toldt 间隙、膜桥及中间入路示意图
IMV，肠系膜下静脉；IMA，肠系膜下动脉；虚线为中间入路

(2) 直肠后方间隙的膜解剖：骶前筋膜的分层结构：①前叶为腹下神经前筋膜（骶前筋膜前叶），位于直肠固有筋膜之后，覆盖双侧腹下神经。在 S4 椎体水平，腹下神经前筋膜和直肠固有筋膜相融合，构成直肠骶骨筋膜。②后叶为骶前筋膜（骶前筋膜后叶），位于腹下神经之后，向下延续为盆内筋膜（即肛提肌筋膜）。直肠固有筋膜和腹下神经前筋膜之间为直肠后间隙；腹下神经前筋膜和骶前筋膜（后叶）之间为肛提肌上间隙（图 2-27，图 2-28）。

在直肠两侧，直肠固有筋膜和腹下神经前筋膜（骶前筋膜前叶）之间的神圣平面（Holy

plane)被直肠神经丛呈网状弥散样穿过,并分割成多个小的间隙,导致该间隙非常致密,难以观察到典型的"天使之发"结构,从盆丛的空间位置上看,盆丛由骶神经丛发出,穿骶前筋膜后叶,走行于腹下神经前筋膜和骶前筋膜后叶之间,其直肠丛(即侧韧带)穿腹下神经前筋膜,分布于直肠的侧前方(图 2-29,图 2-30)。

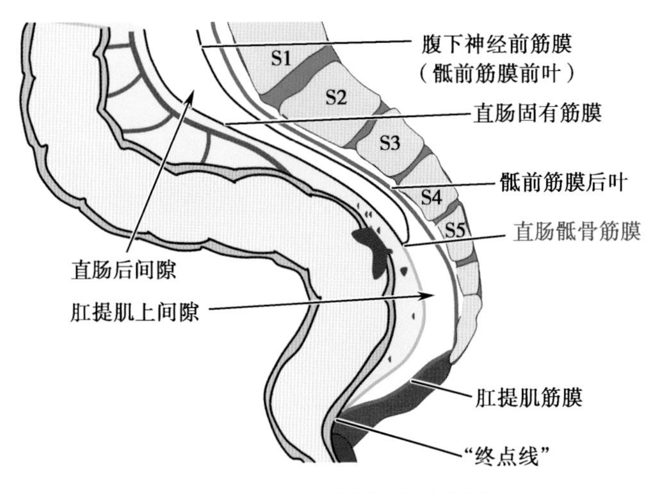


图 2-27　直肠后方间隙模式图

分离直肠后方间隙过程中,于 S4 椎体水平离断直肠骶骨筋膜,从直肠后间隙进入肛提肌上间隙(图 2-28)。因此在 S4 椎体水平以上,分离切割线位于直肠固有筋膜和腹下神经前筋膜之间(图 2-28,图 2-29);在 S4 椎体水平下,当切开直肠骶骨筋膜后,分离切割线便越过直肠骶骨筋膜,往深一个层面,进入直肠骶骨筋膜和骶前筋膜后叶间的肛提肌上间隙(图 2-28,图 2-30);当分离至盆底,骶前筋膜后叶向下延续为肛提肌筋膜,则分离切割线位于直肠骶骨筋膜和肛提肌筋膜间,直至肛提肌裂孔水平。

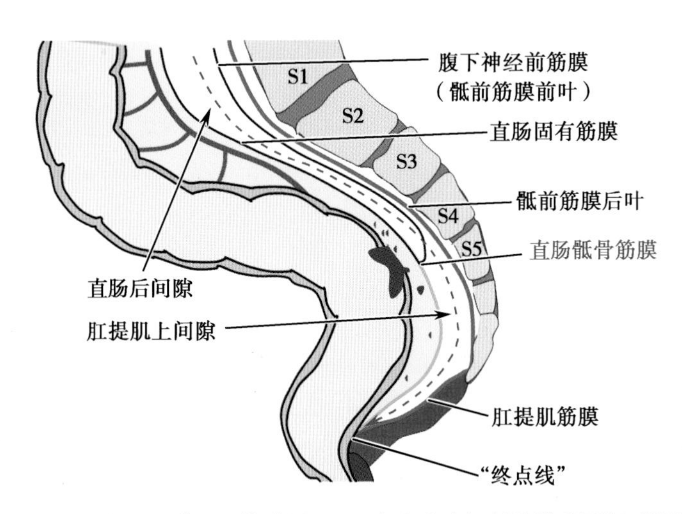


图 2-28　直肠系膜周围筋膜及 TME 术中分离切割线模式图(矢状面)

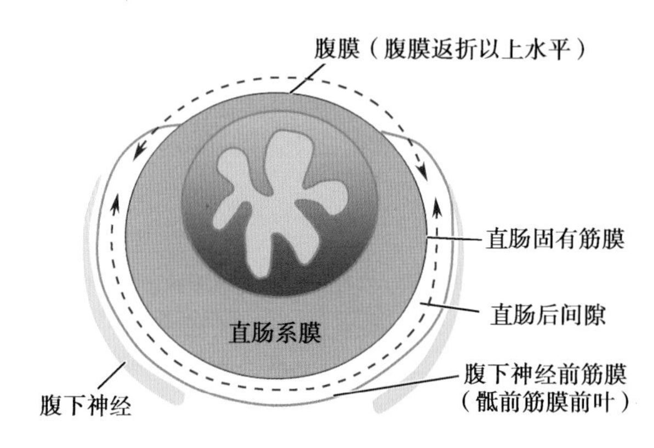


图 2-29 S4 椎体水平以上直肠系膜周围筋膜及 TME 术中分离切割线模式图（横断面）
NVB，血管神经束

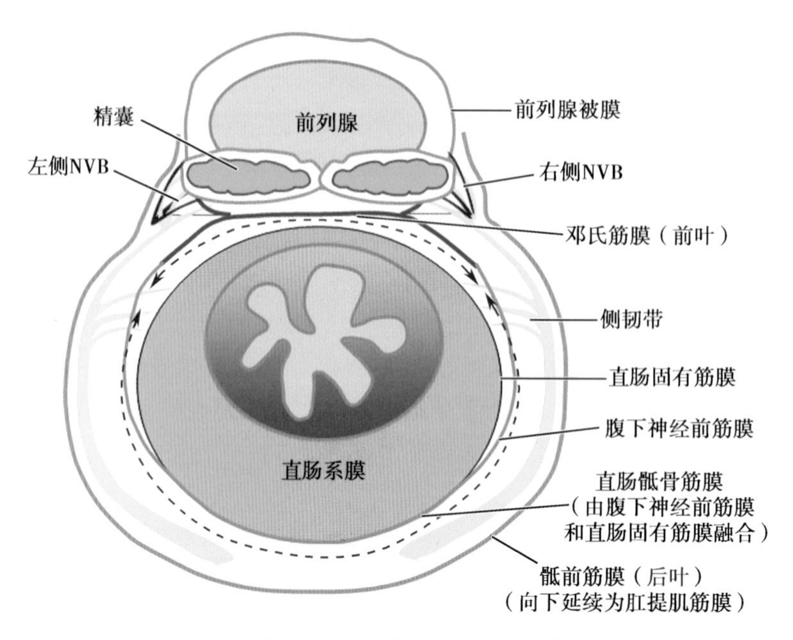


图 2-30 S4 椎体水平以下直肠系膜周围筋膜及 TME 术中分离切割线模式图（横断面）

(3) 直肠前间隙的膜解剖：直肠前间隙的解剖研究是当前的研究热点，Denonvilliers 于 1836 年首次描述了男性的直肠与膀胱、精囊和前列腺之间存在薄层致密组织，并将其命名为邓氏筋膜（Denonvilliers 筋膜）。邓氏筋膜位于盆底，腹膜外包裹直肠前方，向上与腹膜返折处的腹膜相延续，向下经盆膈连于会阴中心腱，呈薄膜状结构。从组织学上讲，邓氏筋膜为双层膜结构，包括邓氏筋膜前叶与邓氏筋膜后叶（即直肠固有筋膜）。在精囊与前列腺交界水平（男性），邓氏筋膜前叶向两侧大致分为 3 层：前层向前与前列腺被膜融合，参与构成前列腺被膜；中层向两侧逐渐消失包绕血管神经束或附着于盆壁筋膜；后层与腹下神经前筋膜相移行包绕直肠固有筋膜（图 2-31，图 2-32）。其中，邓氏筋膜前叶和腹膜下筋膜深叶之间为邓氏筋膜前间隙；邓氏筋膜前叶和邓氏筋膜后叶（直肠固有筋膜）间为邓氏筋膜后间隙（图 2-33）。

（4）直肠两侧间隙的膜解剖：如前述，该间隙因“侧韧带”结构，被分割成多个小的间隙，导致该间隙非常致密，难以观察到典型的“天使之发”结构。

于 S4 水平以上，腹下神经前筋膜（骶前筋膜前叶）向两侧走行，直肠固有筋膜与腹下神经前筋膜之间的间隙就是“神圣平面（Holy plane）”，内有盆丛直肠支穿过（见图 2-29）。

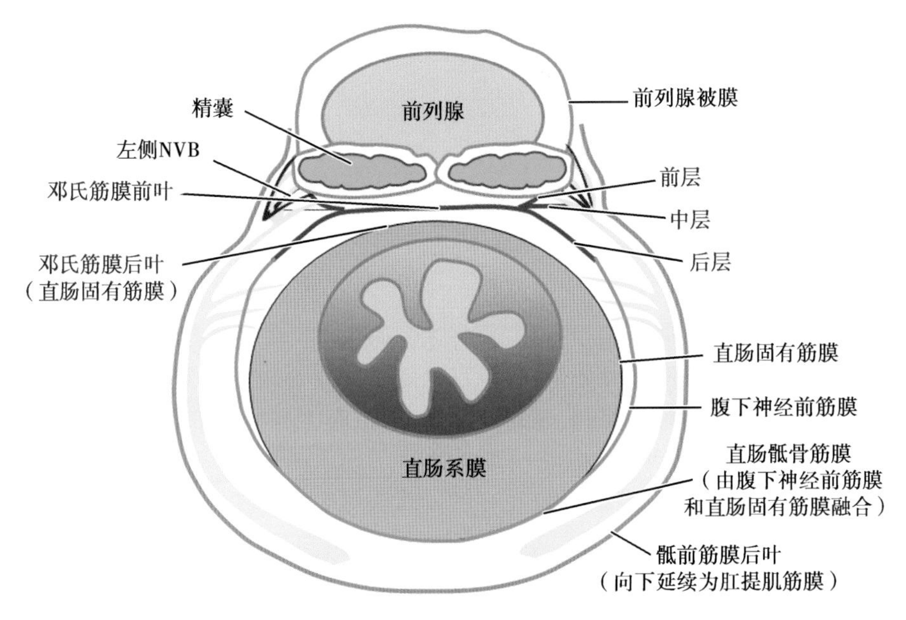


图 2-31　直肠前间隙及邓氏筋膜的筋膜构成模式图（S4 水平横断直肠骶骨筋膜下横断面）
NVB，血管神经束

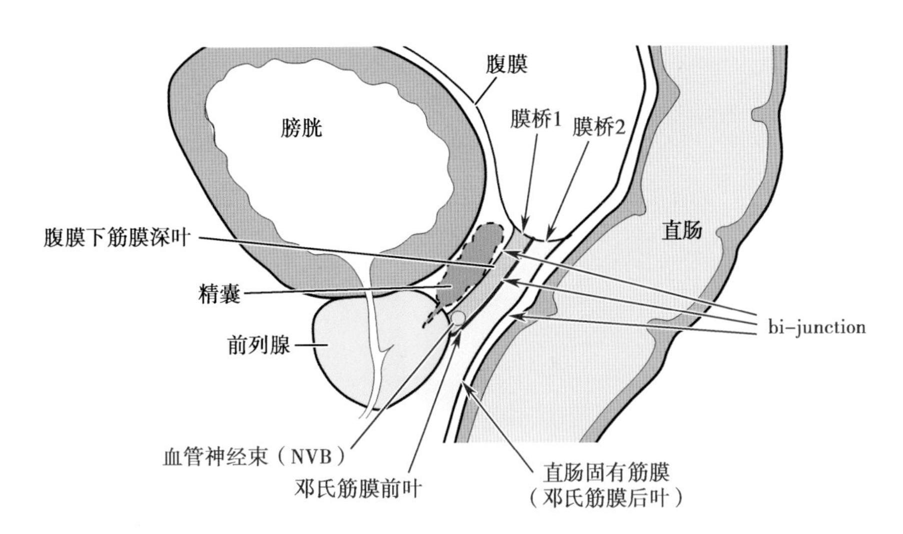


图 2-32　直肠前间隙及邓氏筋膜的筋膜构成模式图（矢状面）

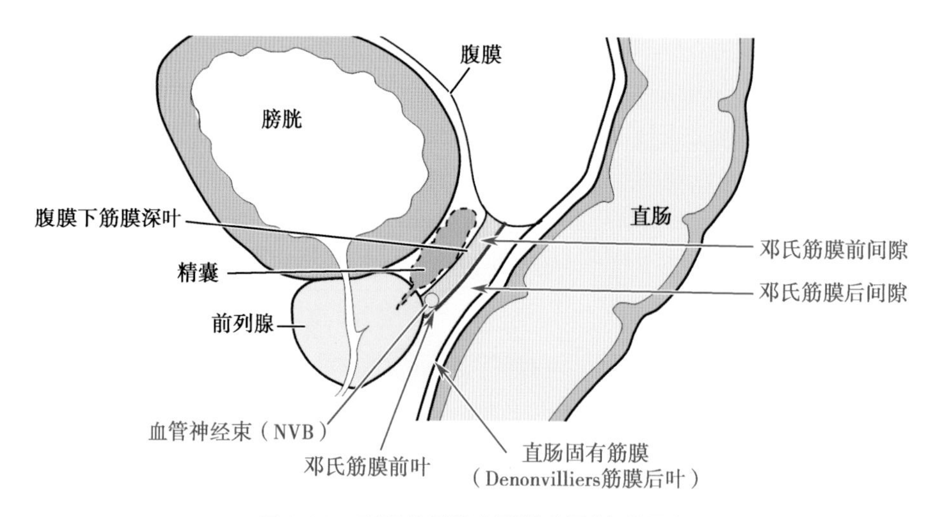


图 2-33 直肠前间隙分区模式图(矢状面)

于 S4 水平以下,腹下神经前筋膜和直肠固有筋膜在 S4 水平融合形成直肠骶骨筋膜,在直肠骶骨筋膜两侧两层筋膜再次分开,分成直肠固有筋膜和腹下神经前筋膜。因此该区域切割线由后方的直肠骶骨筋膜深面,逐渐向两侧,越过腹下神经前筋膜,进入腹下神经前筋膜与直肠固有筋膜间的神圣平面(Holy plane)(见图 2-30)。

(5) TME“终点线”的筋膜构成:TME“终点线”为末端直肠系膜附着于肛提肌裂孔而形成。我们通过手术和尸体解剖研究发现,骶前筋膜后叶延续为肛提肌筋膜,于截石位 2 点至 10 点包绕肛提肌裂孔,附着于末端直肠系膜,构成 TME“终点线”结构(图 2-34);直肠前方截石位 10 点至 2 点无筋膜附着,邓氏筋膜前叶直接附着于会阴体,不参与构成“终点线”结构(图 2-35~ 图 2-37)。据此,结合尸体解剖发现和筋膜构成关系,我们绘制了“终点线”筋膜构成示意图(图 2-38)。

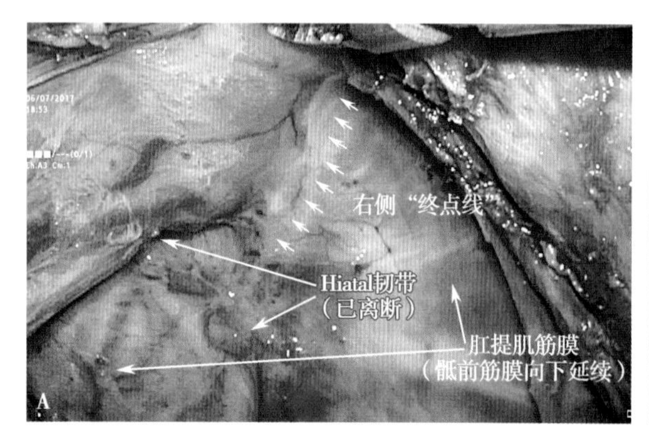


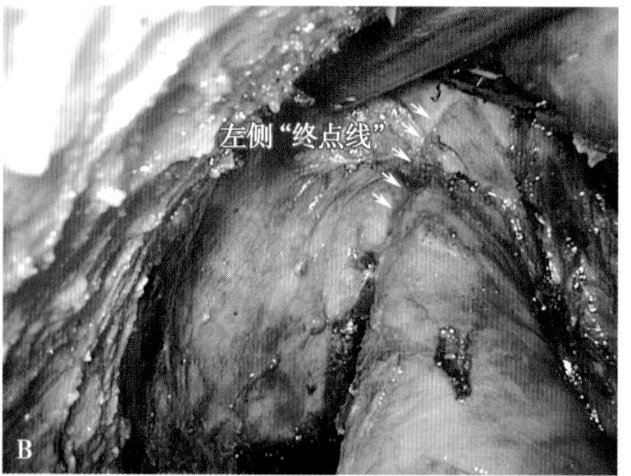


图 2-34 高清腹腔镜视野所见
A. 右侧终点线及终点线后界;B. 左侧终点线

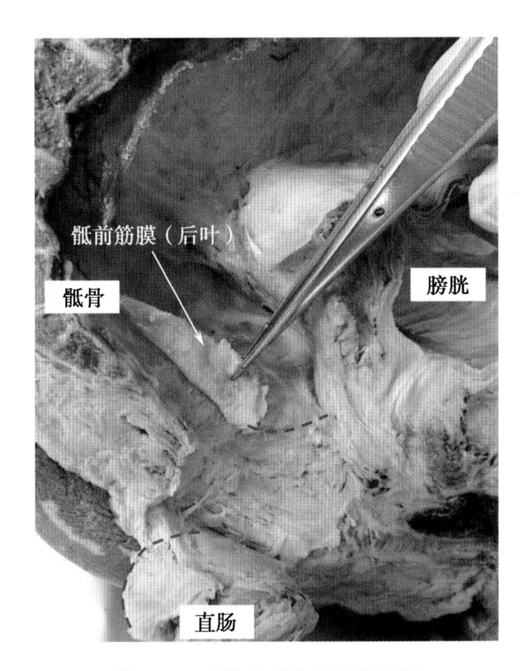


图 2-35　“终点线”的尸体解剖

TME，全直肠系膜切除术；红色虚线示骶前筋膜（后叶）附着缘

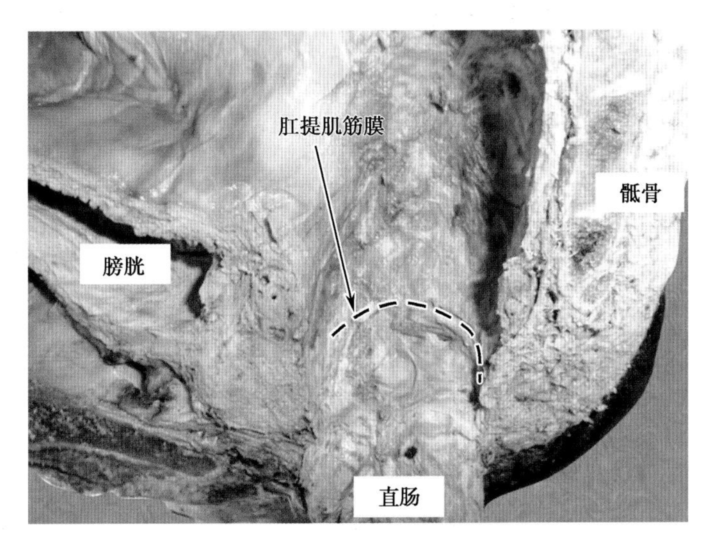


图 2-36　“终点线”的尸体解剖

黑色虚线示肛提肌筋膜附着缘

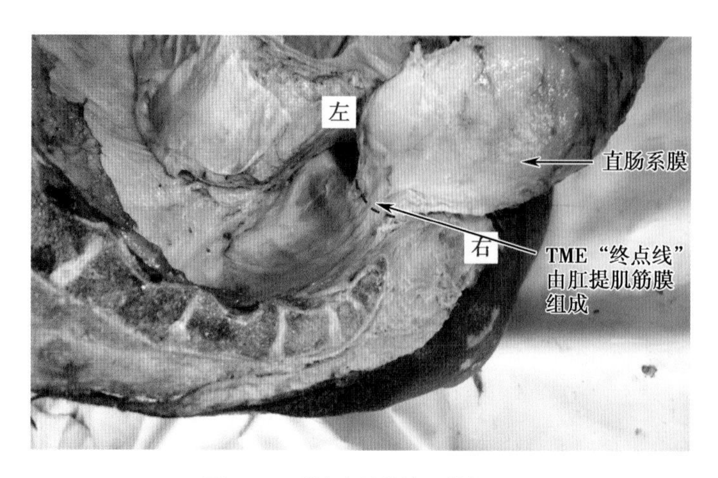


图 2-37　“终点线”的尸体解剖
红色虚线示肛提肌筋膜附着缘

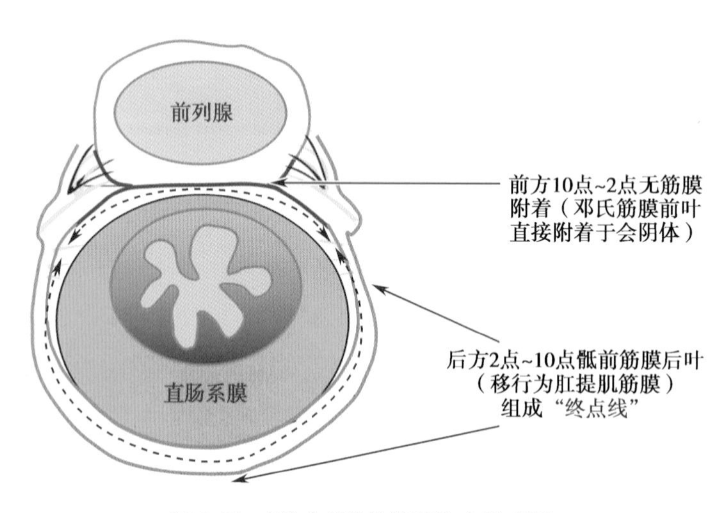


图 2-38　“终点线”的筋膜构成模式图

（王枭杰　池　畔）

## 参考文献

1. 池畔 . 腹腔镜右半结肠癌根治手术入路的选择：选择尾侧入路[ J ]. 中华胃肠外科杂志，2016，19（8）：875-877.
2. 三毛牧夫 . 腹腔镜下大肠癌手术以筋膜解剖和组织胚胎学为基础的手术技巧[ M ]. 张宏，刘金钢，译 . 沈阳：辽宁科学技术出版社，2015.
3. COFFEY JC，O'LEARY DP.The mesentery：structure，function，and role in disease [ J ].The lancet Gastroenterology&hepatology，2016，1（3）：238-247.
4. KINUGASA Y，MURAKAMI G，SUZUKI D，et al.Histological identification of fascial structures posterolateral to the rectum [ J ].The British Journal of Surgery：Incorporating European Journal of Surgery

and Swiss Surgery，2007，94（5）：620-626.
5. 池畔，陈致奋．腹腔镜低位直肠癌术中保护盆丛及其血管神经束要点［J］. 中国实用外科杂志，2014，34（9）：837-841.
6. 池畔，王枭杰．机器人和腹腔镜全直肠系膜切除术中 Denonvilliers 筋膜解剖的意义及技巧［J］. 中国实用外科杂志，2017，37（6）：609-615.
7. 池畔，王枭杰．左半结肠切除术的争议和基于膜解剖的脾曲游离技巧［J］. 中华结直肠疾病电子杂志，2017，6（4）：284-289.
8. 池畔，王枭杰，官国先，等．全直肠系膜切除术中直肠系膜分离终点线的发现和解剖及其临床意义［J］. 中华胃肠外科杂志，2017，10（10）：1145-1150.

第三章

# 腹腔镜结直肠手术常用器械

## 第一节　一般腹腔镜手术常用设备与器械

### 一、气腹设备

目前临床常用的气腹设备为全自动高流量气腹机(30~40L/min),气源为非助燃的 $CO_2$,可以即时显示气体注入腹腔的速度和容量,一般气腹压为 10~15mmHg,在压力过高时报警,在术中突发出血等情况下而需使用吸引器吸净积血时,气腹压力下降明显,此时高流量气腹机即可自动充气维持压力,为暴露手术野创造良好的空间。新一代气腹机自带排烟功能,若术中出现皮下气肿或高碳酸血症,应及时调低气腹压。

气腹针(Veress 针),针前端装有弹性压入的钝头,中空且有侧孔,一旦穿透腹膜进入腹腔,钝头先于针尖弹出,可避免损伤腹腔内脏器。气腹的建立包括三种方法:①封闭法,即传统的使用气腹针建立气腹后置入 trocar,安全性高;②半开放直接 trocar 穿刺置入法,适用于腹壁松弛、腹腔无粘连者,有较高的风险;③开放法,直视下逐层切开腹壁进入腹腔后置入 trocar,适用于既往有腹部手术史、腹腔有粘连者,特别是穿刺点位于原手术切口处或附近者,有较高的安全性(图 3-1)。

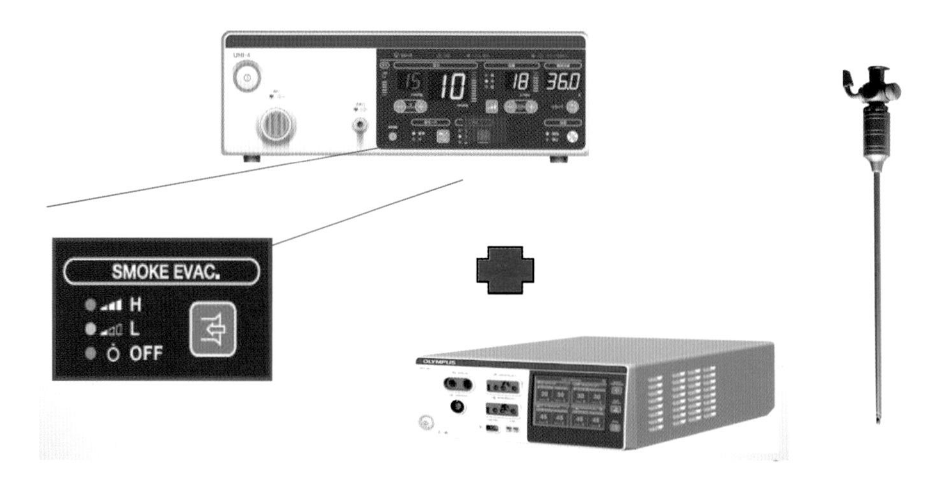


图 3-1　气腹机及气腹针

## 二、光学成像设备

腹腔镜光学成像设备由镜头、光导纤维、光源、信号转换器、显示及摄像系统构成。

1. 镜头　目前临床常用的仍为硬质镜头和镜身，外径为5mm或10mm，长度多为300~335mm。依视角不同，可分为0°、15°、25°、30°、45°角镜。腹腔镜手术常用30°镜，镜头具有防水功能，可浸泡消毒，镜视深度为10~100mm，最佳距离为10~50mm，使用过程中应充分利用30°镜斜面，适时转动镜体以便观察脏器的侧方(图3-2)。光源多为冷光源，使用时应调整到合适的明暗度，避免过暗或反光。有些一体化摄像头具备自动对焦功能，更加便于操作。随着技术进步，出现了3D腹腔镜，采用左右双镜头摄影成像系统，操作时需佩戴3D眼镜，图像放大10倍左右，景深长，可提供更加清晰的术野，特别适用于肥胖或腹腔空间狭小的患者。摄像头通过光导纤维与信号转换器连接，特别注意光导纤维在使用时勿折成锐角以避免纤维断裂。

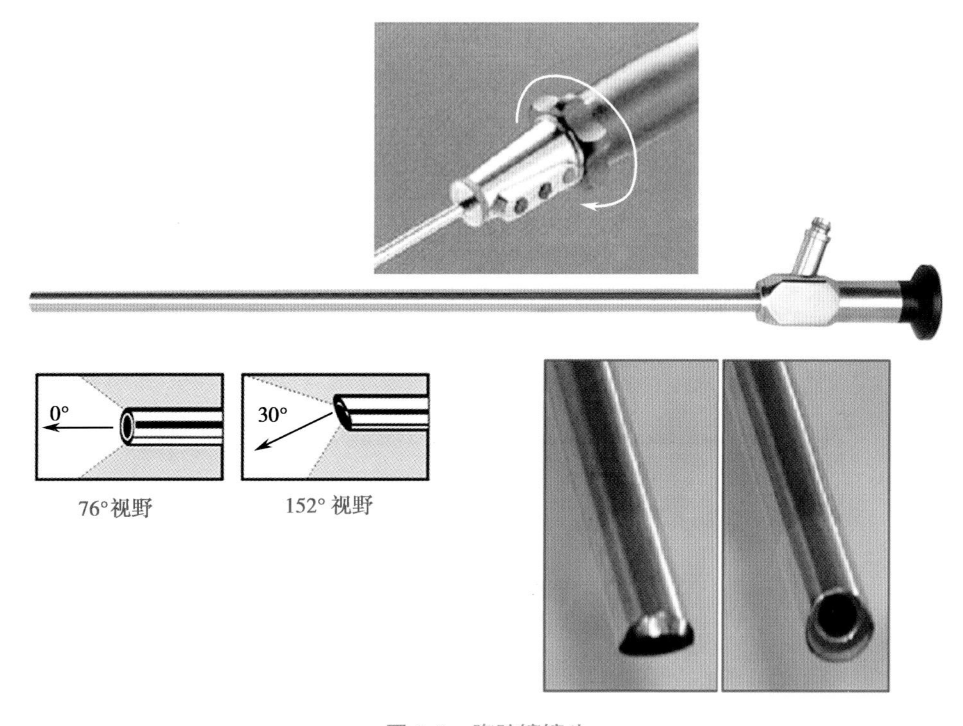


图3-2　腹腔镜镜头

2. 信号转换器　将摄像头输入的电信号转换成彩色视频信号，输出到监视器或录像机中，信号采集包括CCD、3-CCD、C-Mos等不同模式。有的信号转换器有色彩调谐和增强功能，术前需要对白以达到理想的色彩效果。

3. 显示器　接受摄像头和信号转换器输入的信号并显示术野图像，目前超高清显示器分辨率可达1 920×1 080P，放置高度应与术者视平线等高或略低，以减少视觉疲劳。

4. 录像系统　为保存手术资料，以便于学习或交流，可以应用信号转换器的接口直接录制，国内目前也有很多手术录像工作站系统，对于视频的采集、剪切提供专业的软件支持。

## 三、冲洗及吸引器

常用的冲洗及吸引器有两个接头端，一端连接于手术室的负压吸引系统，另一端连接正压冲洗机，可用生理盐水或稀碘附对积血或污染的术野进行彻底和有效冲洗，建议采用高流量吸引器（9 孔或 12 孔），可及时吸净烟雾或积血以保证术野清晰（图 3-3）。

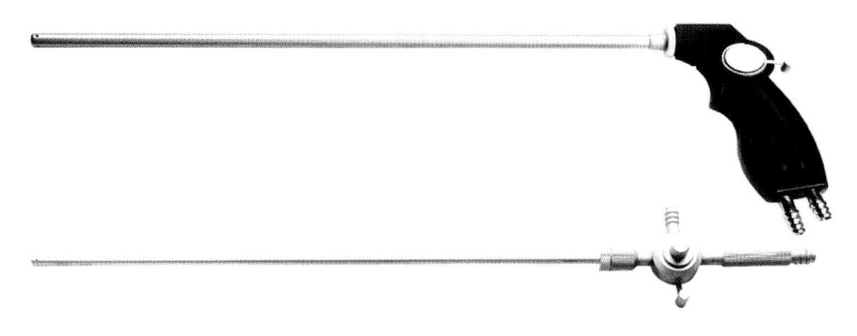

图 3-3 冲洗吸引枪及冲洗吸引器

## 四、电外科系统

1. 电凝钩（hook electrode） 既可解剖分离组织，也可电凝止血，尾端连接电极导线，工作过程由脚踏开关控制。常用电凝钩为直角或“L”形，外径为 5mm，绝大部分被绝缘材料包裹，只有头端少部分裸露。需要注意的是，电凝钩在长期使用后，近头端绝缘层发生老化，应及时更换以免电凝切割时造成邻近组织损伤。

2. 电铲（spatula electrode）、电棒（button electrode）、电针（needle electrode） 其作用类似电凝钩，均有解剖和止血的作用（图 3-4）。

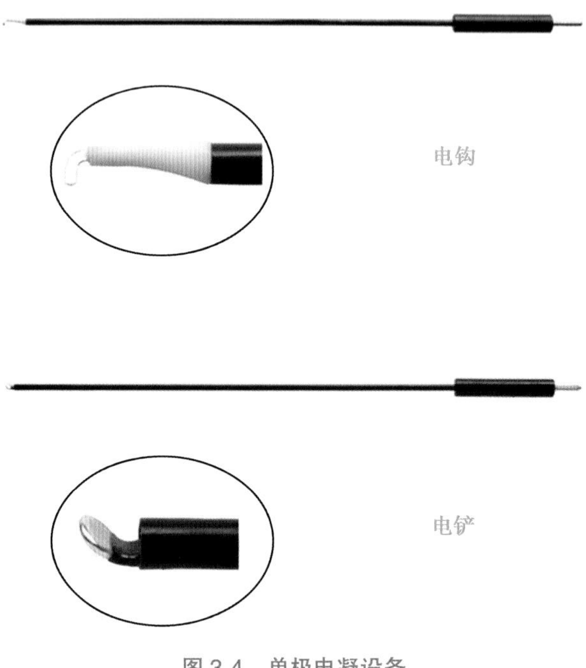


图 3-4 单极电凝设备

3. ENSEAL G2 电刀　也叫超声高频外科集成系统切割闭合刀头，与超声刀主机兼容，外径为 5mm，360° 可旋转的四种不同长度杆身，弧形或直形工作刀头及组织垫片，刀头钳口内含有可切割组织的 i-Blade（工形刀），可同时安全凝闭和切割 7mm 以下的血管、淋巴管及大块组织，正温度系数（positive temperature coefficient，PTC）材料保持钳口温度在 100℃左右，多回路电极将电流控制在钳口，侧向热损伤极小，可有效减少周围组织损伤、粘连、炭化和烟雾（图 3-5）。

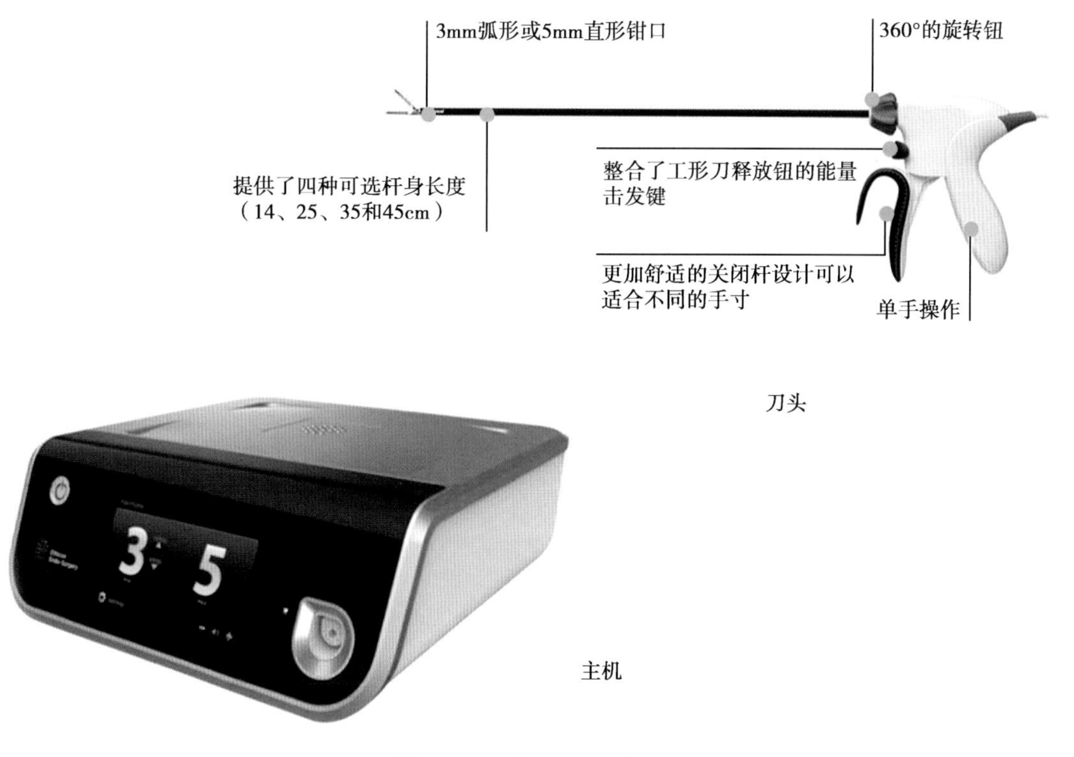


图 3-5　ENSEAL G2 电刀

4. 超声刀（harmonic ACE TM）　超声刀头工作面通过 55 500 次 /s 机械振动来切割组织，即打断了组织分子键，对分离富含蛋白、胶原或肌肉组织效果明显，当超声刀头轻触于各种膜结构层面时，瞬间高能使细胞内水分迅速蒸发汽化、组织膨胀，产生“空洞化”效应，对外科医师精确寻找膜解剖间隙很有帮助，其弧形刀头在非工作状态下还可作为很好的钝性分离钳使用。同高频电刀相比，超声刀在分离切割组织时热损伤范围小，烟雾少，对术野显露影响亦小。目前第三代超声刀可凝闭切断直径 7mm 以下血管，止血效果更好（图 3-6）。

## 五、腹腔镜手术常用器械

1. 套管穿刺器（trocar）　由穿刺套管及穿刺针芯组成，规格很多，内径从 3~33mm 不等，手术常用的为 5mm、10mm、12mm、15mm。长度有 96mm、100mm、120mm 不等，主要依据患者体型及肥胖程度选择。穿刺器种类很多，如翻板型、磁球型、磁盘型、手动翻板型。穿刺针芯尖端分为圆锥形、三棱形和具有保护装置的针栓。翻板型、磁球型、磁盘型、翻板型等虽然进出器械方便，但自腹腔内取出组织、小块纱布时易阻挡取出物。圆锥形穿刺针芯穿刺时稍费力，但对腹壁的创伤较小，三棱形针芯穿刺时省力，但对腹壁切割较大，易造成腹壁出血。上述两种针芯不具备保护腹腔内脏器的功能，一次性 trocar 为非金属材料，穿刺入腹腔后不易损伤肠壁或其他脏器，目前临床常用（图 3-7）。

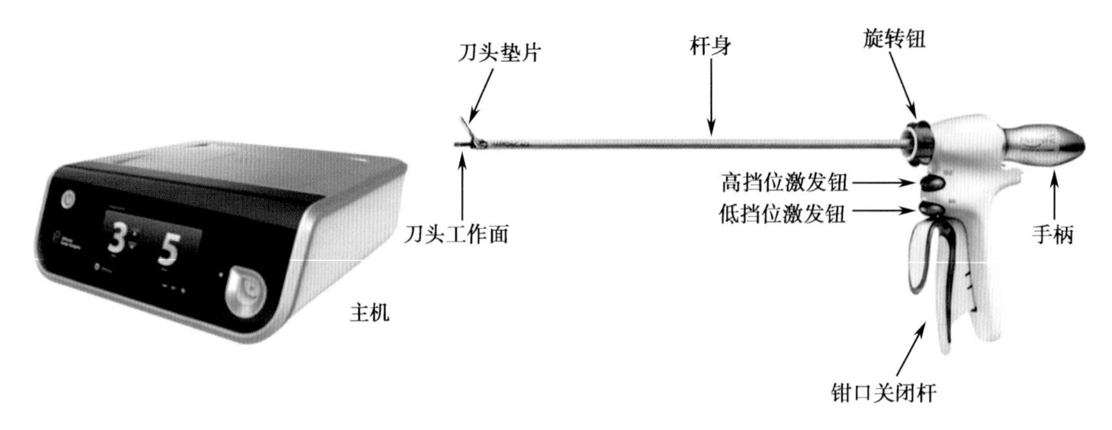


图 3-6　超声刀系统

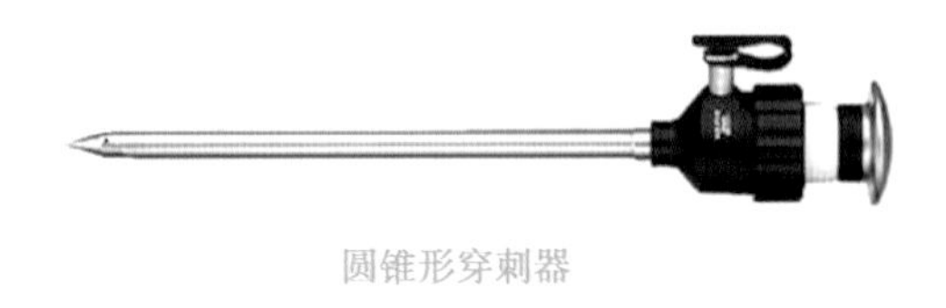

圆锥形穿刺器

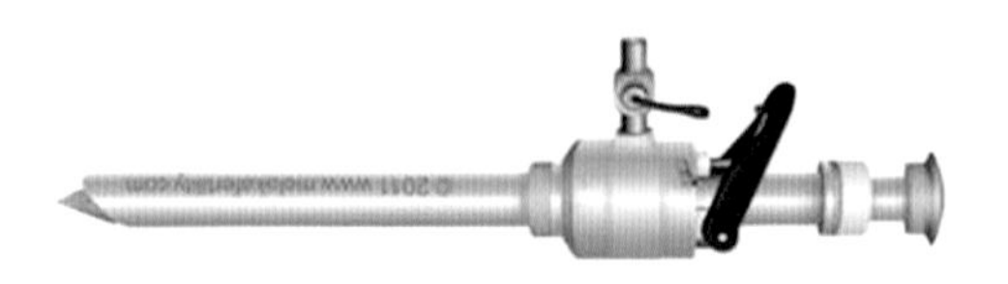

三棱形穿刺器

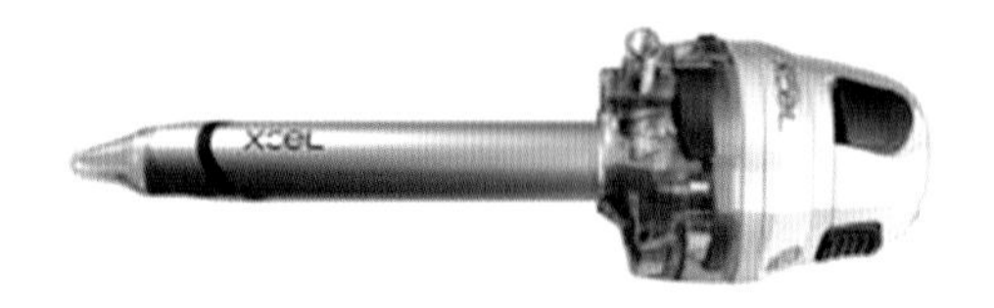


一次性穿刺器

图 3-7　不同类型的 trocar

2. 分离钳（dissecting forceps）　分离钳有弯头、直头和直角 3 种，钳杆及柄均为绝缘部分，有的分离钳在尾端带电极接头，可连接电刀线，在进行组织分离的同时，可进行电凝止血。分离钳一般长 330mm，外径为 5mm，可 360° 旋转。钳柄和钳身可分离（图 3-8，图 3-9）。

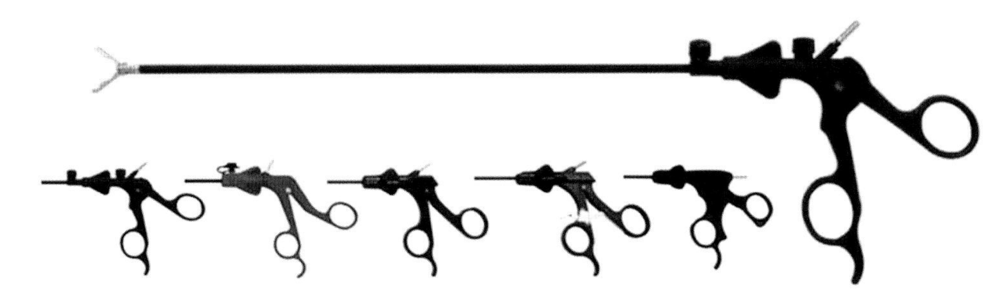


图 3-8 分离钳及不同类型抓钳的钳柄

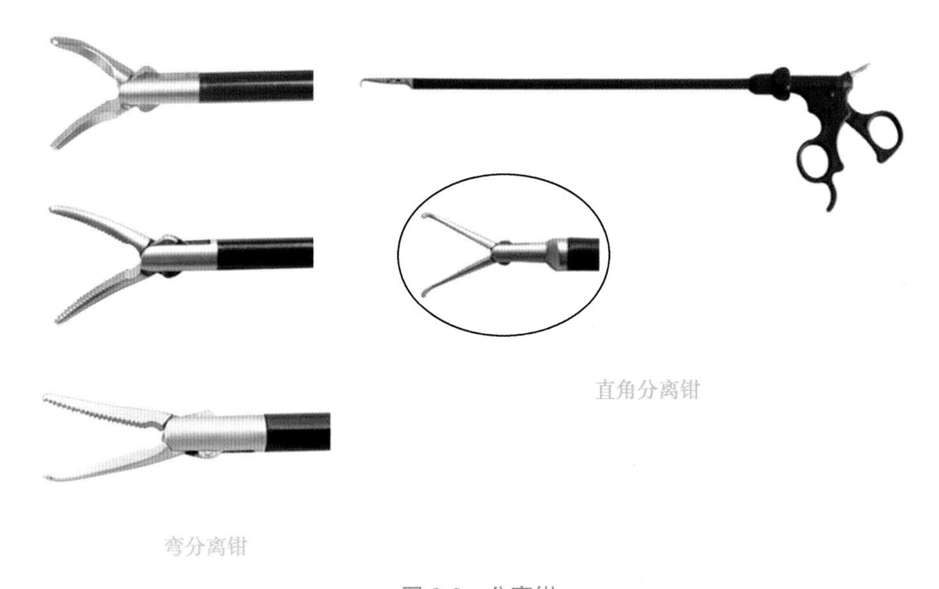


图 3-9 分离钳

3. 抓钳(grasping forceps) 主要起固定、牵引作用,有绝缘层,能进行电凝止血,可 360° 旋转,长度一般为 320mm,外径为 5mm 或 10mm,有的抓钳可与带齿轮结构口的手柄连接,可抓持的更加牢固。根据抓钳齿形不同可分为齿形抓钳、锯齿形抓钳及匙形抓钳(图 3-10)。

4. 手术剪(scissors) 手术剪一般带有绝缘层及电极接头,在剪切组织时可进行止血,外径一般为 5mm,能 360° 旋转,手术剪种类繁多,常见的有钩形剪、直头剪、弯头剪等,目前临床常用直头剪。随着电外科设备的发展,手术剪应用的范围越来越小(图 3-11)。

5. 爱丽丝钳(Allis 钳) 主要用于直肠癌手术提拉腹膜返折已切开的上方组织(包括阴道后壁、精囊),较普通的肠钳、分离钳抓持更加牢靠,张力好,外径一般为 5mm,能 360° 旋转(图 3-12,图 3-13)。

6. 巴氏钳(Babcock 钳) 主要有起固定、牵引肠管作用,外径一般为 10mm,能 360° 旋转,抓持端带锁扣。钳头设计呈低张螺旋形,便于抓持且不易损伤肠管。较普通肠钳抓持肠管牢靠,不易脱落,特别适用于直肠癌手术中抓持中上段直肠(图 3-14~ 图 3-16)。

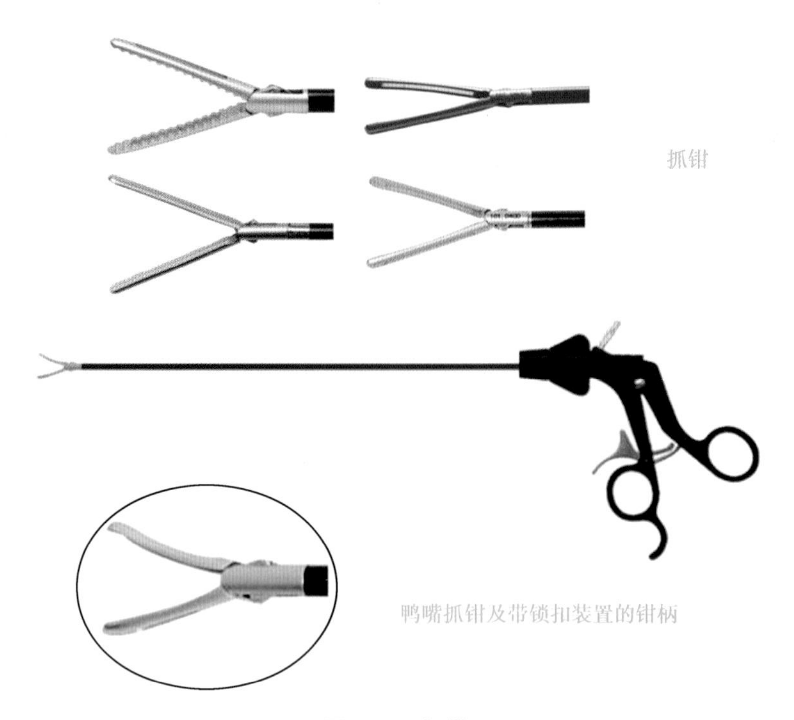


图 3-10　抓钳

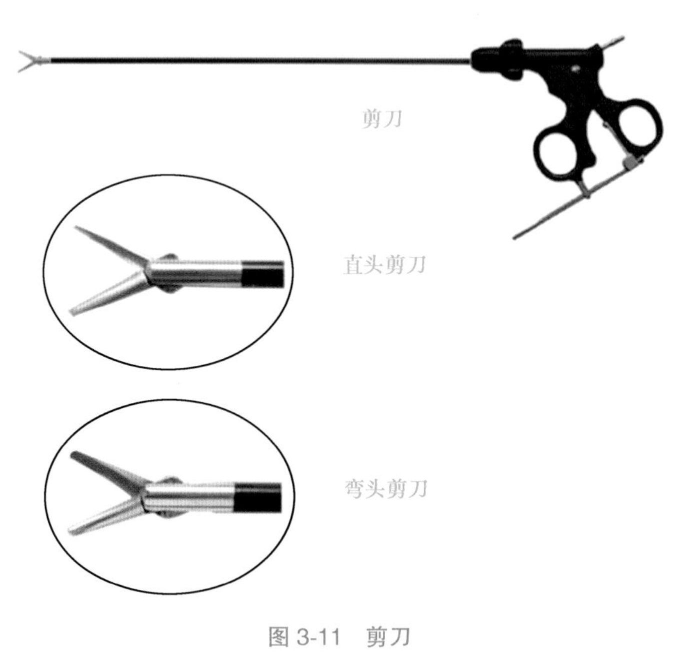


图 3-11　剪刀

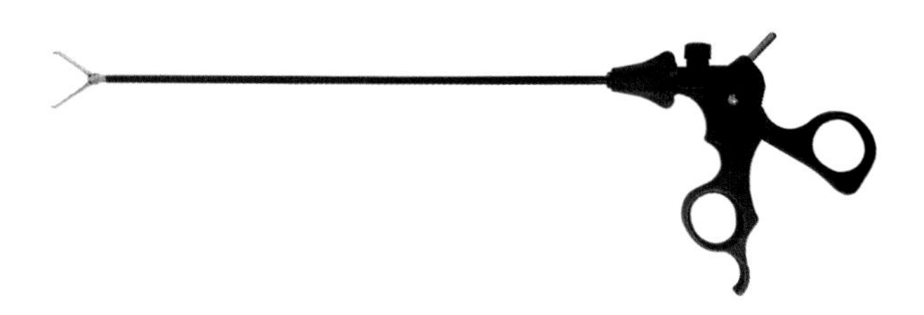

图 3-12　Allis 钳

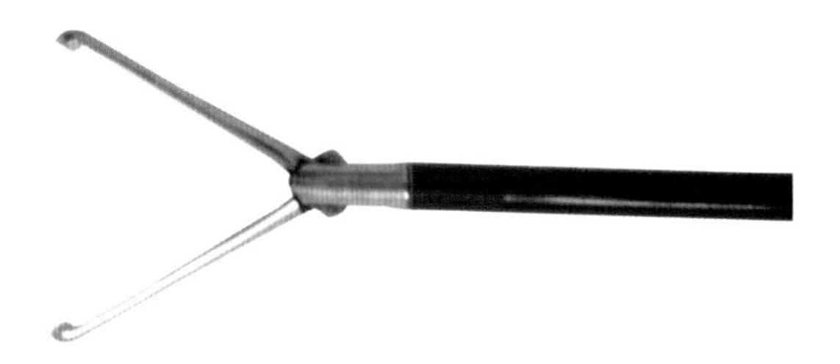

图 3-13　Allis 钳头

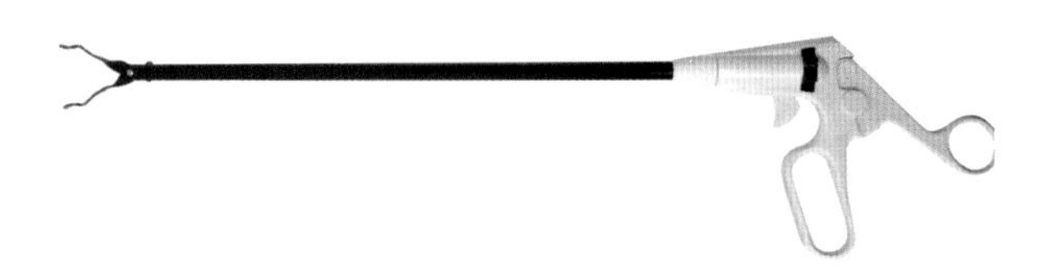

图 3-14　巴氏钳(一次性)

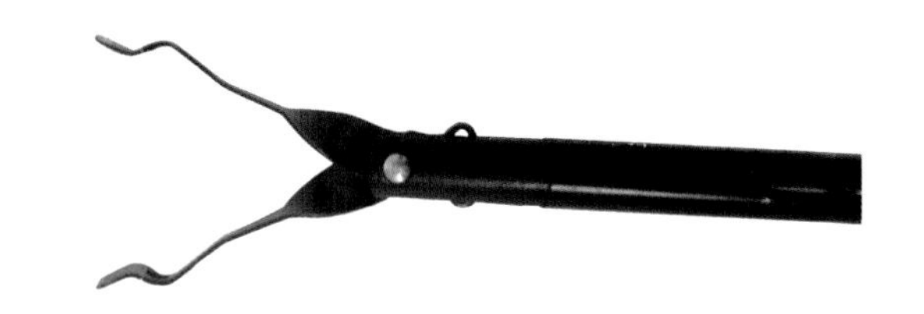

图 3-15　巴氏钳头

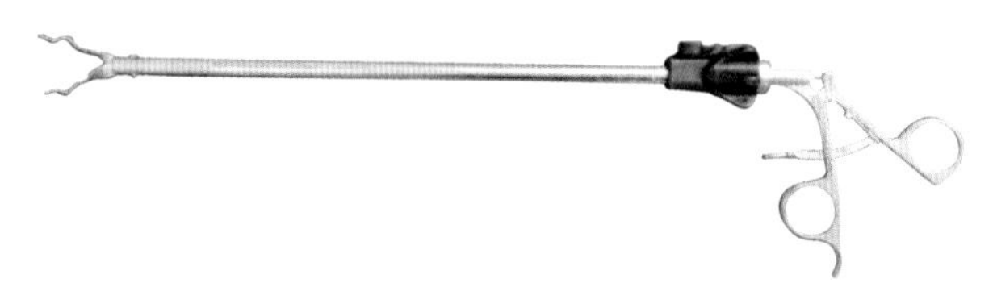

图 3-16　巴氏钳

7. 施夹器或施夹钳(clip applier) 长约320mm。外径为5mm或10mm,能够360°旋转,一次只能夹持1个金属夹或可吸收外科夹,夹持端有直型及直角型,夹持部位有沟槽,便于放置金属夹,放置时保持足够力量,原位施夹,避免过度牵拉,引起组织撕裂。目前已生产出连发钛夹钳,可以连续施夹(图3-17)。

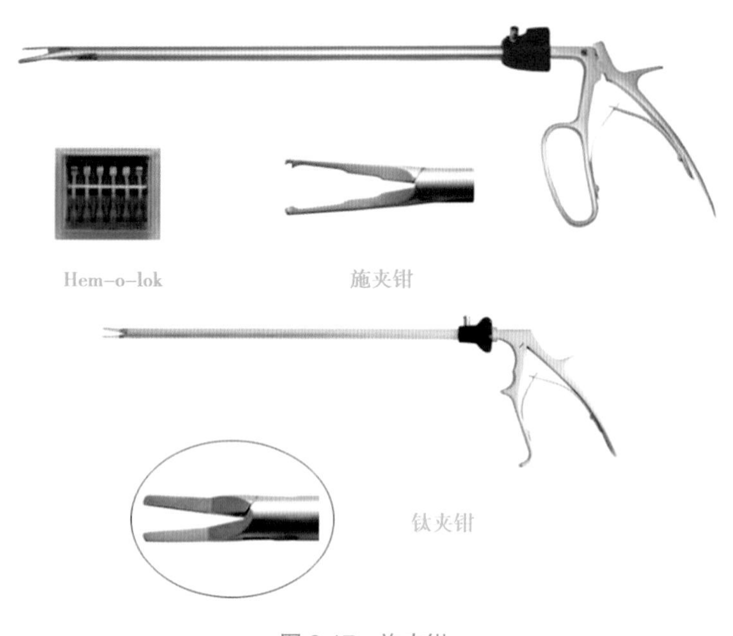


图3-17 施夹钳

8. 转换套管(transmitting tube) 在大口径trocar(如10mm)应用小口径器械(如5mm)时,为了适应不同直径的器械操作,避免漏气,需应用转换套管,常用转换套管长190mm,外径为10mm,允许5mm器械通过,套管尾端带有橡皮帽,以防漏气(图3-18)。

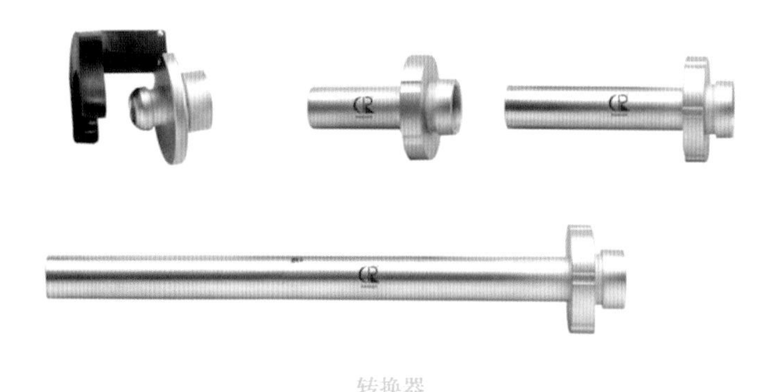


图3-18 转换器

9. 金属夹(metal clip)和可吸收夹(absorble clip) 目前常用的金属夹多为钛夹以替代打结,钛夹分为大中小3种型号,呈"V"或"U"形,释放钛夹后两断端应稍超出需结扎组织为宜,以免夹闭不全。临床对于重要的血管或组织多用可吸收夹,夹闭牢固,3个月后可完全吸收,体内不留异物。可吸收夹大小和型号较多,以颜色区分,可根据需求选择。

10. 持针器(needle holder) 有直头和弯头两种,长450mm,外径为5mm,不带绝缘层,在夹持面有小螺纹,手柄有锁扣装置,保证夹持牢固(图3-19)。

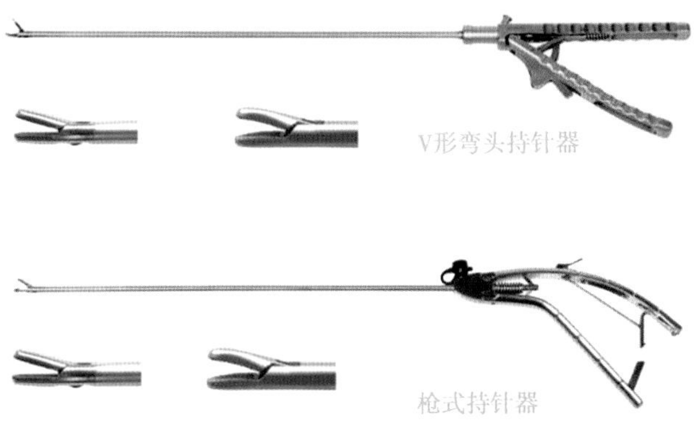


图3-19 持针器

11. 推结器(knot guide) 长330mm,外径5mm,头端带有细孔,允许7号丝线通过,在行缝合结扎时,可应用推结器将Roeder结推至腹腔并扎紧(图3-20)。

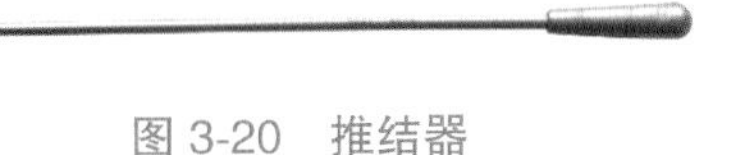

图3-20 推结器

12. 牵开器(retractor) 在进行较复杂手术时,肠管、大网膜或肝脏等会影响术野显露,牵开器可以协助达到良好的暴露,牵开器的形状有扇形、杠杆式、翼状,外径为5mm、10mm(图3-21)。

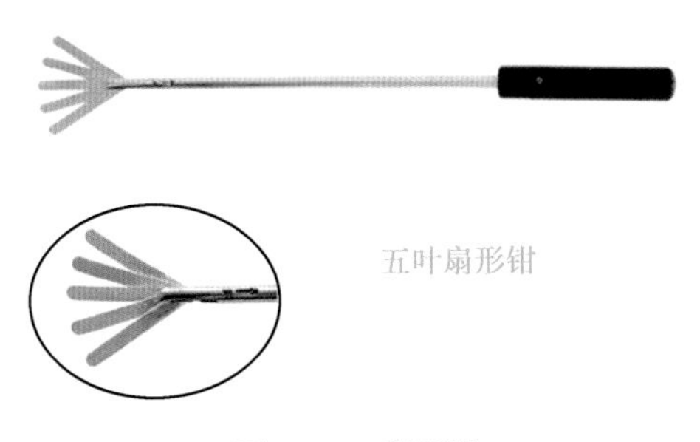


图3-21 牵开器

13. 腹腔镜切割闭合器(echelon endocutter) 头端可旋转,可打出相互咬合成排的钉子,每侧各三排缝钉相互错开。成钉高度为白钉1.0mm、蓝钉1.5mm、金钉1.8mm、绿钉2.0mm和黑钉2.3mm,根据组织厚度不同选择合适的钉高。闭合器的规格一般有两种,一种钉仓长45mm,另一种钉仓长60mm。闭合器自带切割装置,在三排钉子间有刀刃,能同时订合和切割组织。最近厂家研发的电动腔镜切割闭合器,带有抓持面技术的钉仓,击发过程更稳定,同时有更好的吻合成钉效果(图3-22,图3-23)。

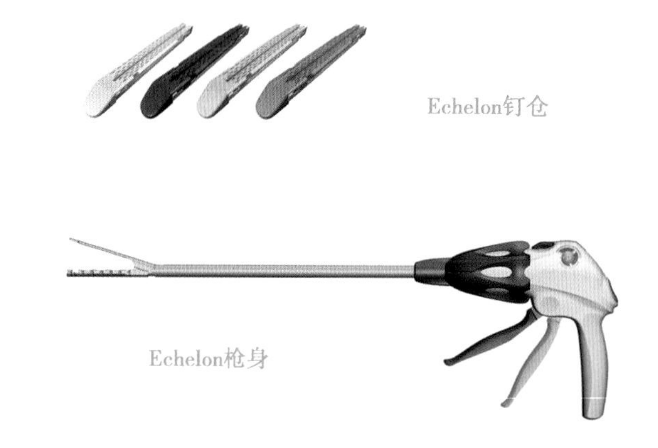


图 3-22　腹腔镜切割闭合器

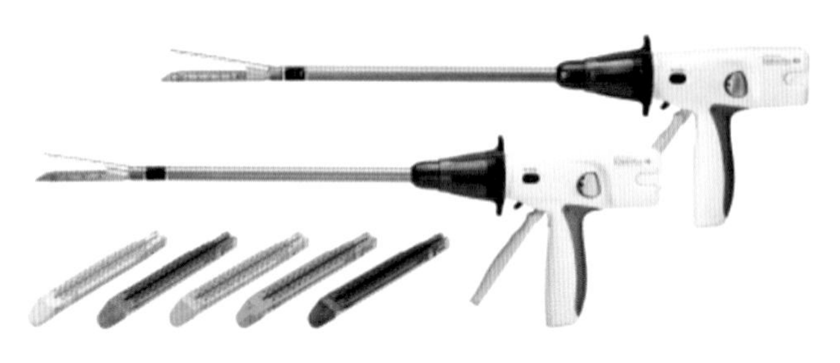

图 3-23　电动腔镜切割闭合器及钉仓

14. 腹腔镜圆形吻合器(endoscopic curvedintraluminal stapler)　用于空腔脏器间的吻合。抵钉座外径有 21mm、25mm、29mm、33mm 等多种规格可供选择,腹腔镜圆形吻合器具有加长杆身及气密性,更适合腹腔镜手术使用(图 3-24)。

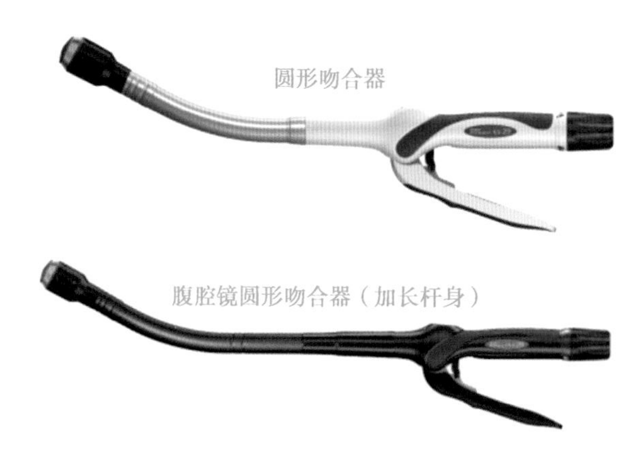


图 3-24　腹腔镜圆形吻合器

# 第二节 机器人手术系统及相关器械

## 一、机器人手术系统组成

达芬奇手术机器人包括三个系统:医生操作系统(surgeon console)、床旁机器臂手术系统(patient cart)、视频成像系统(vision cart)。三部分组件在手术室内通过特定的数据传输光缆连成一体,完成手术功能的实现。术者于控制台利用控制手柄(master controller)控制机械臂和三维内镜(3D endoscope)而完成手术。术者控制台的顶端为三维观测窗口(stereo viewer),三维观测窗口可按比例完全再现内镜所在的人体组织内部结构,从而实现同开放式手术相同的手术视野效果。达芬奇全机器人手术系统的床旁机械臂车由镜头臂及三个器械臂组成。床旁机械臂车上所使用的器械为具有"腕状"(EndoWrist)结构的特制器械。器械头部的直径为5mm或8mm,可通过钥匙孔大小的切口进入人体组织内,从而实现微创。手术过程中,术者远离患者,通过控制台控制床旁机械臂,术者在操控台上的动作与传统的操作完全一样,特制的器械可完全复制人手的各种精细动作(图3-25~图3-28)。

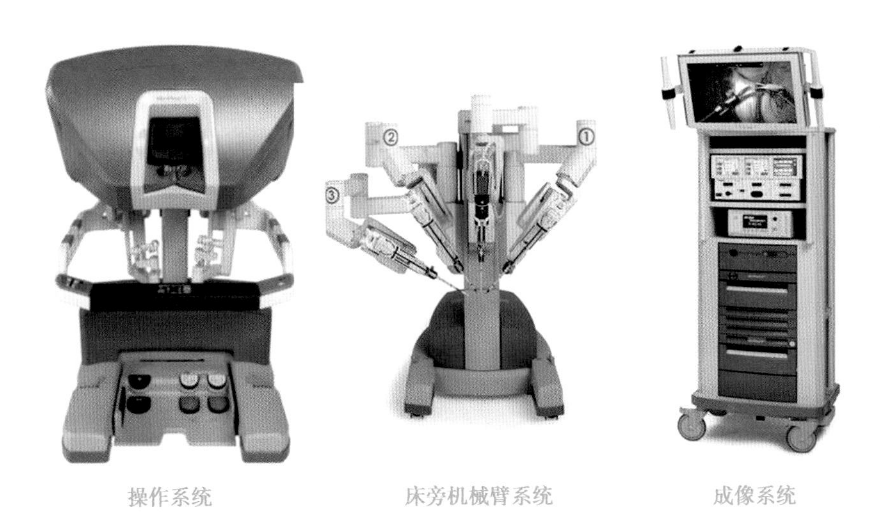


图3-25 达芬奇手术机器人系统的组成

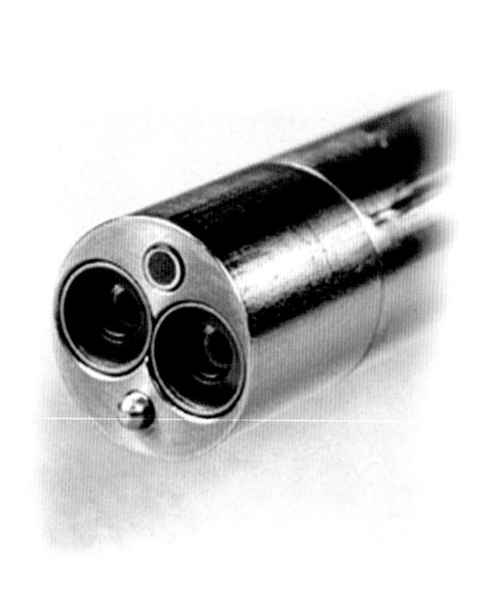

图 3-26 三维立体腔镜镜头

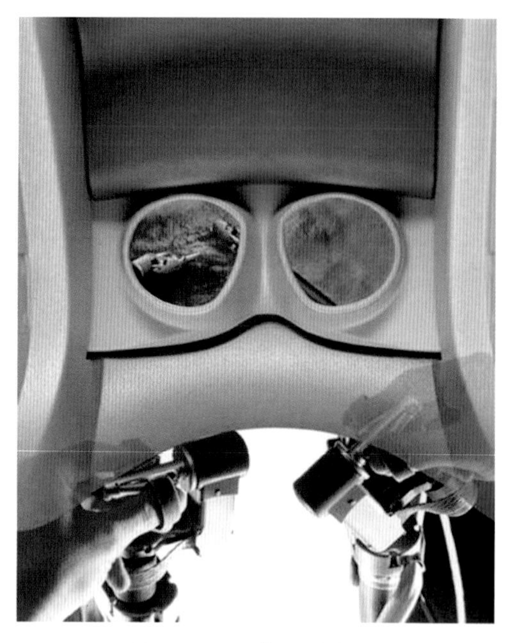

图 3-27 三维观测窗口

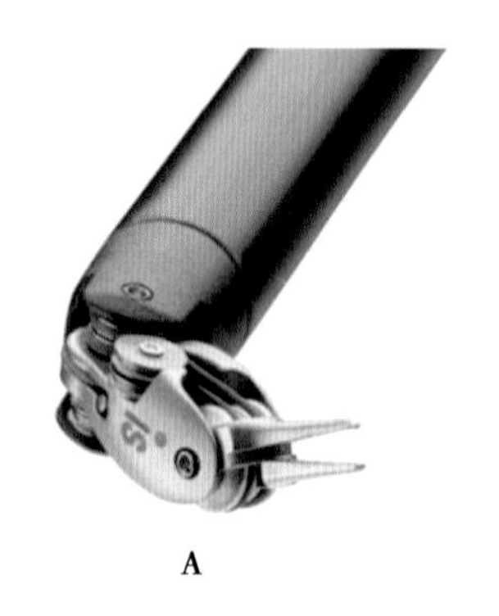

A

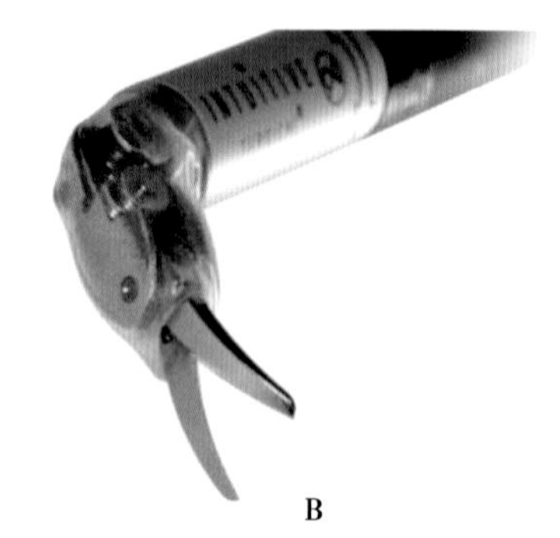

B

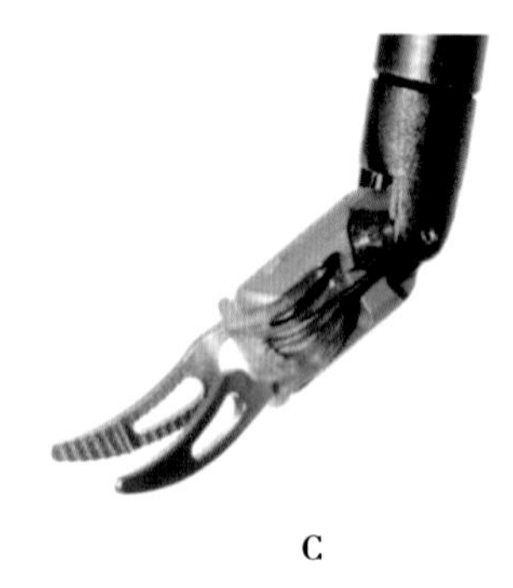

C

图 3-28 部分腕状(EndoWrist)结构特制器械
A. 持针器;B. 单极电剪;C. 双极电凝抓钳

## 二、机器人手术系统操作特点及优势

机器人手术系统操作特点:①高清三维立体视野(分辨率 1 080i),可以使术野放大 10~15 倍。②高度的精确性,高度的灵活性,良好的可操控性,动作比例可以按照比例缩小。③自动滤除震颤,并超越人手的极限;腕部可自由活动的 EndoWrist 仿真手腕器械拥有 7 个自由度,可完全模仿人手腕的动作。④常规器械头部的长度只有 1~3cm 长,在狭窄的解剖环境中能够比人手更灵活。⑤与开放手术完全相同的操作习惯,学习曲线短,容易上手,术者自行控制,配合要求低(图 3-29)。

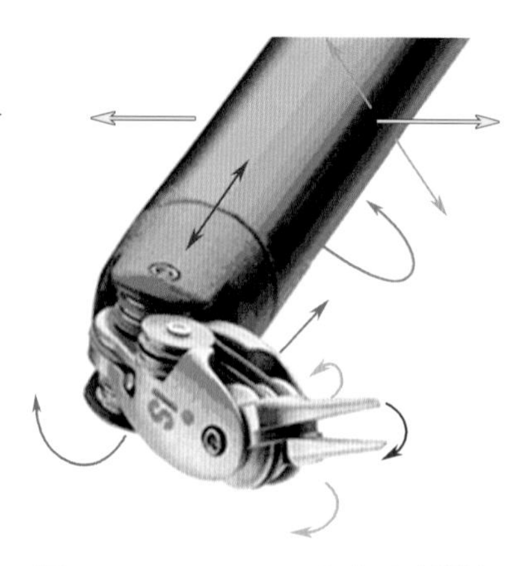

图 3-29 EndoWrist 仿真手腕器械

机器人手术系统具备明显的技术优势：①高分辨率的三维图像处理设备，超越了人眼的极限，有利于术者清晰地进行组织辨认和操作；②系统末端手术器械上的仿真手腕具有多个活动自由度，比人手更加灵活，保证在狭小空间准确操作；③在术中可自动滤除人手的颤动，提高了手术的精度；④术者可采取坐姿进行系统操作，利于完成长时间复杂的手术；⑤扩大手术患者适用范围，由于创伤小，可使患者年龄范围扩大并用于某些危重患者，同时使一日手术成为可能，从而提高病床周转率。达芬奇机器人手术系统的临床应用被认为是外科发展史上的又一次革命，有学者认为这预示着第三代外科手术时代的来临。

## 三、机器人手术常用器械

1. trocar　达芬奇机器人手术系统所用 trocar 为专用，规格分为 5mm 和 8mm。trocar 材质为金属，内芯棱形。

2. 机械手臂　属于达芬奇手术机器人系统专用器械（图 3-30）。

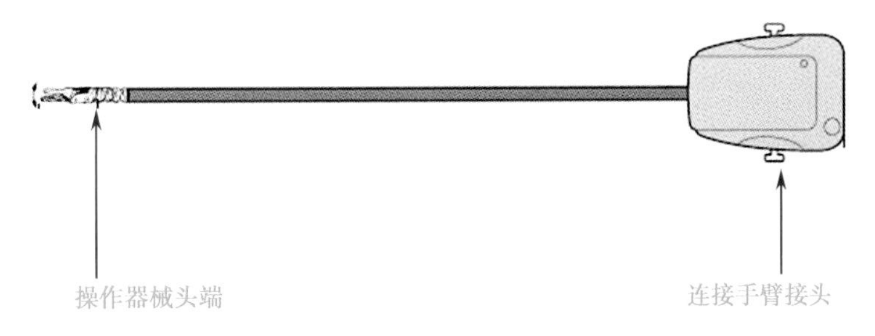


图 3-30　达芬奇手术机器人系统专用机械手臂

3. 达芬奇手术机器人系统其他专用器械（图 3-31）。

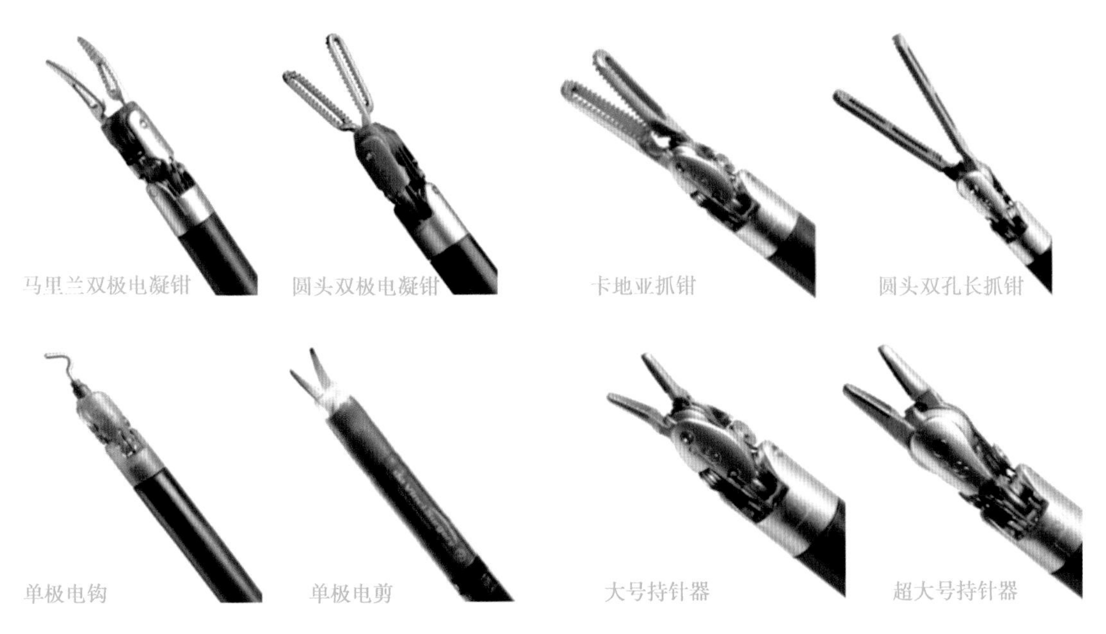


图 3-31　达芬奇手术机器人系统其他专用器械

（卢星榕　池　畔）

## 参考文献

1. 池畔,陈致奋.腹腔镜结直肠肿瘤术中超声刀使用技巧[J].中华胃肠外科杂志,2016,19(3):262-264.
2. 池畔,李国新,杜晓辉.腹腔镜结直肠肿瘤手术学[M].北京:人民卫生出版社,2013.

# 第四章 腹腔镜结直肠手术基础

## 第一节 trocar 分布:原则与手术部位关系

腹腔镜结直肠手术操作过程大致包括建立气腹及放置 trocar、探查、结扎血管、游离肠管及其系膜、肠管切除、移除标本及重建吻合等步骤。其中 trocar 的位置应放置在有最大可能自由度的位置,有利于术者和助手的手术操作。通常遵循的原则包括:每两个 trocar 间的距离应大于 8cm,以免手术器械交叉干扰;术者的主操作 trocar 应位于病灶的对侧,以便有更大的操作空间。本章节将重点介绍常见的腹腔镜结直肠手术的 trocar 分布与手术部位的关系,包括根治性右半结肠切除术、左半结肠切除术、(低位)直肠前切除术(包括 ISR、ELAPE)。

### 一、建立气腹及放置 trocar

目前建立气腹的方法常用的有 Veress 气腹针法、普通 trocar 穿刺法、可视 trocar 直视穿刺法等多种方法,这些方法又可分为闭合法和开放法两大类。选择何种方法置入 trocar 是由手术医生的习惯以及个人经验决定的,临床研究未证实何种建立气腹的方法绝对安全,最常用的方法是先行 Veress 气腹针闭合法及直接切开法后放置第一 trocar,建立气腹及放置第一 trocar 最快的方法是普通锐性 trocar 直接穿刺法。

应用 Veress 气腹针闭合法一般选择肚脐上方或下方作为建立气腹的位置,对于既往有下腹部手术史的患者也可选择上腹部的 Lee-Huang 点及左上腹的 Palmer 点作为建立气腹及放置第一 trocar 的位置(图 4-1A)。一般先在气腹位置做 1cm 的横弧形皮肤切口(对于右半结肠手术,一般选择脐下切口;对于左半结肠及直肠手术,一般选择脐上切口),切开皮肤及皮下筋膜至白线,用 2 把巾钳夹持脐部皮肤后尽可能上提并轻轻抖动,使内脏与前腹壁分开,始终保持脐部为腹腔最高点,将 Veress 气腹针经皮肤切口直接插入腹内(图 4-1B),再接二氧化碳气源建立气腹。

当气腹针插入腹腔厚,如何验证针头是否进入腹腔呢?可将装满生理盐水的 10ml 注射器接在气腹针尾部后,拔除活塞芯杆,如果气腹针已进入腹腔,腹腔内的负压会将盐水迅速吸入。

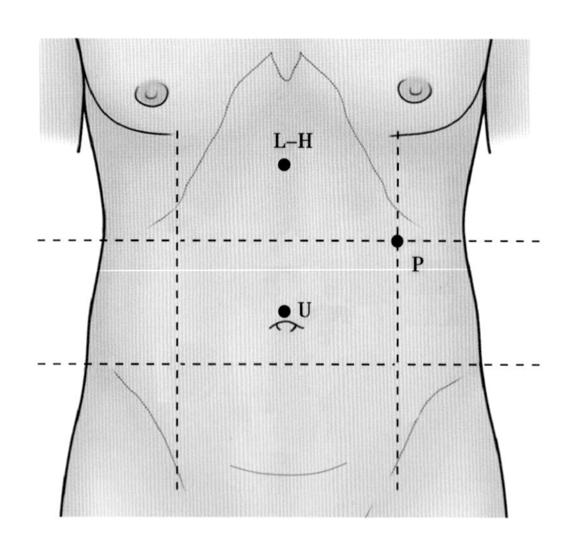


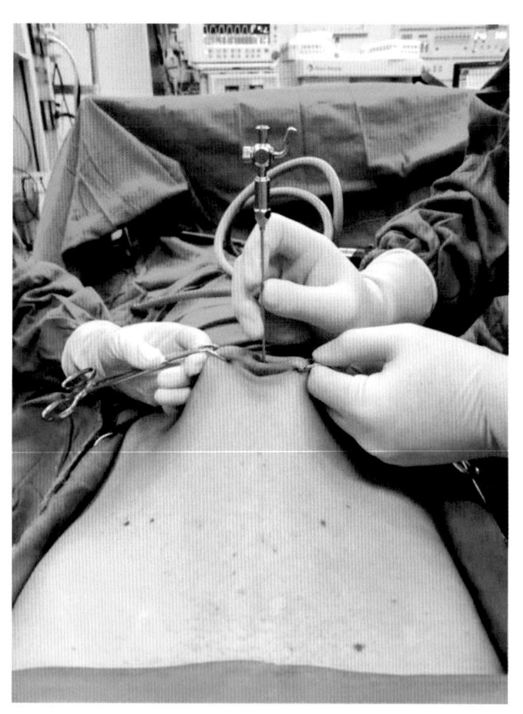

图 4-1 Veress 气腹针闭合法建立气腹，建立气腹位置
U，脐周；L-H，Lee-Huang 点；P，Palmer 点

待腹腔内气压达到 1.33kPa（10mmHg）以上后，在气腹针穿刺部位，经已做好的皮肤切口做第一 trocar 穿刺。以 2 把巾钳牢固地固定好腹壁，以保证穿刺时不引起腹壁的凹入。穿刺锥的后端抵住手掌向穿刺锥和套管加压，示指伸直在 trocar 侧方（图 4-2），防止 trocar 突然无控制的进入腹腔。带穿刺锥的 trocar 在持续渐增的压力下慢慢旋入。

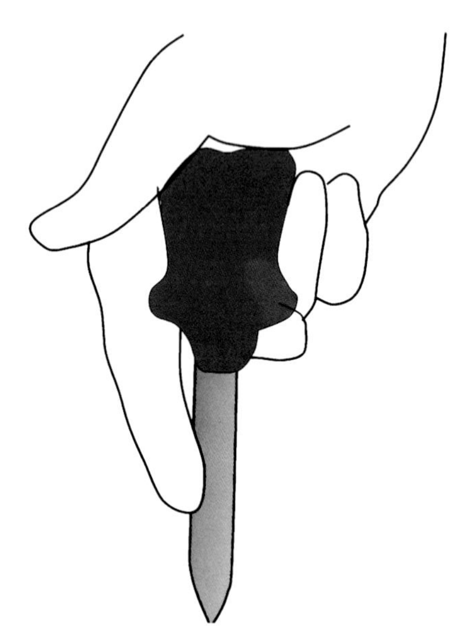

图 4-2 示指伸直在 trocar 侧方防止穿刺失控

研究发现，先用 Veress 气腹针建立气腹并不能完全将腹壁与内脏完全分离，该法仍有损伤腹腔内脏器的风险，而且容易导致皮下气肿。普通锐性 trocar 直接穿刺法免去 Veress 气腹针建立气腹这一环节，在肚脐周围皮肤做切口至皮下组织，再用 2 把巾钳提起腹壁，直接用锐性 10mm trocar 经切口插入腹腔（图 4-3）。该方法适用于无既往腹部手术史、体型适中的患者。Jiang 等人进行的一项荟萃分析纳入 7 项 RCT 研究（共有 2 940 女性患者），结果发现普通 trocar 直接穿刺法（1 415 例）的安全性较 Veress 气腹针法（1 525 例）更高，而且 Veress 气腹针法穿刺失败率更高。

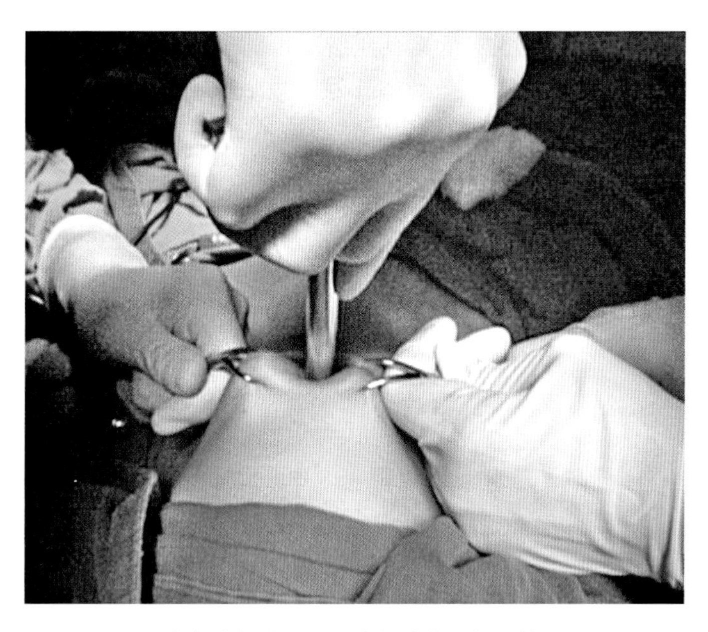

图 4-3　免气腹锐性 trocar 直接穿刺法插入第一 trocar

对于应用闭合法建立气腹困难的患者，建议使用直接切开法插入第一 trocar。该法又称为 Hasson 法，术者在脐周做长约 1~2cm 的皮肤切口至皮下，分离皮下组织及白线至腹膜后用血管钳钳夹。用 1-0 可吸收线穿过筋膜后将 Hasson 套管固定于筋膜缝合处，术毕时可用这些线关闭套管戳孔。

第一 trocar 插入后，应先置入腹腔镜，确定 trocar 进入腹腔而不是腹膜外，然后接上气源将二氧化碳充入腹腔，后在镜头监视下置入其他 trocar。如果腹腔内有既往手术引起的粘连，可先在粘连对侧的腹部并结合肿瘤所在部位选择两处置入 trocar，进行粘连分离。

若未使用具有防脱出功能的穿刺 trocar，为了避免术中 trocar 反复移动、造成皮下气肿和高碳酸血症，应在每个 trocar 周围缝线固定（图 4-4）。对于主操作 trocar，由于需要经常进出纱条等，即便是使用了具有防脱出功能的穿刺 trocar，也最好加以缝合固定，以免 trocar 脱出，引起皮下气肿和高碳酸血症。腹腔镜结直肠手术的 trocar 放置应根据不同的手术方式及外科医生经验决定，下文中将根据不同的腹腔镜结直肠手术介绍我科常用 trocar 放置方法。

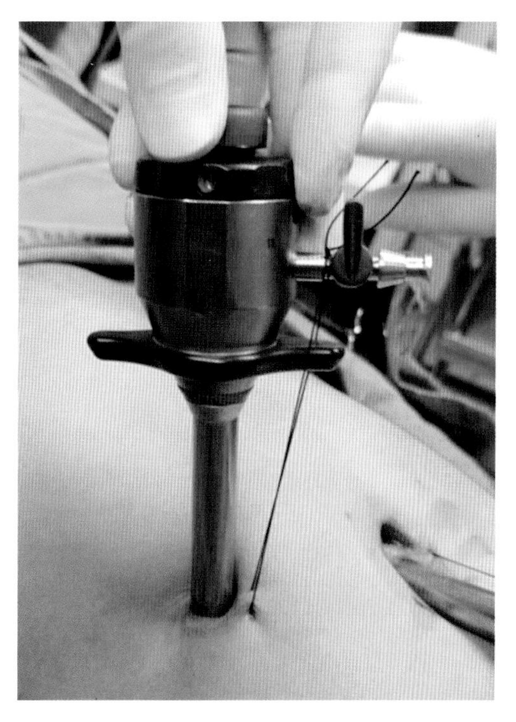

图 4-4　缝线固定 trocar，防止 trocar 脱出

## 二、肿瘤位于右半结肠

主要包括腹腔镜根治性右半结肠切除术及横结肠切除术，福建医科大学附属协和医院结直肠外科的经验是在腹腔镜下由中间入路行肠系膜上静脉裸化时，主刀应站在患者的两腿之间，操作的便利性优于左侧站位，同时有利于回结肠血管根部淋巴结（203组）的清扫。

trocar分布采用五孔法（图4-5）。脐下缘放置直径10mm trocar，充气后置入腹腔镜作为观察孔；左侧髂前上棘与脐连线中外1/3处置入10~12mm trocar为术者中间站位时的主操作孔，右侧对应点置入5mm trocar为主刀副操作孔，左侧肋缘下3cm锁骨中线处置入10mm trocar为术者左侧站位时的主操作孔；右侧对称点分别置入5mm trocar为助手操作孔。根据肿瘤大小取腹正中，将经脐穿刺孔上下延长作为标本取出口。

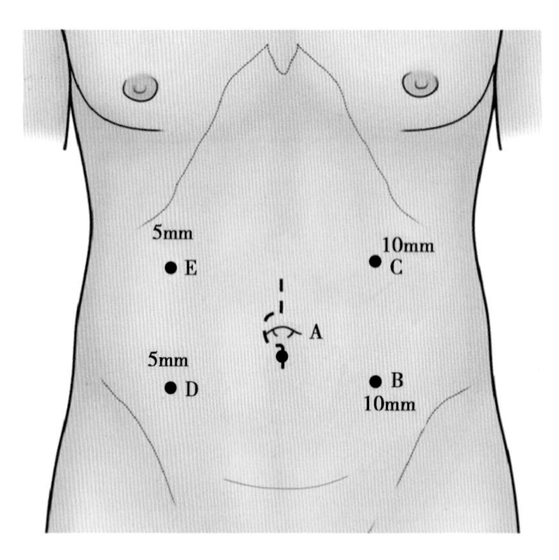


图4-5　腹腔镜右半结肠切除术的trocar分布
A. 10mm脐下戳口；B. 10mm戳口；C. 10mm戳口；
D. 5mm戳口；E. 5mm戳口；虚线：绕脐标本取出口

## 三、肿瘤位于左半结肠

主要包括腹腔镜根治性左半结肠切除术和乙状结肠切除术，左半结肠的手术同样要求完整切除肿瘤相关的左半结肠系膜并行根部血管结扎、清扫淋巴结。腹腔镜左半结肠切除术常用中间到外侧入路，需要重点处理肠系膜下动脉（IMA）及左结肠动脉分支，术中根据肿瘤部位选择保留IMA主干或从IMA根部切断，对于结肠脾曲癌还应切断结肠中动脉左支并清扫结肠中动脉根部淋巴结。

trocar分布采用五孔法（图4-6）。在脐上缘放置直径10mm trocar，充气后置入腹腔镜作为观察孔，在腹腔镜监视下，在右下腹麦氏点附近置入10~12mm trocar作为术者主操作孔，在右锁骨中线脐水平上4~5cm置入5mm trocar作为辅助操作孔。在左髂前上棘与脐连线中外1/3点置入10mm trocar作为助手主操作孔，于耻骨联合与脐连线中点处置入5mm trocar作为助手辅助操作孔（以上均可根据肿瘤位置适当调整操作孔位置）。一般取左侧经腹直肌切口或绕脐切口做标本取出口（图 4-6）。

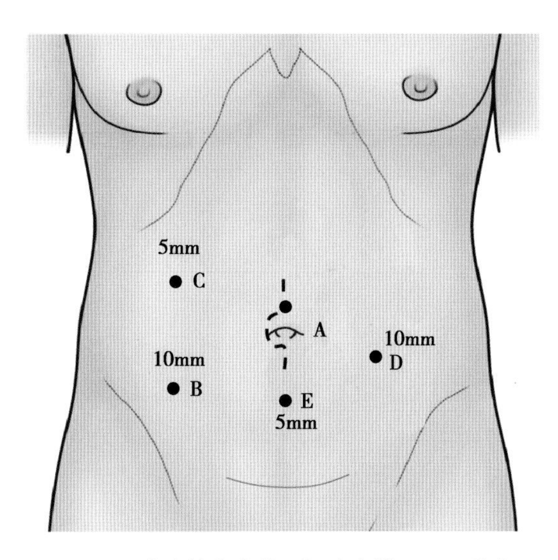


图 4-6　腹腔镜左半结肠切除术的 trocar 分布

A. 10mm 脐上戳口；B. 10~12mm 戳口；C. 5mm 戳口；

D. 10mm 戳口；E. 5mm 戳口；虚线为绕脐标本取出口

## 四、腹腔镜直肠前切除术（及 ISR）

腹腔镜直肠癌根治术是结直肠外科手术中的难点，只有保持充分的张力才能在正确的解剖间隙内操作，才能做到神经的保护和直肠系膜的完整切除。我们科室与多数同行最大的不同之处就是改变了其中一个助手操作孔的位置（图 4-7），尽管对助手的要求更高了，但更有利于腹膜返折下直肠系膜的完整切除和左 Toldt 间隙的分离。

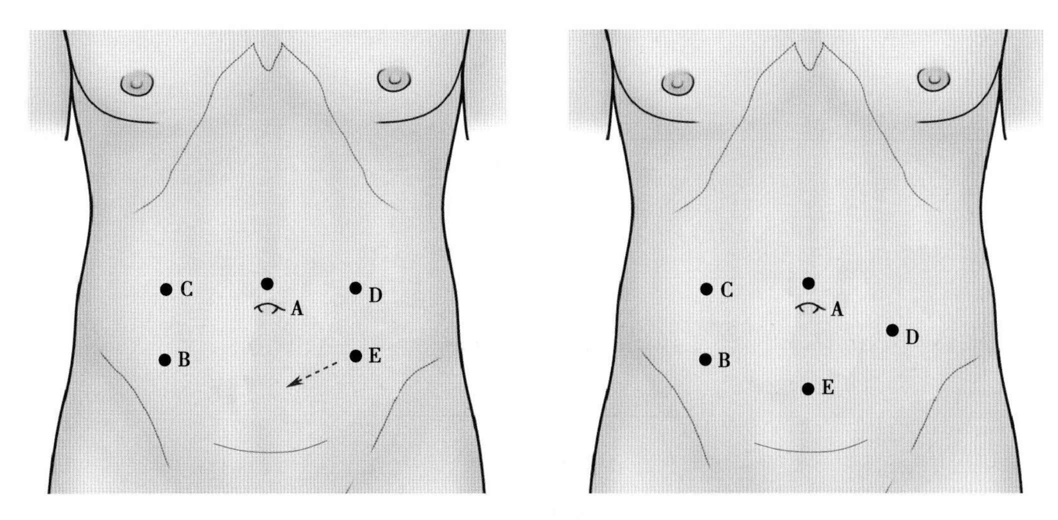


图 4-7　常见腹腔镜直肠癌手术 trocar 分布

左图：多数同行采用的方法；右图：我科所采用的方法

Trocar分布采用五孔法(图4-8)。在脐上缘放置直径10mm trocar,充气后置入腹腔镜作为观察孔,腹腔镜直视下右下腹(右髂前上棘内2横指处)置入10~12mm trocar作为主操作孔,在右锁骨中线平脐点处置入5mm trocar作为辅助操作孔,如患者较矮,可将该点上移3~4cm,以便操作,在左髂前上棘与脐连线中点置入10mm trocar为助手主操作孔,于耻骨联合上2横指处置入5mm trocar作为助手辅助操作孔,后期横行或纵行切开延长至5~6cm作为标本取出口,也可经行预防性肠造口的位置取出标本。耻骨上trocar置入肠钳,便于分离左腹膜后间隙,置入阿利斯钳或吸引器,便于分离盆底与ISR。

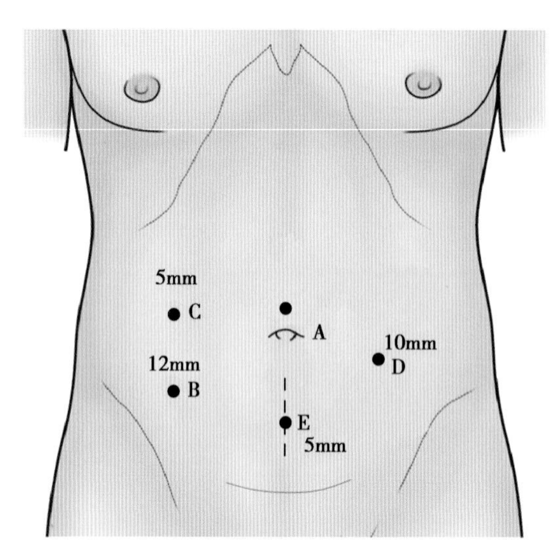


图4-8 我科的腹腔镜直肠癌手术trocar分布

A:10mm脐上戳口;B:10~12mm戳口;C:5mm戳口;

D:10mm戳口;E:5mm戳口;虚线:标本取出口

## 五、腹腔镜腹会阴联合直肠切除术(及ELAPE)

该术式的体位及术者站位及trocar分布基本同腹腔镜直肠前切除,仅左侧腹的trocar位置改为左侧经腹直肌处,备术毕造口用。

(黄颖 池畔)

# 第二节 腹腔镜结直肠肿瘤术中超声刀使用技巧

做好腹腔镜结直肠癌手术离不开超声刀。用得好,它是一把刀、剪、钳与结扎器,使解剖层面清晰、赏心悦目,术中出血少、术后不出血;用不好,只当它是把剪刀,则解剖层次不清、血肉模糊、术后并发症多。在“膜外科时代”,由于对超声刀性能不了解,认为其止血效果差、速度慢,转而求用热损伤大的单极电钩,电钩最大的缺点是在行完整结肠系膜切除术

(complete mesocolic excision，CME)与全直肠系膜切除术(total mesorectal excision，TME)时，易使膜破裂、走错层面。笔者将近20年使用超声刀行腹腔镜结直肠癌手术经验总结为“刮、捅、切、削、推”五字诀技巧。

## 一、刮

应用于主干血管根部骨骼化淋巴清扫，刀口微张，激发慢挡，用刀刃在血管鞘表面与其平行刮除软组织，如刀刃与血管干成角刮擦，可能切破血管造成大出血(图4-9，资源1)。

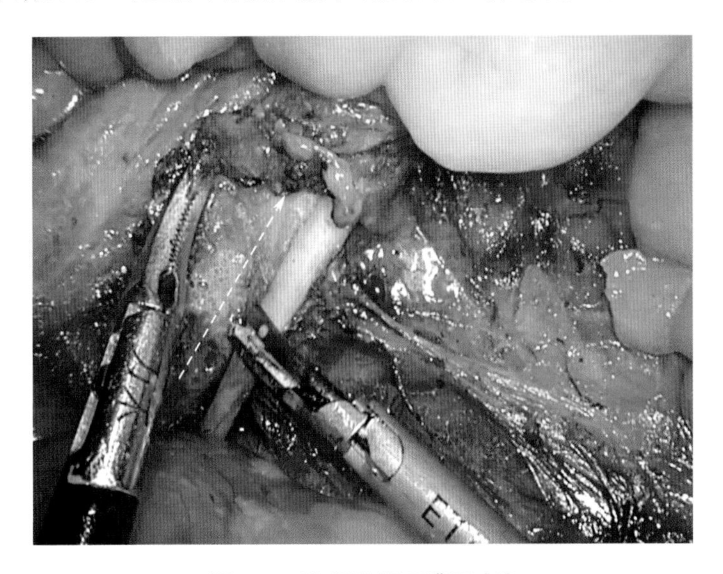

资源 1
IMA 裸化

图 4-9　刮，裸化肠系膜下动脉

## 二、捅

行主干血管根部骨骼化淋巴清扫时，在分离背对主刀的血管根部，闭合超声刀或用刀刃平行于血管，继发慢挡轻柔捅穿，可结合上述的“刮”法，分离血管根部(图4-10，资源2，资源3)。

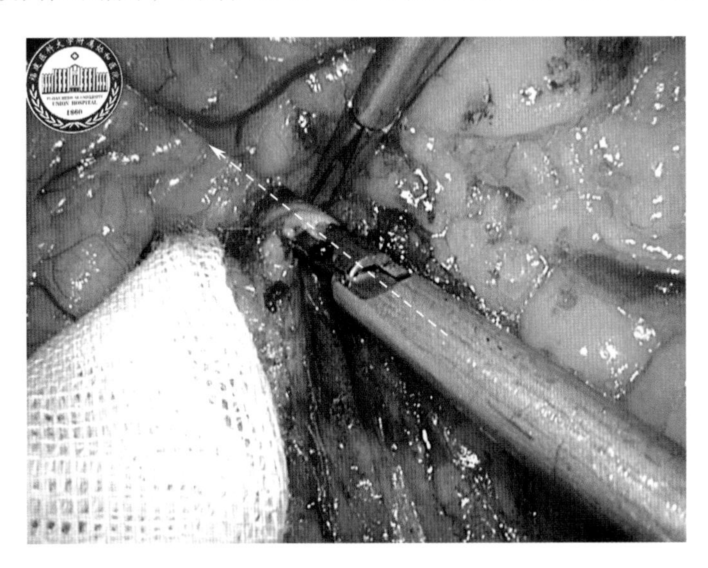

资源 2
刮与捅(IMA)

资源 3
捅(结肠中动脉)

图 4-10　捅，分离结肠中动脉

## 三、切

可用于薄组织的切开，如脏腹膜皱褶处（如直肠旁沟），刀口微张含住组织，在有张力的状态下激发快挡，于拟切开线上连续快速前行，犹如使用电刀（图 4-11，资源 4）。

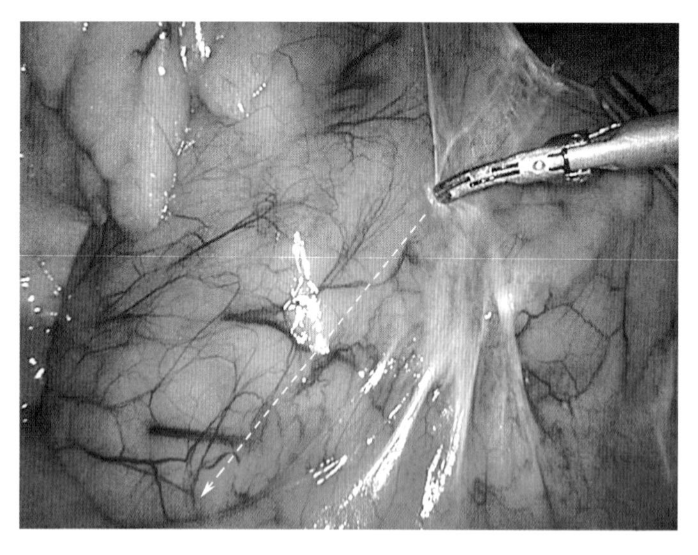

资源 4
切（右直肠旁沟）

图 4-11 切，快速切开右侧直肠旁沟

对于 2~3mm 血管（如幽门下血管）可直接应用慢挡一次性切断，对于 3~7mm 的血管（如乙状结肠或左结肠血管），可在无张力状态下，运用第 3 代超声刀，先凝固远心端，呈灰白色改变后向近心端移动一个刀位距离，再次凝固后切断。如在有张力状态下行上述操作，则可能造成出血（资源 5，资源 6）。

资源 5
切（乙状结肠动脉）

资源 6
幽门下静脉从正确分离

## 四、削

可用于腹膜后间隙、直肠前后间隙的分离，前提是在良好张力状态下，于疏松软组织的间隙内，刀口微张，激发快挡，与分离平面平行削切。如张力不好则可能削破筋膜，走错层面或出血（图 4-12）。

1. 右腹膜后间隙的分离　由于右 Toldt 筋膜从外向内覆盖右肾前筋膜、十二指肠与胰头被膜，故先从下向上、从内向外，主刀与第一助手（以下简称一助）的肠钳分别夹住已切开的系膜一侧，一助应用小纱布按压肾前筋膜从而形成对抗牵引，可清楚显示疏松的右腹膜后间隙，而便于主刀应用超声刀快挡切割（资源 7）。

2. 左腹膜后间隙的分离 同右腹膜后间隙，从下向上，从内向外锐性分离（资源8）。

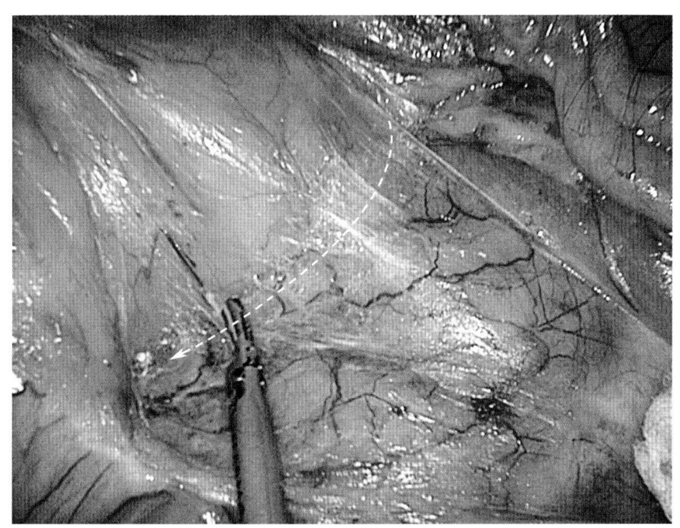

图4-12 削，分离右侧Toldt间隙

资源7
削（右CME）

资源8
削（左CME）

3. 直肠后间隙的分离 先钝性分离显露位于直肠后间隙两侧的腹下神经后，一助用吸引器向上前推挡直肠系膜，便于及时吸除烟雾，主刀左手钳夹持小纱布按压骶前筋膜对抗牵引，沿直肠系膜弧形、类似削苹果，应用超声刀快挡切割疏松组织。当分离达腹膜返折下对应的直肠后间隙时，疏松间隙突然消失，此时到达直肠骶骨筋膜。切开直肠骶骨筋膜有两个结局：①由此切断直肠骶骨筋膜，立即发现重新进入一疏松间隙，此时进入肛提肌上间隙，可清晰见到蔓状的骶前静脉丛（图4-13红色虚线）；②如遇阻力，沿骶骨筋膜表面筋膜向上切开则进入直肠系膜内，可见骶前大片脂肪组织残留（图4-13蓝色虚线）（资源9）。

4. 直肠前间隙的分离 直肠前间隙内常见三个解剖径路：①邓氏筋膜前间隙：即在邓氏筋膜前方分离，切除邓氏筋膜，此法容易损伤血管神经束（NVB），仅适用于肿瘤位于直肠前壁且可疑累及邓氏筋膜者。②直接进入邓氏筋膜前叶与邓氏筋膜后叶（直肠固有筋膜）间隙：因为邓氏筋膜上段太薄，此法分离很容易造成直肠固有筋膜破裂。如直肠固有筋膜破裂并进入了直肠固有筋膜下间隙，则不符合TME要求，为错误间隙。③先按第1条所述进入邓氏筋膜前间隙，在距离精囊底部0.5cm或者更远处横断邓氏筋膜前叶、女性患者在距离腹膜返折5cm处横断邓氏筋膜前叶（图4-14，图4-15），进入邓氏筋膜前叶与邓氏筋膜后叶（直肠固有筋膜）间的间隙，此法容易寻找到无血的解剖层面，进行部分邓氏筋膜前叶切除，有利于保护位于两侧邓氏筋膜前外侧的NVB。进入邓氏筋膜前间隙前，应于腹膜返折上1.0cm弧形切开，主刀用左手钳抓住已切开的腹膜返折下端，助手抓住已切开的腹膜返折上方腹膜，形成对抗牵引，即可显露良好的邓氏筋膜前间隙,便于超声刀的快挡切割(资源 10,资源 11)。

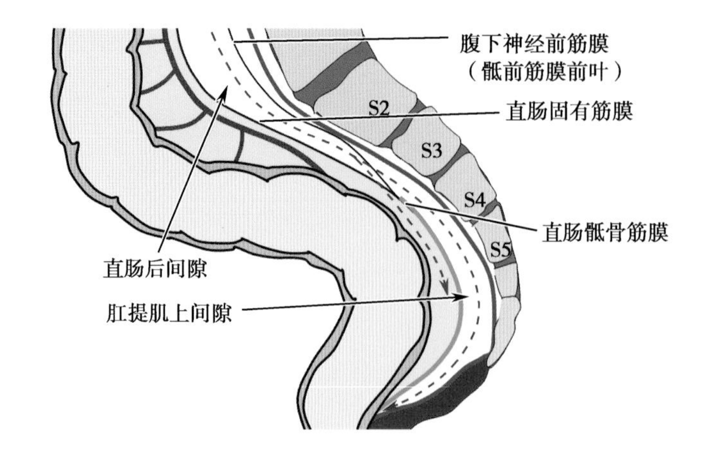


图 4-13 切开直肠骶骨筋膜的两个结局

资源 9
削(直肠后间隙)

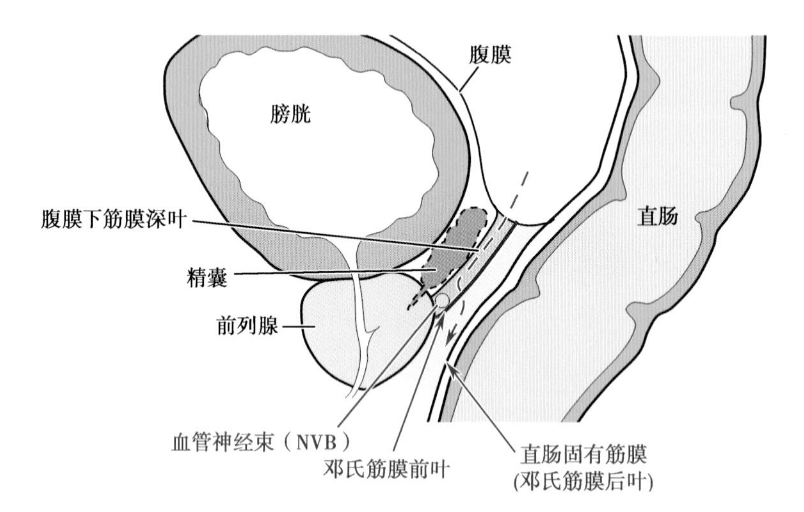


图 4-14 男性直肠前间隙的分离

资源 10
削(男直肠前间隙)

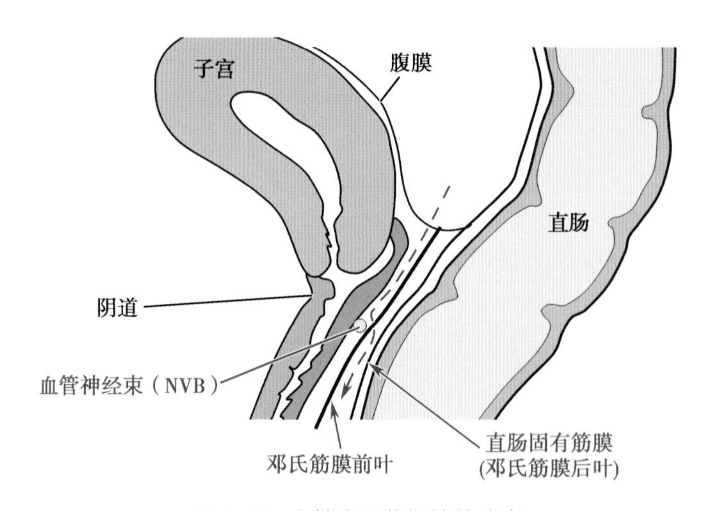


图 4-15 女性直肠前间隙的分离

资源 11
削(女直肠前间隙)

## 五、推

在直肠前、后与两侧间隙应用超声刀从后向前推切疏松组织(图 4-16)。

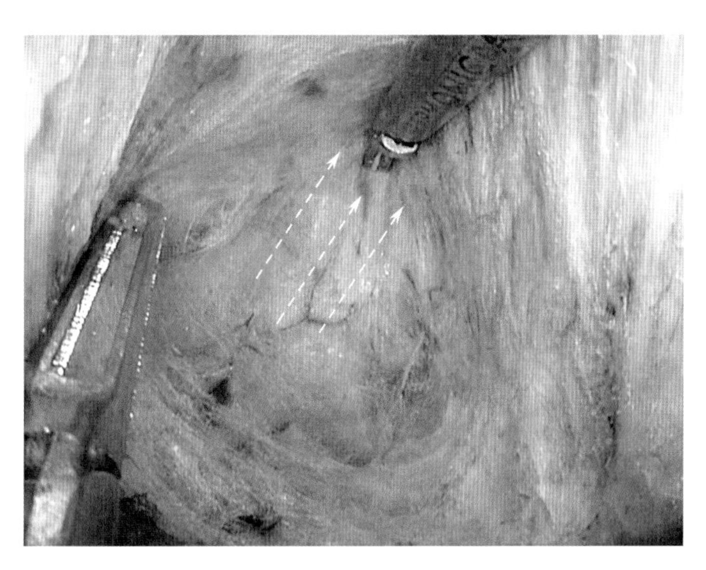

图 4-16 推,分离直肠后间隙与肛提肌上间隙

1. 直肠后间隙的分离 在切开直肠骶骨筋膜后,由直肠后间隙进入肛提肌上间隙,沿肛提肌表面疏松组织从下向上,应用超声刀快挡切割,类似于理发师应用推刀推剪头发的动作(资源 12)。

2. 直肠前间隙的分离 沿邓氏筋膜表面,由后向前,应用超声刀慢挡推切疏松组织,女性患者要注意避免切割至阴道后壁,男性患者在距精囊底部 1.0cm 处横断邓氏筋膜(以保护邓氏筋膜前外侧的血管神经束),进入邓氏筋膜与直肠固有筋膜间隙,继续完成推切分离(资源 13)。

资源 12
推(女 CRT
后盆底)

资源 13
推(直肠前
间隙)

3. 侧方间隙的分离 在直肠前、后间隙分离后,在分离侧方间隙时,对抗牵引十分重要,在显露的 Holy 间隙内,闭合超声刀口,从后向前推切分离(资源 14~ 资源 19)。

资源 14
推（CRT 后直肠前间隙）

资源 15
推(右盆侧方)

资源 16
推（CRT 后右盆侧方）

资源 17
推(左盆侧方)

资源 18
推（CRT 后左盆侧方）

资源 19
推（女 CRT 后环周解剖）

## 六、综合应用

对于直肠的高位裸化、中位裸化、低位裸化肠管周围软组织，原则上应先紧贴肠壁精准找到肠壁与软组织间隙，可用吸引器与肠管平行钝性分离，避免损伤肠管，然后从外向内环形应用超声刀慢挡横行切割软组织，当分离近肠壁时，应将刚切割组织的超声刀头置于近端肠管降温后，方可继续分离，以免刀头灼伤肠管，致吻合口漏（资源 20~ 资源 22）。

资源 20
高位裸化

资源 21
中位裸化

资源 22
低位裸化

（池　畔）

# 第三节　分离膜间隙技巧

基于膜解剖进行手术，可使手术微出血或不出血，保护重要神经结构（如盆丛），避免癌结节和转移淋巴结遗留在术床，并使外科手术艺术化。正确的膜间隙分离，一方面需要维持膜张力，另一方面需要运用除雾技术，以确保在狭小的空间（如盆腔）内进行精细解剖。

## 一、膜间张力的维持

其力学基础为“三角操作技术”，良好的不出血的外科膜解剖来源于良好的手术野对抗牵引（图 4-17）。通过器械抓持，可将着力点转化为平面，从而清晰暴露狭小的膜间隙，而三点牵引可达到稳定的平面展现。

1. 膜桥的显露（进入膜间隙）　通过高张力的三角暴露，有助于清晰显露胚胎期融合的 Toldt 间隙边界（tri-junction），从而展示膜桥。进一步通过超声刀的“空洞化”效应，有助于进入正确的分离平面（图 4-18A，图 4-19，图 4-20）。

2. 膜间隙内张力的维持　一方面，通过三角暴露，有时是三把钳子（腔镜手术中助手肠钳和巴氏钳、主刀左手钳）对抗牵引，有时是两把钳子（助手肠钳和主刀左手钳）结合天然刚性牵拉（如未结扎的 IMA 血管蒂、IMV 血管蒂等），可充分展示膜间隙，并维持稳定状态，利于在正确的膜间隙内分离。高张力牵拉有助于提高超声刀等电热工具的切割效率，从而使手术顺利进行。另一方面，膜间隙分离过程中，随着解剖界面扩大，膜间隙张力渐弱，此时需要助手随时随主刀分离前进，通过不断调整三点力矩，保持良好对抗牵引力（图 4-18B~D）。

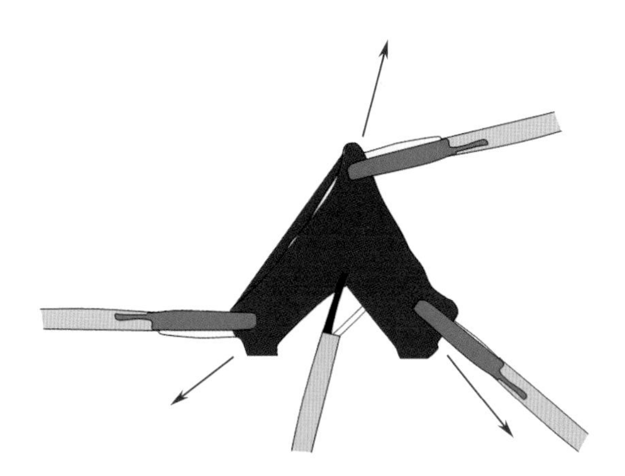

图 4-17 三角操作技术图示

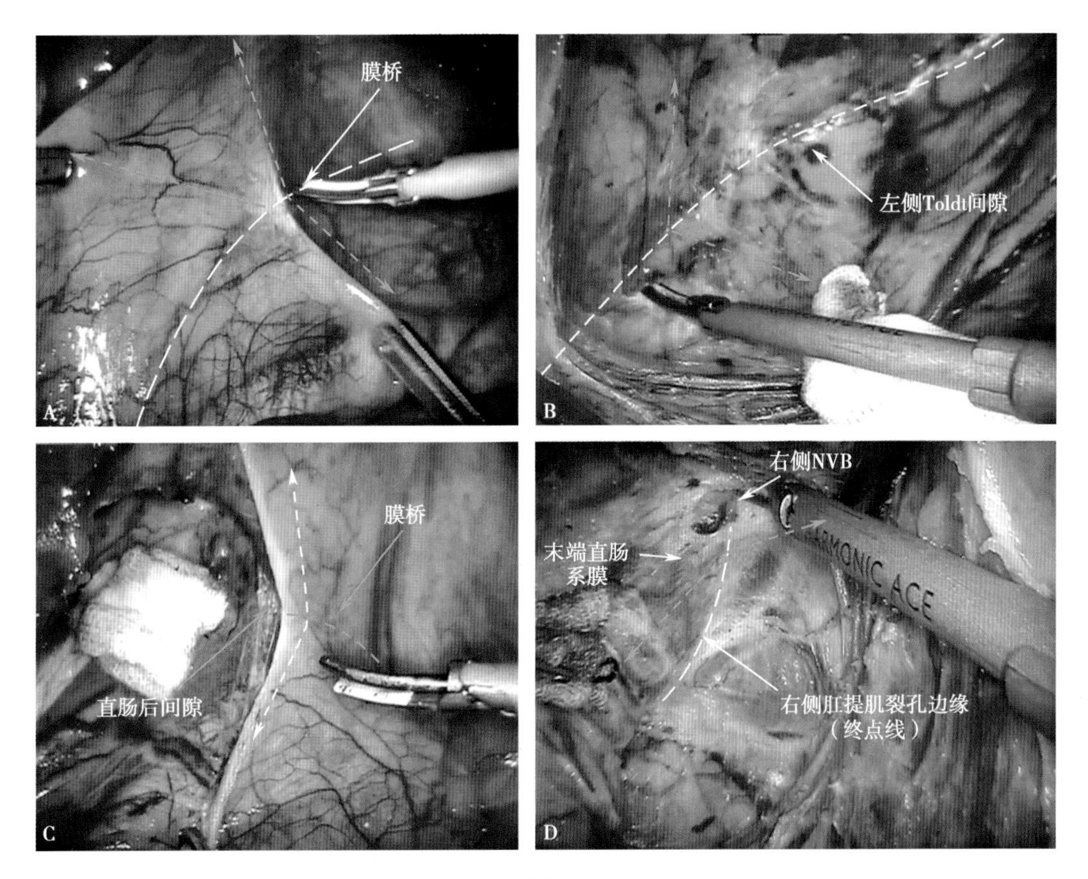


图 4-18 三角操作技术和力矩展示

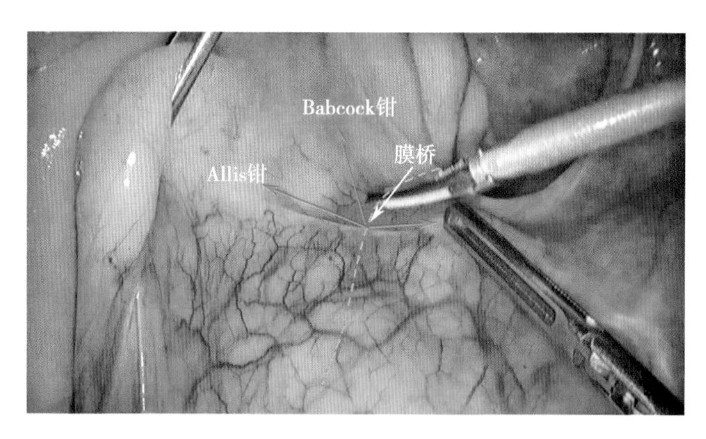


图 4-19　腹腔镜三角操作技术膜桥和力矩展示
虚线示切开线

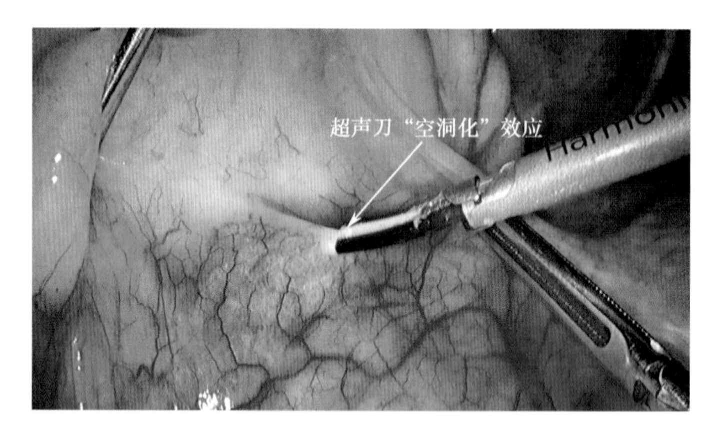


图 4-20　利用超声刀"空洞化"效应，使膜桥浮起

## 二、除雾技术

综合运用除雾技术，有助于在狭小手术空间中保证手术视野的清晰。其具体措施包括：

（1）气体不经过进镜 trocar，气腹气体为冷气。不经进镜 trocar 可避免镜头冷却，从而保证视野清晰。

（2）经 trocar 排气管及时排气，排出术中产生的烟雾（特别是电钩）。

（3）盆底分离时通过吸引器排气，盆底空间狭小，少量烟雾即严重影响手术视野。在盆底间隙分离时，通过助手右手吸引器进行排气，与 trocar 排气管相结合，此时扶镜手根据主刀切割动作，及时小距离闪退，有助于稳定保持手术视野的清晰。

（4）使用高流量气腹机（40L/min），在排气时维持气腹。

（5）使用除雾气腹机（较昂贵，噪声大）。

（6）使用 3D 腹腔镜或机器人手术系统（放大 10~15 倍），可避免镜头过度接近手术野，并有助于显示膜间隙。

（7）悬吊子宫和膀胱，通常在两侧精囊底部显露后，悬吊膀胱，扩大盆底操作空间（图 4-21，图 4-22）。

（8）在腹膜返折上 1cm 处切开分离邓氏筋膜前间隙，可显着扩大盆腔空间（图 4-23）。

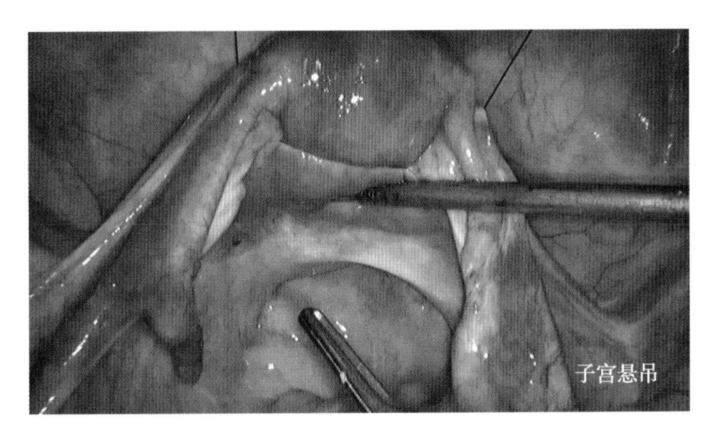


图 4-21 子宫悬吊

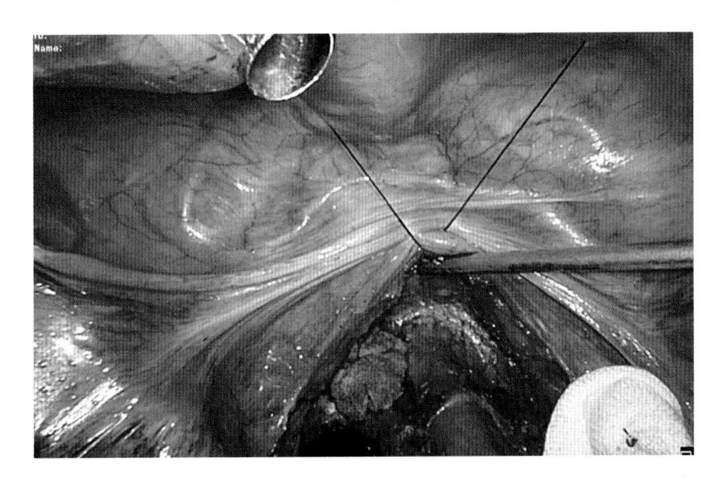

图 4-22 膀胱悬吊

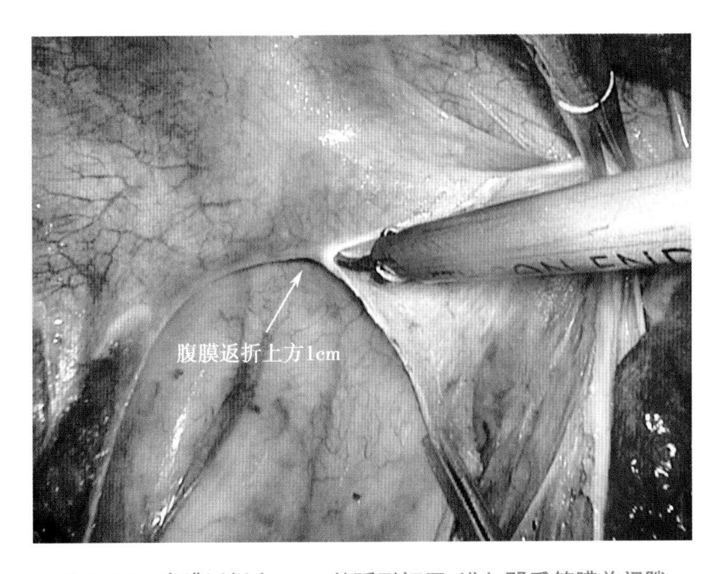


图 4-23 腹膜返折上 1cm 处弧形切开，进入邓氏筋膜前间隙

（池 畔 王枭杰）

## 第四节 不同能量工具的选择

对直肠癌手术中能量工具的选择，应基于 TME 的质控要求，包括：①保护完整的直肠固有筋膜，降低术后局部复发率；②避免盆丛神经热损伤影响术后排尿与性功能。因此，需充分了解盆腔神经的热损伤原理和不同能量工具的特性，以及不同能量工具对 TME 标本膜完整性的影响。

1. 盆腔神经的热损伤原理　直肠侧方盆丛神经被覆盆筋膜壁层、前侧方的神经血管束位于邓氏筋膜的前外侧，术中我们须沿着直肠侧方间隙（盆筋膜脏壁两层之间）分离至前外侧间隙（邓氏筋膜前后叶之间），这些间隙距离仅 2~3mm，稍靠外侧即可切破被覆盆神经表面的筋膜而灼伤神经，目前认为组织温度高于 45℃可造成神经功能损伤。

2. 不同能量工具的特性

（1）单极电凝的热损伤范围与电凝功率、电凝持续时间以及电极与重要组织器官的距离有关系。单极电凝在 30w 功率工作 1 秒时，器械尖端周围组织温度高于 45℃的范围可达 2.6mm，若以 60w 的功率工作 1 秒，则此范围可达 3.5mm，持续时间若超过 2 秒，则热损伤范围可超过 20mm。

（2）超声刀以 3 挡和 5 挡功率操作时，该热损伤范围仅为 1.3mm 和 1.8mm 左右，双极电凝的热损伤则居于两者之间。

既往多数研究均表明，单极电凝的热损伤范围大于超声刀。Chen 等人研究应用单极电钩（功率 60w）在距离大鼠坐骨神经 1~4mm 周围操作时，均可造成神经生理功能损伤，而应用超声刀（5 挡）在此范围内操作，未发现神经功能受影响。Ahlering 等人的对照研究发现，机器人前列腺手术分离血管神经束时若使用双极电凝，可显着增加术后勃起功能障碍的发生率。因此，直肠周围分离间隙非常狭小，电钩随着功率增大、持续时间延长，其热传导范围远大于超声刀，周围神经损伤率前者远高于后者。

基于既往研究结论和我们的实践体会，我们总结了超声刀和电钩在膜解剖手术中的特点和优劣（表 4-1）。

表 4-1　超声刀和电钩的特点和优劣

| | 超声刀 | 电钩 |
|---|---|---|
| 热损伤范围 | 小（持续 1s，均 <2mm） | 大（持续 1s，90W，可达 1.7cm） |
| 神经损伤 | 不易损伤 | 易损伤（热损伤） |
| 膜完整性 | 可利用其“空洞化”效应，可加大膜间距，减少膜的破裂 | 膜易损伤破裂 |
| 组织水肿时 | 烟雾与泡沫多，切割效率低下 | 烟雾少与泡沫少，切割分离快 |
| 应用部位 | 所有结直肠间隙 | 仅适合结肠间隙，新辅助放化疗后的直肠前、后间隙 |

3. TME 标本膜完整性 分为完整、近完整和不完整三级，既往一项德国多中心研究表明，术中使用电钩分离是膜破裂的独立危险因素。

综上，应根据直肠周围解剖间隙是否水肿、是否接受术前放化疗，灵活使用不同能量工具，为减少神经热损失及保证膜的完整性，尽可能使用超声刀（资源 23~ 资源 25）：①电钩普遍应用于开放、腔镜与机器人手术中，与超声刀比较，它分离快，但出血量并不少、膜易损伤破裂、TME 标本质量较差；而在已行术前放疗的患者中，由于组织水肿，电钩则较超声刀切割分离快、烟雾少与泡沫少；在未行新辅助放化疗患者中，如使用电钩，应以低功率（30W）短时间使用；尽可能用超声刀，利用其“空洞化”效应，可加大膜间距，减少周围神经损伤。②加强术前规范化诊治（术前采用 MR 与直肠腔内超声检测分期、Ⅱ期及Ⅲ期直肠癌应先行术前新辅助放化疗），术后规范化辅助治疗（Ⅱ期以上直肠癌术前若未行新辅助治疗，术后应行同步放化疗）。

资源 23
灵活使用能量器械

资源 24
膜破损易出血

资源 25
组织间隙水肿

（池 畔 王枭杰）

## 第五节 团队建设

腹腔镜结直肠外科手术的成功开展，仅靠一个人的能力是远远不够的，它一定是需要一个成熟手术团队的共同努力，长期合作，紧密配合，和谐运作。腹腔镜手术较开腹困难，其重要原因之一就是腔镜手术的暴露较为困难。腔镜下如何将正常的解剖结构、解剖层次及术野清晰地显示出来，这需要良好的暴露和团队的密切配合。除了主刀医师，第一助手医师、扶镜医师，麻醉师及护理人员都是手术团队不可或缺的一分子。

### 一、第一助手医师

相对于传统的开放手术而言，腔镜手术对于第一助手医师的主动配合能力和操作技巧要求更高。目前在一些单位，虽已成功开展了减孔甚至是单孔的腹腔镜手术，但是它的适应证范围窄，可观赏性差，对主刀医生的要求更高。一台完美的腹腔镜手术，既需要主刀医师丰富的经验和熟练的技巧，也离不开助手医师的默契配合。腹腔镜手术中第一助手的主要任务是术野显露与组织牵拉。在高张力状态下充分的显露术野是完成腹腔镜手术的第一要求，第一助手在术中应熟练运用三角操作的技术（图 4-17），应牢记对抗牵引的原则，通过拉、挑、顶、勾、挡、推、拨、提等动作帮助主刀显露手术野及解剖间隙，并通过吸引器等器械及时清理术野内的血块、腹水等，保持术野的干净。第一助手在手术过程中应主动挡开影响手术操作的其他组织，并注意保护正常的组织脏器，避免术中副损伤。与主刀医师不同，第一助手还常常要克服镜像障碍和反手障碍。

第一助手通过抓钳、吸引器等器械牵拉、推挡组织，与主刀的左手器械形成良好的对抗性牵引，主刀医师便可使用超声刀等能量器械，在清晰的无血间隙中快速切割，达到事半功倍的效果。另外，当手术中出现一些应急情况时，如突发术中大出血、空腔脏器破裂污染等紧急情况，更需要第一助手冷静应对，默契配合，快速处理。优秀的第一助手必须做到以下几点：熟识相应器官解剖结构，熟悉手术临床操作流程，熟知主刀手术思路习惯，熟练腔镜器械使用技巧。当然理想的第一助手也不是一朝一夕便能得到的，需要相对固定的团队长期密切的配合，一个优秀的第一助手要具备强大的反刍能力（自我学习），同时要警惕教条主义的思想（千篇一律）。

## 二、扶镜医师

人们在重视腹腔镜结直肠外科手术技巧及规范的同时，很少有人会重视手术中的另一个角色——扶镜医师。他是主刀医师的"眼睛"，好比电影的摄影师，完美的手术需要靠他的双手来展示。扶镜医师手术配合的好坏程度直接关系到整台手术的成败，特别是在腹腔镜低位直肠癌手术的深部盆腔操作时，扶镜医师应充分发挥扶镜技巧，注意保护镜头，避免术中频繁擦镜，而当镜面起雾或受喷溅污染时，应及时泡擦镜头，始终保持手术视野的清晰。

扶镜医师应有良好的美学修养，当好一个优秀的摄影师，把术者需要的观察目标置于显示器的中央或"黄金分割点"，远近适宜，对焦精确，构建一个和谐的画面，给人以美的享受。扶镜医师应根据手术步骤选择不同的参照物准确定位底座，旋转光纤的角度，实现回结肠动脉的"平"，肠系膜上静脉的"直"，肠系膜下动脉的"斜"等，符合开腹的观察角度，保持手术的连续性。

一个好的扶镜医师还应掌握 30° 腹腔镜镜面的工作原理及使用技巧，要巧用 30° 镜。镜头好比人脸，底座好似人肩，通过对镜面的旋转，实现对腹腔目标的立体观察，如要观察左侧盆壁时，镜面右偏，若要观察直肠下段后壁或盆腔前壁时，180° 旋转镜面则可清楚地显示。而当主刀歪头看屏幕时，则一定是需要调整镜头的方向了。

扶镜医师术中应注意保持镜头清洁，熟悉手术操作的全部流程及主刀医师的手术习惯，念好"九字真经"（泡、擦、平、中、进、退、旋、跟、稳），主观能动地发挥主刀"眼睛"的作用，想主刀之所想，默契配合，帮助主刀安全流畅地完成手术。

## 三、麻醉师

腹腔镜手术对麻醉师的工作有特殊的要求。

首先，工作场地的冲突，例如监视器的放置、扶镜手的站位都可能会影响麻醉师对患者气道的管理，就需要手术医师与麻醉师进行诚心的沟通与协调，以保证对患者提供最佳的治疗。

其次，麻醉师应对腹腔镜手术的生理病理特点有深刻的了解，如人工气腹对呼吸系统及循环系统的影响，当腹内压升高，膈肌上抬，活动受限，致呼吸道峰值压力增加，肺顺应性及肺活量下降等；以及腹内压升高（<18mmHg），内脏及下腔静脉的回心血增加，心脏的前负荷增加等变化。麻醉师还应对腹腔镜手术特有的潜在并发症有足够的认识和处理经验，如人工气腹后腹内压升高，以及结直肠手术常需头低脚高的特殊体位增加了胃液反流及吸入性肺炎的可能；可能出现的皮下气肿、纵隔气肿、气胸、气体栓塞、高碳酸血症等并发症都可能影响手术的进程甚至终止手术，需要麻醉师在手术过程中全程密切监测患者的各项生理指标，及时发现和处理各种并发症，保证患者的安全。另外因氧化亚氮会引起肠胀气，减少腹腔操作的空间，妨碍了手术野的暴露与操作，应尽可能避免其在腹腔镜结直肠手术麻醉中的应用。

## 四、护理人员

腹腔镜结直肠外科手术的成功实施需要手术室护理人员的密切配合。融机械、电学、光学为一体的腹腔镜设备对护理人员提出了专科化的要求。同外科手术医师一样，护理人员应经过专门的课程培训，熟悉腹腔镜器械的性能、操作、清洗、消毒和保养，尽可能配备相对固定的专科护士进行腹腔镜手术配合。

护理人员手术前应检查器械设备的完整无损，系统的稳定运行，如光源的灯泡是否烧毁，数字信号采集卡是否归位等；术中熟知腹腔镜结直肠外科手术的步骤、方法及医师习惯，根据手术进程默契配合医师进行分离、止血及结扎操作，提供所需器械，主动传递，及时清理器械内外组织碎屑及凝血块；术中变换体位及手术临近结束时，应及时提醒主刀医生取出腹腔内的小纱布；当出现系统故障时，能准确识别并及时排除故障，如当气腹压力不足时及时发现是否为管道脱落或气腹机设置原因；腹腔镜结直肠外科手术有时会遇到难以控制的大出血、难以处理的脏器误伤等情况，护理人员应当对手术的中转开腹做好充分的准备，紧急中转开腹时护理人员应保持头脑清醒，忙而不乱，及时收回腹腔镜器械及小纱布等，迅速提供开腹器械，正确记录添加的敷料物品，保证中转开腹的顺利进行。

（黄 颖 池 畔）

## 参考文献

1. SABETI N, TARNOFF M, KIM J, et al. Primary midline peritoneal access with optical trocar is safe and effective in morbidly obese patients [J]. Surgery for Obesity and Related Diseases, 2009, 5(5): 610-614.
2. GAGNE J P, POULIN E C, SEELY A. Direct trocar insertion vs Veress needle in nonobese patients undergoing laparoscopic procedures: a randomized prospective single-center study [J]. Surg Endosc, 2005, 19(12): 1667.
3. JIANG X, ANDERSON C, SCHNATZ P F. The safety of direct trocar versus Veress needle for laparoscopic entry: a meta-analysis of randomized clinical trials [J]. J Laparoendosc Adv Surg Tech A, 2012, 22(4): 362-370.
4. THEPSUWAN J, HUANG K, WILAMARTA M, et al. Principles of safe abdominal entry in laparoscopic gynecologic surgery [J]. Gynecology and Minimally Invasive Therapy, 2013, 2(4): 105-109.
5. AGRESTA F, DE SIMONE P, CIARDO L F, et al. Direct trocar insertion vs Veress needle in nonobese patients undergoing laparoscopic procedures: a randomized prospective single-center study [J]. Surg Endosc, 2004, 18(12): 1778-1781.

6. PHILIPS P A, AMARAL J F. Abdominal access complications in laparoscopic surgery [J]. J Am Coll Surg, 2001, 192(4): 525-536.
7. HANNEY R M, CARMALT H L, MERRETT N, et al. Use of the Hasson cannula producing major vascular injury at laparoscopy [J]. Surg Endosc, 1999, 13(12): 1238-1240.
8. 池畔，李国新，杜晓辉. 腹腔镜结直肠肿瘤手术学[M]. 北京：人民卫生出版社，2013.85.
9. GARLIPP B, PTOK H, SCHMIDT U, et al. Factors influencing the quality of total mesorectal excision. Br J Surg, 2012, 99(5): 714-720.
10. 池畔，李国新，杜晓辉. 腹腔镜结直肠肿瘤手术学[M]. 北京：人民卫生出版社，2013.
11. 渡邊昌彦，杉山政则. 直肠切除术(恶性). 直肠肛门外科手术操作要领与技巧[M]. 北京：人民卫生出版社，2012：70-72.
12. 池畔，陈致奋. 腹腔镜结直肠肿瘤术中超声刀使用技巧[J]. 中华胃肠外科杂志，2016，19(3)：262-264.
13. HEFERMEHL LJ, LARGO RA, HERMANNS T, et al. Lateral temperature spread of monopolar, bipolar and ultrasonic instruments for robot-assisted laparoscopic surgery [J]. BJU Int, 2014, 114(2): 245-252.
14. CADEDDU JA. Re: Lateral temperature spread of monopolar, bipolar and ultrasonic instruments for robot-assisted laparoscopic surgery [J]. J Urol, 2015, 193(1): 129.
15. CHEN C, KALLAKURI S, VEDPATHAK A, et al. The effects of ultrasonic and electrosurgery devices on nerve physiology [J]. Br J Neuro surg, 2012, 26(6): 856-863.
16. AHLERING TE, SKARECKY D, BORIN J. Impact of cautery versus cautery-free preservation of neurovascular bundles on early return of potency [J]. J Endourol, 2006, 20(8): 586-589.
17. NAGTEGAAL ID, VAN KRIEKEN JH. The role of pathologists in the quality control of diagnosis and treatment of rectal cancer-an overview [J]. Eur J Cancer, 2002, 38(7): 964-972.
18. GARLIPP B, PTOK H, SCHMIDT U, et al. Factors influencing the quality of total mesorectal excision [J]. Br J Surg, 2012, 99(5): 714-720.
19. KIM N K, AAHN T W, PARK J K, et al. Assessment of Sexual and Voiding Function After Total Mesorectal Excision With Pelvic Autonomic Nerve Preservation in Males With Rectal Cancer [J]. Diseases of the Colon & Rectum, 2002, 45(9): 1178-1185.
20. HIDA K, HASEGAWA S, KATAOKA Y, et al. Male Sexual Function after Laparoscopic Total Mesorectal Excision. [J]. Colorectal Disease the Official Journal of the Association of Coloproctology of Great Britain & Ireland, 2012, 15(2): 244–251.
21. JEFFREY W.MILSOM. 腹腔镜结直肠手术[M]. 李家骅，谭敏，译. 第2版. 北京：人民卫生出版社，2008，62.
22. 王亚楠，余江，张策，等. 腹腔镜胃肠手术的持镜技巧. 腹腔镜外科杂志，2011，16(1)：712.
23. HALVERSON A, BUCHANAN R, JACOBS L, et al. Evaluation of mechanism of increased intracranial pressure with insufflation. Surg Endosc 1998; 12: 266.
24. CARLSON MA, FRANTZIDES CT. Complications of laparoscopic procedures. In: Frantzides CT, ed. Laparoscopic and thoracoscopic surgery. St. Louis: Mosby-Year book, 1995: 224-252.

第五章 5

# 腹腔镜辅助根治性(扩大)右半结肠切除术(CME+D3)

## 一、适应证

适用于治疗阑尾癌、盲肠癌、升结肠癌和结肠肝曲癌。

## 二、禁忌证

1. 肿瘤直径 >6cm 和(或)周围组织广泛浸润。
2. 右半结肠癌的急诊手术(急性肠梗阻、穿孔等)。
3. 腹腔严重粘连。
4. 重度肥胖。
5. 全身情况不良,虽经术前治疗仍不能纠正者。
6. 有严重心、肝、肾疾患不能耐受手术。

## 三、术前准备

1. 肠道准备　不常规口服泻药和抗生素,不常规插胃管。如病灶较小,则术前 1 天应口服洗肠液,于肠镜下放置钛夹,拍腹部卧位片标记肿瘤位置,或予术中肠镜协助定位。术前 1 天流质饮食,术前 6 小时禁食固体,2 小时禁饮。术前晚口服 5% 葡萄糖 1 000ml,术前 3 小时口服 5% 葡萄糖 300ml。

2. 纠正低蛋白血症和贫血　血红蛋白<90.0g/L 者,应纠正至≥ 90.0g/L;白蛋白<30.0g/L 者,应纠正至≥ 30.0g/L,常规予术前口服营养补充(ONS,安素 250ml 2 次 /d 或 3 次 /d),必要时术前 1 周加用肠外营养。

3. 手术麻醉后,留置气囊导尿管。

## 四、麻醉及围术期镇痛

气管插管全身麻醉或加用硬膜外麻醉,围术期采用“多模式”镇痛方案:术中关腹前采用罗哌卡因行腹膜外和皮下浸润注射;术后第 1~3 天对乙酰氨基酚 1 片,口服,2 次 /d;术后第 1~3 天氟比洛芬酯注射液 50mg,静滴,2 次 /d。

## 五、体位

仰卧,水平分腿位。

1. 分离横结肠下区时,主刀站于患者两腿之间,第一助手及扶镜手站于患者左侧,第二助手站于患者右侧(图 5-1):当行尾侧背侧入路时,先行右腹膜后间隙分离,头低 30°,左侧卧位 15°,以便于将小肠推挡至左上腹,暴露小肠系膜根;当行尾侧腹侧入路或混合入路时,头高 30°,左侧卧位 15°,以便于将小肠推挡至左下腹,展平升结肠小肠系膜;

2. 分离横结肠上区时,主刀站于患者左侧,第一助手站于患者右侧,扶镜手站于患者两腿间(图 5-2),以便于分离胃大弯处网膜。

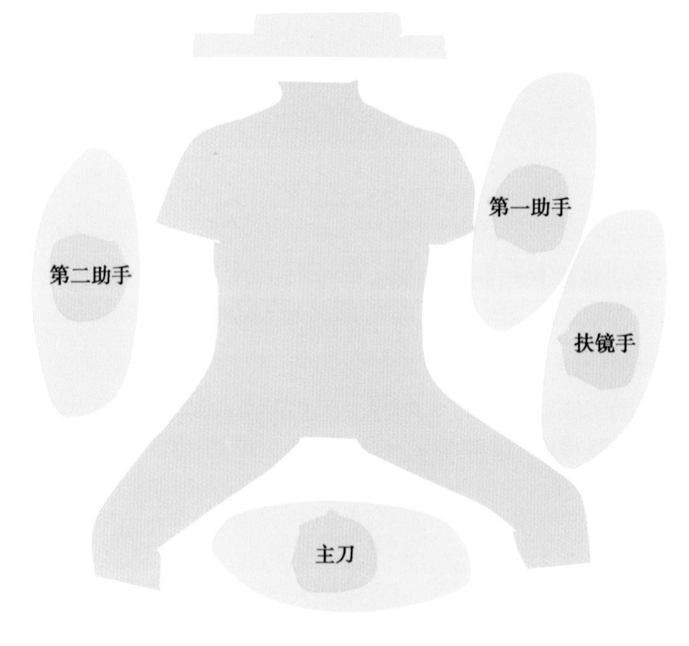


图 5-1　横结肠下区术者站位

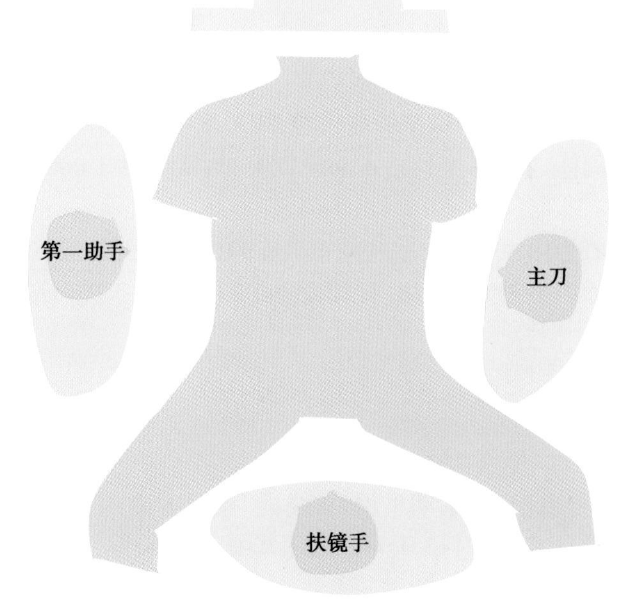


图 5-2　横结肠上区术者站位

## 六、trocar 放置

采用五孔法,脐下 3cm 处放置 10mm trocar,充气后置入 30° 腹腔镜作为观察孔,左肋缘下 3cm 锁骨中线处置入 10~12mm trocar 为解剖横结肠系膜上区时的主操作孔,左髂前上棘与脐连线中外 1/3 处置入 10~12mm trocar 为行横结肠系膜下区时的主操作孔,右侧对称位置分别置入 5mm trocar 为助手操作孔(图 5-3)。腹腔镜手术部分完毕后取绕脐 6cm 切口行标本取出及吻合。

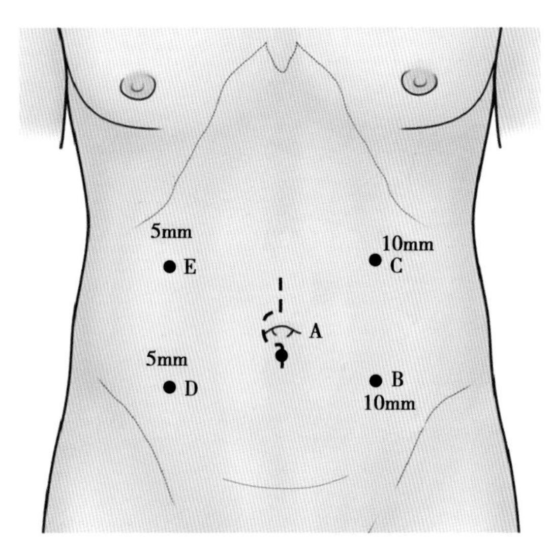


图 5-3 trocar 放置示意图

## 七、右半结肠血管解剖概要

右半结肠的血管解剖构成变异较为复杂,主要由肠系膜上动脉(SMA)分支供血,静脉主要回流至肠系膜上静脉(SMV),其中 SMA 较恒定地位于 SMV 的左侧。

1. SMA 传统解剖学将 SMA 的结肠分支分为经典的 3 支,包括回结肠动脉(ICA)、右结肠动脉(RCA)和结肠中动脉(MCA)(图 5-4)。由于 RCA 缺如的概率较高,升结肠的动脉供血主要来自 ICA 或 MCA 的分支。

(1)ICA:100% 恒定出现,约 1/3 的 ICA 从 SMV 表面跨过(图 5-5)。

(2)RCA:出现的概率为 33.4%,并且 62.5%~84.2% 的 RCA 从 SMV 表面穿过(图 5-5)。

(3)MCA:几乎 100% 恒定出现。副结肠中动脉(aMCA)的出现概率为 11.7%。

2. SMV SMV 的外科干指 ICV 汇入点至 Henle 干之间的 SMV,长度为 1.5~8cm,平均为 3.88cm,外科干是右半结肠 D3 手术的解剖重点(图 5-6)。与右半结肠切除术相关的 SMV 分支包括回结肠静脉(ICV)、右结肠静脉(RCV)、Henle 干、结肠中静脉(MCV)。

(1)ICV:100% 恒定出现,绝大部分(92.8%)注入 SMV,小部分(<10%)注入 Henle 干或空肠静脉。

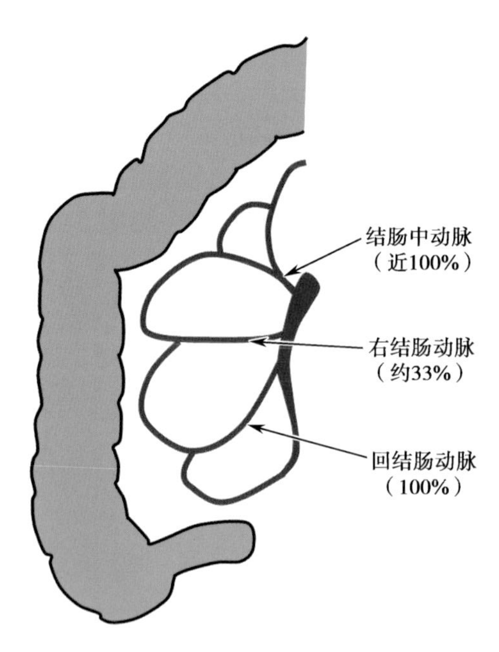


图 5-4　SMA 经典分支及发生率示意图

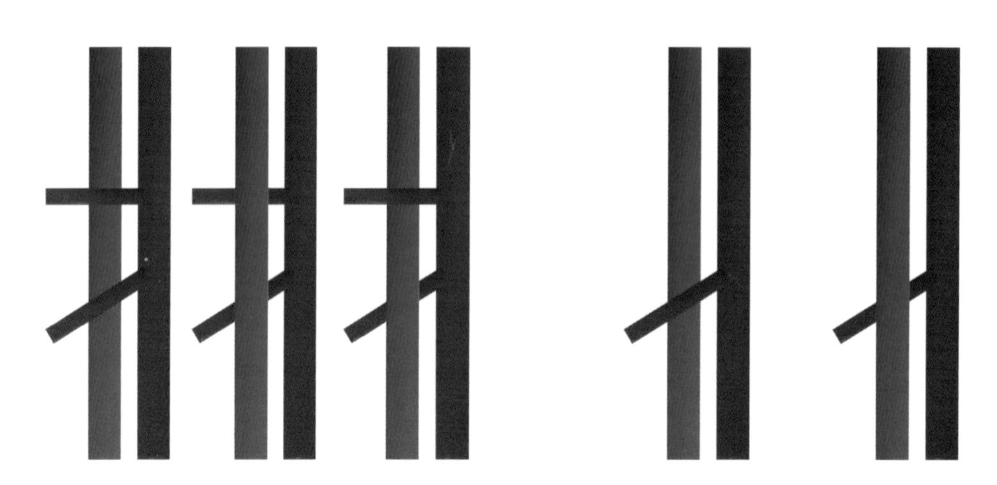

图 5-5　ICA、RCA 经 SMV 的跨越模式图
62.5%~84.2% 的 RCA 从 SMV 表面跨过，约 1/3 的 ICA 从 SMV 表面跨过

（2）RCV：出现的概率为 80% 左右，但约 2/3RCV 注入 Henle 干，仅 1/3 直接注入 SMV。

（3）MCV：100% 恒定出现。其中 1 支型占 80%，主要汇入 SMV，其他较少见的汇入点包括 IMV、Henle 干或第 1 支空肠静脉。2 支型或 3 支型 MCV 少见。Henle 干的总出现率为 89.1%。其中胃胰结肠干最常见（52.6%）（图 5-7），胃结肠干和胃胰干的出现率分别为 24.8% 和 16.8%（图 5-8）。

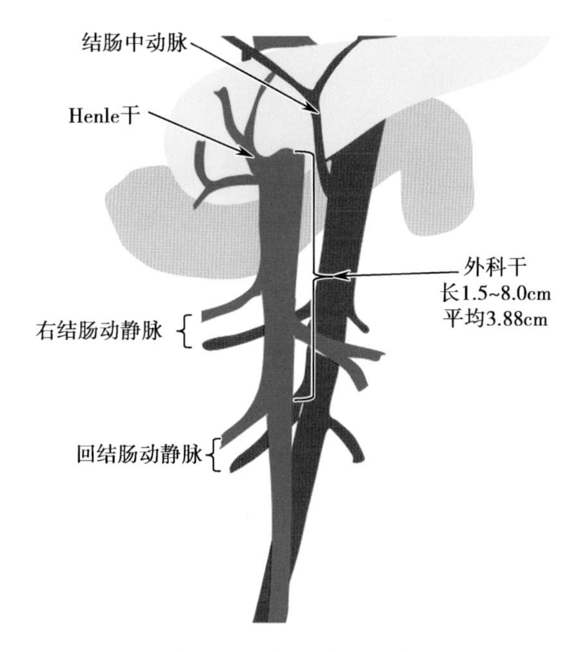


图 5-6　SMV 的外科干

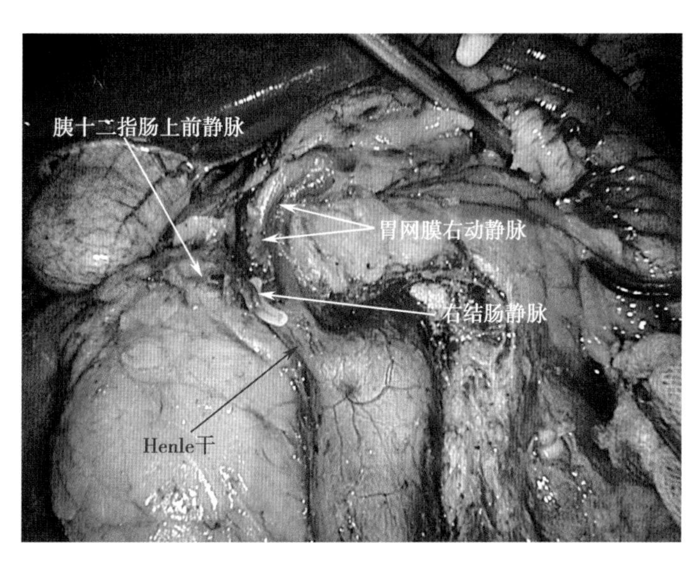


图 5-7　Henle 干术中解剖图
胃胰结肠干(52.6%)

鉴于右半结肠的血管解剖变异较复杂,对于疑难病例,推荐进行术前 CT 三维血管重建,有助于术前了解右半结肠动静脉之间的相互位置关系及血管变异情况,为腹腔镜手术提供参考。

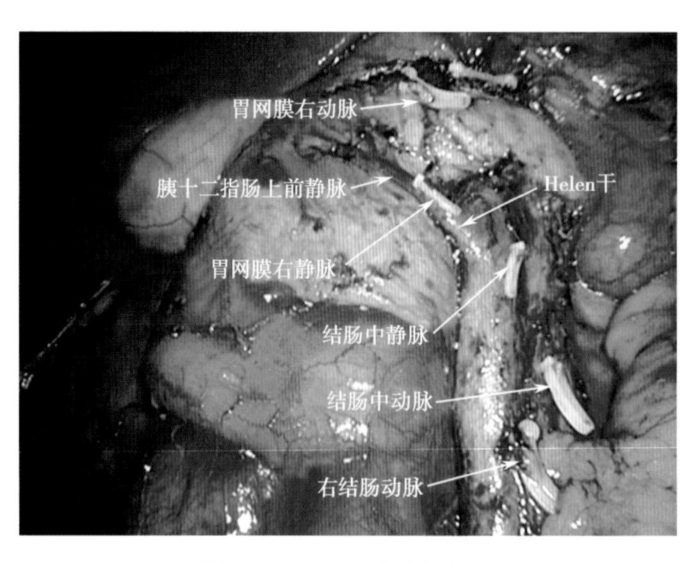


图 5-8 Henle 干术中解剖图
注:胃胰干(16.8%)

## 八、右半结肠切除术相关膜解剖原理

右半结肠切除术相关的间隙(图 5-9)包括升结肠后间隙、小肠升结肠间隙、横结肠后胰十二指肠前间隙、横结肠后胰颈前间隙、胃系膜与横结肠系膜间隙。其中,升结肠后间隙、横结肠后胰十二指肠前间隙和横结肠后胰颈前间隙共同构成了右半结肠手术区域的“膜床”。而小肠升结肠间隙、胃系膜与横结肠系膜间隙分别为小肠和升结肠、胃和横结肠两两器官的系膜在胚胎旋转融合过程中紧靠形成,为天然的外科学无血分离平面。其中右半结肠 CME 的下界是回结肠血管下斜行皱褶(即小肠升结肠间隙),上界为胃系膜与横结肠系膜间隙和

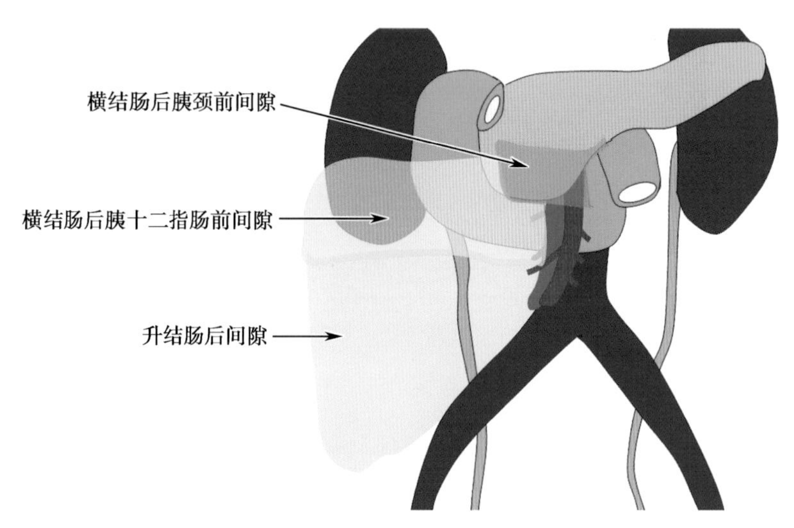


图 5-9 右半结肠切除术相关的间隙示意图
升结肠后间隙、横结肠后胰十二指肠前间隙和横结肠后胰颈前间隙共同构成了右半结肠手术区域的“膜床”,与升结肠系膜背侧叶相对应

横结肠后胰颈前间隙,内界为 SMA 左侧缘,外侧界为右结肠旁沟,后界为升结肠后间隙与横结肠后胰十二指肠前间隙。

1. 升结肠后间隙　升结肠后间隙(即右 Toldt 间隙,图 5-9 中蓝色区域和图 5-10 中绿色区域)为升结肠系膜背侧叶和肾前筋膜间的间隙,其向上与横结肠后胰十二指肠前间隙相延续;下内侧界为回结肠血管下斜行皱褶(即小肠升结肠间隙),被腹膜覆盖区域构成背侧膜桥,该处是尾侧背侧入路进入右 Toldt 间隙的入口;外侧界为右结肠旁沟,被腹膜覆盖,为传统外侧入路右半结肠切除术的入口。

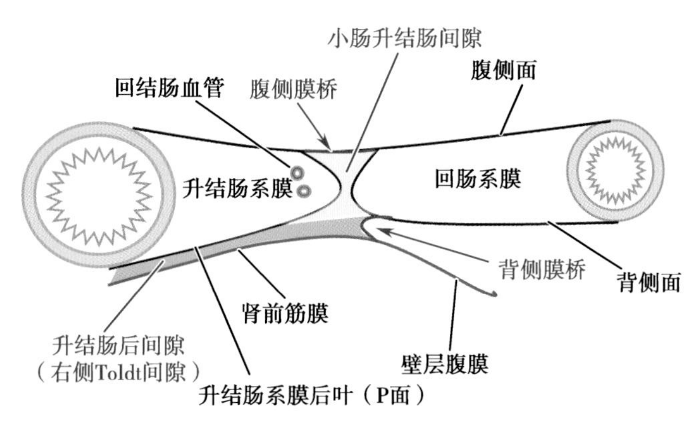


图 5-10　小肠升结肠间隙和升结肠后间隙、腹侧膜桥和背侧膜桥示意图

2. 小肠升结肠间隙　当提拉回结肠血管时,在其下方可见斜向 SMV 的皱褶,即为覆盖回肠系膜和升结肠系膜间的腹侧膜桥。小肠升结肠间隙是右半结肠 CME 手术中,非主干血管区域的下界(图 5-10 中黄色区域)。

3. 横结肠后胰颈前间隙(图 5-9 绿色区域)　该区域是从 SMV 和 SMA 表面进入大网膜的入口,要理解该区域的膜解剖关系,我们需复习胚胎时期局部肠管的旋转融合过程。

胚胎时期,肠管以 SMA 为中心发生旋转,旋转结束后,升、降结肠背侧系膜和后腹膜下筋膜(即肾前筋膜)发生融合,使升、降结肠固定于后腹膜下筋膜。而横结肠系膜根从胰体尾的背侧缘走行于胰体尾的后方,将横结肠悬吊于后腹膜。同时,胃的背侧系膜向外囊袋样展开,形成大网膜,其中大网膜第 2 层与第 3 层相延续,形成网膜囊内侧壁;大网膜第 4 层逐渐覆盖于横结肠系膜背侧叶并融合,形成融合筋膜,共同作为横结肠系膜根的一部分,走行于胰体尾后方(图 5-11)。因此,术中切断的胰颈部横结肠系膜根由 2 层膜构成,分别为横结肠系膜背侧叶和大网膜第 4 层(图 5-12)。

因此,从横结肠下区沿 SMV 和 SMA 表面纵行切开升结肠系膜腹侧叶至横结肠系膜腹侧叶分离向上,离断横结肠系膜根,进入网膜囊。该过程共需切开 4 层筋膜,分别为横结肠系膜腹侧叶(横结肠系膜腹侧叶和升结肠系膜腹侧叶相移行)、横结肠系膜背侧叶、大网膜第 4 层以及最后切开的大网膜第 3 层。术中切断融合筋膜,方可进入胰颈表面,此时通过大网膜第 3 层可透视胃后壁,进一步切开大网膜第 3 层,可进入网膜囊(图 5-12)。

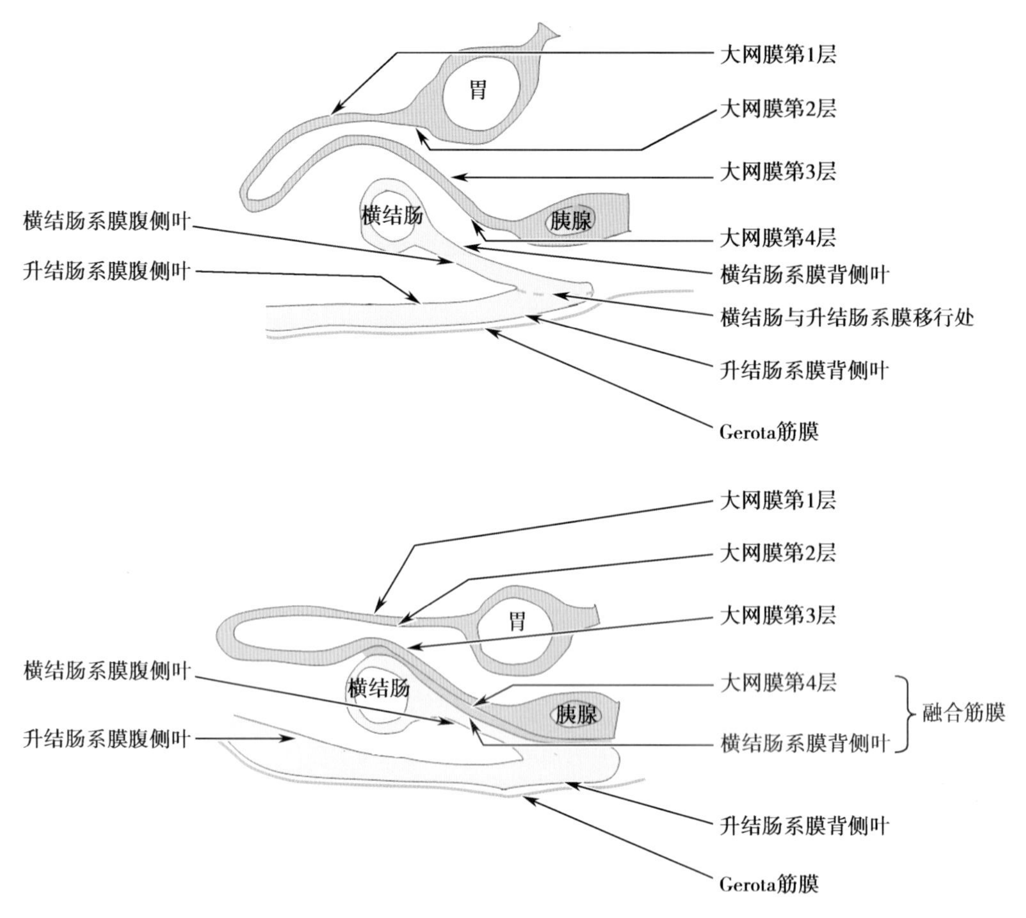


图 5-11　胚胎时期胃背侧系膜(大网膜)和横结肠系膜融合示意图

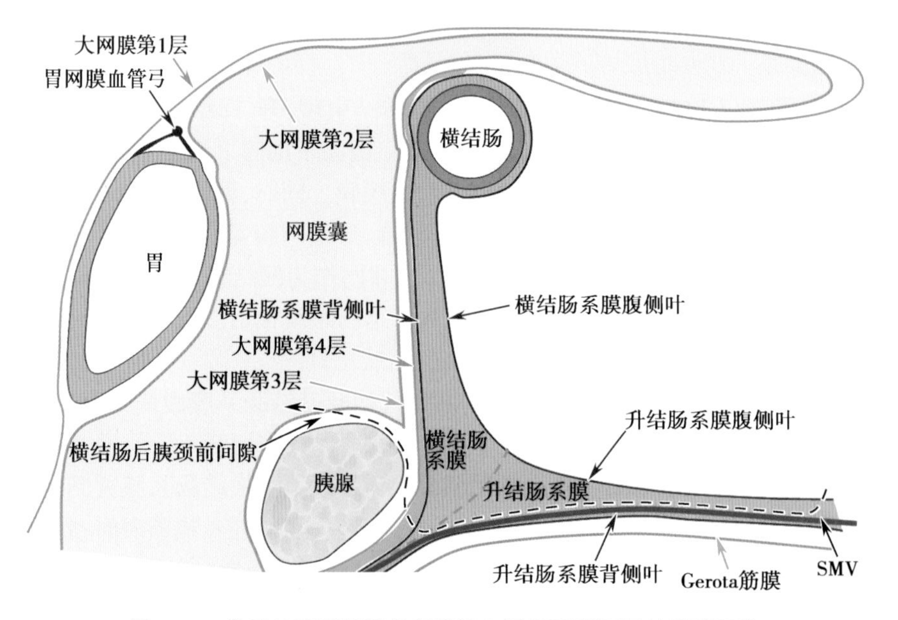


图 5-12　从横结肠后胰颈前间隙进入网膜囊所切开的筋膜层次

4. 横结肠后胰十二指肠前间隙　该间隙向下与右 Toldt 间隙相延续。Toldt 融合筋膜由右半结肠系膜背侧叶与原始后腹膜相融合,走行至十二指肠边缘重新分离,原有的背侧叶与胰十二指肠前筋膜相延续,其与胰前筋膜之间即形成横结肠后胰十二指肠前间隙。原始后腹膜与肾前筋膜走向胰十二指肠后方,形成了原始后腹膜与 Treitz 胰后筋膜之间及其与肾前筋膜间两个不同的胰后间隙。当沿升结肠后间隙向上分离时,应在十二指肠边缘切开原始后腹膜(即为 tri-junction),沿十二指肠表面进入横结肠后胰十二指肠前间隙,避免进入胰十二指肠后间隙。当沿着十二指肠表面向外分离时,也应切断原始后腹膜,进入升结肠后间隙,应避免误进入升结肠系膜内(图 5-13,图 5-14)。

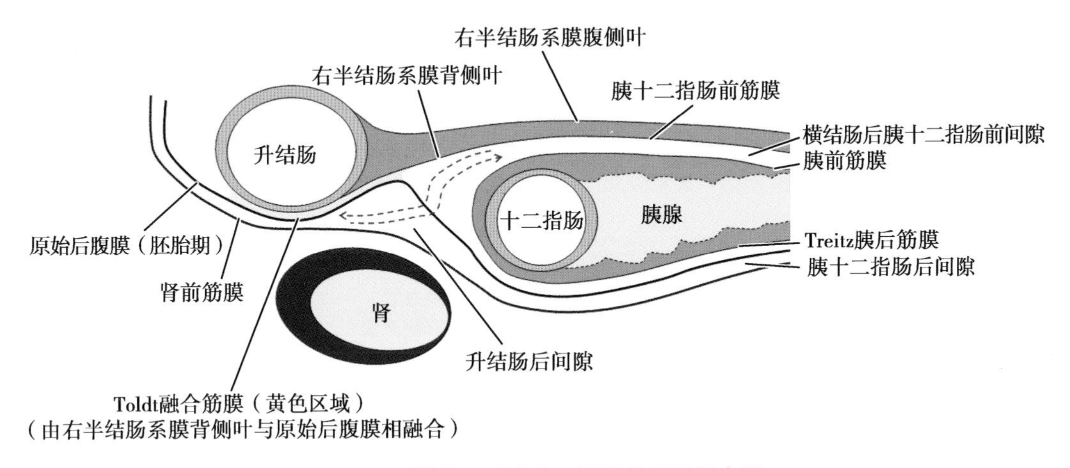


图 5-13　横结肠后胰十二指肠前间隙示意图

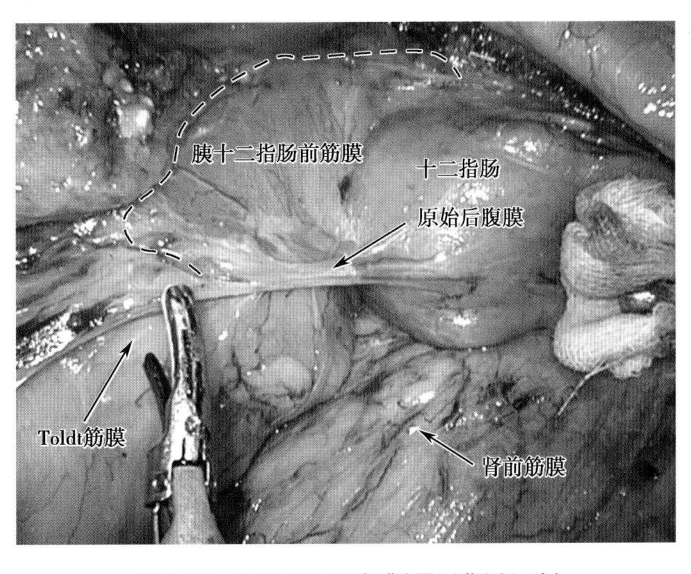


图 5-14　切开原始后腹膜(尾侧背侧入路)

5. 胃系膜与横结肠系膜间隙　实际为胃背侧系膜与横结肠系膜背侧(横结肠系膜背侧叶与大网膜第 4 层的融合筋膜)间的间隙,由于大网膜第 4 层与横结肠背侧叶相互融合,手术中难以分离,且返折后的大网膜第 3、4 层间组织非常薄,因此,手术的实际解剖如图 5-15 中红色虚线所示。我们于手术中观察发现,大网膜第 2 层和大网膜第 3 层相互移行处,即为进入该间隙的膜桥(图 5-15~ 图 5-17),在该间隙内手术,可保证横结肠系膜的完整切除,并避免出血(图 5-18)。

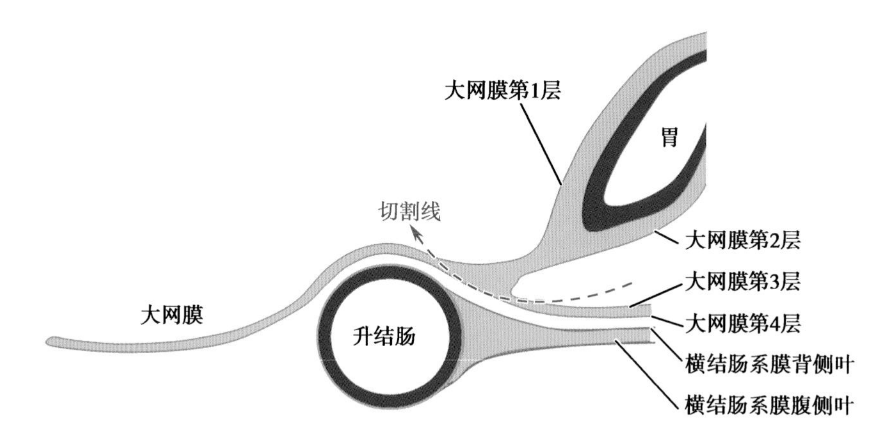


图 5-15　胃系膜与横结肠系膜间隙示意图(横断面)

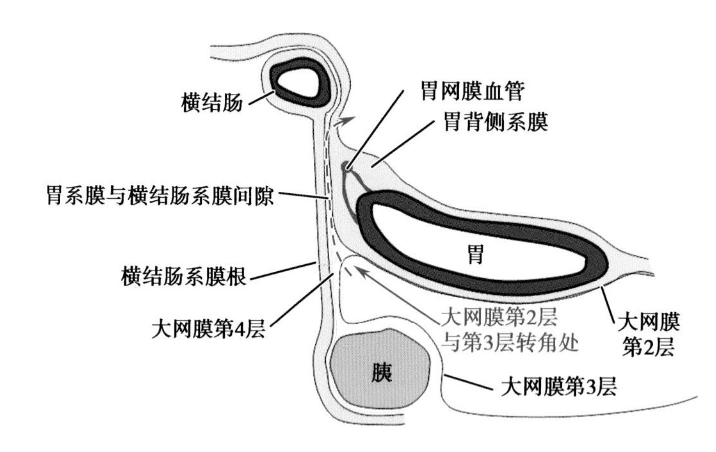


图 5-16　胃系膜与横结肠系膜间隙示意图(矢状面)

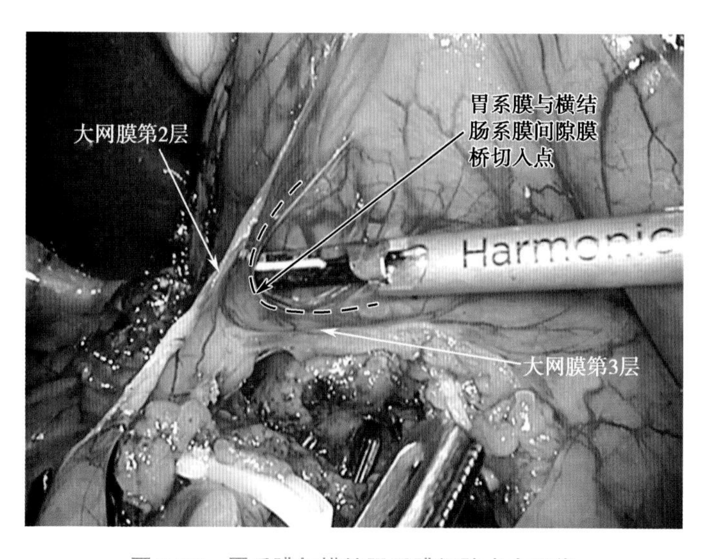


图 5-17　胃系膜与横结肠系膜间隙术中图像

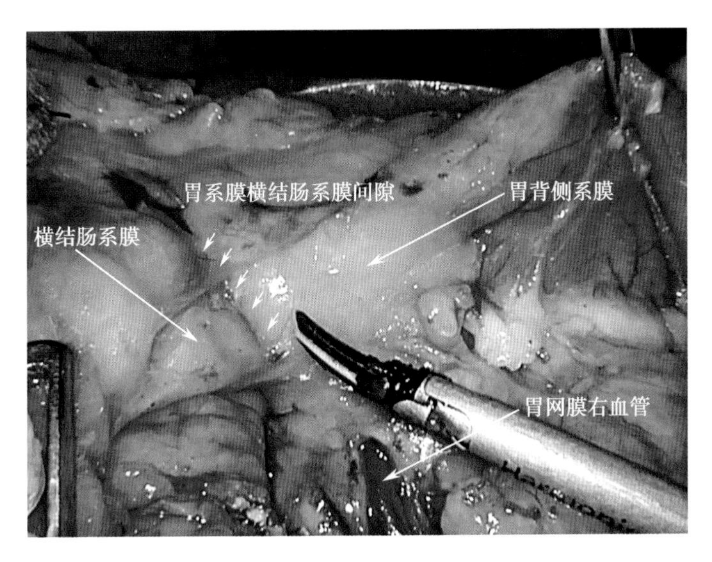


图 5-18　胃系膜与横结肠系膜间隙术中图像

## 九、肠管切除和淋巴结清扫范围

1. 肠管切除范围　近端切除距回盲瓣 15cm 的末端回肠，结肠远切端根据“10+5”原则决定肠段切除范围。当肿瘤位于阑尾、盲肠、升结肠癌时，行标准右半结肠切除术(图 5-19)。当肿瘤位于结肠肝曲或横结肠近肝曲时，行扩大右半结肠切除术(图 5-20)。

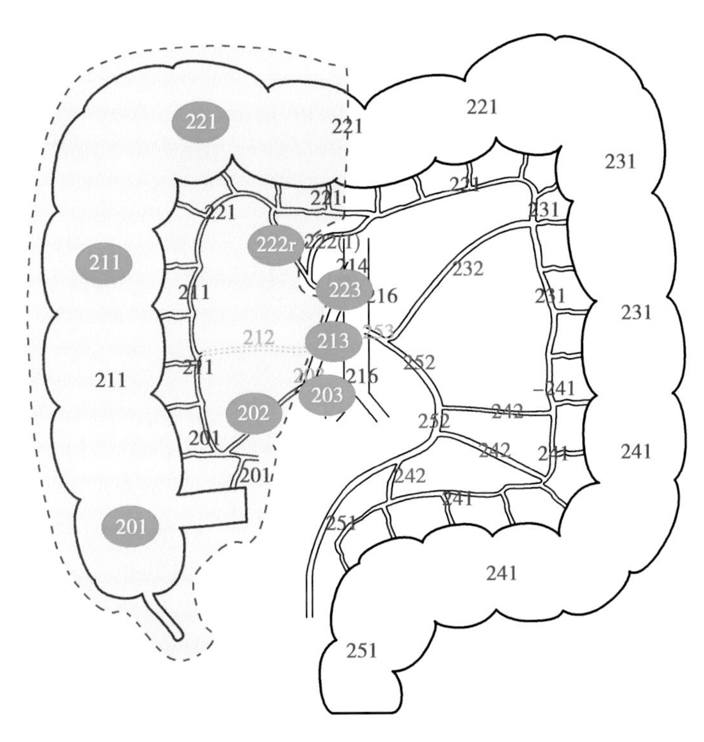


图 5-19　标准右半结肠切除术手术范围

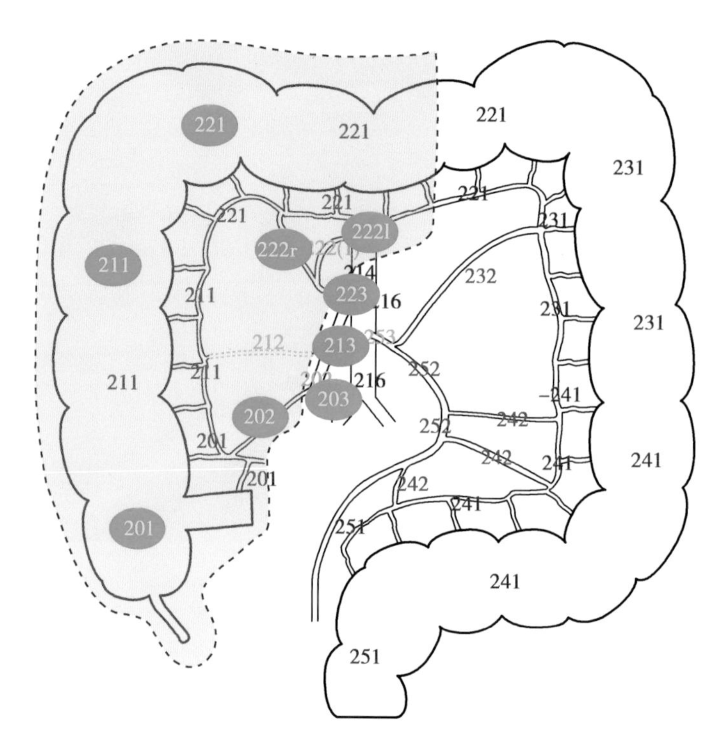


图 5-20　扩大右半结肠切除术手术范围
未显示部分第 6 组淋巴结

2. 淋巴结清扫范围　关于右半结肠癌淋巴结清扫范围(D2 或 D3),目前仍存在争议,正在进行的多中心前瞻性随机对照研究(RELARC)可望为该问题提供解答。一项基于 1 077 例结肠癌的大样本回顾性分析结果提示,随着 T 分期的增加,淋巴结转移率和站数逐渐增加,而 T1 患者 D3 站淋巴结转移率为 0。因此,《大肠癌治疗指南(2016 年版)》推荐基于临床 T 分期(cT 分期)决定区域淋巴结清扫范围:cTis 可行局部切除(D0)或肠段切除(D1),SM(T1)N0 者可行 D2 手术,分期为 MP(T2)N0 者可行 D2 或 D3 手术。对于临床分期为Ⅱ~Ⅲ期的则应行 D3 手术。也就是说,仅 cT3-T4 或 cTis-2 但临床怀疑区域淋巴结转移的患者建议行 D3 手术。

《中国结直肠癌诊疗规范(2017 版)》的推荐略有不同,对于结肠癌,当肿瘤为早期癌(T1N0M0),建议采用内镜下切除、局部切除或结肠切除术。侵入黏膜下层的浅浸润癌(SM1,即黏膜下浸润深度≤ 1 000μm),可考虑内镜下切除,如切除完整、切缘(包括基底)阴性且具有良好预后的组织学特征(如分化程度好、无脉管浸润),则不推荐再行手术切除;如为 SM2(即黏膜下浸润深度 >1 000μm)或具有预后不良的组织学特征,或非完整切除,标本破碎切缘无法评价,则推荐加行结肠切除术加区域淋巴结清扫。当肿瘤为 T2~4N0~2M0 时,建议行相应结肠切除联合区域淋巴结清扫。区域淋巴结清扫必须包括肠旁、中间和系膜根部淋巴结(即 D3 清扫);如果怀疑清扫范围以外的淋巴结有转移推荐完整切除。因此,本文主要介绍 D3 站淋巴结清扫范围。从手术范围上说,在 SMV 左侧根部结扎 SMA 各分支,属 D3 清扫;在 SMV 右侧结扎 SMA 各分支,属 D2 清扫。

对右半结肠来说,区域淋巴结包括系膜内淋巴结和系膜外淋巴结。系膜内淋巴结如图 5-19 和图 5-20 所示。系膜外淋巴结主要为第 6 组淋巴结,文献报道显示,约 4% 的结肠肝曲癌患者可出现第6组LN转移。我科相应数据为5.4%(9/167),且均发生于T3~T4病例。根据Hohenberger提出的CME时的“网膜弓原则”:需清扫距离癌肿10cm以内的网膜弓淋巴结、胰腺下缘淋巴结以及相应的大网膜。因此,扩大右半结肠切除术还需切除距离癌肿10cm以内的部分第6组淋巴结(图5-21)。

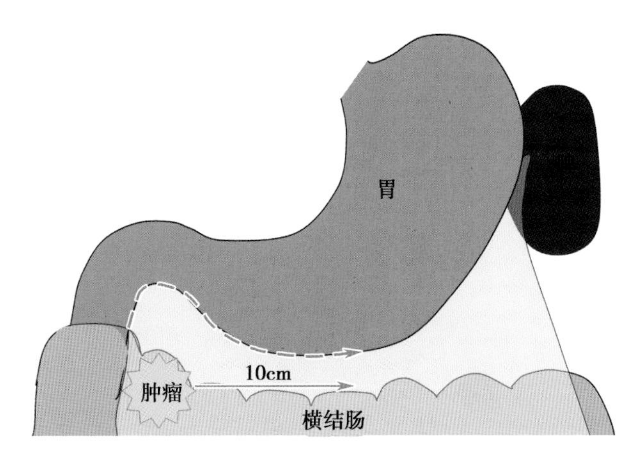


图5-21 部分第6组淋巴结清扫范围(扩大右半结肠切除术)

## 十、手术操作(基于膜解剖)

右半结肠癌根治术,根据入路不同分为头侧和尾侧入路。其中尾侧入路又分为腹侧入路和背侧入路,以及腹侧和背侧入路相结合的混合入路(图5-22)。目前国内外大多数作者

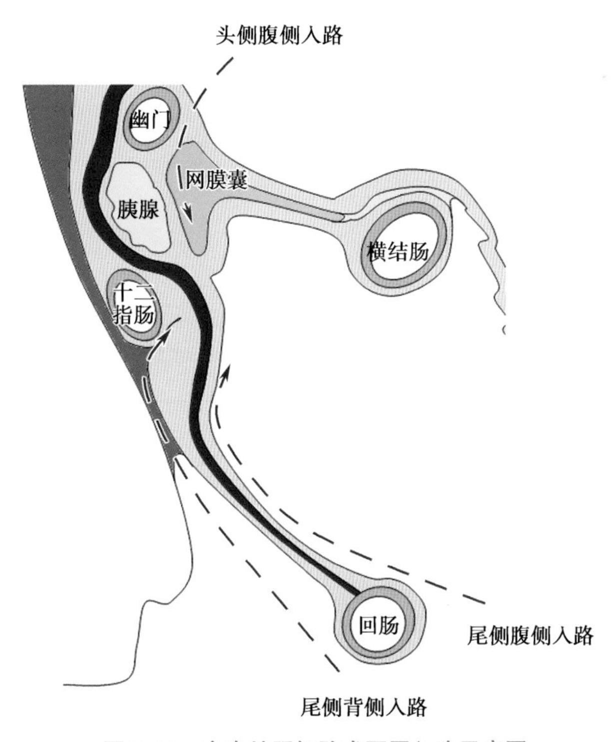


图5-22 右半结肠切除术不同入路示意图

认为,尾侧较头侧入路更易找到右腹膜后间隙并行血管根部淋巴结清扫与高位结扎。此外,通过实践,我们体会到,尾侧将回盲部向头侧翻起的背侧中间入路较尾侧在回结肠血管下方的腹侧中间入路,更易找到正确的右腹膜后间隙。当行尾侧入路先行背侧分离至胰头,再行腹侧 D3 淋巴结清扫或采用混合入路,可能更易掌握。

1. 横结肠下区

(1)3 种不同入路:①尾侧腹侧入路(图 5-23~图 5-25、资源 26):头高 30°,左侧卧位 15°,提起回结肠血管蒂,可在其下方见一斜向 SMV 方向的自然皱褶,即膜桥。用超声刀切开一小口,让其空洞化,膜桥浮起,斜行切开,进入小肠升结肠间隙,在对抗牵引高张力状态下,可轻易进入升结肠后间隙,这一弧形切开线必定会与 SMV 垂直投影线汇合。

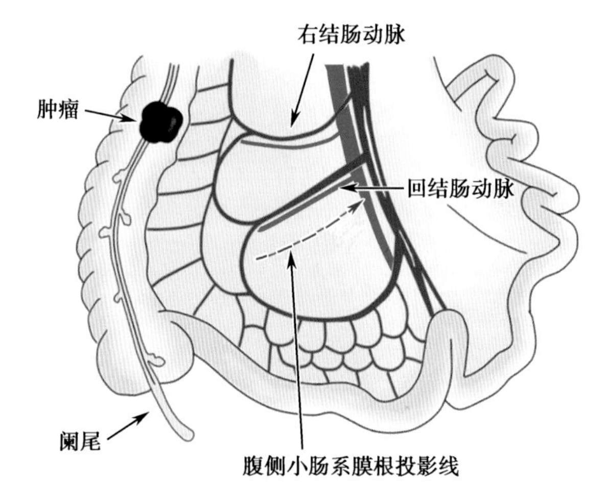

图 5-23　腹侧入路切开线示意图

资源 26
尾侧腹侧入路

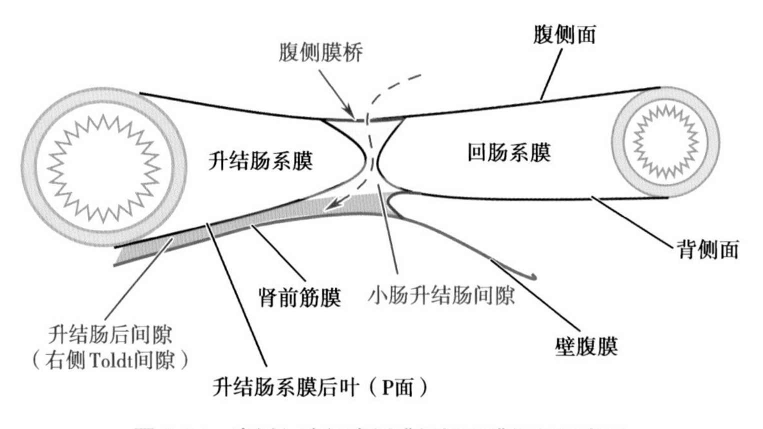

图 5-24　腹侧入路行腹侧膜桥切开膜解剖示意图
红色虚线为切割线

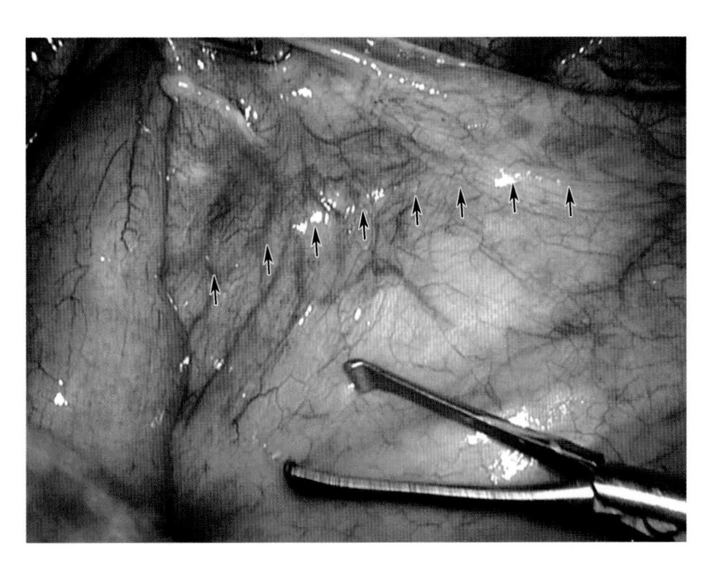

图 5-25 腹侧入路切开线

②尾侧背侧入路(图 5-26~图 5-28,资源 27,资源 28):头低 30°,左侧卧位 15°,将回盲部翻向头侧,在右髂总动脉上方约 1.0cm 处沿黄白交界线切开膜桥,在对抗牵引高张力状态下,可轻易进入升结肠后间隙,向上分离可见十二指肠水平部,在其上缘切开原始后腹膜,进入横结肠后胰十二指肠前间隙,向上显露见到胰头即可。向内分离见到 SMV 右侧即可,向外分离至右结肠旁沟,要避免挤压回盲部或升结肠肿瘤。重新将头抬高 30°,仍左侧卧位 15°,将回盲部放回原位,同腹侧入路,沿回结肠血管蒂下方斜形皱褶处切开,进入小肠升结肠间隙,向 SMV 斜形切开 3~4cm,将回肠系膜背侧叶切穿,即与已分离的升结肠后间隙沟通。

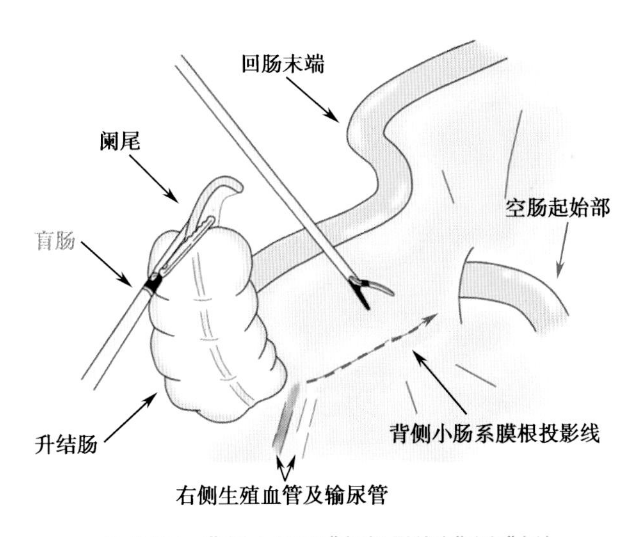


图 5-26 背侧小肠系膜根投影线(背侧膜桥)

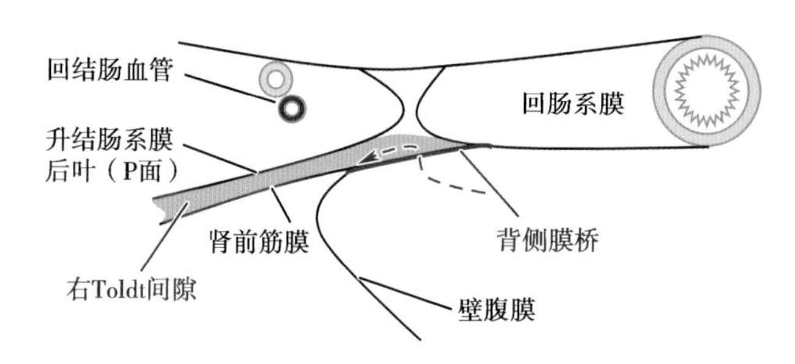


图 5-27 尾侧背侧入路行背侧膜桥切开的膜解剖示意图
红色虚线为切割线

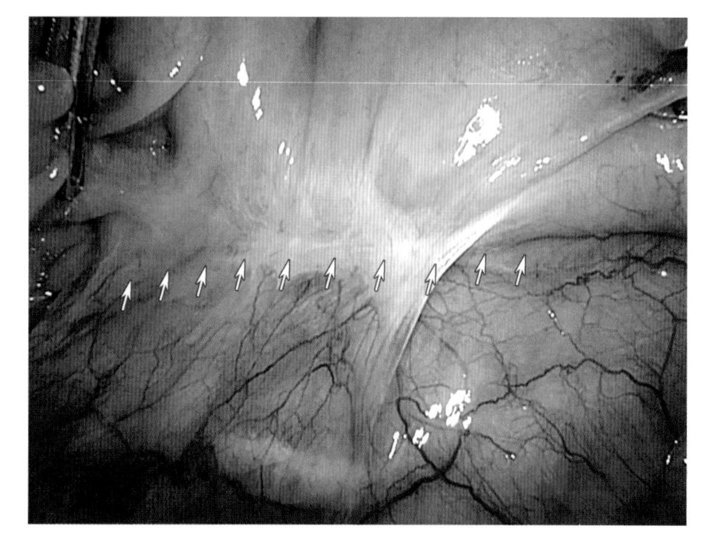

资源 27
尾侧背侧入路寻找右 Toldt 间隙

资源 28
腹侧寻找小肠升结肠间隙

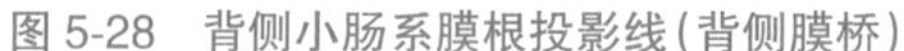
图 5-28 背侧小肠系膜根投影线(背侧膜桥)

③尾侧混合入路(先腹侧后背侧)(图 5-29,资源 29):笔者在临床实践中,从尾侧腹入路寻找升结肠后间隙,无意中切透了对应的回肠系膜背侧叶,由此可见尾侧背侧入路切开线,将切口扩大后,不用改变体位,即可完成上述背侧入路。因此,在选择入路前,先探查回肠末端系膜背侧如与右髂窝无粘连,即可采用该入路。

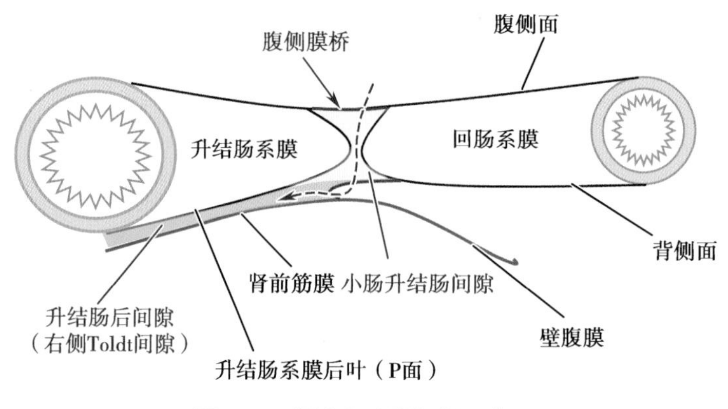

资源 29
混合入路(由腹侧向背侧)

图 5-29 混合入路膜解剖示意图
红色虚线为切割线

(2) D3 淋巴清扫和横结肠后胰颈前间隙解剖：D3 淋巴结组织清扫有两种方式：一是沿 SMV 和 SMA 左侧缘表面向上逐步分离、结扎切断血管分支(图 5-30)；二是以 SMA 左侧缘为中心向胰颈方向分离，先切断 SMA 分支，再切断 SMV 分支，其优点是不易损伤横跨 SMV 的 SMA 分支致出血(图 5-31)，笔者推荐第二种方式(资源 30)。

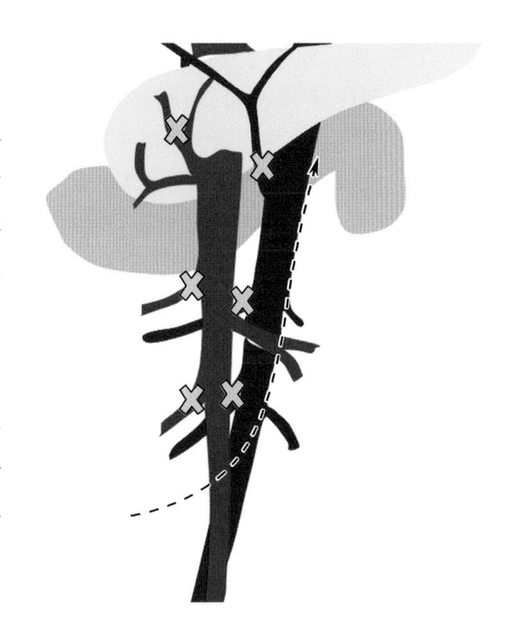


图 5-30 沿 SMV 和 SMA 左侧缘表面向上逐步分离、结扎切断血管分支

1) 寻找 SMV：作者经过多年的临床活体解剖发现，SMV 投影线位于十二指肠水平部消失内侧约 1cm 处。无论何种入路，在回结肠血管蒂下方的小肠升结肠间隙的斜形延长线与虚拟的 SMV 投影线一定相交(图 5-32)，当沿着该间隙向内分离时，可观察到小肠系膜和升结肠系膜交界处的光滑边界，即保证了该区域的 CME 封口完整(图 5-33)。当接近虚拟的 SMV 投影线时(特别是肥胖患者)，要逐步分离显露 SMV(切开血管鞘)，向左继续分离显露 SMA(不切开血管鞘)，以 SMA 左侧缘为中心，和 SMV 齐头并进向上分离，注意横跨 SMV 表面的 SMA 分支(ICA、RCA 和 MCA)，于其根部清扫淋巴结组织并结扎切断，MCA 通常在距胰颈下方 2cm 处由 SMA 发出，要注意其上下方均有可能出现粗大的空肠静脉(30.9% 的空肠静脉在 D3 手术野内横跨于 SMA 前方)或 IMV(其通常在胰颈下方横跨 SMA，注入 SMV)，要避免损伤(图 5-34)。

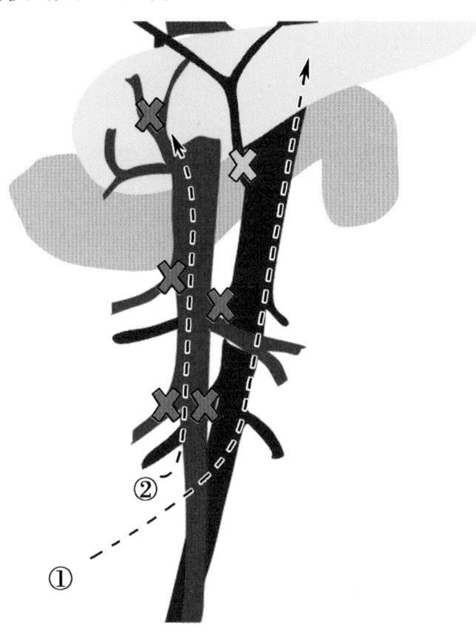


图 5-31 以 SMA 左侧缘为中心向胰颈方向分离，先切断 SMA 分支，再切断 SMV 分支

资源 30
外科干解剖

2)分离横结肠后胰颈前间隙:当分离至胰颈下方时,要避免分离至其后方,切断横结肠系膜根,到达胰颈表面,应爬坡向上至胰颈表面,切开大网膜第3层(图5-12,图5-35),至见到胃大弯即可。当行保留MCA左支的标准右半结肠切除术时,胰颈部的分离难度会更大,如高张力提拉横结肠系膜,沿MCA根部向上逐步解剖出其右支和MCV右支,将较容易在其右支根部结扎切断(资源31,图5-36)。完成胰颈部分离后,再从小肠升结肠系膜间隙沿SMV右侧逐步向上分离(图5-33第②步),在ICV、RCV、MCV根部结扎切断,显露Henle主干,暂不处理,如ICA由SMV后方横穿,应将SMV右侧壁充分分离,在分离见到SMA后,于其根部结扎切断(图5-37,资源32)。

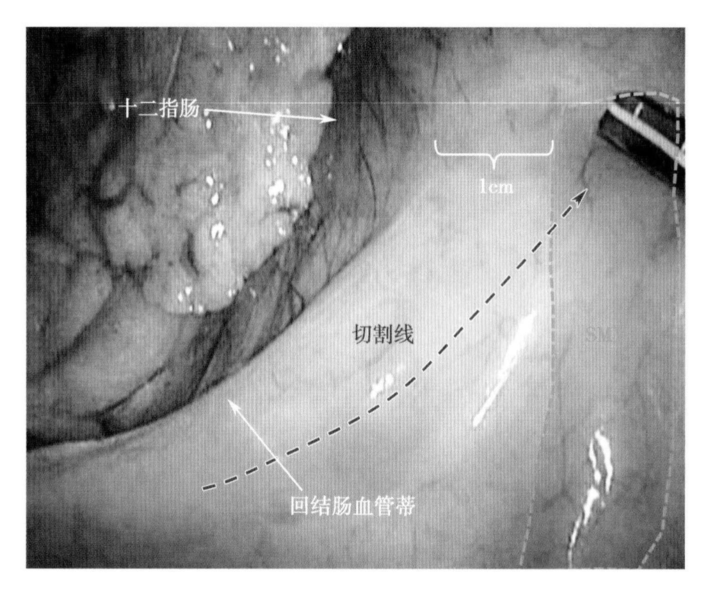


图5-32 SMV的投影线位于十二指肠水平部消失内侧约1cm处

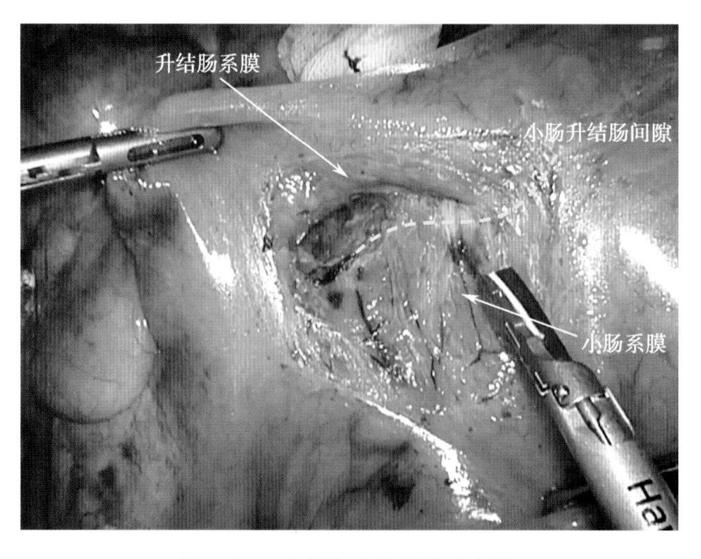


图5-33 小肠升结肠间隙术中图

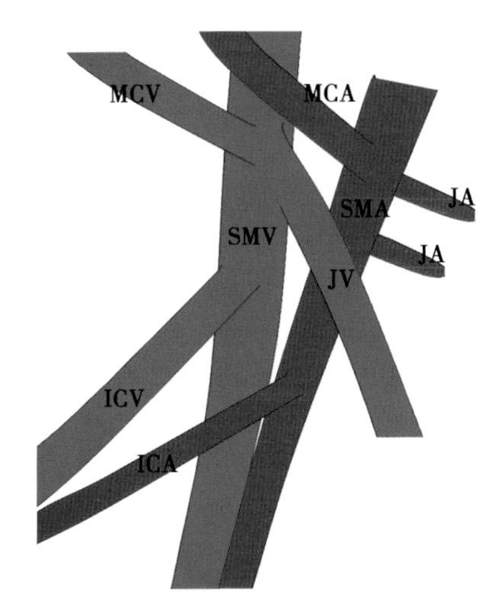


图 5-34　空肠静脉（JV）在 D3 手术野内横跨于 SMA 前方模式图

MCA，结肠中动脉；MCV，结肠中静脉；SMV，肠系膜上静脉；SMA，肠系膜上动脉；JA，空肠动脉；JV，空肠静脉；ICV，回结肠静脉；ICA，回结肠动脉

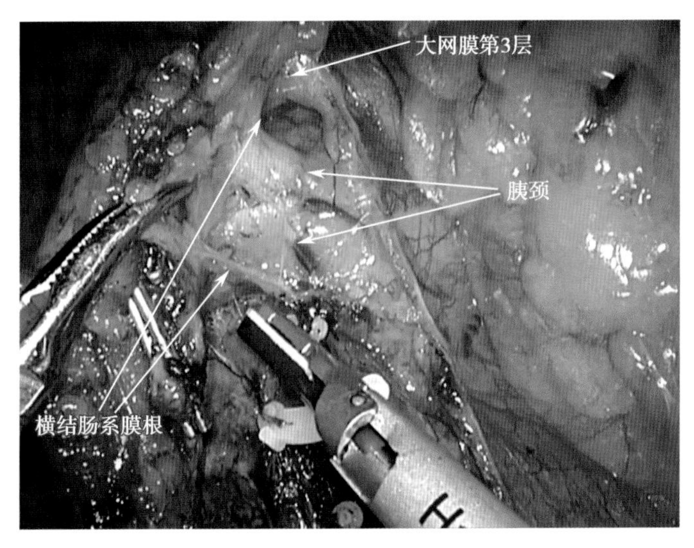


图 5-35　横结肠后胰颈前间隙解剖结构图

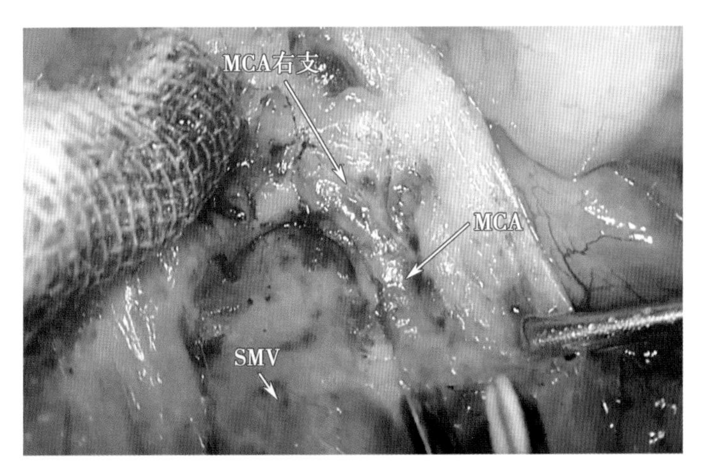


图 5-36　MCA 右支

MCA，结肠中动脉；SMV，肠系膜上静脉

资源 31
横结肠后胰颈前间隙

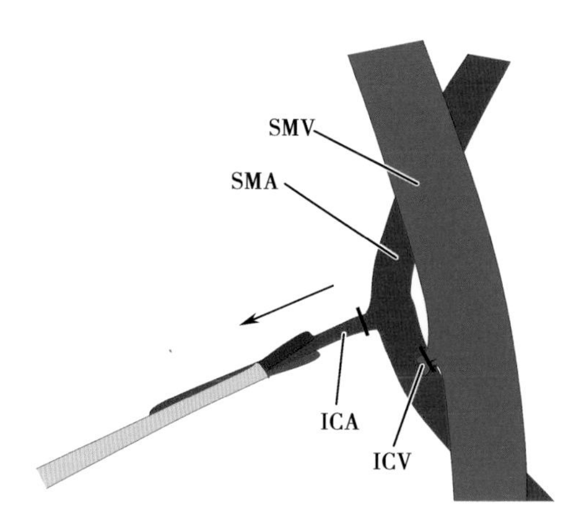


图 5-37　将 SMV 右侧壁充分分离，在分离见到 SMA 后，于其根部结扎切断 ICA

SMV，肠系膜上静脉；SMA，肠系膜上动脉；ICV，回结肠静脉；ICA，回结肠动脉

资源 32
根部结扎回结肠动脉

3）横结肠后胰颈前间隙的分离：① Henle 干分支的解剖（图 5-7，图 5-8，资源 33）：如已行背侧或混合入路分离，即可轻易进入横结肠后胰颈前间隙。通常 Henle 干发自近胰颈 SMV 根部，无论是否行保留胃网膜右静脉（RGOV）的标准右半或扩大右半结肠切除术，均应将其分支分离显露后，再行 RCV 或 RCV+RGOV 根部结扎切断。如先行 Henle 干根部切断，则不易显露其胰腺穿支，在分离过程中易损伤造成难以控制的大出血。②横结肠后胰十二指肠前间隙的显露（图 5-13，图 5-14，资源 34）：由于背侧或混合入路前期已从升结肠后间隙在十二指肠水平部上缘切开部分原始后腹膜，进入了横结肠后胰十二指肠前间隙。因此，当沿 SMV 右侧在分离上述 Henle 分支的同时亦可同步沿胰头与十二指肠水平部向外、向上拓展横结肠后胰十二指肠前间隙。此时可发现十二指肠降部外侧有部分原始后腹膜粘连于十二指肠降部前外侧，予钝性分离在降部外侧缘逐步向上予切断，即与升结肠后间隙相通。由此分离至幽门下方即可。

2. 横结肠系膜上区分离

（1）弓下游离（图 5-15，图 5-16，资源 35）：标准右半结肠根治术不需清扫第 6 组淋巴结，故从胃网膜弓中部下方第 1 层和第 2 层大网膜融合处切开网膜囊，沿弓下向幽门方向游离，当在幽门下方将第 2 层与第 3 层大网膜（网膜囊底）之间粘连分离，显示其移行处切开膜桥，可进入胃系膜与横结肠系膜间隙，保证该区域横结肠系膜完整切除，并由左向右顺势游离剩余的右腹膜后间隙，完整游离右半结肠。

资源 33
Henle 干

资源 34
横结肠后胰十二指肠前间隙

资源 35
胃系膜与横结肠系膜间隙（弓下清扫）

(2)弓上游离(图 5-21,资源 36):扩大右半结肠癌根治术需清扫距癌肿远端 10cm 水平对应正上方的胃网膜弓上淋巴组织(包括第 6 组淋巴结)。探查确定结肠肝曲癌肿位置后,用长 10cm 的 7 号黑色丝线测定距其远端 10cm 横结肠对应正上方的胃大弯血管弓(图 5-38),游离弓上血管。由于弓上血管分前后支,分别走向胃前后壁,并被胃大弯第 1 层和第 2 层前后包裹(图 5-39)。为了防止出血,先切开胃大网膜第 1 层,游离前支,用超声刀慢挡凝切血管时,首先要看到刀头下叶超越血管后方,方可切割(图 5-40)。然后同法处理后支血管。若幽门下方血管分离稍不慎,即可引起出血并迅速形成血肿,难以找到出血点。因此在此处分离血管应特别小心,最好在凝切血管时,暂不切断胃大网膜第 2 层,在幽门下方分离出胃十二指肠动脉处,可见胃大网膜移行转向胰腺表面,形成网膜囊底部,即第 3 层。在第 2、3 层移行处(即膜桥)向右切开,即为胃系膜与横结肠系膜间隙,顺着十二指肠动脉向下游离可

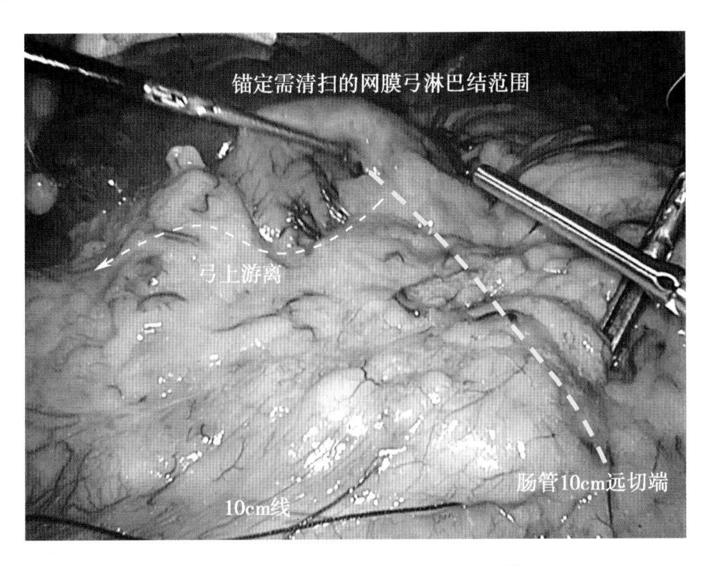


图 5-38　锚定网膜弓淋巴结清扫范围

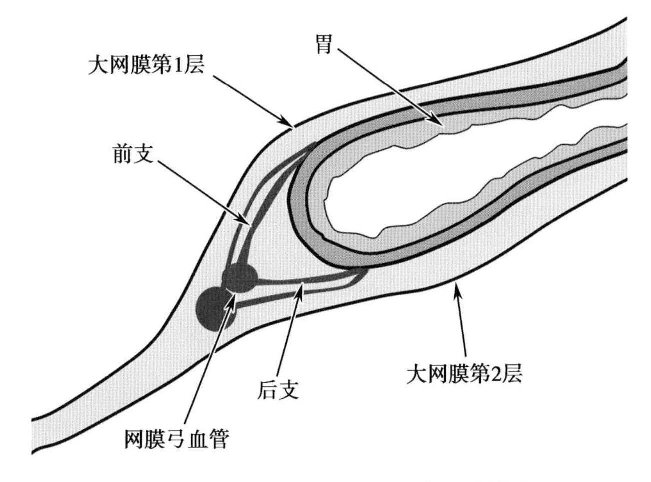


图 5-39　胃网膜弓分前后支供应胃壁模式图

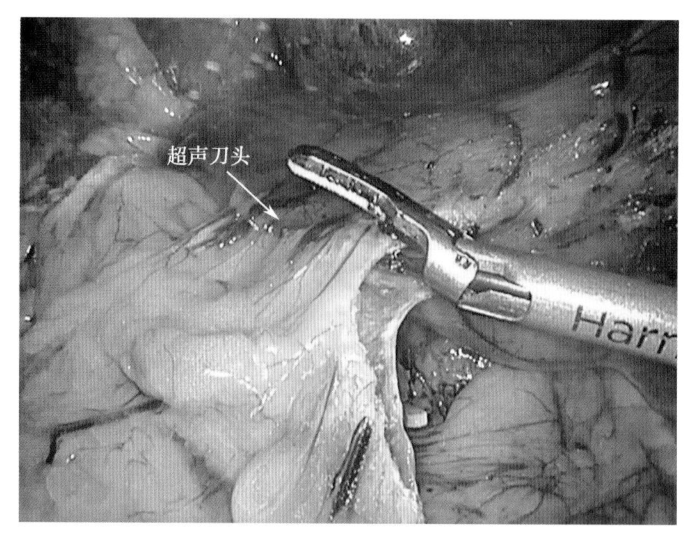


图 5-40 刀头下叶超越血管后方

资源 36
幽门下淋巴结清扫
(弓上清扫)

见胃网膜右动脉根部,予清扫结扎切断,继而将幽门下区至胰头十二指肠降部组织全部完整切除。为了便于标本取出,在已切断的 MCA 左侧向横结肠方向重新剪裁横结肠系膜,最后将残余的横结肠肝曲和升结肠系膜完整切除。

3. 肠管切除和吻合 当前行腹腔内肠管切除吻合,经腹壁小切口取出或经自然腔道(阴道)等方式取出正处于探索阶段,故目前公认仍以腹壁小切口取出标本,在体外切断吻合为准则。

据肿瘤大小、肥胖程度,在能满足两切端根治的前提下,尽可能选择绕脐约 6cm 切口。如有困难,可在剑突下选择相应切口,逐层切开进腹,放置切口保护套。沿预切除线切断移除标本,以远端回肠和远端横结肠行侧 - 侧吻合为妥。较端 - 侧吻合并发症小(易吻合口狭窄),且费用低。

用大量清水冲洗切口和腹腔,将腹膜和白线筋膜连续缝合,再行皮肤、皮下组织间断全层减张缝合 3~4 针。吸尽腹腔内冲洗液,仔细检查有无活动性出血,需注意查看胃壁特别是十二指肠有无灼伤痕迹,如有,予间断缝合。于右肝下结肠旁沟放置引流管,虽有争议,但笔者认为至少放置 1 天,次日如无活动性出血,且检查引流液甘油三酯含量是否正常,排除乳糜漏后方可拔除。

## 十一、术中与术后并发症防治

1. 要避免损伤横跨 SMA 表面的空肠静脉。
2. 在弓上分离时,横断血管要距胃大弯 0.5cm 距离,以免灼伤胃致胃穿孔或胃瘘。

## 十二、难点和要点总结

1. 腹腔镜右半结肠癌根治术是难度较大的手术,术前应进行准确的临床分期以便选择相应的根治术。

2. 寻找 SMV 的技巧 回结肠血管下方自然皱褶向内的延长线,必定与虚拟的 SMV 相交(SMV 位于十二指肠水平部消失内侧 1.0cm 处)。

3. CME 的切除范围 下界是回结肠血管下斜行皱褶(即小肠升结肠间隙),上界为胃系膜横结肠系膜间隙和横结肠后胰颈前间隙,内界为 SMA 左侧缘,外侧界为右结肠旁沟,后界为升结肠后间隙与横结肠后胰十二指肠前间隙。

4. 手术分 3 个步骤

(1)横结肠系膜下区:从下向上以 SMA 左侧缘为中心,完成 SMA 和 SMV 各分支根部周围的 D3 淋巴清扫。

(2)横结肠系膜上区:从左到右完成胃结肠韧带、胰头前方与幽门下淋巴结清扫。

(3)从上到下或从下到上完成 CME。

5. 基于外科膜解剖的原理,行尾侧入路先行背侧分离至胰头,再行腹侧 D3 清扫淋巴结或采用混合入路,可能更易掌握。

(池 畔)

## 参考文献

1. 肖毅,陆君阳,徐徕 . 肠系膜上血管及其属支临床解剖研究[J]. 中国实用外科杂志,2017(4):96-100.
2. 赵丽瑛,李国新,张策,等 . 腹腔镜下右半结肠血管解剖及血管并发症分析[J]. 中华胃肠外科杂志,2012,15(4):336-341.
3. IGNJATOVIC D,SUND S,STIMEC B,et al.Vascular relationships in right colectomy for cancer:clinical implications [J].Techniques in Coloproctology,2007,11(3):247-250.
4. HIRAI K,YOSHINARI D,OGAWA H,et al.Three-dimensional computed tomography for analyzing the vascular anatomy in laparoscopic surgery for right-sided colon cancer [J].Surgical Laparoscopy Endoscopy & Percutaneous Techniques 23.6(2013):536-539.
5. SHATARI T,FUJITA M,NOZAWA K,et al.Vascular anatomy for right colon lymphadenectomy [J].Surgical & Radiologic Anatomy,2003,25(2):86-88.
6. MURONO K,KAWAI K,ISHIHARA S,et al.Evaluation of the vascular anatomy of the right-sided colon using three-dimensional computed tomography angiography:a single-center study of 536 patients and a review of the literature. [J].International Journal of Colorectal Disease,2016,31(9):1633-1638.
7. KUZU M A,ISMAIL E,CELIK S,et al.Variations in the Vascular Anatomy of the Right Colon and Implications for Right-Sided Colon Surgery [J].Diseases of the Colon & Rectum,2017,60(3):290-298.
8. 顾晋,汪建平,孙燕,等 . 中国结直肠癌诊疗规范(2017 年版)[J]. 中华临床医师杂志(电子版),2018,12(1):3-23.
9. K SØNDENAA,QUIRKE P,HOHENBERGER W,et al.The rationale behind complete mesocolic excision (CME)and a central vascular ligation for colon cancer in open and laparoscopic surgery [J].International Journal of Colorectal Disease,2014,29(4):419-428.
10. PERRAKIS A,WEBER K,MERKEL S,et al.Lymph node metastasis of carcinomas of transverse colon including flexures.Consideration of the extramesocolic lymph node stations [J].International Journal of Colorectal Disease,2014,29(10):1223-1229.
11. HOHENBERGER W,WEBER K,MATZEL K,et al.Standardized surgery for colonic cancer:complete mesocolic excision and central ligation—technical notes and outcome [J].Colorectal Disease,2010,11(4):354-364.

12. 邹瞭南,熊文俊,李洪明,等.尾侧入路腹腔镜右半结肠癌根治术疗效分析[J].中华胃肠外科杂志,2015,18(11):1124-1127.
13. NESGAARD,J.M.,STIMEC,B.V.,BAKKA,A.O,et al.Navigating the mesentery:a comparative pre-and per-operative visualization of the vascular anatomy.Colorectal disease [J],2015,17(9):810-818.
14. 池畔,陈致奋.腹腔镜右半结肠癌根治术解剖学基础与规范化手术[J].中华普外科手术学杂志(电子版),2015(1):7-10.
15. 池畔,官国先.不断提高腹腔镜右半结肠癌根治术规范化水平[J].中华普外科手术学杂志(电子版),2017,11(2):91-94.
16. 池畔.腹腔镜右半结肠癌根治手术入路的选择:选择尾侧入路[J].中华胃肠外科杂志,2016,19(8):875-877.

# 第六章 腹腔镜辅助根治性(扩大)左半结肠切除术(CME+D3)

## 一、适应证

适用于治疗横结肠近脾曲癌、降结肠癌、降乙交界结肠癌和乙状结肠癌。

## 二、禁忌证

1. 肿瘤直径 >6cm 和(或)周围组织广泛浸润。
2. 左半结肠癌的急诊手术(急性肠梗阻、穿孔等)。
3. 腹腔严重粘连。
4. 重度肥胖。
5. 全身情况不良,虽经术前治疗仍不能纠正者。
6. 有严重心、肝、肾疾患不能耐受手术。

## 三、术前准备

1. 肠道准备　同右半结肠根治术(第五章)。
2. 纠正低蛋白血症和贫血,同右半结肠根治术(第五章)。
3. 手术麻醉后,留置气囊导尿管。

## 四、麻醉及围术期镇痛

同右半结肠根治术(第五章)。

## 五、体位

仰卧,截石位,两髋关节微屈,外展 45°,膝关节屈 30°,双下肢高度低于腹部,臀部垫高,右上肢内收(以便主刀手术及扶镜手切换站位)。

1. 清扫肠系膜下动脉(IMA)根部淋巴结时,主刀站于患者右侧,第一助手站于患者左侧(图 6-1),头低 30°,以便于将小肠推挡至右上腹,暴露 IMA 根部。

2. 脾曲游离时,主刀位置不变,第一助手站于患者两腿间,扶镜手站于主刀与第一助手之间,监视器转至患者的左侧和头侧(图 6-2)。患者改头高 30° 并右倾,以便于将小肠推挡至右侧腹,暴露 IMV 根部及结肠脾曲。

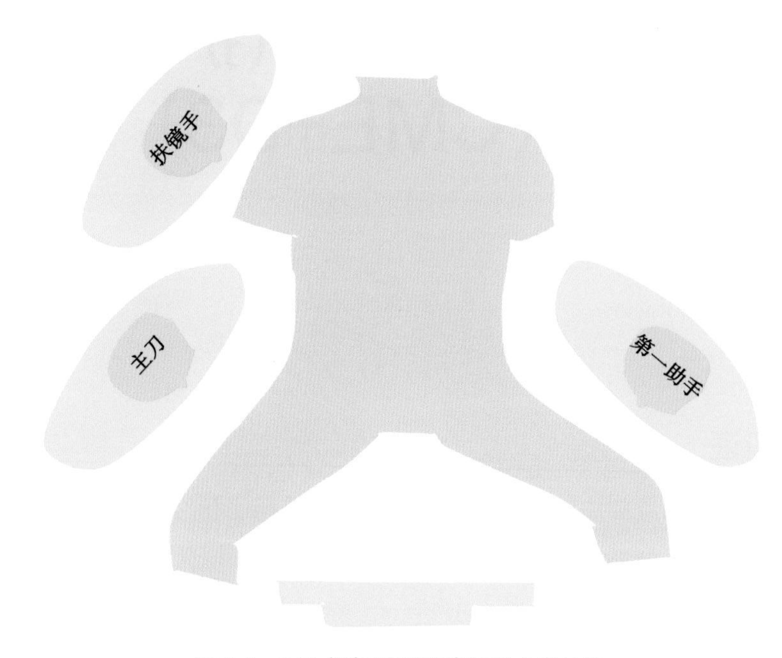


图 6-1　IMA 根部淋巴结清扫时术者站位

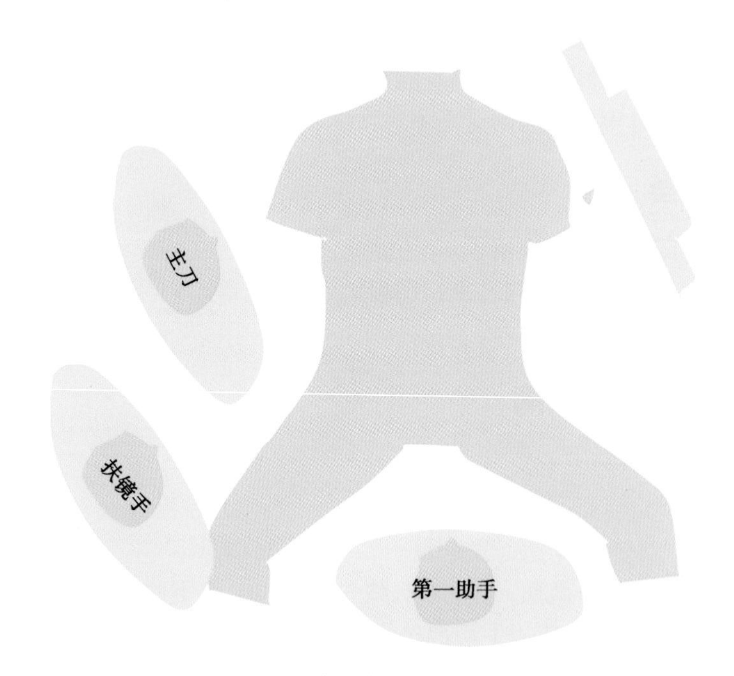


图 6-2　脾曲游离时术者站位

## 六、trocar 放置

采用五孔法,脐上缘放置 10~12mm trocar,充气后置入 30° 腹腔镜作为观察孔(A 点);于平右髂前上棘内上 2 横指水平再上移 2~3cm 处置入 10~12mm trocar 为主刀主操作孔(B 点);于右锁骨中线,脐水平上方 5cm 处置入 5mm trocar 为副操作孔(C 点);于反麦氏点上方置入 10~12mm trocar 为第一助手主操作孔(D 点);于脐与耻骨联合连线中点处置入 5mm trocar 为第一助手副操作孔(E 点)(图 6-3)。腹腔镜手术部分完毕后取绕脐 6cm 切口行标本取出及吻合。

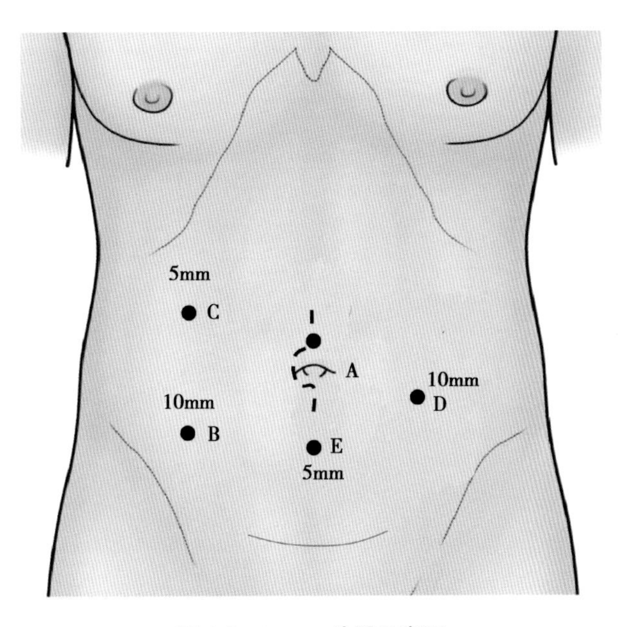


图 6-3　trocar 放置示意图

## 七、左半结肠血管解剖概要

左半结肠的动脉血管供应主要来自肠系膜下动脉(IMA)的分支,包括左结肠动脉(LCA)、第 1~3 支乙状结肠动脉(SA)和直肠上动脉。部分脾曲结肠由 IMA 发出的 LCA 和肠系膜上动脉(SMA)发出的结肠中动脉(MCA)左支和(或)副结肠中动脉(aMCA)共同供血。静脉主要回流至肠系膜下静脉(IMV)。与左半结肠切除术相关的局部血管解剖要点包括 IMA 的分支形态、aMCA、Griffiths 关键点、Riolan 弓和 Sudeck 危险区。

1. IMA 的分支形态　IMA 约起自腹主动脉分叉上方 4~5cm 处,从 IMA 根部至分出 LCA 的平均距离为 4cm。IMA 分出 LCA 和 SA 的形态很多,根据不同的分支形态定义,文献报道的比例较为混乱。从实用角度上讲,笔者建议将 IMA 的分支形态分为三种类型(图 6-4):① LCA 和 SA 分开发出型(Ⅰ型),约占 50%(图 6-5);② LCA 和 SA 共干型(Ⅱ型),约占 40%;③ LCA 和第 1 支 SA 并行发出型(Ⅲ型),占 10%(图 6-6)。

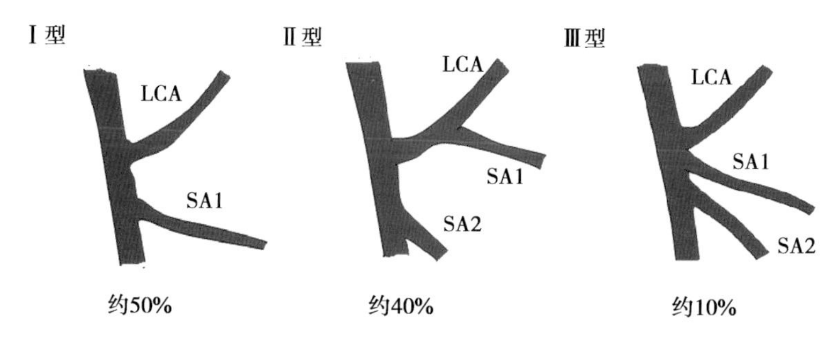


图 6-4　IMA 的分支示意图

IMA，肠系膜下动脉；LCA，左结肠动脉；SA，乙状结肠动脉

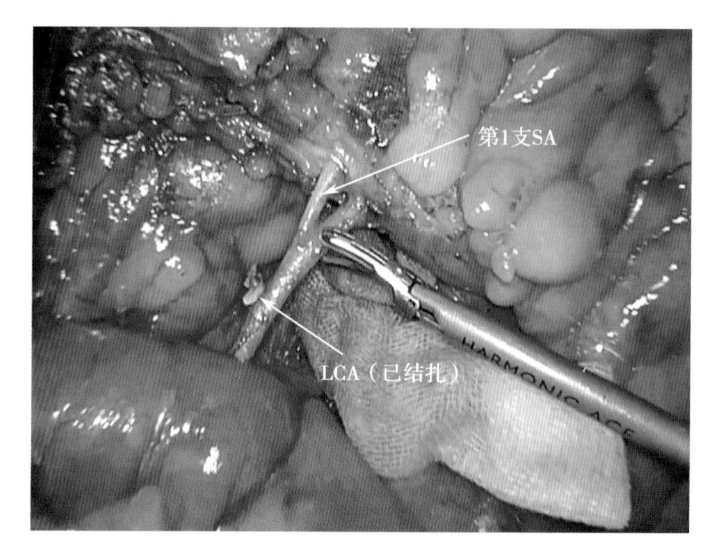


图 6-5　LCA 和 SA 分开发出型——Ⅰ型（术中图）

LCA，左结肠动脉；SA，乙状结肠动脉

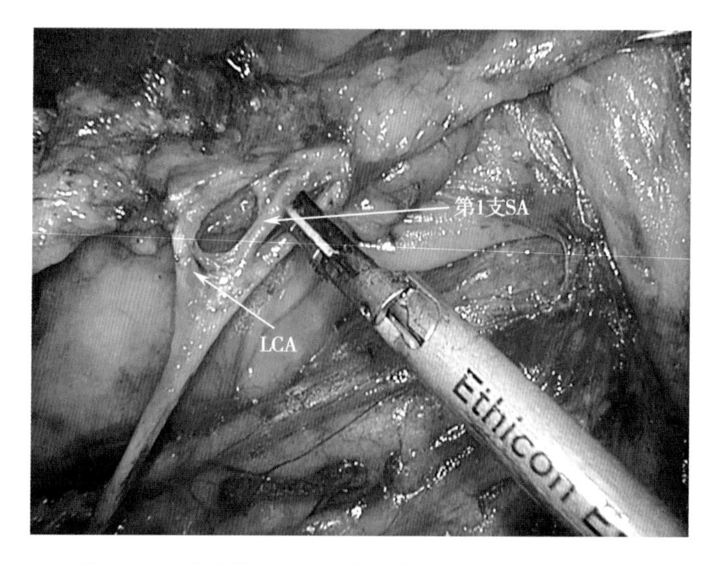


图 6-6　LCA 和第 1 支 SA 并行发出型——Ⅲ型（术中图）

LCA，左结肠动脉；SA，乙状结肠动脉

2. aMCA aMCA 在文献报道中的命名较为混乱，部分文献将其命名为副左结肠动脉(LAACA)。其总体发生率为 4%~49.2%，于胰腺下缘从 SMA 发出，发出点位于 MCA 根部的近端，支配脾曲及部分降结肠(图 6-7，图 6-8)。当 aMCA 存在时，aMCA 根部淋巴结是左半结肠根治术时的 D3 站淋巴结之一。

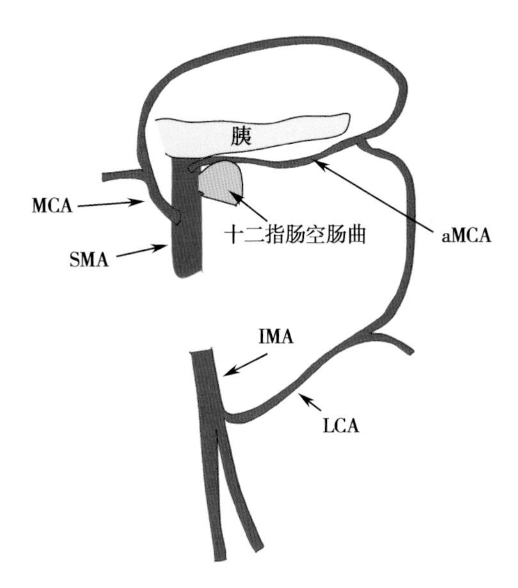


图 6-7 aMCA 行走路径

IMA，肠系膜下动脉；LCA，左结肠动脉；MCA，结肠中动脉；aMCA，副结肠中动脉；SMA，肠系膜上动脉

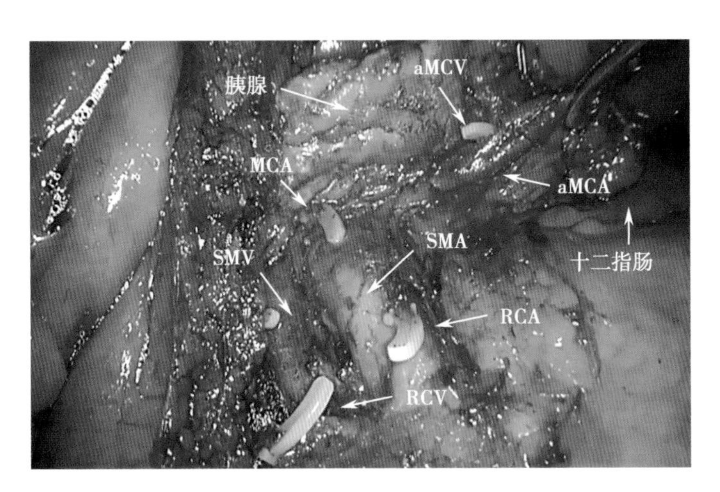


图 6-8 aMCA 术中图

MCA，结肠中动脉；aMCA，副结肠中动脉；aMCV，副结肠中静脉；SMA，肠系膜上动脉；SMV，肠系膜上静脉；RCA，右结肠动脉；RCV，右结肠静脉

本图来自横结肠癌术中

3. Griffiths 关键点　Griffiths 关键点是 MCA 和 LCA 在脾曲处的边缘弓吻合处(图 6-9)。文献报道其存在三种吻合形式:①吻合正常,占 48%;②吻合薄弱,占 9%;③吻合缺如,占 43%。对于直肠癌或乙状结肠癌根治术,当根部结扎 IMA 主干后,Griffiths 关键点吻合薄弱或吻合缺如可能导致吻合口近端结肠的血运障碍。但目前尚未看到我国关于 Griffiths 关键点的研究报道。

4. Riolan 弓　Riolan 弓由 MCA 或 aMCA 发出,与 LCA 的升支吻合,文献报道其发生率为 5.5%~11.4%。Riolan 弓相当于 SMA 和 IMA 系统之间的吻合支(图 6-9),直径较边缘弓更大,不直接发出直血管至肠壁。Riolan 弓的临床意义包括:①在左半结肠切除术中,Riolan 弓为脾曲游离过程中遇到的刚性障碍,需要进行结扎,应在横结肠和降结肠系膜之间进行剪裁;②在行直肠癌或乙状结肠癌根治术中,当结扎 IMA 主干后,吻合口近端结肠的血供主要由 MCA 左支或 aMCA 的边缘弓供应。如存在 Griffiths 关键点吻合薄弱或缺如,可能出现吻合口近端肠管血运障碍。而当 Riolan 弓存在时,该段肠管就由边缘弓和 Riolan 弓双重供应。因此,Riolan 弓的存在相当于侧支循环,可改善吻合口近端肠管的血运。

5. Sudeck 危险区　Sudeck 危险区指直肠上动脉(SRA)与 SA 最后一支之间的边缘弓出现吻合缺如,总体发生率约为 4.7%(图 6-9)。在行左半结肠切除术时,如于根部结扎 IMA,则远端直肠或乙状结肠肠管由直肠上动脉分支发出的逆行的边缘弓进行供血。当存在 Sudeck 危险区边缘弓缺如时,则缺如水平以上的远端乙状结肠无血液供应(图 6-10)。因此,左半结肠切除时,如远端肠管保留较长,应保留 IMA,或一并行 Sudeck 危险区区域的肠管切除。此外,肠管吻合重建时应常规检测远端肠管的边缘弓血运。

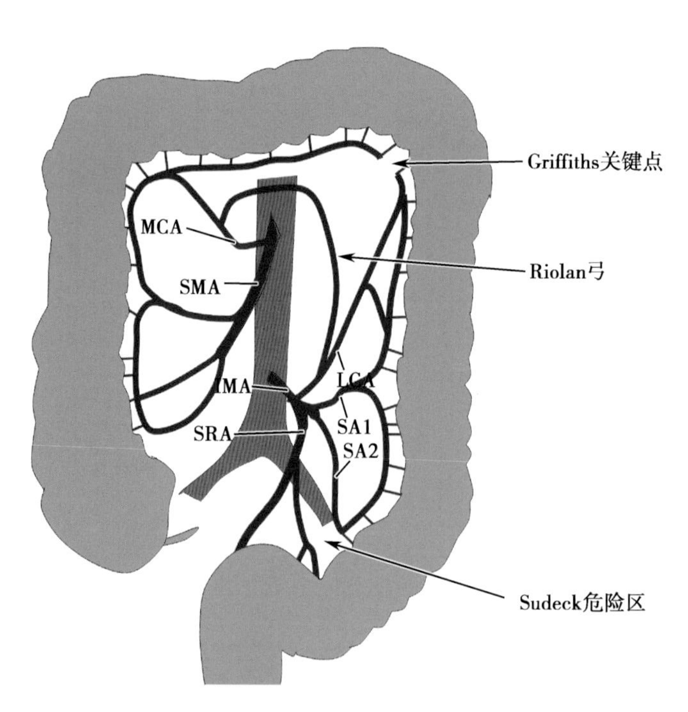


图 6-9　Riolan 弓、Griffiths 关键点和 Sudeck 危险区模式图
MCA,结肠中动脉;SMA,肠系膜上动脉;IMA,肠系膜下动脉;LCA,左结肠动脉;
SRA,直肠上动脉;SA1,第 1 支乙状结肠动脉;SA2,第 2 支乙状结肠动脉

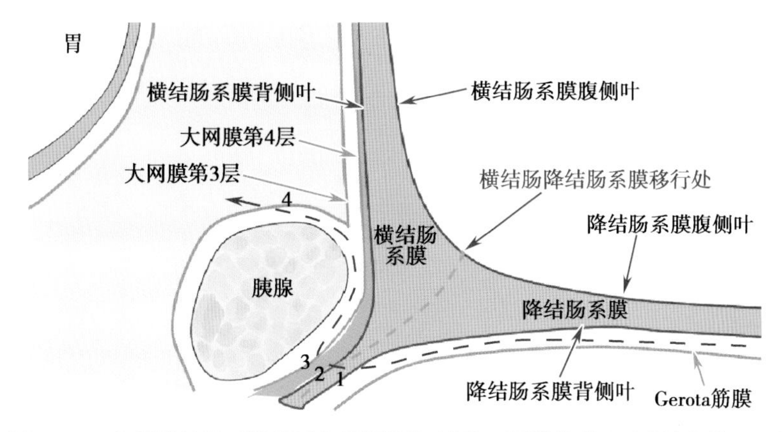


图 6-13　离断横结肠系膜根进入网膜囊经历的 4 层膜结构示意图(序号 1~4)

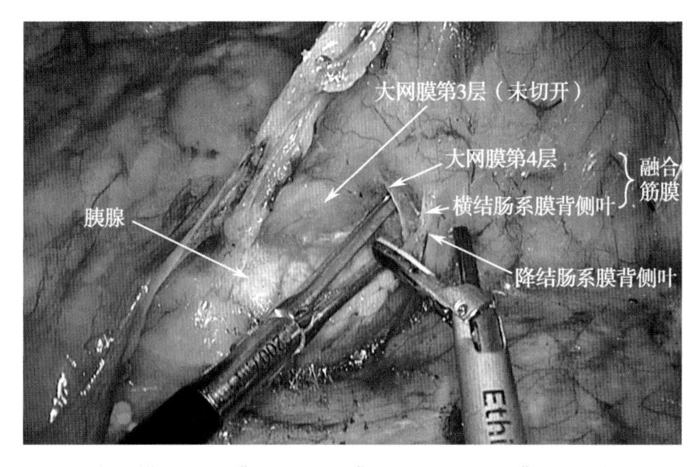


图 6-14　离断横结肠系膜根进入网膜囊经历的 4 层膜结构(腹腔镜视野)

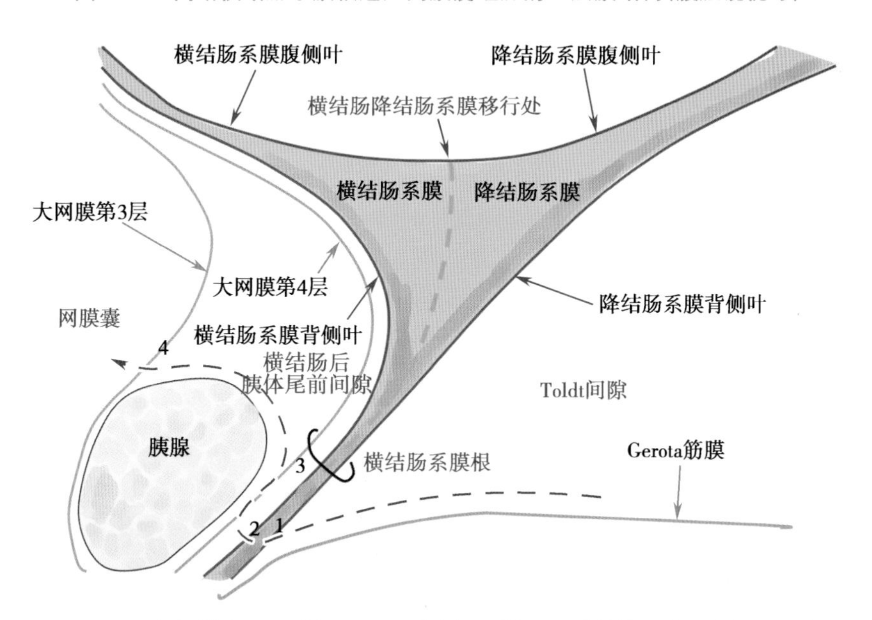


图 6-15　离断横结肠系膜根进入网膜囊经历的 4 层膜结构示意图(序号 1~4)
序号 1~3 构成横结肠系膜根(分离左侧 Toldt 间隙后视野)

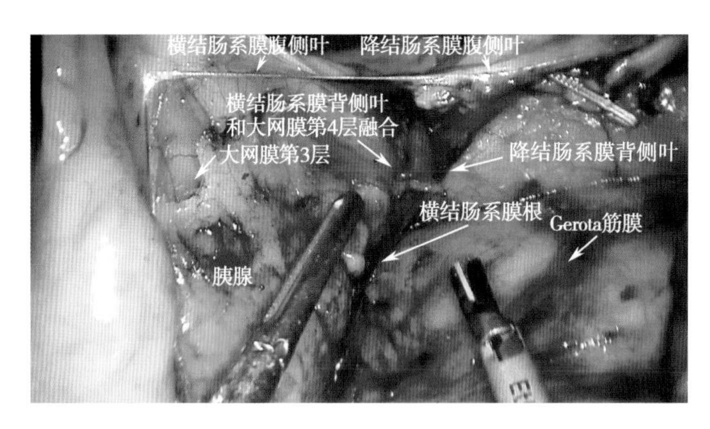


图 6-16 横结肠系膜根(腹腔镜视野,分离左侧 Toldt 间隙后)

## 九、肠管切除和淋巴结清扫范围

1. 左半结肠根治术的不同定义 关于左半结肠切除术的切除范围及命名,目前国内外未达成共识。

(1)中国定义:我国学者对左半结肠的切除主要以具体切除肠段构成命名。李春雨和汪建平主编的《肛肠外科手术学》定义的左半结肠切除术切除范围包括"左侧 1/2 或 1/3 横结肠及其相应系膜、降结肠及其系膜和部分乙状结肠及其系膜"。对于左半结肠切除术,需清扫 IMA 根部淋巴结(第 253 组)但保留 IMA 主干(图 6-17);对于扩大左半结肠切除术,则于 IMA 根部进行结扎,并清扫 IMA 根部淋巴结(图 6-18);对于乙状结肠癌,亦应在根部结扎 IMA(图 6-19)。

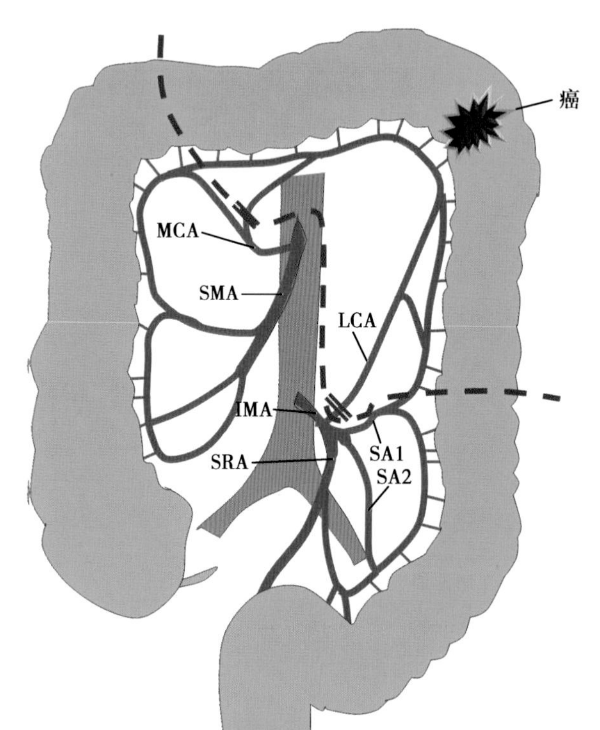


图 6-17 左半结肠切除术(清扫第 253 组淋巴结,保留 IMA 主干)

MCA,结肠中动脉;SMA,肠系膜上动脉;IMA,肠系膜下动脉;LCA,左结肠动脉;SRA,直肠上动脉;SA1,第 1 支乙状结肠动脉;SA2,第 2 支乙状结肠动脉

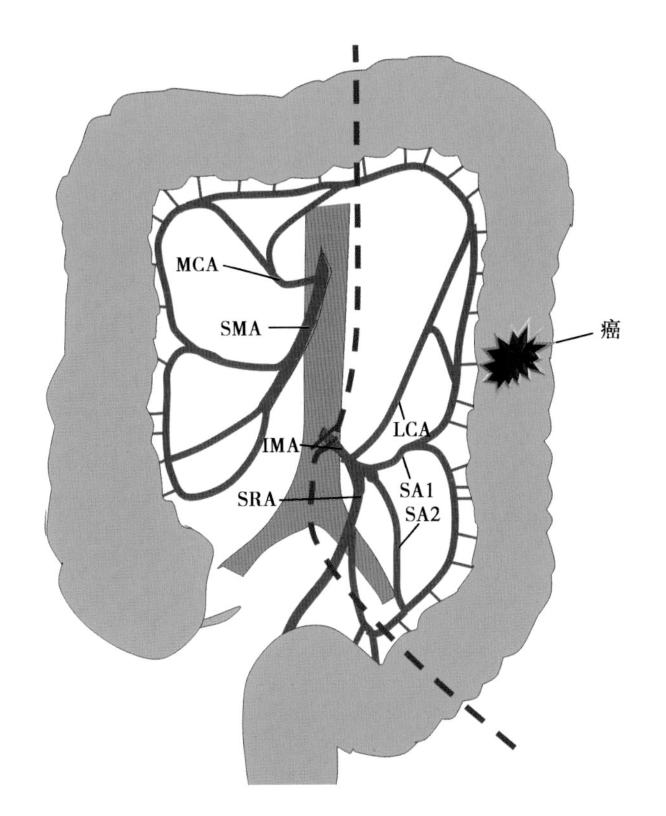


图 6-18　扩大左半结肠切除术(根部结扎 IMA)

MCA,结肠中动脉;SMA,肠系膜上动脉;IMA,肠系膜下动脉;LCA,左结肠动脉;SRA,直肠上动脉;SA1,第 1 支乙状结肠动脉;SA2,第 2 支乙状结肠动脉

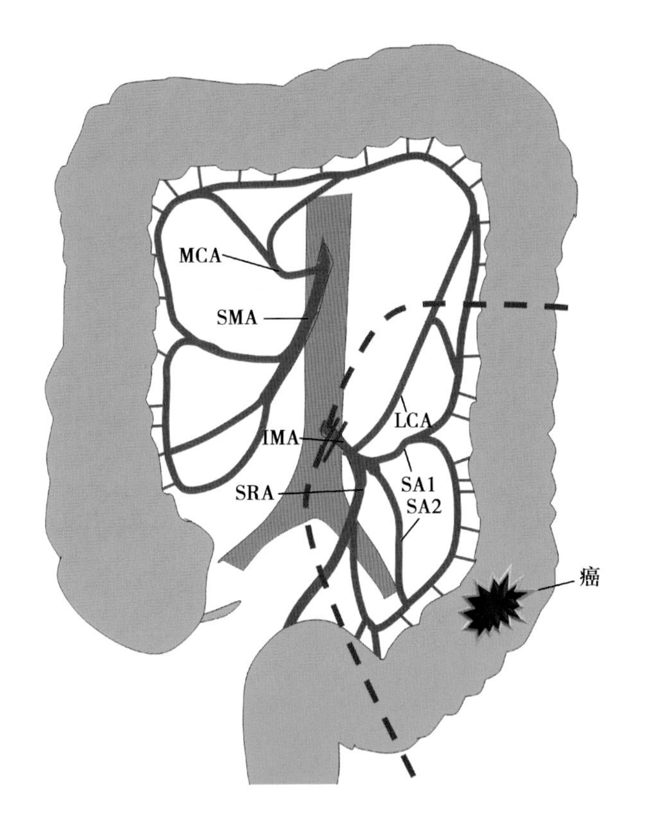


图 6-19　根治性乙状结肠切除术(根部结扎 IMA,适用于乙状结肠癌)

MCA,结肠中动脉;SMA,肠系膜上动脉;IMA,肠系膜下动脉;LCA,左结肠动脉;SRA,直肠上动脉;SA1,第 1 支乙状结肠动脉;SA2,第 2 支乙状结肠动脉

(2) 日本及欧美定义：主要以供血血管的切除数目进行命名。高桥孝采用正方形模型作为结直肠的基本骨架定义了 4 条主要供血动脉，分别为回结肠动脉(ICA)、MCA 右支、LCA 及 SA。根据处理大肠主要供血动脉数进行术式定义。当处理 1 条主要供血动脉，定义为段结肠切除术；处理 2 条主要供血动脉，定义为半结肠切除术。当半结肠切除的手术范围涉及 MCA 的附属动脉，称为扩大切除术。

因此，根据该定义，对于左半结肠癌，当仅结扎 LCA 时，为左(段)结肠切除术；当同时结扎 LCA 和 SA 时，为左半结肠切除术；当同时结扎 SA、LCA 以及 MCA 左支(MCA 的附属动脉)时，则定义为扩大左半结肠切除(图 6-20)。

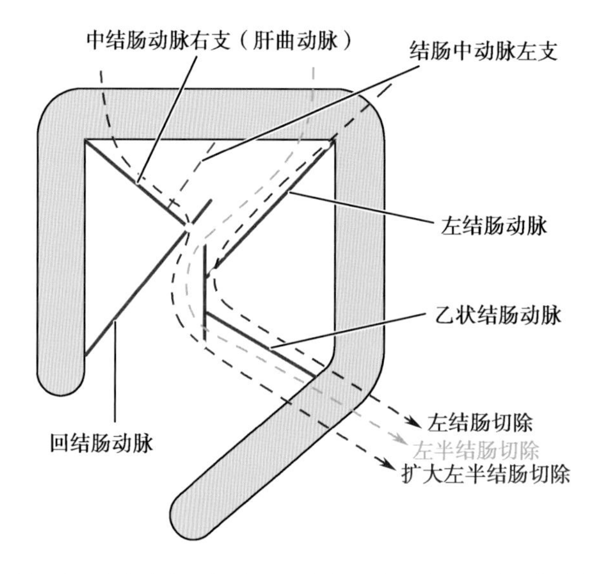


图 6-20　左半结肠切除术手术范围与命名(日本及欧美学者)

2. 肠管切除范围　关于左半结肠癌的肠段切除范围，即肿瘤两端的肠管切除长度，目前存在争议。根据第 7 版日本《大肠癌处理规约》要求，需要根据术中滋养血管、淋巴结清扫范围决定切断线。对于左半结肠癌，当肿瘤位于横结肠脾曲时，其供血动脉多为 MCA 左支(和 / 或 aMCA)；当肿瘤位于降结肠时，其供血动脉多为 LCA。在此基础上，再结合“10+5”原则决定肠段切除范围。而欧美国家大多采用“10cm 原则”(10cm-rule)，即肿瘤两端各切除 10cm 正常肠管。一项近期发表的系统综述结果提示，结肠癌周围 >10cm 肠管的肠旁淋巴结转移仅为 1%~2%，而直乙交界区远端的肠旁淋巴结转移范围很少超过 5cm。北京大学人民医院胃肠外科曾开展一项基于淋巴结转移规律的前瞻性单中心研究，结果提示：肿瘤周围小于 5cm、5~10cm 以及大于 10cm 的肠旁淋巴结转移率分别为 37.7%、6.9% 和 1.3%。由此可见，结肠癌两端超过 10cm 的肠旁淋巴结转移率很低，这为“10cm 原则”提供了证据支持。但这些研究均未考虑肿瘤滋养血管在肠旁淋巴结转移规律中的作用。CME 的提出者 Hohenberger 等认为肠旁淋巴结很少会转移至超过肿瘤 8cm 的正常肠管，但该观点目前尚无循证医学证据支持。

临床实践中，笔者主要根据第 7 版日本《大肠癌处理规约》要求，首先判断滋养血管，然后根据“10+5”原则决定切断线。对于左半结肠癌，当肿瘤位于横结肠时，其供血动脉多为

MCA 左支（和 / 或 aMCA）；当肿瘤位于降结肠时，其供血动脉多为 LCA；当肿瘤位于乙状结肠时，其供血动脉为 SA 和 LCA 的下行支。

3. 淋巴结清扫范围　目前尚缺乏专门针对指导左半结肠癌淋巴结清扫范围的指南共识。关于左半结肠癌淋巴结转移规律的研究亦较少。临床实践中，有 3 个问题需要考虑，即左半结肠癌是否应行 D2 或 D3 站淋巴结清扫？ D3 站淋巴结是什么？系膜外淋巴结（胃网膜弓淋巴结）是否需要清扫？

（1）D2 或 D3：《中国结直肠癌诊疗规范（2017 版）》仅推荐早期结肠癌（T1N0）行局部切除，除此之外的非转移性结肠癌均推荐行 D3 淋巴结清扫术。而日本《大肠癌处理规约》推荐略有差异：临床分期 Tis 可行局部切除（D0）或肠段切除（D1），SM（癌局限在黏膜下层，未侵及固有肌层，即 T1）N0 者可行 D2 手术，分期为 MP（癌局限在固有肌层，未穿越固有肌层，即 T2）N0 者可行 D2 或 D3 手术。对于临床分期为Ⅱ～Ⅲ期的则应行 D3 手术（见第五章）。然而，目前关于结肠癌淋巴结转移规律的研究主要集中于右半结肠，指南的制定也多基于右半结肠癌的临床病理研究。尚缺乏专门针对左半结肠癌区域淋巴结转移规律的研究。笔者单位曾对收治的 556 例左半结肠癌患者资料进行回顾性分析，结果提示仅 T1 期左半结肠癌的第 3 站淋巴结不会发生转移，而 T2、T3、T4 期的第 3 站淋巴结转移率分别为 3.2%、4.8%、8.9%，提示 T1 期左半结肠癌可行 D2 根治术，T2~4 期则应行 D3 根治术（表 6-1）。

表 6-1　笔者单位统计的左半结肠癌不同 T 分期的淋巴结转移率

| 浸润深度 | 例数 | 淋巴结转移率 | | | |
|---|---|---|---|---|---|
| | | 总转移 | 第 1 站 | 第 2 站 | 第 3 站 |
| T1 期组 | 29 | 4（13.8%） | 4（13.8%） | 0 | 0 |
| T2 期组 | 63 | 16（25.4%） | 16（25.4%） | 3（4.8%） | 2（3.2%） |
| T3 期组 | 273 | 135（49.5%） | 125（45.8%） | 40（14.7%） | 13（4.8%） |
| T4 期组 | 191 | 121（63.4%） | 118（61.8%） | 25（13.1%） | 17（8.9%） |
| *P* 值 | 0 | 0 | 0 | 0 | 0.085 |

第 1 站为肠旁淋巴结，第 2 站为肠系膜淋巴结，第 3 站为肠系膜根部及肠系膜上下动脉周围淋巴结，括号内为转移率

（2）第 3 站淋巴结是什么，223 组或 253 组：左半结肠肿瘤的供血动脉位于肠系膜上动脉系统及肠系膜下动脉系统的交汇处，而肠系膜上动脉系统、肠系膜下动脉系统关于中间淋巴结（第 2 站）和系膜根部淋巴结（第 3 站）的界定有所不同。对于肠系膜上动脉系统，第 3 站淋巴结主要指 ICA 根部淋巴结、RCA 根部淋巴结、MCA 根部淋巴结；而在肠系膜下动脉系统中，第 3 站淋巴结指 IMA 根部淋巴结。从左半结肠癌供血的角度上看，直接参与左半结肠供血的主要动脉包括 MCA（和 / 或 aMCA）及 IMA 发出的 LCA 和 SA。因此，从理论上说，行 D3 根治术时，当肿瘤位于横结肠脾曲时供血动脉多为 MCA 左支，有必要清扫 223 组淋巴结或 aMCA 根部淋巴结；降结肠癌的供血动脉多为 LCA，有必要清扫 253 组淋巴结；乙状结肠癌供血动脉多为 LCA 或 SA，有必要清扫 253 组淋巴结（图 6-21）。

笔者所在科室曾对既往 14 年间的 556 例左半结肠癌患者的淋巴结转移情况进行回顾

性分析,结果提示结肠脾曲癌可出现223组(7.3%)及253组(2.4%)淋巴结转移,降结肠癌仅出现253组淋巴结转移(4.1%),乙状结肠癌253组淋巴结转移率为5.9%。提示横结肠近脾曲及结肠脾曲肿瘤D3根治术应清扫223组和253组淋巴结;降结肠肿瘤D3根治术仅需清扫253组淋巴结;乙状结肠肿瘤D3根治术需清扫253组淋巴结(图6-22)。

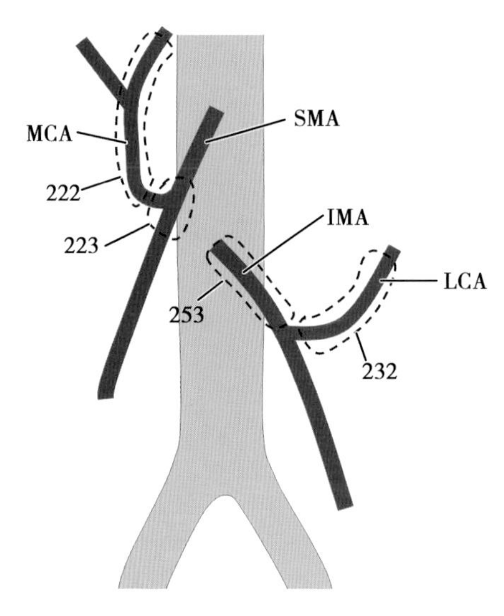


图6-21　左半结肠癌D3站淋巴结图示
SMA,肠系膜上动脉;IMA,肠系膜下动脉;LCA,左结肠动脉;MCA,结肠中动脉

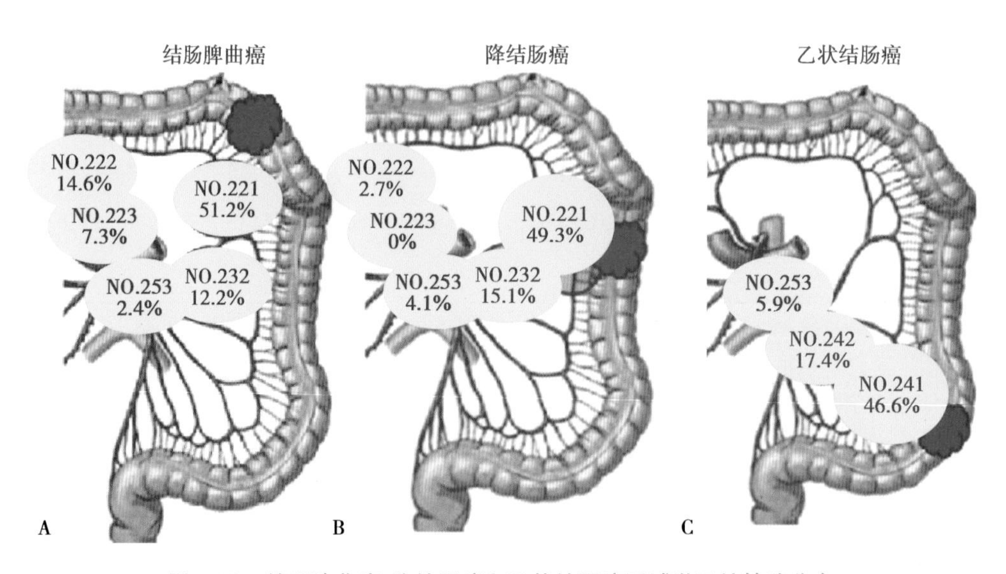


图6-22　结肠脾曲癌、降结肠癌和乙状结肠癌区域淋巴结转移分布

(3)系膜外淋巴结清扫(胃网膜弓淋巴结)的争议:左半CME的系膜外淋巴结主要指胃网膜弓淋巴结。胃网膜弓淋巴结不是左半结肠癌的常规引流区域淋巴结,而属于“系膜外”淋巴结(extramesocolic lymph node)。根据膜解剖理论,胃网膜弓淋巴结属于胃系膜封套内的淋巴结,目前认为左半结肠癌发生胃网膜弓淋巴结转移可能与系膜间的畸形血管沟

通有关。文献报道横结肠癌和脾曲癌存在4%~5%的胃网膜动脉弓淋巴结转移,基于此,Hohenberger提出了CME时的“网膜弓原则”:清扫距离癌肿10cm以内的网膜弓、胰腺下缘淋巴结以及相应的大网膜。但目前尚缺乏专门针对左半结肠癌胃网膜弓淋巴结转移情况的临床研究。

## 十、手术操作

1. 入路　中间入路,分离左Toldt间隙(资源37)。

寻找膜桥——即右侧直肠旁沟,为中间入路。为了便于右侧直肠旁沟显露,先将乙状结肠附着于左髂窝的粘连分离松解,一助分别抓持骶骨岬上方的乙状结肠和直肠上动脉血管蒂,使乙状结肠系膜呈扇形样展开。

运用三角显露法,绷紧右直肠旁沟的自然皱褶,即膜桥(图6-23,图6-24,详见直肠癌章节)。切一小口,利用超声刀“空洞化”效应,使膜桥浮起(图6-25),沿自然皱褶向小肠系膜根方向切开,分离进入左侧Toldt间隙,可见腹主动脉前方覆盖于肾前筋膜下的肠系膜下神经丛,其左侧的输尿管和生殖血管(图6-26)。

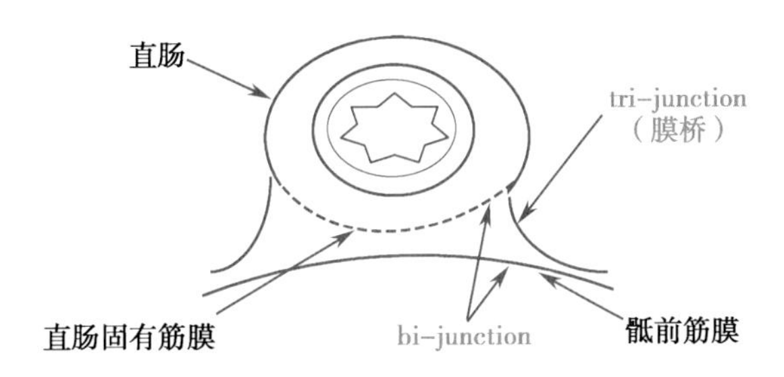


图6-23　直肠系膜及膜桥示意图

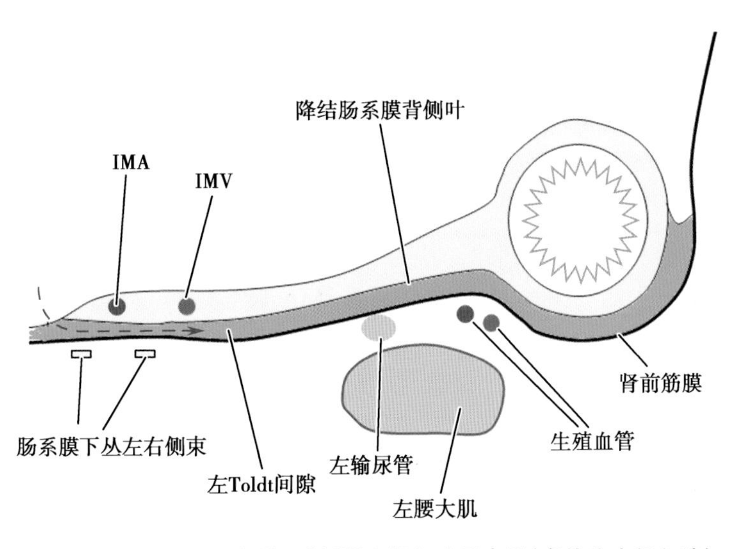


图6-24　左侧Toldt间隙、膜桥及中间入路示意图(虚线为中间入路)
IMA,肠系膜下动脉;IMV,肠系膜下静脉

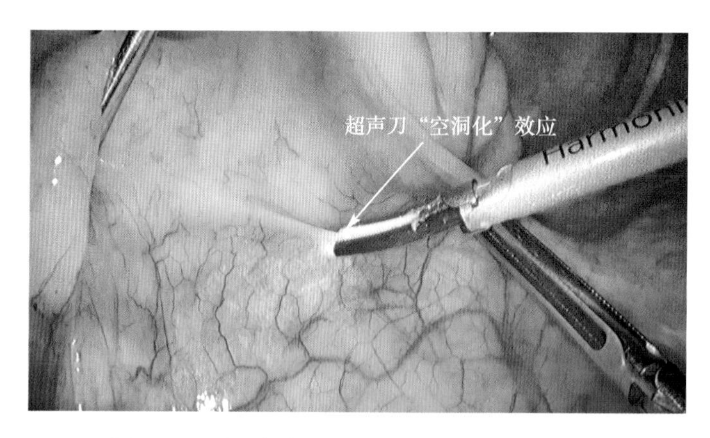


图 6-25 利用超声刀"空洞化"效应,使膜桥浮起

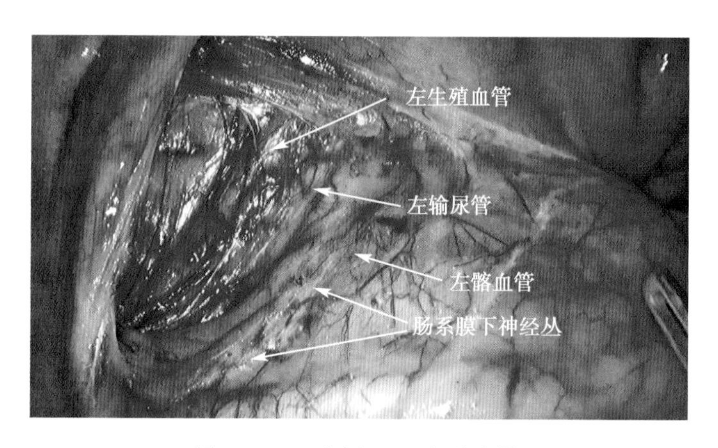


图 6-26 左侧 Toldt 间隙全景

资源 37
中间入路

2. 肠系膜下神经丛显露,253 组淋巴结清扫

(1)保留 IMA 的左半结肠切除术:适用于降乙交界癌、降结肠癌和脾曲癌(资源 38~资源 40)。在分离显露左 Toldt 间隙后,根据肿瘤的位置,确定是否保留 IMA,利用肠钳触诊结肠肿瘤下缘,以 10cm 长的 7 号丝线,测量确定下切缘,上钛夹标记。如肿瘤下切缘以下有 20cm 以上的乙状结肠,则需保留 IMA,以确保吻合口血运。

在肠系膜下神经丛的左右侧束汇合点上方切开,显露腹主动脉,沿腹主动脉表面、肠系膜下丛右侧束内侧向头侧分离解剖,可自然显露 IMA 根部(图 6-27、图 6-28),如未见明显肿大淋巴结,则清扫 IMA 周围 1cm 范围即可,如见明显多个肿大的淋巴结,则沿腹主动脉表面向上清扫,最高可达十二指肠空肠曲下缘,即左肾血管水平,切开根部 IMA 血管鞘,用超声刀慢挡沿 IMA 纵轴中央,像削铅笔似向上缓慢切开,在距 IMA 根部约 1.5cm 处,可见由肠系膜下神经左侧丛发出的许多分支围绕 IMA(支配左半结肠),沿 IMA 左侧壁切断该分支,此后 IMA 彻底游离(图 6-29)。

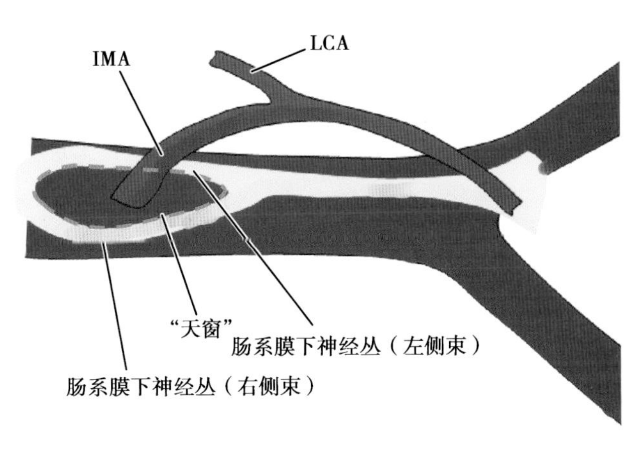


图 6-27 IMA 根部与肠系膜下神经丛"天窗"示意图
IMA,肠系膜下动脉;LCA,左结肠动脉

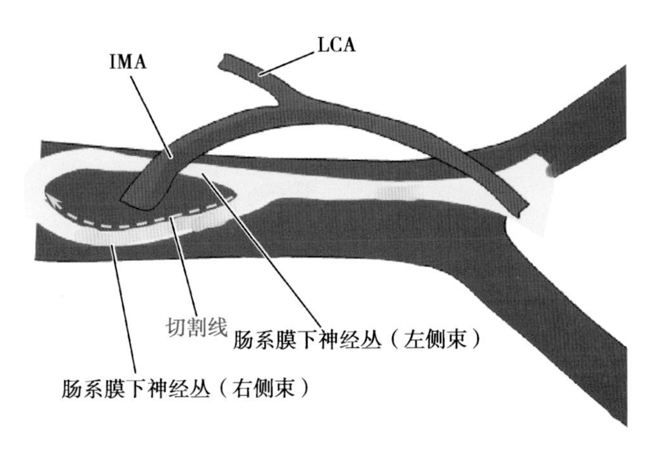


图 6-28 IMA 根部显露示意图
IMA,肠系膜下动脉;LCA,左结肠动脉

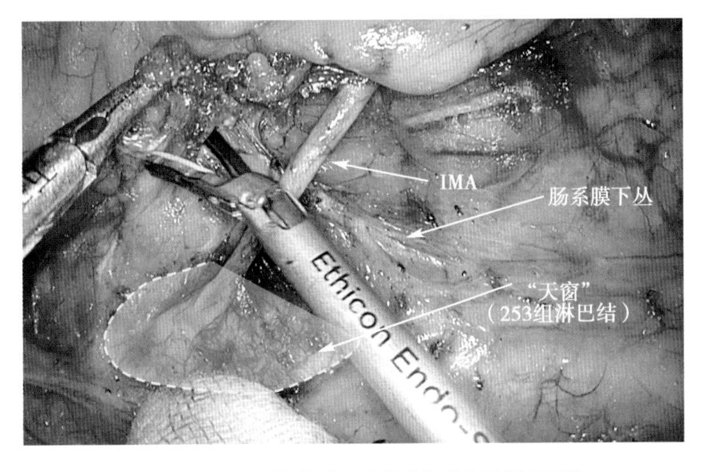


图 6-29 IMA 根部"天窗"清扫(腹腔镜视野)
IMA,肠系膜下动脉

资源 38
第 253 组淋巴结清扫(降乙交界癌)

资源 39
第 253 组淋巴结清扫(降结肠癌)

资源 40
第 253 组淋巴结清扫(脾曲癌)

续沿 IMA 纵轴中央继续向上分离解剖,大约距 IMA 根部 5cm 处可见 LCA 根部显露,予结扎切断(图 6-30),继续向上约 1cm 可见 SA(LCA 和 SA 关系见图 6-4),以上述乙状结肠下切缘钛夹为标志,向肠旁血管方向横断 SA 分支和 IMV 末梢支,为了便于肠管拖出腹腔,沿直肠后间隙向下稍作分离解剖,见到由左腹下 N 发出的走向直肠系膜的支配左半结肠的神经即可,该神经应予保留,以免术后出现便秘(结肠慢传输型便秘)(图 6-31)。

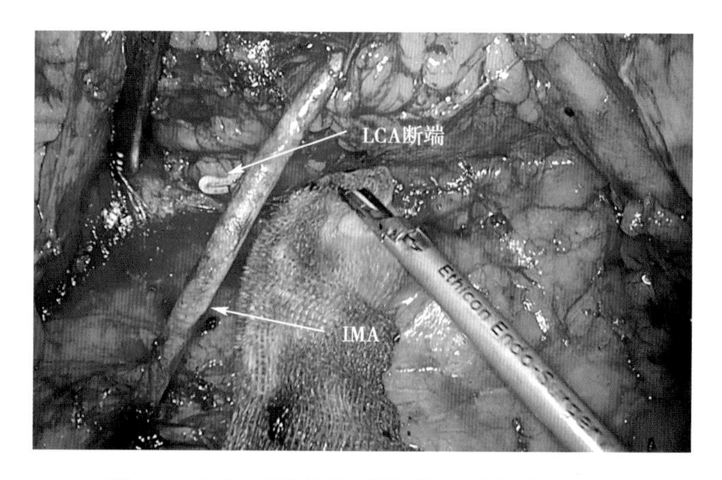


图 6-30 LCA 根部结扎,并保留 IMA(腹腔镜视野)
IMA,肠系膜下动脉;LCA,左结肠动脉

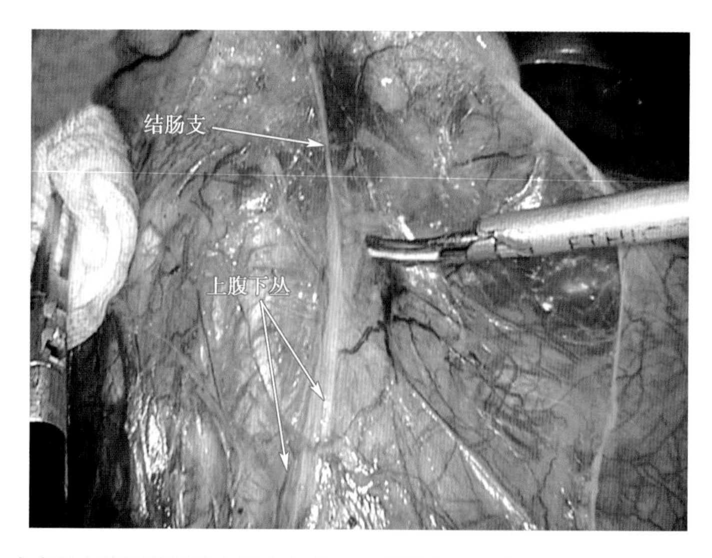


图 6-31 术中见左腹下神经发出的走向直肠系膜的支配左半结肠的神经(结肠支),予保留

(2)不保留IMA的左半结肠切除术：常用于乙状结肠癌(资源41)。当确诊为乙状结肠癌时，探查确定肿瘤下缘距腹膜返折的距离，如在腹膜返折上3~5cm，需行吻合器重建肠管连续性，则在IMA根部清扫253组淋巴结后，予结扎切断(图6-32)。此时以10cm丝线测定肿瘤上切缘，上钛夹标记。如乙状结肠较长，估计可拖下与中上段直肠吻合，则予剪裁。如其较短，无法拖下吻合，则需游离脾曲结肠。

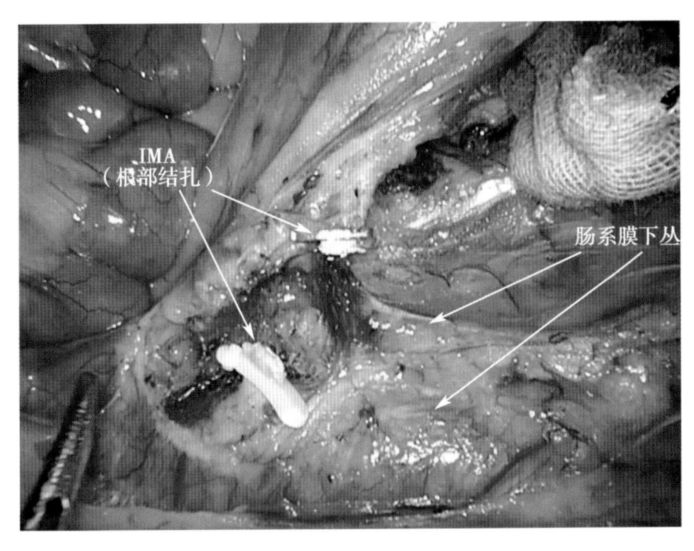


图6-32　IMA根部清扫253组淋巴结后，予结扎切断
IMA，肠系膜下动脉

资源41
第253组淋巴结清扫(乙状结肠癌)

3. 脾曲游离　采用三路包抄(从里向外沿①胰腺下缘和②胃大弯或结肠旁；从下向上沿③左结肠旁沟分离)(图6-33~图6-37)。

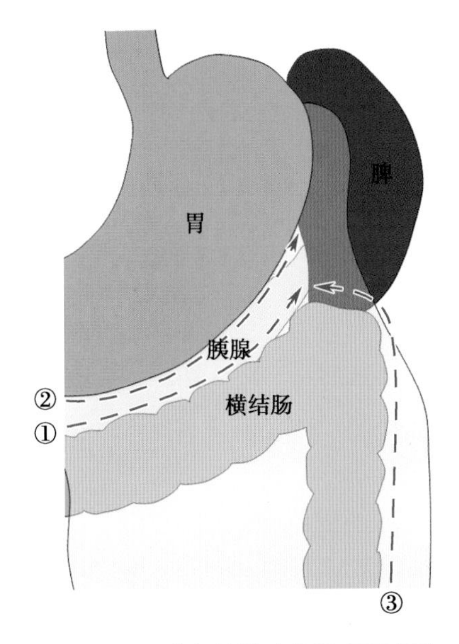


图6-33　三路包抄的脾曲游离示意图
沿胰腺下缘、胃大弯(弓上或弓下)或横结肠旁，左结肠旁沟

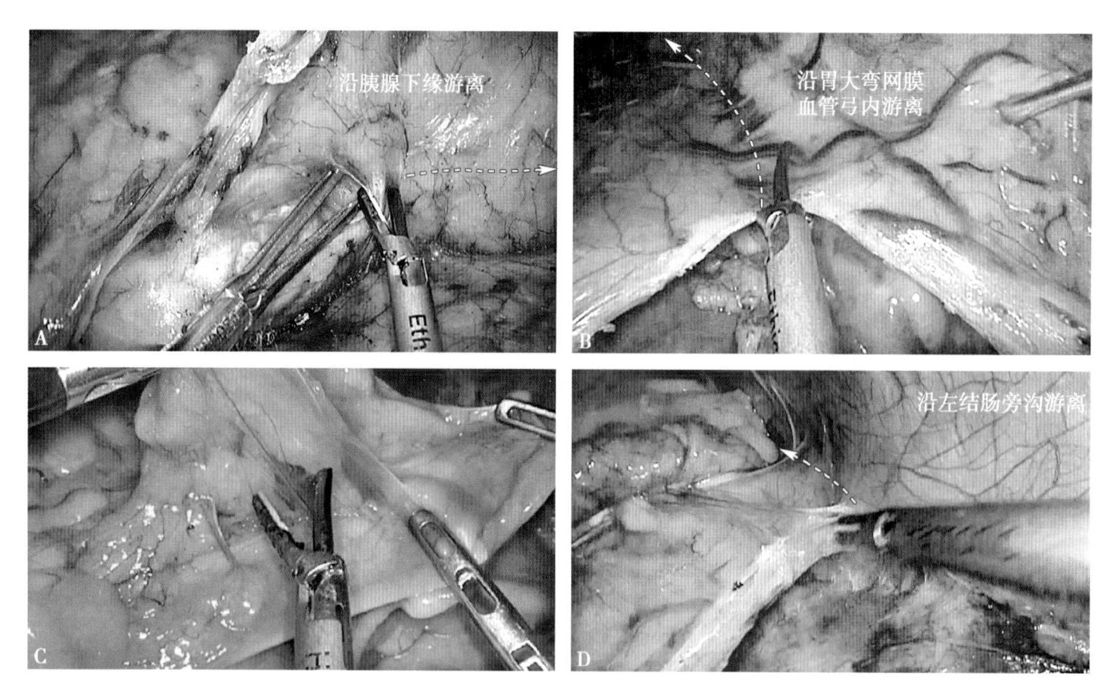


图 6-34 三路包抄的脾曲游离术中图

A. 沿胰腺下缘;B. 胃大弯(当肿瘤位于脾曲时,行弓上分离);C. 沿横结肠旁切开大网膜第 1~2 层(当肿瘤位于乙状结肠时);D. 沿左结肠旁沟

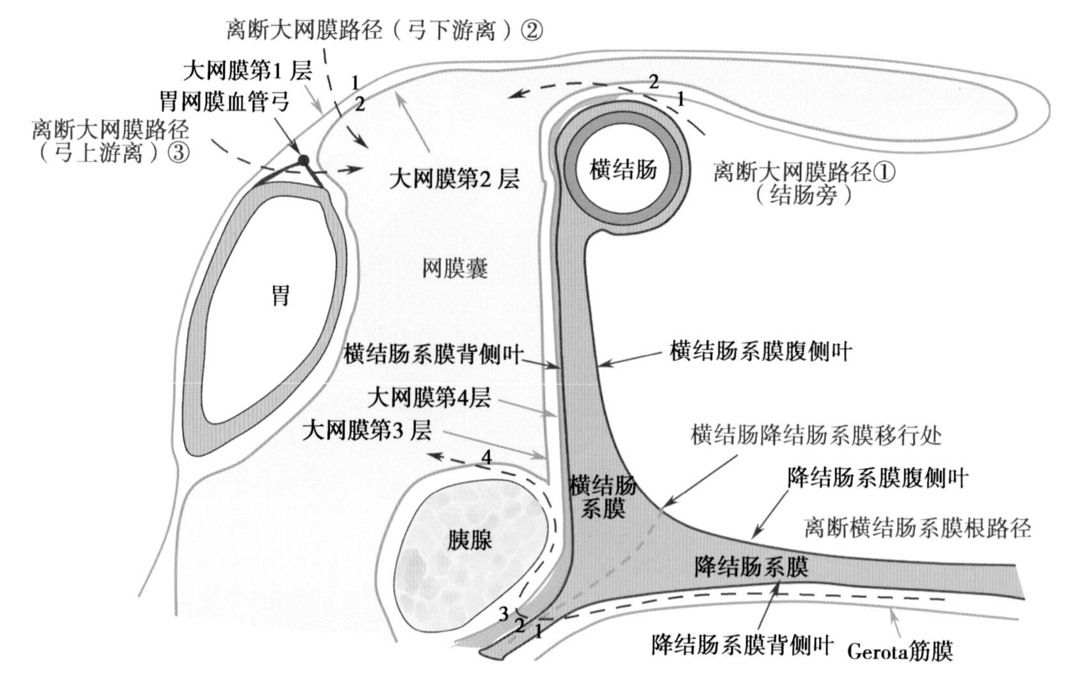


图 6-35 脾曲游离时离断横结肠系膜根和离断大网膜所经过的膜结构矢状面示意图

离断大网膜的三条路径,包括:①结肠旁;②弓下游离;③弓上游离。1、2、3、4 代表经过的筋膜层数

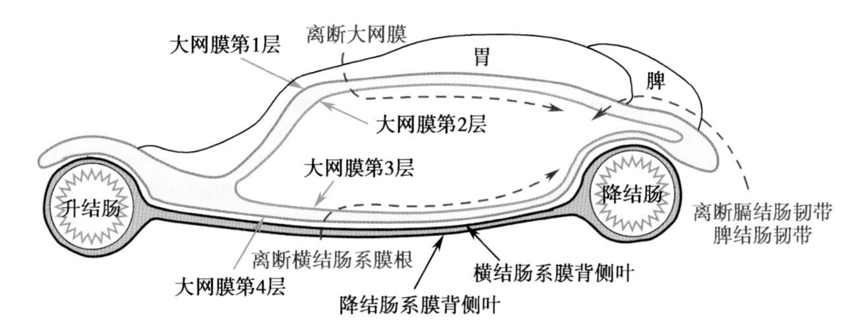


图 6-36　脾曲游离中三次进入网膜囊(横断面示意图)

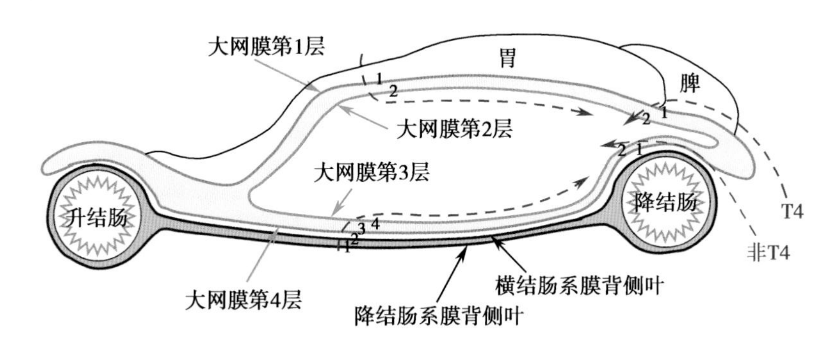


图 6-37　脾曲游离中三次进入网膜囊所经过的膜结构示意图
1、2、3、4 代表经过的筋膜层数

(1)离断横结肠系膜根,第 1 次进入网膜囊:

1) 如为降结肠、降乙交界癌或乙状结肠癌,沿已分离的左侧 Toldt 间隙向上拓展至胰腺下缘,将横结肠推向头侧,在十二指肠空肠曲外侧可见 IMV 根部,予分离结扎切断(图 6-38,

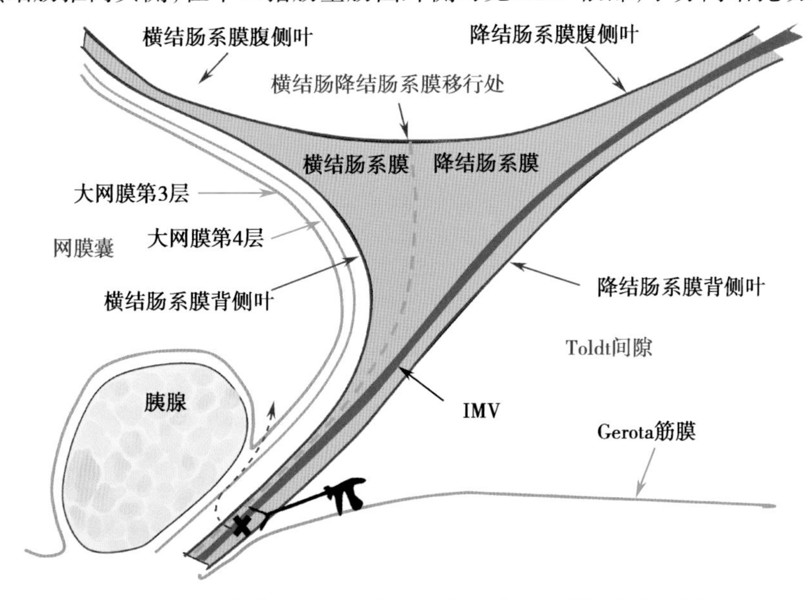


图 6-38　游离横结肠和降结肠系膜,结扎 IMV(矢状面示意图)
IMV,肠系膜下静脉

图 6-39，资源 42~资源 45），沿 IMV 近上方沿胰体垂直于横结肠系膜纵行切开四层膜结构，即横结肠系膜腹侧叶、横结肠系膜背侧叶、大网膜第 4 层和第 3 层。沿第 3 层和第 4 层之间胰体表面横结肠后胰体尾前间隙分离（图 6-40，图 6-41）。沿胰腺下缘从里到外横行切断由大网膜第 4 层、横结肠系膜背侧叶与降结肠系膜背侧叶组成的横结肠系膜根，至胰尾（图 6-42，图 6-43），并与已经拓展的左侧 Toldt 间隙汇合。尽量拓展左侧 Toldt 间隙至脾下极的左结肠旁沟。

资源 42
脾曲分离
（弓下分离）

资源 43
脾曲分离
（弓上分离）

资源 44
脾曲分离（横结肠
系膜根）

资源 45
脾曲分离（横结肠
系膜根分离）

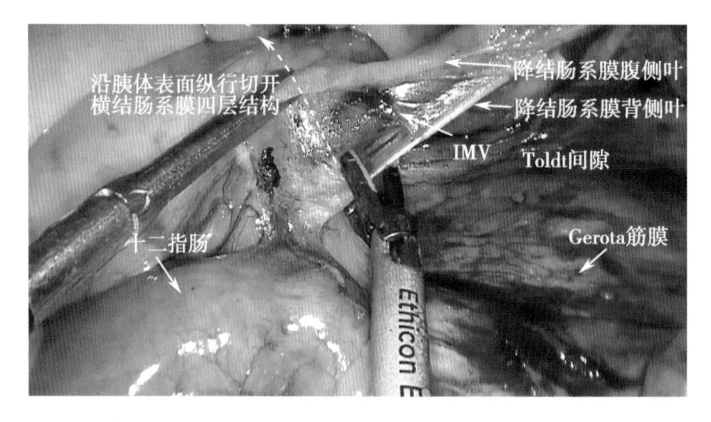


图 6-39　沿胰体表面纵行切开横结肠系膜四层结构，结扎 IMV（腹腔镜视野）
IMV，肠系膜下静脉

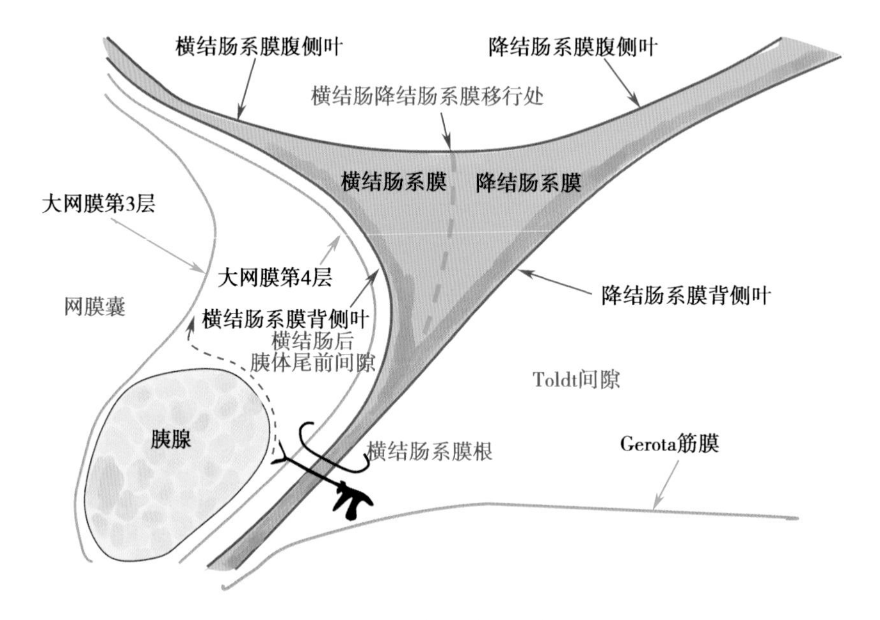


图 6-40　游离横结肠后胰体尾前间隙（矢状面示意图）

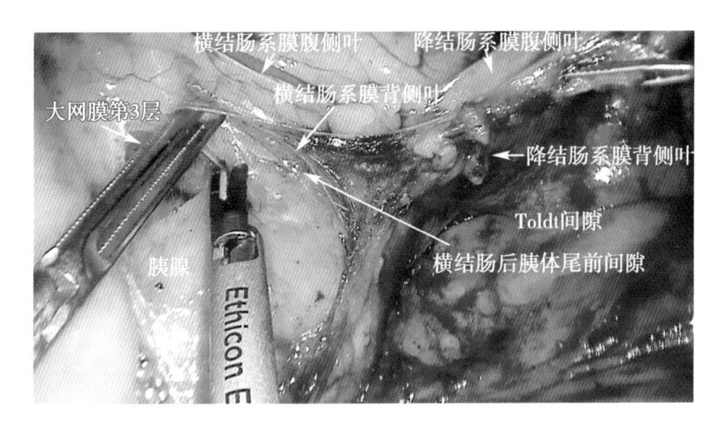


图 6-41 游离横结肠后胰体尾前间隙(腹腔镜视野)

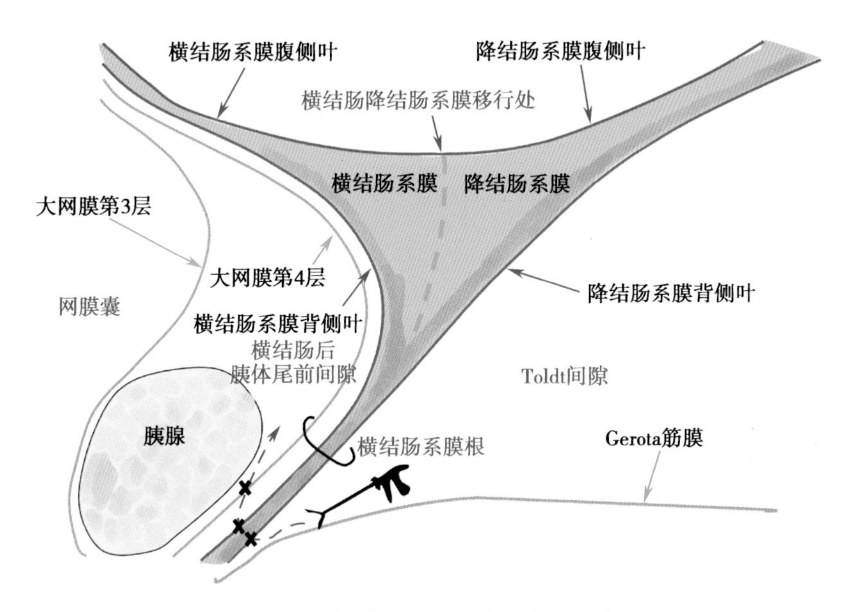


图 6-42 切断横结肠系膜根(模式图)

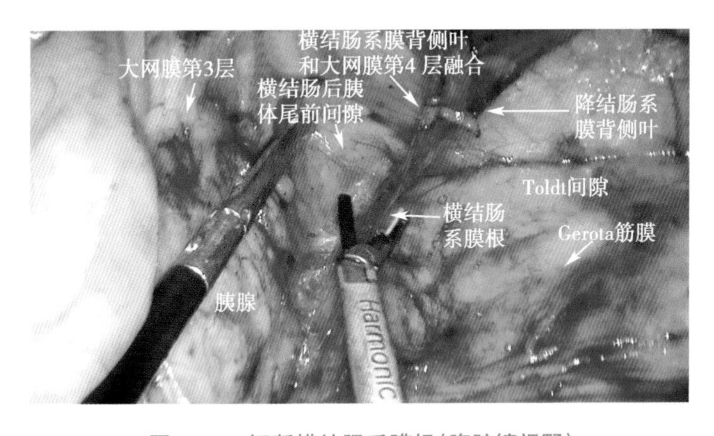


图 6-43 切断横结肠系膜根(腹腔镜视野)

2）如为脾曲癌，在 IMV 根部离断，探查是否存在 aMCA，若无，则清扫 MCA 根部淋巴结，于左支根部离断；如存在，则清扫其根部淋巴结至 SMA 表面。分离显露 SMV，在 aMCV 根部离断。同上脾曲游离法分离胰腺下缘横结肠系膜根至胰尾（见图 6-7 和图 6-8，图 6-44，图 6-45，资源 43）。

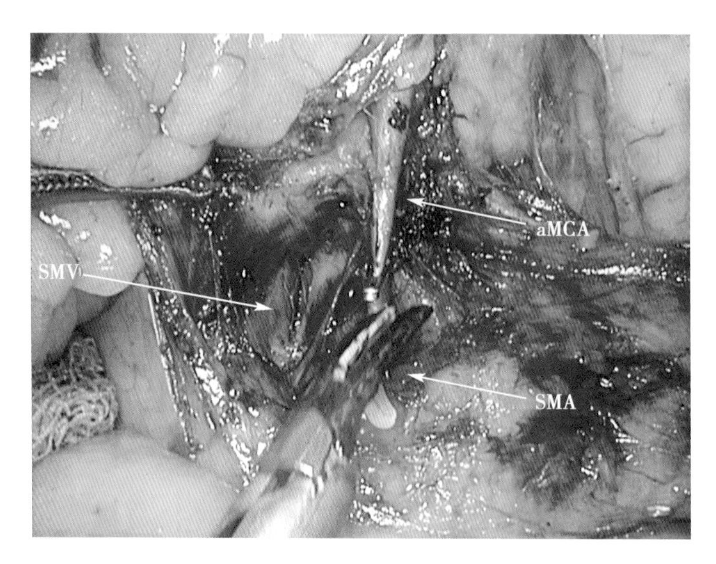


图 6-44　aMCA 术中图
aMCA，副结肠中动脉；SMA，肠系膜上动脉；SMV，肠系膜上静脉

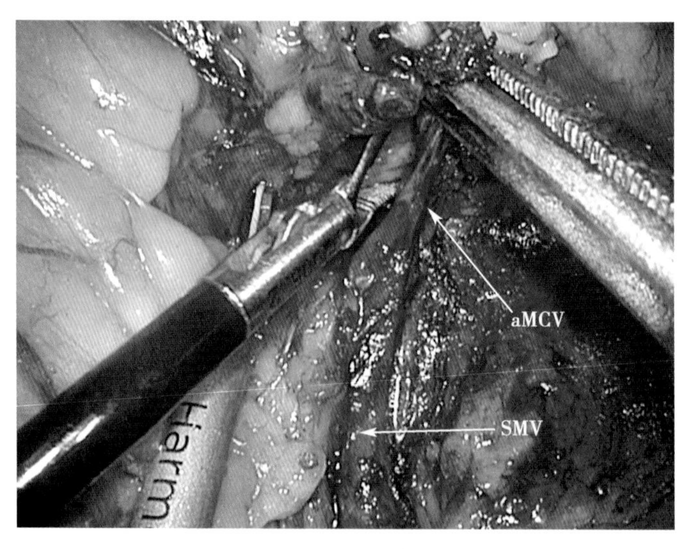


图 6-45　aMCV 术中图
aMCV，副结肠中静脉；SMV，肠系膜上静脉

(2) 离断胃结肠韧带，第 2 次进入网膜囊：

1) 如为降结肠、降乙交界癌或乙状结肠癌(T4)，则将横结肠翻转向下，在网膜血管弓中点下沿胃网膜弓下切开由大网膜第 1 层和第 2 层构成的胃结肠韧带，第 2 次进入网膜囊。由内向外分离切开至脾下极，可见脾下极血管，沿该血管分离至脾结肠韧带（图 6-46，资源 42）。

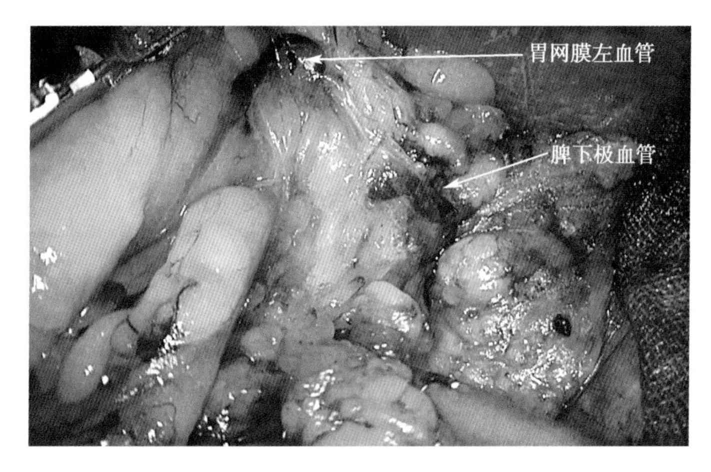


图 6-46　胃网膜左血管和脾下极血管（腹腔镜视野）

2）如为脾曲癌（T4），据前述“网膜弓”原则，需在距肿瘤近端 10cm 处横断胃大弯血管弓，进入网膜囊。于弓上、距胃大弯壁 0.5cm 离断网膜弓血管各分支至脾门，解剖显露胃网膜左血管根部，在脾血管以远离断胃网膜左血管（图 6-47，资源 43）。

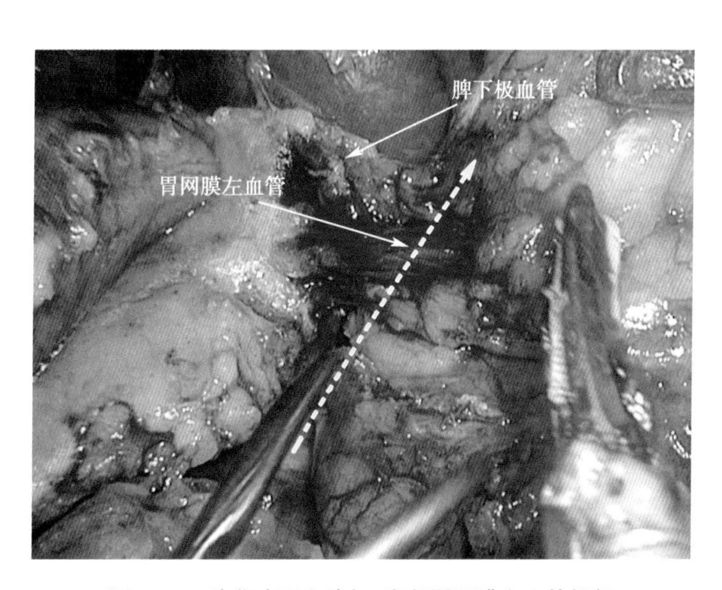


图 6-47　脾曲癌弓上清扫，离断胃网膜左血管根部

3）如左半结肠癌未侵出浆膜（T2-3），则沿横结肠中点结肠带上方 0.5~1.0cm 大网膜第 1 层和第 2 层附着处，较透明的位置进入网膜囊，从里向外游离切开至脾曲（图 6-48，资源 46）。

（3）离断膈结肠韧带、脾结肠韧带，第 3 次进入网膜囊：由于胃的背侧系膜在胚胎发育过程中向外囊袋样展开，形成大网膜，因此，大网膜第 2 层与第 3 层相延续，构成网膜囊的内壁；大网膜第 1 层与第 4 层相延续，从外侧入路自下向上切开左结肠旁沟，与内侧游离的左 Toldt 间隙会师，并离断膈结肠和脾结肠韧带。第 3 次进入网膜囊，该过程共需切开 2 层膜结构，即大网膜第 2 层与第 3 层的延续筋膜、大网膜第 1 层与第 4 层的延续筋膜。

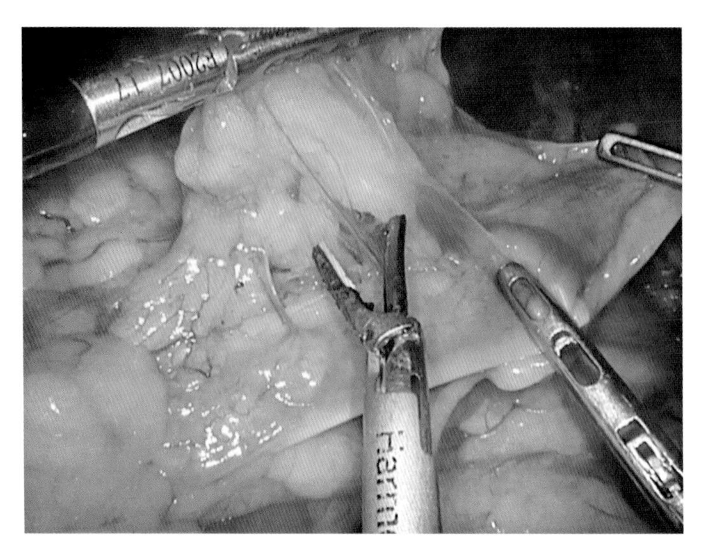

图 6-48　沿横结肠中点结肠带上方 0.5-1.0cm 大网膜第 1 层和第 2 层附着处，较透明的位置进入网膜囊

资源 46
脾曲分离
(结肠旁)

值得注意的是，对于局部侵犯浆膜层的 T4 期左半结肠癌，应该紧贴着脾下极进行网膜囊的切除，并游离脾曲。而对于浆膜层未突破的左半结肠癌，可紧贴着脾曲结肠进行游离(图 6-36，图 6-37)。

4. 癌肿近端血管淋巴结清扫　如为降结肠癌或降乙交界癌，则在癌肿近端以 10cm 长 7 号丝线确定上钛夹标记后剪裁(图 6-49，资源 42)。

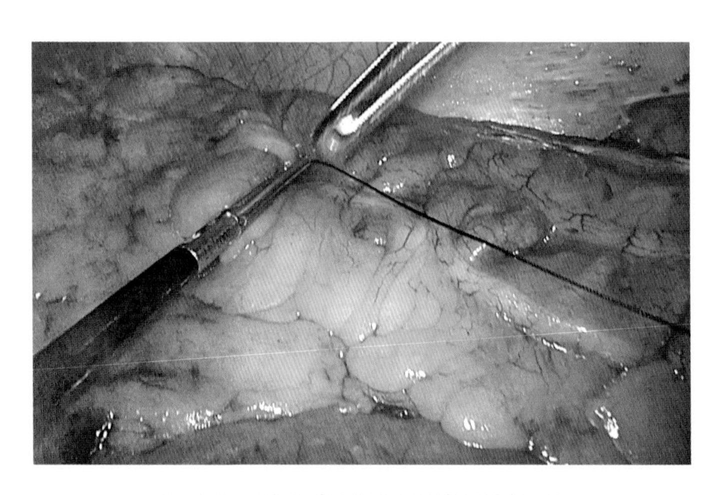

图 6-49　确定肿瘤近切端(腹腔镜视野)

5. 切口选择，标本取出，肠吻合

(1)结肠脾曲、降结肠和降乙交界癌(资源 42)：在镜下确定近远端切缘均可拖出的位置上方，通常在脐部。切开腹壁各层，长约 5~6cm，置入切口保护套，将肠管取出腹腔外，在肿瘤两侧标志点切断，行肠侧 - 侧吻合，大量清水冲洗腹腔。检查无肠管扭曲、出血，于吻合口周围放置引流管，关腹。

资源 47
乙状结肠癌远切端分离吻合

(2)乙状结肠癌(资源 47):以 10cm 长 7 号丝线在乙状结肠癌远端测定下切缘,予以电烧标记。沿肠系膜下神经丛表面向直肠后间隙行隧道式分离,注意显露和保护骶骨岬下方上腹下丛呈 Y 形分为左右两支的腹下神经,走行于两侧直肠旁沟对应的腹膜下。行直肠下切端肠管裸化,其近端予结扎,以切割闭合器切断直肠。于脐下取 5cm 长纵向切口,入腹腔,置入切口保护器,取出标本。在乙状结肠癌肿近端 10cm 切断,置入抵钉座,冲洗腹腔、吸尽。完成直肠降结肠端 - 端吻合,行充气试验,确定无误,于吻合口旁置双套管,由右下腹 trocar 口引出,固定。

## 十一、术中与术后并发症防治

胃瘫:

原因:①行弓上分离时太过靠近胃大弯分离,可能灼伤胃壁,故术中要距胃大弯 0.5cm,避免灼伤胃壁;②胃起搏点位于胃大弯中上 1/3 处,可能受灼伤。

诊断和治疗:术后早期使用胃动力药。如出现频繁呕吐,即行数字胃肠造影(GI)判断是否出现胃潴留,如有应行胃管减压,洗胃,全肠外营养(TPN),静脉应用激素,红霉素加强胃动力。如保守治疗 1 周未改善,可通过胃镜放置双腔小肠减压管至空肠,既减压胃液又行肠内营养(EN),可迅速治愈胃瘫。

## 十二、难点和要点总结

1. 脾曲癌,降结肠癌和降乙交界癌　可行保留 IMA 左半结肠癌根治术,乙状结肠如远端较短,应行 IMA 根部切断的乙状结肠癌根治术。

2. 脾曲癌淋巴结清扫范围　223 组淋巴结 +253 组淋巴结 + 胃大弯淋巴结清扫(T4 时),如有 aMCA,予根部切断清扫 aMCA 淋巴结。

3. 降结肠癌和降乙交界癌的淋巴结清扫范围:222 组淋巴结 +253 组淋巴结。

4. 乙状结肠癌淋巴结清扫范围:253 组淋巴结。

5. 在外科膜解剖原则指导下行以中间入路为主的三路包抄脾曲分离。

6. 在胰体尾下缘切断横结肠系膜根,方可保证左半结肠的 CME。

(池　畔)

## 参考文献

1. 池畔,王枭杰 . 左半结肠切除术的争议和基于膜解剖的脾曲游离技巧[J]. 中华结直肠疾病电子杂志,2017,6(4):284.

2. 李春雨 . 汪建平,主编 . 肛肠外科手术学[M]. 北京:人民卫生出版社,2015.

3. 三毛牧夫 . 腹腔镜下大肠癌手术以筋膜解剖和组织胚胎学为基础的手术技巧[M]. 张宏,刘金钢,主译 . 沈阳:辽宁科学技术出版社,2015.

4. WATANABE,ITABASHI,SHIMADA,et al.Japanese Society for Cancer of the Colon and Rectum(JSCCR) guidelines 2010 for the treatment of colorectal cancer [J].International Journal of Clinical Oncology,2012,17(1):1-29.

5. KIM NK, KIM YW, HAN YD, et al.Complete mesocolic excision and central vascular ligation for colon cancer: Principle, anatomy, surgical technique, and outcomes [J].Surgical Oncology, 2016, 25(3): 252-262.
6. BERTELSEN, KIRKEGAARD-KLITBO, NIELSEN, et al.Pattern of Colon Cancer Lymph Node Metastases in Patients Undergoing Central Mesocolic Lymph Node Excision: A Systematic Review [J].Diseases of the Colon & Rectum, 2016, 59(12): 1209-1221.
7. 叶颖江 . 结肠癌完整结肠系膜切除术(CME)研究进展及单中心经验[EB/OL].http://wx.bjcscrs.com/article/index/foznpb, 2016-5-16.
8. ROUFFET F, HAY JM, VACHER B, et al.Curative resection for left colonic carcinoma: Hemicolectomy vs.Segmental colectomy [J].Diseases of the Colon & Rectum, 1994, 37(7): 651-659.
9. GRAVANTE G, ELSHAER M, PARKER R, et al.Extended right hemicolectomy and left hemicolectomy for colorectal cancers between the distal transverse and proximal descending colon [J].Annals of the Royal College of Surgeons of England, 2016, 98(5): 303-307.
10. 顾晋, 汪建平, 孙燕, 等 . 中国结直肠癌诊疗规范(2017 年版)[J]. 中华临床医师杂志(电子版), 2018, 12(1): 3-23.
11. 蔡东汉, 官国先, 刘星, 等 . 左半结肠癌淋巴结转移规律的临床分析[J]. 中华胃肠外科杂志, 2016, 19(6): 659-663.
12. 渡边昌彦, 上西纪夫, 后藤满一, 等 . 小肠结肠外科手术操作要领与技巧[M]. 北京: 人民卫生出版社, 2012 : 109-124.
13. WATANABE J, OTA M, SUWA Y, et al.Evaluation of lymph flow patterns in splenic flexural colon cancers using laparoscopic real-time indocyanine green fluorescence imaging [J].Int J Colorectal Dis, 2017, 32(2): 201-207.
14. RUSU MC, VLAD M, VOINEA LM, et al.Detailed anatomy of a left accessory aberrant colic artery [J].Surgical and Radiologic Anatomy, 2008, 30(7): 595-599.
15. SØNDENAA K, QUIRKE P, HOHENBERGER W, et al.The rationale behind complete mesocolic excision (CME) and a central vascular ligation for colon cancer in open and laparoscopic surgery: proceedings of a consensus conference [J].International Journal of Colorectal Disease, 2014, 29(4): 419-428.
16. PERRAKIS A, WEBER K, MERKEL S, et al.Lymph node metastasis of carcinomas of transverse colon including flexures.Consideration of the extramesocolic lymph node stations [J].International Journal of Colorectal Disease, 2014, 29(10): 1223-1229.
17. HOHENBERGER W, WEBER K, MATZEL K, et al.Standardized surgery for colonic cancer: complete mesocolic excision and central ligation—technical notes and outcome [J].Colorectal Disease, 2009, 11(4): 354-364.
18. BENSELER V, HORNUNG M, IESALNIEKS I, et al.Different approaches for complete mobilization of the splenic flexure during laparoscopic rectal cancer resection [J].International Journal of Colorectal Disease, 2012, 27(11): 1521-1529.
19. 刁德昌, 万进, 王伟, 等 . 横向入路法腹腔镜左半结肠癌根治术的临床应用[J]. 中华胃肠外科杂志, 2015 :(10): 1056-1059.

# 第七章

# 腹腔镜横结肠癌根治术

## 一、适应证

适用于横结肠中段癌。

## 二、禁忌证

同左、右半结肠癌。

## 三、术前准备

同左、右半结肠癌。

## 四、麻醉及围术期镇痛

同左、右半结肠癌。

## 五、体位

仰卧，水平分腿位，同右半结肠切除术。

1. 中央淋巴结清扫　结肠中动脉（MCA）和结肠中静脉（MCV）及副结肠中动脉（aMCA）和副结肠中静脉（aMCV）根部淋巴结清扫时，主刀站在患者两腿间，一助站在患者左侧，二助站在患者右侧，扶镜手站在一助同侧下方，监视器置于头侧（图 7-1）。头高 30° 以便小肠推挡至下腹，暴露胰颈下区。

2. 脾曲游离时，同左半结肠癌切除术脾曲游离时站位（图 7-2）。

3. 肝曲游离时，同右半结肠癌切除术肝曲游离时站位（图 7-3）。

## 六、trocar 放置

采用五孔法，同右半结肠切除术（图 7-4）。腹腔镜手术部分完毕后取绕脐 5cm 切口行标本取出及吻合。

## 七、横结肠血管解剖概要

横结肠的供血动脉主要是 MCA，收纳血流汇入 MCV。与横结肠癌 D3 站根治术相关的血管解剖包括MCA、aMCA、MCV、aMCV、Henle干、空肠静脉(JV)和肠系膜下静脉(IMV)。

1. MCA　文献报道的出现率较为恒定(约100%),从SMA发出。其中1支型占88.3%,2支或3支型(即包含aMCA)占11.7%。aMCA的应用解剖详见第六章。

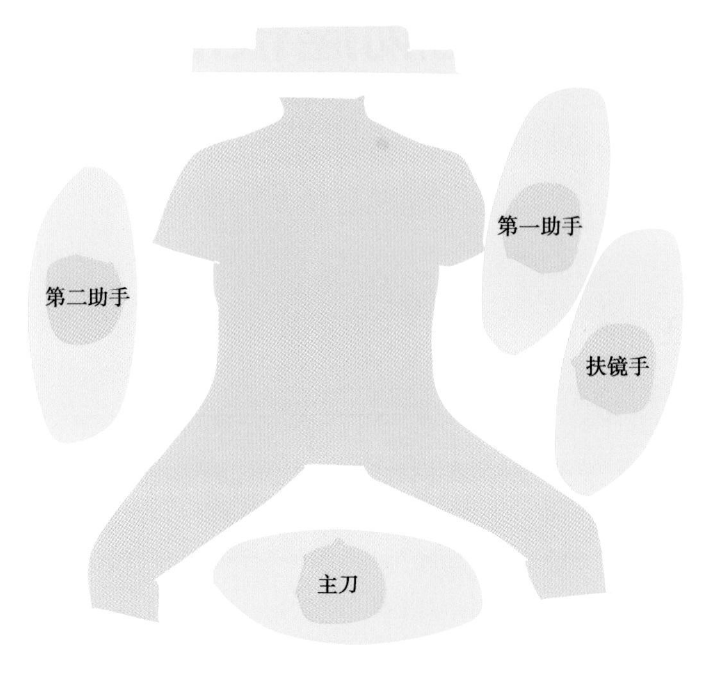


图7-1　中央淋巴结清扫时站位

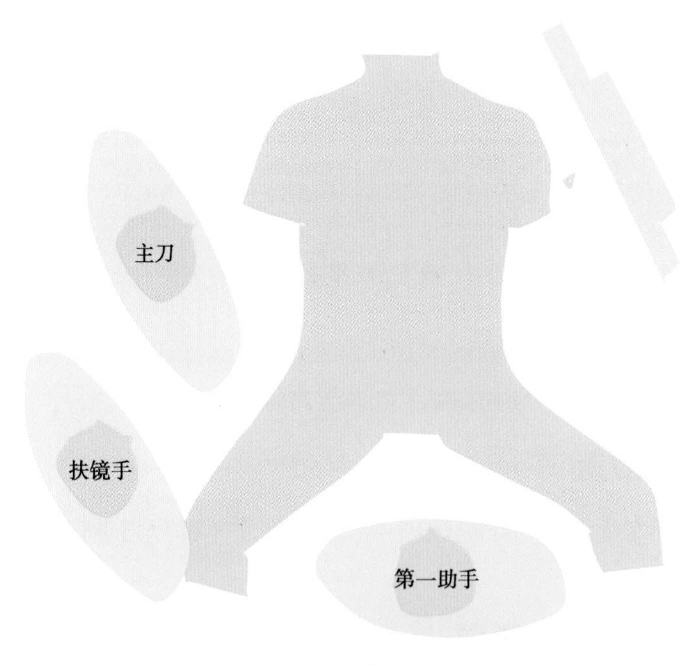


图7-2　脾曲游离时站位

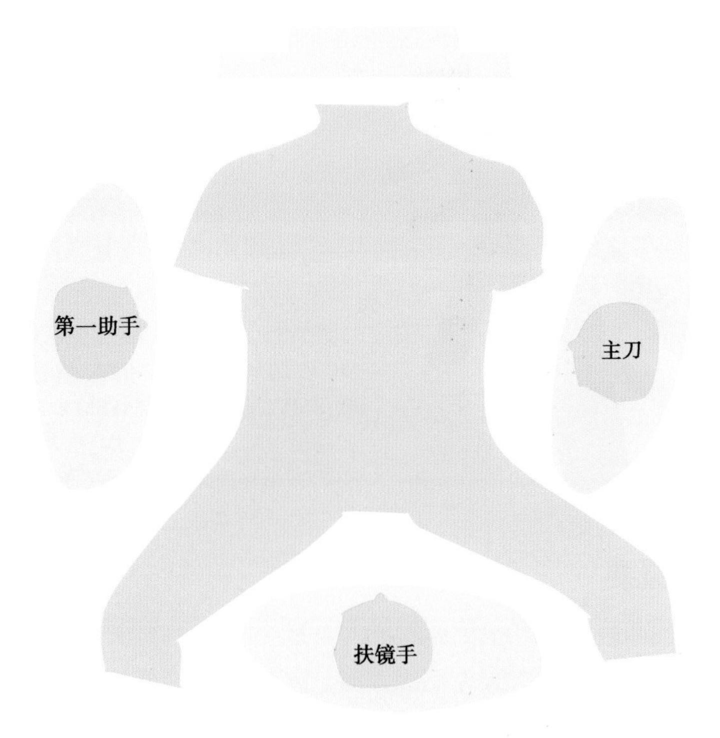


图 7-3 肝曲游离时站位

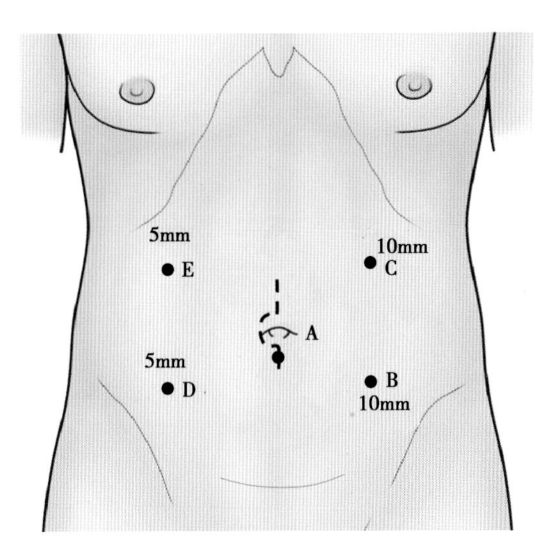


图 7-4 trocar 放置示意图

2. MCV 和 Henle 干的应用解剖详见第五章。

3. JV 30.9% 的 JV 在横结肠癌根治术 D3 手术野内（ICA 和 MCA 水平内）横跨于 SMA 前方（图 7-5），手术时应注意辨认，特别是沿 SMA 左侧缘向胰颈表面分离时，应避免损伤。

4. IMV 与传统观点不同的是，文献报道约 41.7%IMV 直接汇入 SMV，而非注入脾静脉，且有 MCV 或 aMCV 汇入，在胰颈下方分离时要避免损伤。

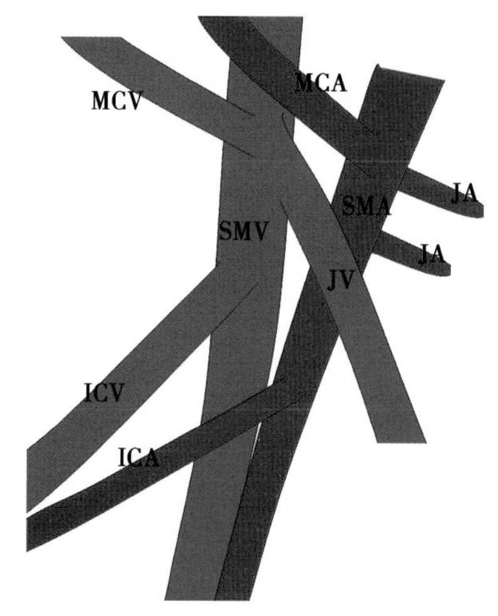


图 7-5　JV 横跨 SMA 前方示意图

MCA，结肠中动脉；MCV，结肠中静脉；SMV，肠系膜上静脉；SMA，肠系膜上动脉；JA，空肠动脉；JV，空肠静脉；ICV，回结肠静脉；ICA，回结肠动脉

## 八、膜解剖概要

该区域胚胎时期的肠管旋转过程详见第五、六章。

从横结肠下区沿 SMV 和 SMA 左侧缘表面分离向上，离断横结肠系膜根，进入网膜囊。该过程共需切开 4 层筋膜，分别为横结肠系膜腹侧叶、横结肠系膜背侧叶、大网膜第 4 层，最后切开大网膜第 3 层。其中横结肠系膜背侧叶和大网膜第 4 层相融合，形成融合筋膜，走向胰腺后方。分离进入胰颈表面的横结肠后胰颈前间隙时，透过大网膜第 3 层（网膜囊底），可见胃大弯（图 7-6）。

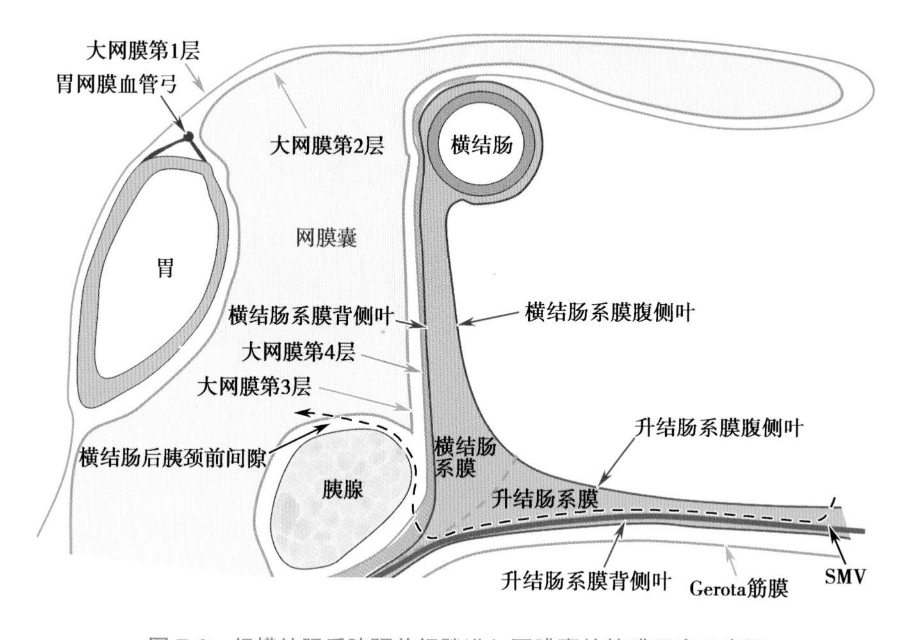


图 7-6　经横结肠后胰颈前间隙进入网膜囊的筋膜层次示意图

SMV，肠系膜上静脉

## 九、肠管切除与淋巴结清扫范围

1. 肠管切除范围 在区域淋巴结清扫的基础上，结合“10+5”原则决定肠段切除范围。

2. 区域淋巴结清扫范围 横结肠癌的区域淋巴结涉及系膜内淋巴结和系膜外淋巴结。

(1) 系膜内淋巴结：我国及日本指南均推荐，低危 T1 期且无临床可疑淋巴结转移结肠癌患者可行局部切除（内镜下切除）。其余横结肠癌患者均需行横结肠肠段切除 + 区域淋巴结清扫术。但对于横结肠癌的系膜内淋巴结范围包括哪些站数，目前仍无定论。根据结肠癌的区域淋巴结转移规律，随着 T 分期的增加，淋巴结转移率和站数逐渐增加，而 T1 患者 D3 站淋巴结转移率为 0。一项研究比较了横结肠切除和扩大横结肠切除的预后。其中横结肠切除组仅切除部分横结肠（$n$=127），根部结扎 MCA（即清扫第 223 组淋巴结），而扩大横结肠切除组又分为扩大左半切除组（结扎 MCA 和 LCA，$n$=189，即清扫第 223 组和第 232 组淋巴结）和扩大右半结肠切除组（结扎 MCA 和 ICA，$n$=750，即清扫第 223 组和第 203、213 组淋巴结）。结果提示横结肠切除组和扩大横结肠切除组的无病生存率（DFS）和总生存率（OS）无差异。因此，目前尚无证据支持在肠段切除的基础上进一步扩大肠管和区域淋巴结切除范围。我们认为，横结肠癌的系膜内淋巴结主要包括第 221 组、第 222 组、第 223 组淋巴结（图 7-7），但当 aMCA 存在时，亦应在根部进行 aMCA 根部淋巴结的清扫。

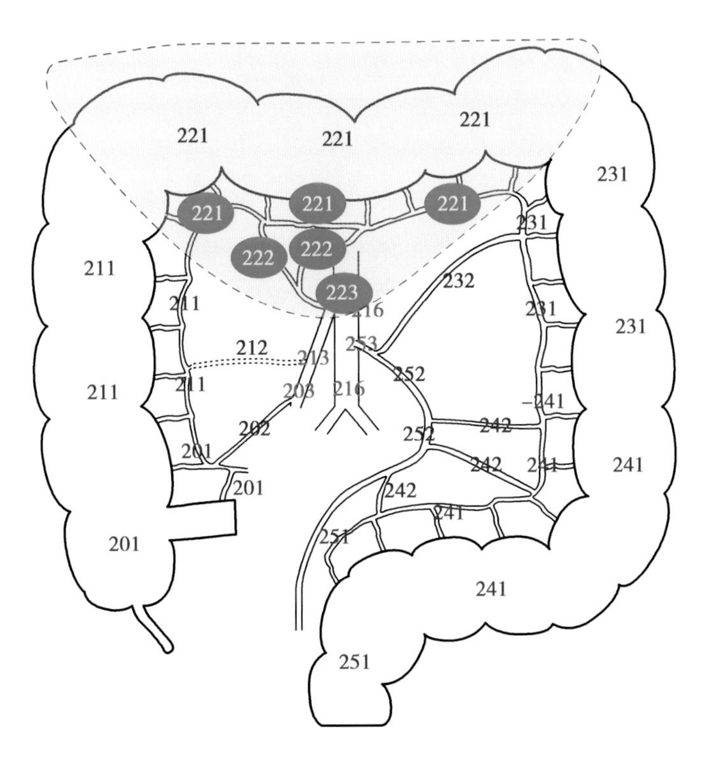


图 7-7 横结肠癌的系膜内淋巴结图示（第 221 组、第 222 组、第 223 组淋巴结）

(2) 系膜外淋巴结：系膜外淋巴结主要是胃大弯网膜弓淋巴结（第 6 组和第 4 组淋巴结）（图 7-8）。根据 Hohenberger 提出的“网膜弓原则”：需要切除距离肿瘤两侧 10cm 肠管对应的网膜弓淋巴结（弓上游离），但目前关于横结肠癌根治术时是否需要清扫网膜弓淋巴结仍存在争议，关于该站淋巴结转移率的研究较少。一些小样本的回顾性研究结果提示，Ⅰ~Ⅳ期横结肠癌的网膜弓淋巴结的总体转移率为 1.2%~4%（表 7-1）。我们正在进行的单中心横结肠癌是否并胃网膜血管弓淋巴结转移的前瞻性研究初步结果表明，仅部分 T4 患者发生胃大弯网膜弓淋巴结转移，故建议术中探查怀疑 T4 的患者进行网膜弓淋巴结清扫，而 <T4 期在弓下分离，不清扫网膜弓淋巴结。

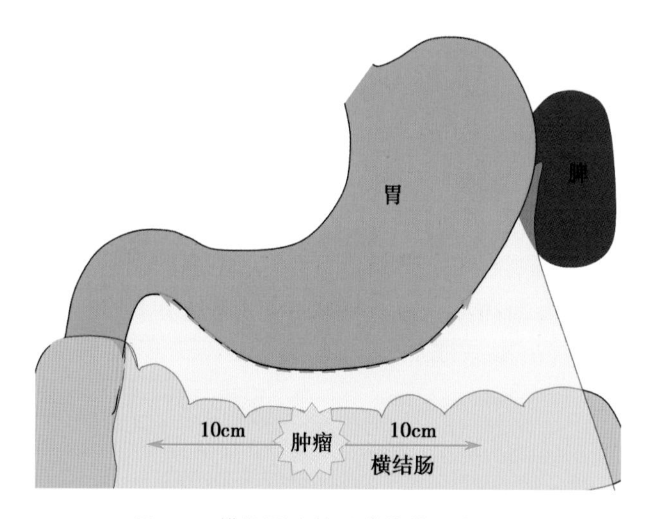


图 7-8　横结肠癌的系膜外淋巴结图示
（网膜弓淋巴结，基于“网膜弓原则”）

表 7-1　文献报道的Ⅰ~Ⅳ期的横结肠癌淋巴结转移规律

| | 第 1 站 | 第 2 站 | 第 3 站 | 胃大弯网膜弓淋巴结转移 |
|---|---|---|---|---|
| 转移率 /% | 17~63 | 9~30 | 1~14 | 1.2~4 |

## 十、手术操作

1. 中央入路与 223 组淋巴结清扫（资源 48）　将横结肠上翻至头侧，提起回结肠血管蒂，在其上方，沿回结肠血管蒂弧形上缘横行切开 SMV（十二指肠水平部消失内侧 1.0cm 处为 SMV 的投影线）与 SMA 表面壁腹膜，显露 SMV，在其左侧横行切开，显露 SMA（图 7-9）。沿 SMV 鞘内血管表面、SMA 左侧缘鞘外表面向胰颈方向分离。通常在距胰颈约 2.0cm 处，可分离出 MCA，予根部淋巴清扫后，结扎切断。当分离至胰颈水平，可见由 SMV 发出的 Henle 干，可在根部离断，也可类似根治性右半结肠切除暂不离断，待各属支分离显露后再分别离断。当分离出 MCV，可能源于 Henle 干，也可能源于横跨 SMA 表面汇入 SMV 的 IMV。应仔细分离出根部来源后离断（图 7-10）。至此，沿胰颈下缘横行切开横结肠系膜根 4 层膜结构，进入网膜囊，可见胃大弯（图 7-6）。

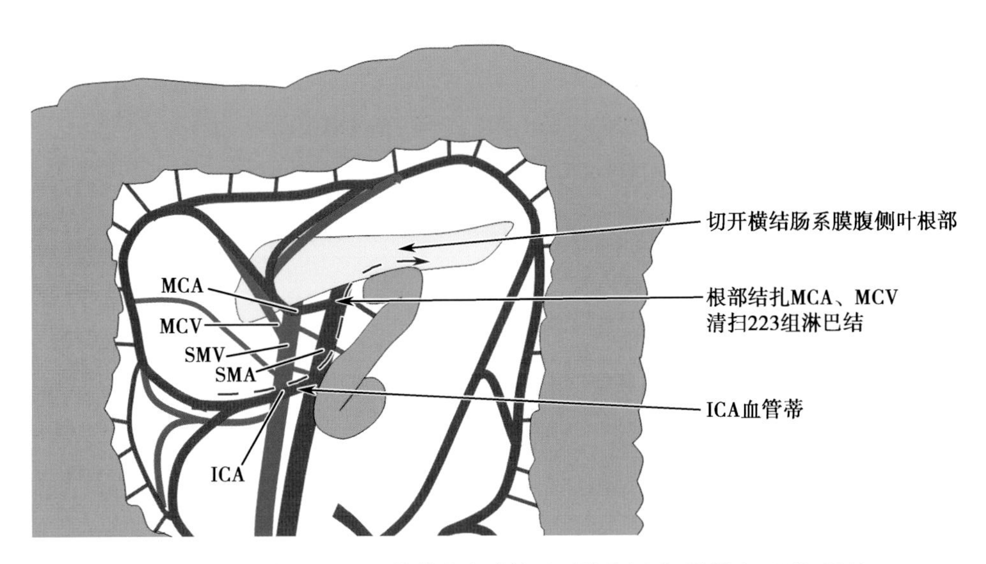


图 7-9 弧形切开 ICA 血管蒂上方升结肠系膜腹侧叶，显露 SMV 和 SMA
MCA，结肠中动脉；MCV，结肠中静脉；SMV，肠系膜上静脉；SMA，肠系膜上动脉；ICA，回结肠动脉

沿胰体下缘向左侧分离，可能发现走向横结肠系膜左侧的 aMCV 和 aMCA，多半 aMCV 来源于汇入 SMV 的 IMV，予根部离断，沿 IMV 向左分离至十二指肠空肠曲左侧胰体下缘，可见 IMV 纵行走向尾侧。沿 SMA 可显露出 aMCA，予离断（图 7-10，图 7-11）。

资源 48
中央区

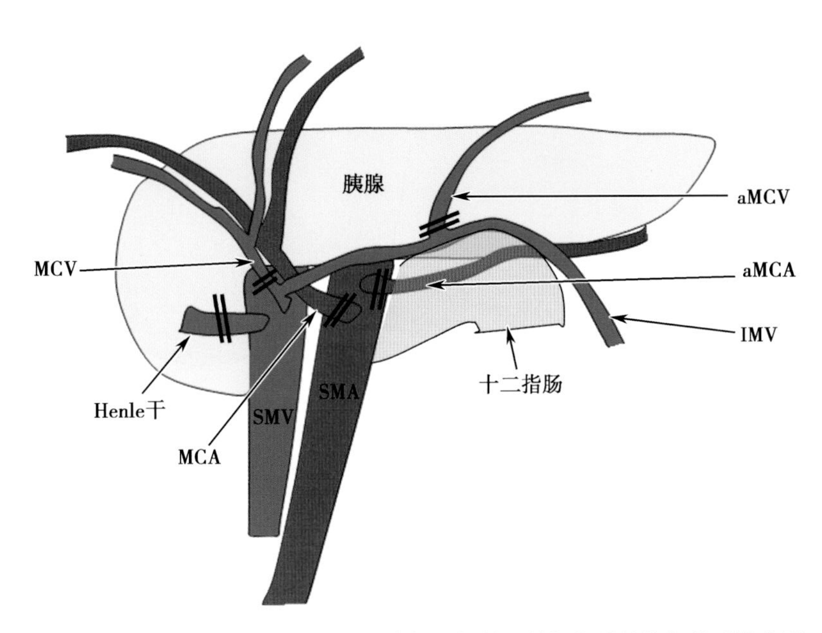


图 7-10 该例手术录像中央淋巴结清扫及相关血管解剖学结构与关系模式图
MCA，结肠中动脉；MCV，结肠中静脉；SMV，肠系膜上静脉；SMA，肠系膜上动脉；aMCA，副结肠中动脉；aMCV，副结肠中静脉；IMV，肠系膜下静脉

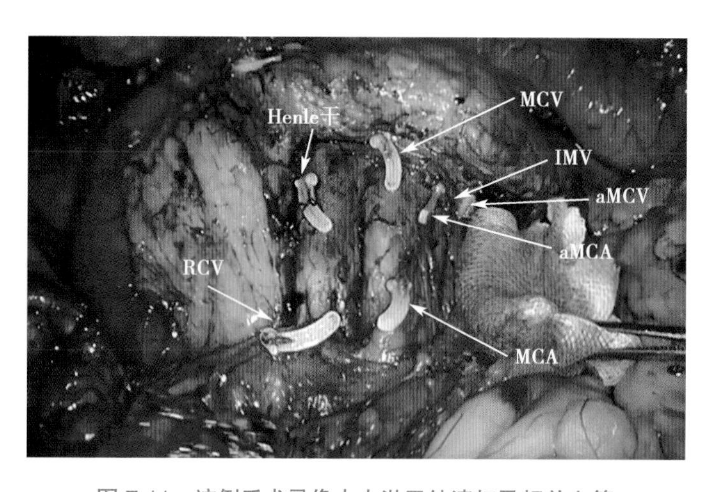


图 7-11　该例手术录像中央淋巴结清扫及相关血管解剖学结构与关系（腹腔镜视野）

MCA，结肠中动脉；MCV，结肠中静脉；RCV，右结肠静脉；aMCA，副结肠中动脉；aMCV，副结肠中静脉；IMV，肠系膜下静脉

2. 脾曲游离（资源 49）　基本同根治性左半结肠切除。唯一区别是，沿胰体下缘向左离断横结肠系膜根至 IMV 左侧，不离断该血管（图 7-12，图 7-13），沿其左侧向下，向外拓展左侧 Toldt 间隙至左结肠旁沟和胰尾（图 7-14，图 7-15）。此后三路包抄游离脾曲，同左半结肠癌根治术（详见第六章）。T4 期肿瘤在胃血管弓上分离，<T4 期在弓下分离，以 7 号丝线测量确定远切端，并标记，剪裁系膜，备吻合。

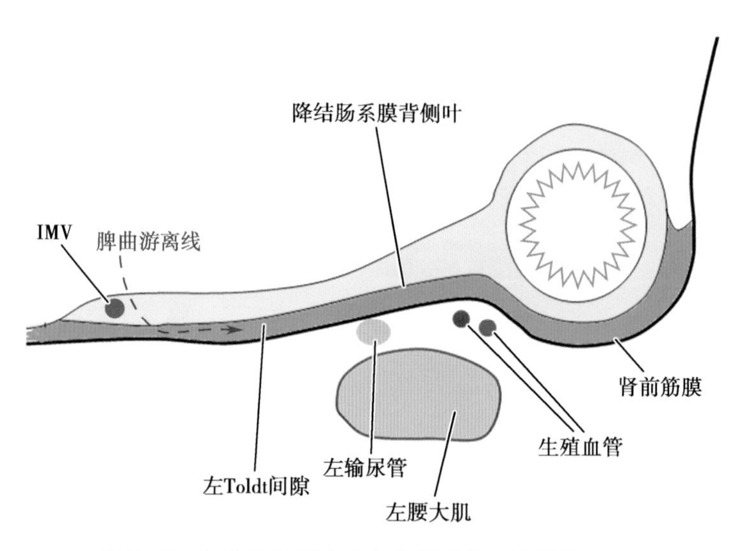


图 7-12　于 IMA 外侧由内向外游离脾曲（不离断 IMV）

IMV，肠系膜下静脉

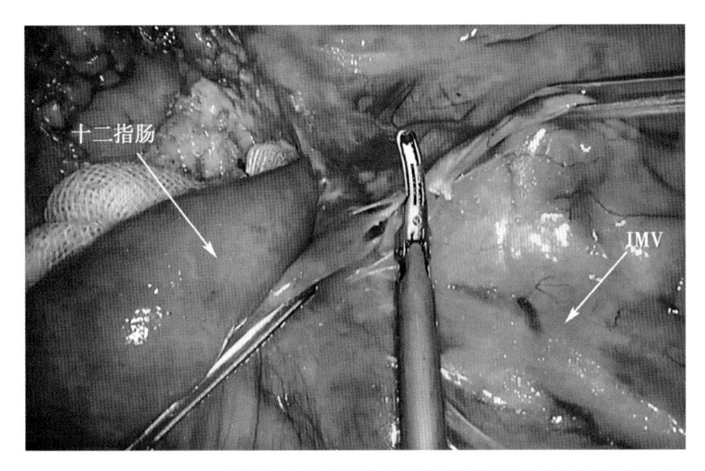


图 7-13　于 IMV 左侧由内向外游离左腹膜后间隙（不离断 IMV）
IMV，肠系膜下静脉

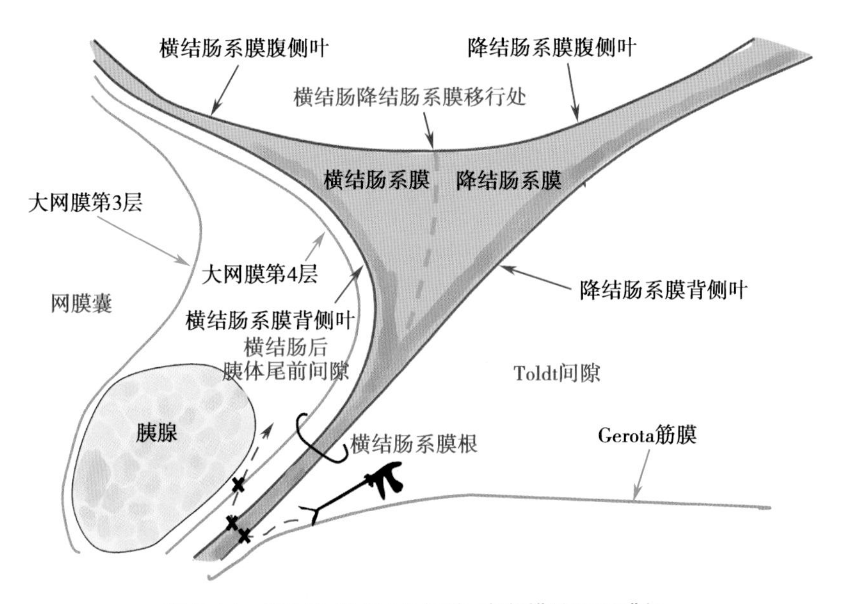


图 7-14　拓展左侧 Toldt 间隙，离断横结肠系膜根

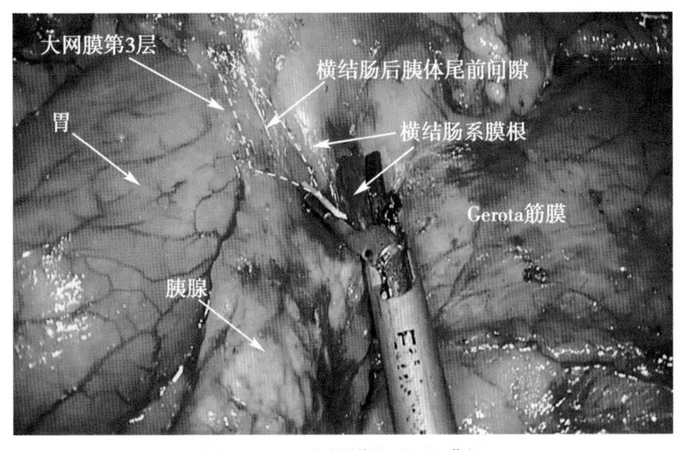


图 7-15　离断横结肠系膜根

资源 49
脾曲游离

3. 肝曲游离(资源 50)　基本同根治性右半结肠切除(图 7-16,图 7-17),唯一区别是沿 SMV 右侧、回结肠血管蒂上方向外拓展横结肠后胰十二指肠前间隙,如有 RCA 存在,可保留。T4 期肿瘤在胃血管弓上方分离(清扫幽门下第 6 组淋巴结),<T4 期在弓下分离,测量标记结肠近切端。

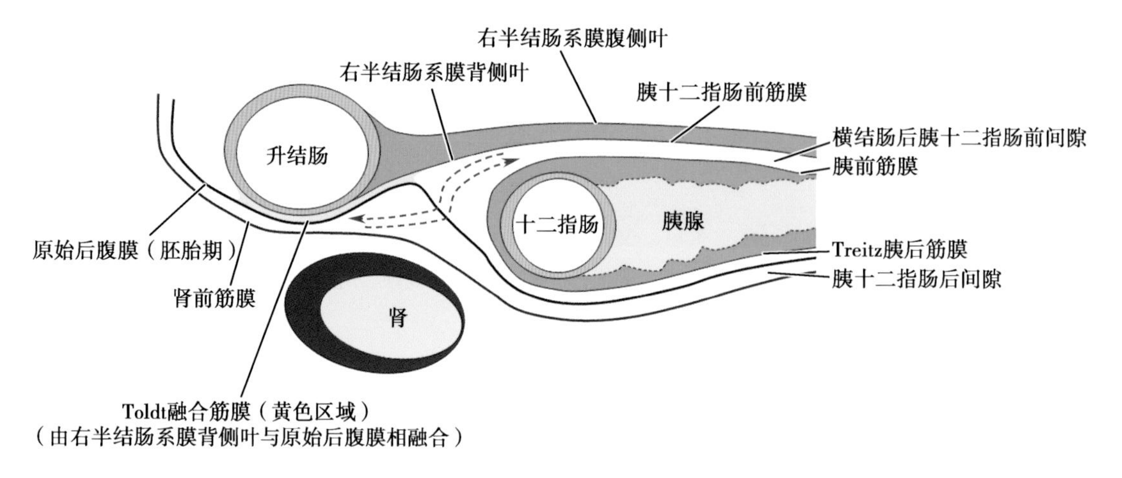


图 7-16　横结肠后胰十二指肠前间隙示意图

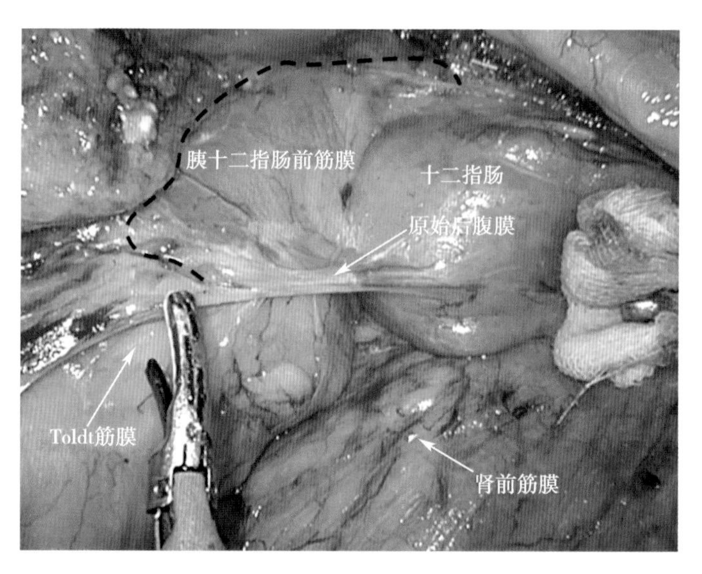

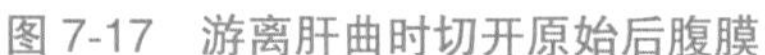
图 7-17　游离肝曲时切开原始后腹膜

资源 50
肝曲游离

4. 肠管切除和吻合　同根治性右半结肠切除。左右膈下各置一引流管,术后第 1 天查引流液甘油三酯,如正常,无活动性出血,即可拔除。

## 十一、要点和难点总结

1. 横结肠癌的区域淋巴结清扫范围涉及系膜内淋巴结(第 221、222、223 组淋巴结)和系膜外淋巴结(胃大弯网膜弓淋巴结)。

2. 根据“10+5”原则确定肠管切除范围。

3. 横结肠癌根治术的关键步骤包括中央入路及第223组淋巴结清扫、脾曲游离、肝曲游离。

4. MCA和MCV为恒定出现，术中需重视Henle干、IMV、JV、aMCA和aMCV的解剖变异。

5. 正确理解膜解剖有助于高效、安全地游离脾曲和肝曲。

（池 畔）

## 参考文献

1. 肖毅，陆君阳，徐徕．肠系膜上血管及其属支临床解剖研究[J]. 中国实用外科杂志，2017(04)：96-100.
2. MURONO K，KAWAI K，ISHIHARA S，et al.Evaluation of the vascular anatomy of the right-sided colon using three-dimensional computed tomography angiography：a single-center study of 536 patients and a review of the literature. [J].International Journal of Colorectal Disease，2016，31(9)：1633-1638.
3. KUZU M A，ISMAIL E，CELIK S，et al.Variations in the Vascular Anatomy of the Right Colon and Implications for Right-Sided Colon Surgery [J].Diseases of the Colon & Rectum，2017，60(3)：290-298.
4. 顾晋，汪建平，孙燕，等．中国结直肠癌诊疗规范(2017年版) [J]. 中华临床医师杂志(电子版)，2018，12(1)：3-23.
5. NESGAARD J M，STIMEC B V，BAKKA A O，et al.Navigating the mesentery：a comparative pre-and per-operative visualization of the vascular anatomy [J].Colorectal disease，2015，17.(9)：810-818.

# 第八章 腹腔镜直肠癌根治术概述

## 一、直肠癌的定义

不同指南和教科书关于直肠癌的定义略有差别。虽然直肠癌的分类并无明显解剖学意义，但对外科医师正确开展直肠癌手术，判断癌肿远端肠管切缘和直肠系膜切除范围至关重要。

1. 国家卫生健康委员会“十三五”规划教材《外科学》(第9版)中，根据肿瘤距离齿状线的距离作为直肠癌分段的标记，分为低位直肠癌(距齿状线5cm以内)、中位直肠癌(距齿状线5~10cm以内)和高位直肠癌(距齿状线10cm以上)。另教科书根据直肠血供、淋巴回流、有无浆膜覆盖等提出了解剖学分类法，将位于腹膜返折以下的直肠癌定义为低位直肠癌，将位于腹膜返折以上的定义为高位直肠癌。

2. 美国结直肠外科医师协会(ASCRS)指南以肛缘为标记，术前采用硬质直肠镜检查，如肿瘤远端距肛门不足15cm，定义为直肠癌。同时也是以肛缘距离肿瘤远端的距离进行直肠癌的分段，分为低位直肠癌(距肛缘5cm以内)、中位直肠癌(距肛缘5~10cm以内)和高位直肠癌(距肛缘10~15cm)。

3. 美国国家综合癌症网络(NCCN)直肠癌指南自2018年起将“直肠”定义为骨盆入口(骶骨岬至耻骨联合上缘连线)以下的一段大肠(运用MRI判断)，并由此对直肠癌进行定义。并以腹膜返折水平为界，将直肠癌分为：高位直肠癌(腹膜返折水平以上)、中位直肠癌(腹膜返折水平)和低位直肠癌(腹膜返折水平以下)。但该分类方式不便于外科临床实践，旧版NCCN直肠癌指南(2017年以前)将直肠癌定义为硬性直肠镜下距肛缘12cm以内的癌性病变。Heald亦曾撰文对直肠癌的定义进行了描述，建议以肛缘为标记，将直肠癌分为低位直肠癌(距肛缘0~7cm)、中位直肠癌(距肛缘7~12cm)和高位直肠癌(距肛缘12~15cm)。

综上，我国《外科学》(第9版)教材将肿瘤下缘距离齿状线小于5cm定义为低位直肠癌；5~10cm为中位直肠癌，而齿状线距离肛缘约2cm。因此，旧版NCCN直肠癌指南所指的直肠癌(距肛缘12cm)即约相当于我国教科书所定义的中低位直肠癌，这与Heald的中低位直肠分段(距肛缘0~7cm和7~12cm)相符合。因此，我们认为，可将低位直肠癌定义为肿瘤下缘距离肛缘≤7cm的直肠癌，中位直肠癌定义为肿瘤下缘距离肛缘7~12cm的直肠癌。

## 二、TME 的规范标准

1. 直肠系膜和 TME 的定义 直肠系膜(mesorectum)指的是在中下段直肠的后方和两侧包裹直肠的、形成半圈的 1.5~2.0cm 厚的结缔组织,内含动脉、静脉、淋巴组织及大量脂肪组织,上自第 3 骶椎前方,下达盆底。直肠系膜的最外层为直肠固有筋膜所包裹。

全直肠系膜切除术(total mesorectal excision,TME)定义有狭义和广义之分。狭义 TME 即不管肿瘤部位,切除直肠系膜至肛提肌水平;而广义的 TME 要求切除系膜至肿瘤下方 5cm 以上。这样,根据直肠系膜是否完全切除,可分为全直肠系膜切除术(TME)(图 8-1A)和部分直肠系膜切除术(或肿瘤相关直肠系膜切除术,TSME)(图 8-1B)。作者认为广义的 TME 分类可操作性与实用性强,即 TME 适用于低位直肠癌,TSME 适用于中高位直肠癌。

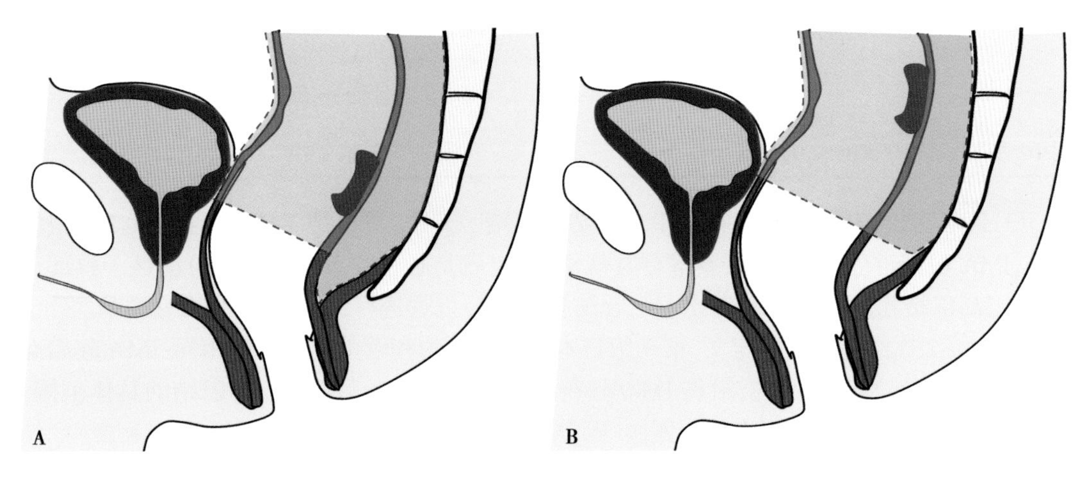


图 8-1 广义的 TME 定义
A. TME 切除范围;B. TSME 切除范围

2. TME 的影像学标准 各指南(ASCRS、NCCN、中国结直肠癌诊疗规范)均推荐:对于初诊的直肠癌患者,应行 MRI 以判断环周切缘(CRM)是否受侵。如环周切缘受侵,应先行新辅助放化疗,方能保证 TME 质量。

3. TME 的手术治疗标准 即 TME 的原则,包括:①直视下锐性解剖直肠系膜周围盆筋膜壁层和脏层之间的无血管界面,保证切除标本的直肠系膜完整无撕裂;②对于中低位直肠癌:应切除肿瘤远端肠管≥ 2cm;远切缘距肿瘤 1~2cm 者,建议术中冷冻病理检查证实切缘阴性;③行全直肠系膜切除或直肠系膜远切缘距离肿瘤≥ 5cm。可见,TME 的原则从 3 个方面归纳了 TME 手术的质控要求:直肠系膜(即直肠固有筋膜)的完整性、肠管远切缘的要求、直肠系膜远切缘的要求。因此,对 TME 质量能否达标应从这 3 个方面进行评估。其中,对于直肠系膜完整性的论述详见“TME 的病理学标准”一节。

(1) 对肠管远切缘的要求:各指南均推荐,应切除肿瘤远端肠管≥ 2cm;如远切缘距肿瘤 1~2cm 者,建议术中冷冻病理检查证实切缘阴性。

(2) 对直肠系膜切除范围的要求:病理学研究显示,直肠癌远端直肠系膜内的癌肿播散范围远超过远端直肠肠壁的侵犯范围,各研究报道的直肠系膜内癌结节播散范围介于 1.3~5cm。基于此，不同的指南对远端直肠系膜切除范围的要求略有不同（表 8-1）。① ASCRS 指南：对于高位直肠癌，可根据肿瘤情况进行系膜的切除，但保证远切缘距肿瘤 5cm 以上；对于中低位直肠癌，无论低位前切除术（LAR）还是腹会阴联合切除术（APR），均应全部切除直肠系膜。② NCCN 指南的要求则较为笼统：切除肿瘤下缘以下 4~5cm 的直肠系膜；③中国结直肠癌诊疗规范（2017 版）则要求直肠系膜远切缘距离肿瘤≥ 5cm 或切除全部直肠系膜。虽然各指南要求略有差异，但较为统一的观点是，中低位直肠癌直肠系膜至少需要切除肿瘤远端 5cm 的直肠系膜或行 TME，也就是说中位直肠癌(7~12cm）可行 TSME（图 8-1B），低位直肠癌（距离肛缘≤ 7cm）应行 TME（图 8-1A）。

表 8-1 不同指南对直肠系膜远切端的要求

| 指南 | 直肠系膜远切端要求 |
|---|---|
| ASCRS | 高位直肠癌，≥ 5cm<br>中低位直肠癌，TME |
| NCCN（2018，V2） | 4~5cm 或 TME |
| 中国结直肠癌诊疗规范（2017 版） | ≥ 5cm 或 TME |

（3）区域淋巴结的清扫：包括第 1、2、3 站淋巴结。其中，对于第 3 站淋巴结（第 253 组淋巴结，IMA 根部淋巴结）是否需要进行常规清扫，也就是肠系膜下动脉（IMA）应该于根部进行结扎（高位结扎），或于 IMA 发出左结肠动脉（LCA）以远进行结扎，目前仍存在争议。

关于第 253 组淋巴结的定义，第 9 版日本大肠癌规约和欧美定义大致相同：IMA 起始部至左结肠动脉起始部之间的，沿着 IMA 分布的淋巴结。而对第 253 组淋巴结的具体范围，日本学者建议：以 IMA 根部为其头侧缘，以 IMV 内侧（右侧）为清扫的外侧缘（图 8-2）。

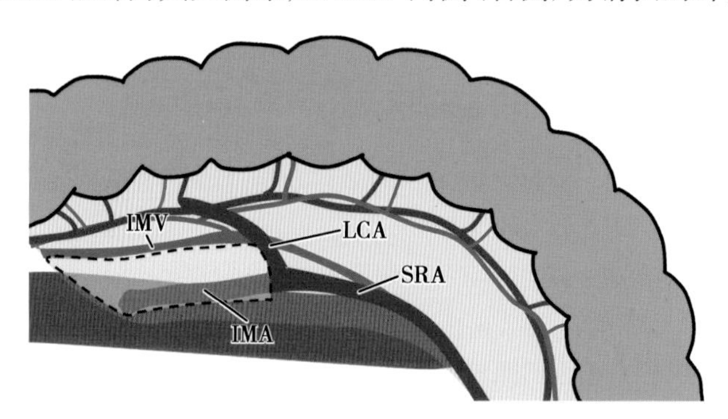


图 8-2 第 253 组淋巴结清扫范围

IMA，肠系膜下动脉；IMV，肠系膜下静脉；LCA，左结肠动脉；SRA，直肠上动脉

直肠癌的第 253 组淋巴结总体转移率为 0.3%~13.5%。其中，T1 期不会发生第 253 组淋巴结转移，T2 期的转移率为 0.4%，T3 期为 2.6%，T4 期为 2.9%。其中约 0.7% 的患者会出现淋巴结“跳跃性转移”，即第 252 组无淋巴结转移，而第 253 组淋巴结发生转移。

清扫第 253 组淋巴结对预后的影响：一项近期发表的 meta 分析（*n*=3119）结果发现，IMA 高位结扎和低位结扎的总生存率（OS）相近，但对于临床可疑第 253 组淋巴结转移的患者（发现 IMA 根部淋巴结肿大），高位结扎的 OS 优于低位结扎（HR：0.77）。因此，目前仍推荐对临床第253组淋巴结肿大的患者行高位结扎。而对第253组淋巴结清扫时是否应该保持肾前筋膜的完整性，目前没有统一的观点。有学者提出，第253组淋巴结清扫时应保持肾前筋膜的完整，以保护上腹下丛（SHP）左右侧束，但其对术后患者排尿和性功能的影响尚缺乏研究。

关于第253组淋巴结和腹主动脉旁淋巴结定义的区别：第253组淋巴结（属于pN分期）为LCA发出水平至IMA根部之间的淋巴结。主动脉旁淋巴结（属于pM分期）定义为分布于主动脉旁，左肾血管水平至髂总动脉分叉处水平之间的淋巴结。有文献结果提示对这两组的转移性淋巴结进行清扫（无其他远处转移），可达到相似的远期预后。基于此，有学者建议将第253组淋巴结转移归入远处转移（M分期）。

（4）“终点线”——TME盆底标志的研究：虽然TME要求行直肠系膜的完整切除，但直肠系膜分离至何处为全直肠系膜切除、其终点标志在哪里？Heald未描述，亦未见其他文献报道。对此，我们对81例LAR和71例APR标本进行了解剖学研究，发现肛提肌裂孔是直肠系膜的最末端附着缘，在该水平直肠系膜非常薄（仅2mm）（图8-3）。此外，MRI影像学（T2加权像）观察直肠系膜组织的高信号影上厚下薄，在肛提肌裂孔水平消失（图8-4）。结合近年来通过腔镜手术无意中发现了一道环绕肛提肌裂孔的白线——类似于腹膜后间隙分离时的“Toldt线”，该解剖结构可在54.6%（59/108）的腹腔镜及机器人手术过程中得到观察和证实。据此，我们将其在腔镜下的特征性表现命名为TME的“终点线”（terminal line）（图8-5）。对“终点线”的理解，有助于保证直肠系膜的完整切除，并协助在正确的平面内进行分离，保护周围自主神经。

“终点线”是客观存在的，但为什么并不能在每例患者手术时解剖发现？我们认为原因有二（图8-6）：①直肠末端系膜破裂，覆盖在肛提肌裂孔周围的肛提肌筋膜表面。②分离平面在肛提肌筋膜深面，使该筋膜附着于直肠末端系膜表面。如能显露“终点线”，表明手术分离层次正确，可见黄色光滑的末端直肠固有筋膜，在该“终点线”水平行直肠环周裸化，可做到真正的TME。“终点线”的提出，可通过促进完整TME手术的实施，提高肿瘤学预后。此外，对“终点线”相关膜解剖和NVB关系的理解，有助于TME手术时对盆自主神经的保护。

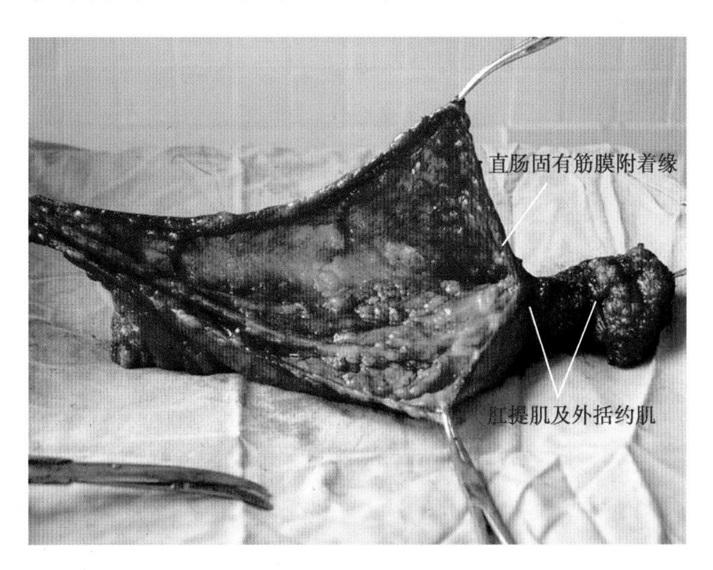


图8-3 APR术后标本示意图
直肠固有筋膜环形附着缘紧靠被切除的肛提肌上缘

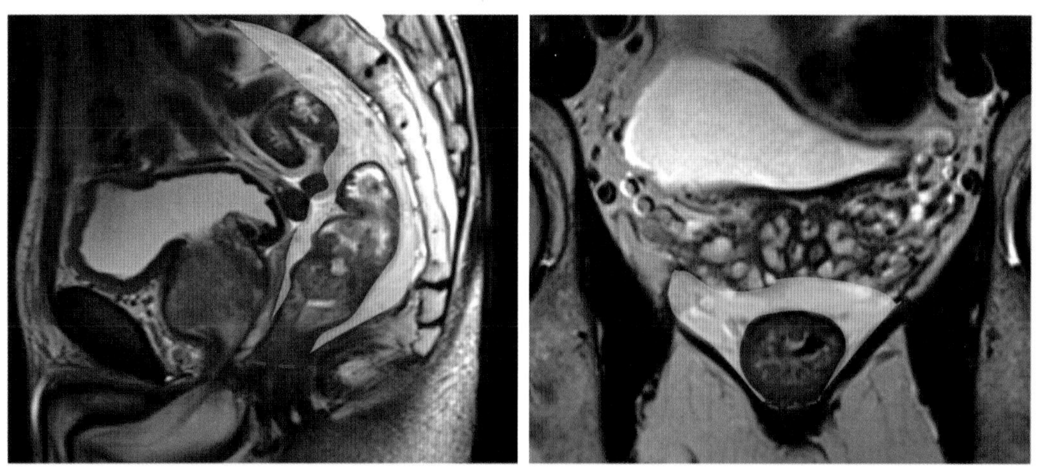

图 8-4　MRI 的 T2 加权像示意图

直肠系膜组织上厚下薄，越接近肛提肌裂孔水平高信号系膜影越薄至逐渐消失

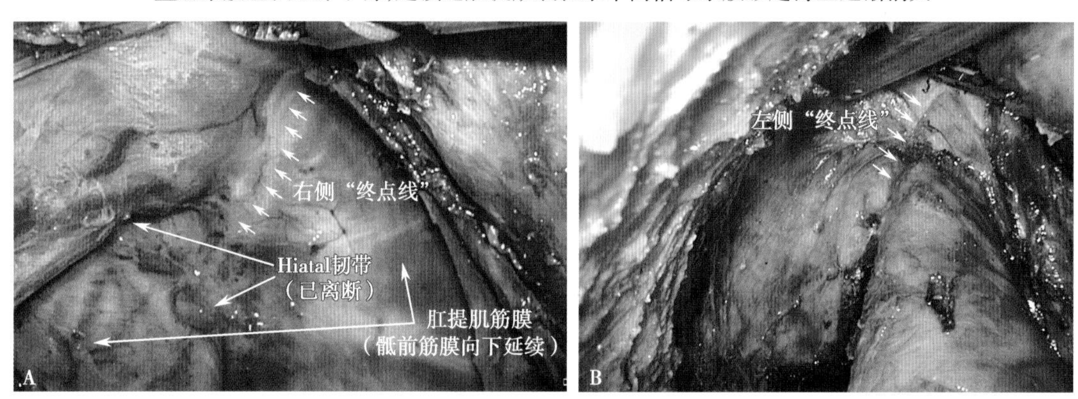


图 8-5　高清腹腔镜视野所见

A. 右侧终点线及终点线后界；B. 左侧终点线

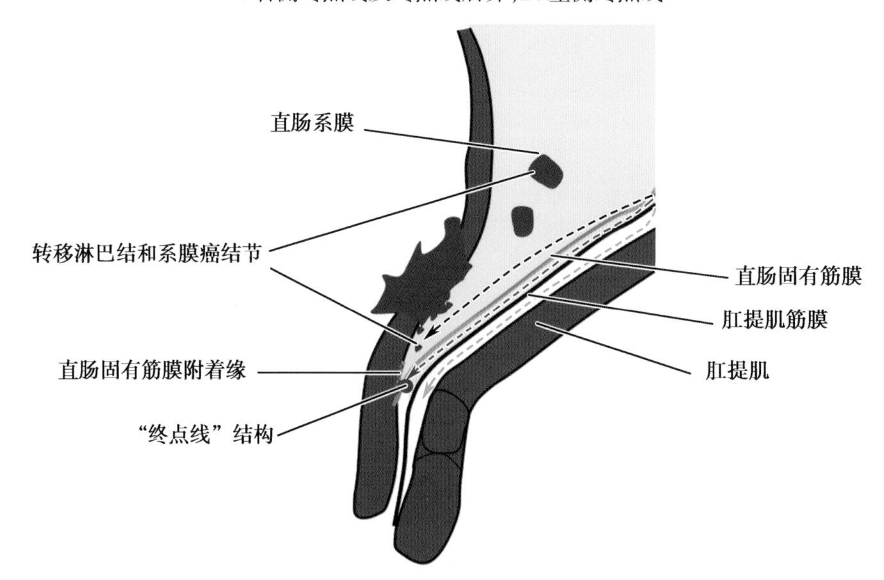


图 8-6　终点线有时看不到之原因

红线：正确分离平面；黑线：进入直肠系膜内；蓝线：分离平面在肛提肌筋膜深面

4. TME 的外科学标准　TME 的规范操作是质量控制的关键。TME 的理论基础是在盆筋膜的脏层和壁层之间有一个外科平面，这一平面为直肠系膜的完整切除设定了切除范围，直肠癌浸润常局限于该范围内。TME 后的盆壁应当是光滑的，没有过多直肠系膜组织残留（资源 51）。

5. TME 的病理学标准　直肠癌标本的环周切缘阳性率是评价 TME 手术疗效的重要指标，完整规范的 TME 标本应该表面光滑、被膜（即直肠固有筋膜）完整。保证直肠系膜的完整性是目前公认的直肠癌术后局部复发和远期转移的最重要影响因素，因此是 TME 手术过程中需要最优先考虑的问题。这里需要强调的是，直肠系膜的完整性并非等同于环周切缘阴性，还应包括“外科手术层面的正确（the plane of surgery achieved）”，即保证直肠固有筋膜的完整。如果直肠固有筋膜破损，即手术层面进入直肠系膜内，即使环周切缘阴性，也应认定为直肠系膜的完整性破坏，这就可能使紧靠该系膜内侧的癌结节残留于手术床（资源 52，资源 53）。

资源 51
TME 后外科学平面

资源 52
CRT 后 TME
标本解剖

资源 53
未行 CRT 的 TME
标本解剖

对直肠系膜完整性的评价有公认的量化指标，目前所发表的关于 TME 的 RCT 均基于该量化指标进行标本质量的评价，将 TME 标本质量分为完整、近完整和不完整三类（表 8-2，

表 8-2　TME 的质量判断标准

| | 直肠系膜 | 评价 |
|---|---|---|
| 完整 | | |
| | 直肠系膜 | 完整光滑 |
| | 缺陷 | 小于 5mm |
| | 圆锥形 | 非圆锥形 |
| | 环周切缘 | 光滑完整 |
| 近完整 | | |
| | 直肠系膜 | 近完整，表面欠规则 |
| | 缺陷 | 没有可见的肌肉组织脱出 |
| | 圆锥形 | 中度圆锥形 |
| | 环周切缘 | 不完整 |
| 不完整 | | |
| | 直肠系膜 | 破损 |
| | 缺陷 | 自上而下可见肌肉组织脱出 |
| | 圆锥形 | 呈圆锥形 |
| | 环周切缘 | 完全不规则，不完整 |

图 8-7)。该标准的提出有 2 项重要意义:①根据标本质量,即可对直肠癌患者的预后进行客观的初步判断。一项大宗多中心回顾性研究($n$=1 156)结果提示,TME 标本直肠系膜完好的患者,其 3 年局部复发率(LR)仅为 4%,标本质量较好的患者 3 年 LR 为 7%,而标本质量差的 3 年 LR 为 13%,提示 TME 标本质量和患者的长期预后存在相关性;②可解释部分患者虽然环周切缘切缘阴性,但其仍经历了术后局部复发,可能和其手术标本的直肠系膜完整性受到破坏有关。

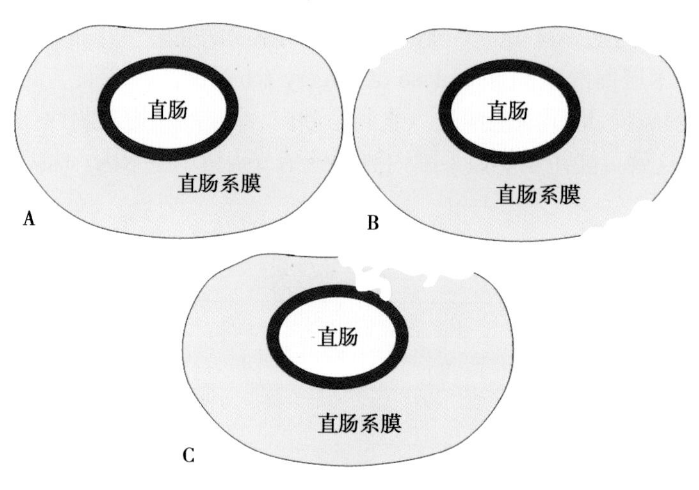


图 8-7　TME 的质量判断标准(横断面)
A. 完整;B. 近完整;C. 不完整

一项基于德国多中心的观察性研究($n$=4 606)对影响直肠系膜完整性的因素进行分析,结果发现:①患者相关因素,包括 T3 期以上的肿瘤,肿瘤距离肛缘距离 <8cm,高龄患者(>80 岁);②手术相关因素,包括术中并发症(出血、肿瘤破裂、脾损伤、肠管损伤、输尿管损伤等),应用单极电凝,医生 TME 手术量 <20 例 / 年与直肠系膜完整性质量差呈相关性。因此,外科医师应该根据患者肿瘤和身体相关情况,根据规范制订个体化治疗方案,并选择正确的术中能量工具,进行精细解剖,尽量避免术中并发症,以提高 TME 标本质量。

## 三、TME 质量控制

1. 术前 TNM 分期

(1)术前 T 分期:各指南均推荐采用直肠腔内超声(EUS)结合 MRI 对初诊直肠癌的术前 T 分期进行联合判断。其中,EUS 判断直肠癌 T 分期准确率较高,尤其是对 T1、T2 的鉴别诊断准确度接近 100%;普通 MRI 对于 T1、T2 的分期鉴别能力有限,而对于 T3、T4 期的诊断准确率可高达 90%~100%;高分辨率 MR 对于 T1~T4 期的鉴别诊断准确率则可高达 90% 以上。因此,EUS 主要用于早期直肠癌的 T 分期判断,用以选择适合行局部切除术的早期病例,而 MRI 主要对进展期 T 分期进行判断,以判断 T4 肿瘤及环周切缘情况,评估手术可根治性,并筛选出需要进行新辅助放化疗(CRT)的病例。对经过 CRT 后的 T 分期判断,文献报道 MRI 的准确率为 88%。

(2)术前 N 分期:既往研究认为 EUS、MRI 及 CT 对 N 分期的敏感度及特异度均较低。

近来随着高分辨率 MRI 的应用，术前 N 分期的准确率大大提高，其对于术前 N 分期的诊断准确率可达 85%。对 CRT 后的病例，MRI 判断 N 分期的总体准确率为 72%，EUS 为 72%。

(3) 术前 M 分期：推荐螺旋 CT 进行肺转移灶的评估，采用 MRI 评估肝转移灶。

(4) 术前环周切缘是否受侵：诸多研究表明，MRI 是判断 TME 手术能否获得阴性环周切缘最为有效的影像学方法，MRI 对初诊直肠癌是否侵犯环周切缘的评估准确度高达 94%(纳入研究样本量 $n$=986)，对 CRT 后环周切缘阳性率再评估的准确度为 88%($n$=2 224)。故 MRI 应成为直肠癌术前常规检查。

但有学者提出应该根据癌肿的定位和分布，特别对于低位直肠癌，应结合 EUS 和 MRI 进行环周切缘状态的综合判断。一项研究结果提示，MRI 评价环周切缘状态的总体有效率为 91.8%，高于 EUS(83.7%)，但对低位直肠癌患者进行亚组分析，MRI 的准确度降低至 87.5%，EUS 准确度升高至 87.5%，如果将两种影像检查进行结合判断，其判断环周切缘阴性的阴性预测值高达 95.6%。

2. MDT 指导下的手术指征　根据国家卫生计生委《中国结直肠癌诊疗规范》(2017 年版) 与 2018 年 NCCN 指南，推荐 cTNM Ⅰ期患者可直接手术；对局部进展期直肠癌 (cTNM Ⅱ ~ Ⅲ期)，建议先行新辅助放化疗后再手术。而对腹腔镜在直肠癌手术中的应用，NCCN 指南的态度从最早的"不推荐采用"(2006 年) 逐步过渡到"优先选择用于临床试验"(2012—2015 年)，至目前的"推荐有腹腔镜经验的外科医师开展"(2016—2018 年)。但 NCCN 指南同时指出："术前分期发现环周切缘受侵犯或者阳性可能的局部晚期直肠癌患者不适合行腹腔镜手术，对这些患者，仍推荐采用传统开放手术"。

目前，虽然大宗前瞻性 RCT 研究(COLOR Ⅱ研究等) 已经证实腹腔镜直肠癌手术质量不劣于开腹手术质量，远期预后亦相近；CRT 后腹腔镜手术的 TME 标本环周切缘阴性率和系膜质量均不劣于开放手术(COREAN 研究等)。但近期 JAMA 发表的 2 项基于非劣效性研究设计的研究提示，腹腔镜的 TME 标本质量无法通过非劣效性验证，提示其标本质量劣于传统开放手术(ALaCaRT 研究和 ACOSOG Z6051)。因此，腹腔镜手术在局部进展期直肠癌的应用，仍需进一步研究。此外，对局部进展期直肠癌经 CRT 后，如肿瘤发生退缩、环周切缘转阴的患者，是否适合行腹腔镜手术，亦需进一步 RCT 研究以确定。

临床实践中，笔者建议根据患者体型、肿瘤程度，结合术者手术经验，选择适合腹腔镜手术的患者，术中应采用合适的能量器械，以保持直肠系膜的完整性。

3. TME 术后局部复发的原因　TME 术后局部复发的常见高危因素包括肿瘤分化、肿瘤浸润深度(包括环周切缘癌浸润，CMI)、淋巴结转移、手术技术(直肠系膜切除不全)、术后并发症、肿瘤距离肛缘距离等。其中 CMI 定义为在距环周切缘 1mm 的直肠系膜内发现肿瘤细胞，即系膜内转移淋巴结或癌结节与盆筋膜脏层的最短距离≤ 1mm。Heald 认为，CMI 的意义已经超过淋巴结转移，为导致直肠癌局部复发和生存率下降的最重要的独立危险因子。研究结果提示，环周切缘阳性患者的 5 年 LR 为 35.2%，高于环周切缘阴性患者(11.3%)。环周切缘阳性患者 5 年总生存率远低于环周切缘阴性患者(26.9% : 72.5%)。因此，术前对环周切缘状态进行精准判断，按照规范进行个体化治疗，尤为重要。

4. 如何降低 TME 局部复发率　除了肿瘤进展、分化等不可控因素，外科医师可通过实行放化疗和规范的手术操作，最大限度降低直肠癌患者的局部复发率，提高肿瘤学预后。

(1) 新辅助放化疗及术后辅助放化疗：据国家卫生计生委《中国结直肠癌诊疗规范》(2017 年

版)，术前Ⅱ、Ⅲ期直肠癌，推荐行放疗或同步放化疗；术后Ⅱ、Ⅲ期直肠癌，若未行术前放化疗者，必须行术后同步放化疗；术前T4或局部晚期不可切除的直肠癌，必须行同步放化疗，放化疗后重新评估，争取手术。虽然术前/术后的放化疗可以提高疗效，但也带来一系列的不良反应，并增加了患者的费用。并且在我国很多地方，仍无法做到准确术前分期及围术期放化疗。因此，对局部进展期直肠癌进行危险因素分层，或有助于筛选适合直接手术的患者，进行个体化治疗。

一项基于MERCURY研究的数据再分析，采用MRI筛选局部进展期直肠癌中“预后良好”的患者（good prognosis）。其特征包括MRI预测的环周切缘阴性、MRI预测的T2/T3a/T3b（侵犯肌层小于5mm）等。这些患者无论MRI预测的N分期如何，即使不接受术前/术后放疗，预后仍良好，局部复发率仅为3%。

对T3N0患者是否需要行术前放化疗仍有争议。一项多中心回顾性研究提示，术前EUS或MRI分期为T3N0的188例直肠癌，全部接受术前放化疗，术后病理发现其中22%的患者伴有淋巴结转移。该研究提示很多患者术前分期过低，能从放化疗中获益。因此，对cT3N0的直肠癌，2018版NCCN直肠癌指南仍推荐术前放化疗。

（2）提高外科医生的技术：Mayo Clinic发表的一项回顾性研究表明，即使未行放化疗，规范的直肠癌手术操作亦可获得良好的预后，其直肠前切除术和腹会阴联合切除术的5年局部复发率仅分别为3.6%和5.5%。5年癌症相关生存率分别高达91.6%和91.3%。

综上，目前直肠癌放疗的适应证可能过于宽泛。对于部分Ⅱ～Ⅲ期直肠癌患者，放疗可能是不必要的，通过MRI仅行个体化筛选，可能有助于筛选出具有良好预后特性，不需放疗的患者；准确的术前分期及规范化手术操作可能是影响患者预后的最重要因素。

## 四、直肠癌手术分类

直肠癌根据是否切除肛门外括约肌，分为保肛手术和非保肛手术两大类。其中，保肛手术根据术后吻合口位置，分为直肠前切除术（AR）、低位直肠前切除术（LAR）、超低位直肠前切除术（ULAR）和经括约肌间超低位直肠前切除术（ISR+ULAR），具体术式定义详见表8-3（图8-8）。

表8-3　保肛术式分类

| 保肛术式 | 英文简称 | 吻合口位置 |
|---|---|---|
| 直肠前切除术 | AR | 腹膜返折水平以上 |
| 低位直肠前切除术 | LAR | 腹膜返折水平以下 |
| 超低位直肠前切除术 | ULAR | 距离齿状线小于2cm |
| 经括约肌间超低位直肠前切除术 | ISR+ULAR | 于内外括约肌间隙分离的ULAR |

非保肛术式包括传统的Miles手术（APE，腹会阴联合切除术）和经肛提肌外腹会阴联合切除术（ELAPE）（图8-9）。其中，传统APE仅切除与直肠相邻的部分肛提肌，术后标本存在“外科腰”，该区域肿瘤残留是导致术后局部复发的主要原因。因此，近年来提出ELAPE，在肛提肌起始段（约肛提肌腱弓）水平进行肛提肌的离断，提高了手术的R0切除率，降低了环周切缘阳性率，有望提高肿瘤的局部控制率。此外，个体化的ELAPE手术，即肿瘤侧按照ELAPE的切除范围，在肛提肌腱弓进行肛提肌离断，而非肿瘤侧按照传统APE切除范围离

断肛提肌，该手术方式有助于减少术后盆底缺损，降低盆底重建难度。以上术式的远期肿瘤学预后仍需进一步 RCT 研究以明确。

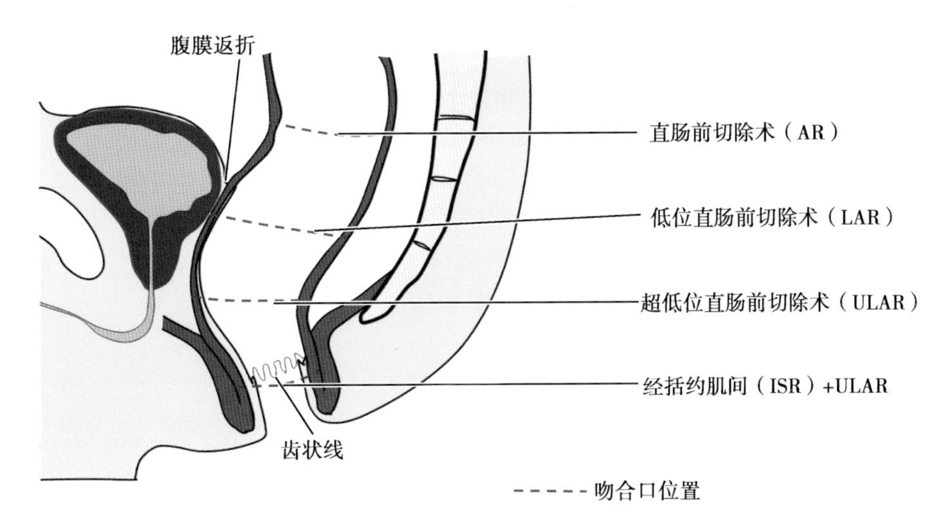


图 8-8　保肛术式分类

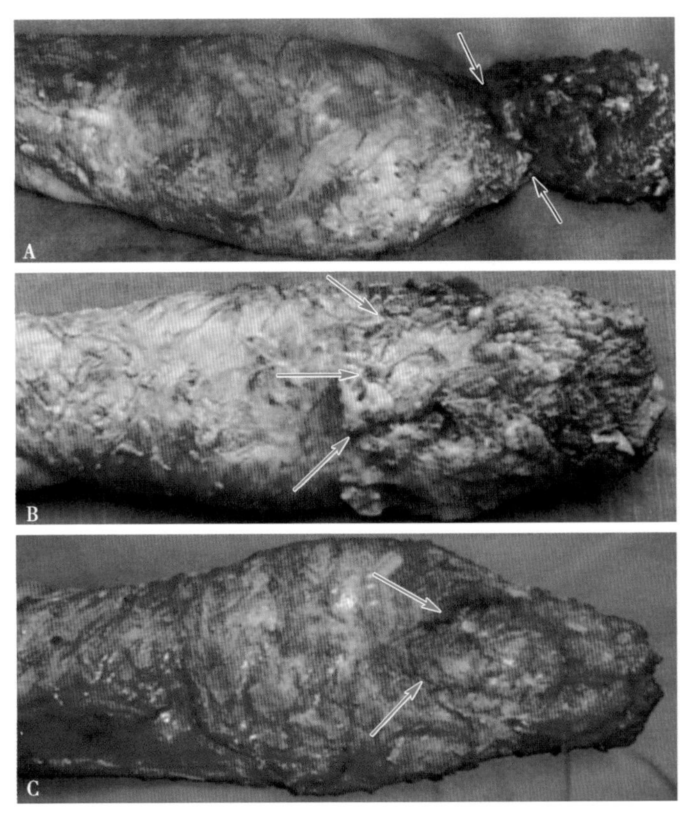


图 8-9　传统 APE 和 ELAPE 手术标本比较

A. 传统 APE；B~C.ELAPE

红色箭头所示为外科腰，绿色箭头所示为附着在直肠系膜上的肛提肌；

B 图中切除较多的坐骨肛管间隙脂肪，标本呈柱状

## 五、直肠癌根治术相关应用解剖

直肠癌根治术相关血管与神经结构常相互伴行，紧密关联。如肠系膜下动脉与肠系膜下丛、NVB 相关的血管和神经相互伴行等。此外，直肠脏器发育过程中，直肠系膜与周围盆筋膜和后腹膜相互压榨融合，与直肠系膜周围自主神经形成特有的膜与自主神经局部解剖关系。因此，需系统地了解血管、神经和膜的局部解剖关系。

1. 血管解剖　传统教科书认为，直肠由直肠上动脉（SRA）、直肠下动脉（IRA）和骶正中动脉共同供血。其中，SRA 为 IMA 的直接延续；IRA 起自髂内动脉前干。复习既往发表文献发现，关于直肠的血供，目前命名较为混乱。国外文献普遍将 IRA 命名为直肠中动脉（MRA），而将肛管动脉（Anus A）命名为 IRA（图 8-10）。

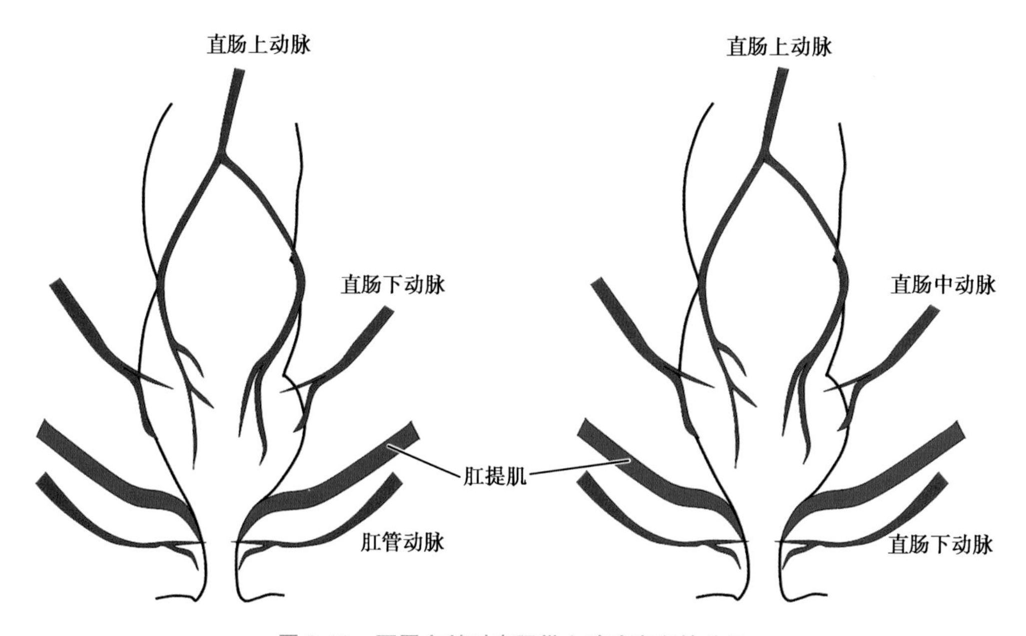


图 8-10　不同文献对直肠供血动脉定义的差异

（1）IMA 的应用解剖：IMA 根部位置相对恒定，于腹主动脉分叉上方约 4~5cm 的前壁发出。文献报道，IMA 根部距十二指肠水平部的平均距离为（0.4 ± 2.2）cm。与十二指肠水平部的关系方面，约 70% 患者的 IMA 起自十二指肠水平部下缘水平以下，30% 患者的 IMA 根部水平等于或高于十二指肠水平部下缘。因此，对 IMA 根部水平较高的患者，在 IMA 根部行高位结扎时，应注意勿损伤十二指肠和邻近空肠。

IMA 分出 LCA 和 SA 的形态很多，根据不同的分支形态定义，文献报道的比例较为混乱。从实用角度上讲，笔者建议将 IMA 的分支形态分为 3 类（图 8-11）：①Ⅰ型：LCA 和 SA 分开发出型，约占 50%；②Ⅱ型：LCA 和 SA 共干型，约占 40%；③Ⅲ型：LCA 和第 1 支 SA 并行发出型，占 10%。

（2）MRA 的应用解剖：MRA 存在与否，目前存在争议，定义较混乱。文献报道 MRA 的发生率约为 12%~97%。虽然笔者于 TME 术中并未观察到明显的 MRA 脉管结构，但有间接证据提示，在直肠的两侧或两前侧方可能存在进入直肠的细小供血血管。游离侧壁和前侧壁直肠系膜时如不慎损伤这些细小血管，将可能在止血时损伤 MRA 周围的盆自主神经，并破坏直肠系膜的完整性。因此，有必要对 MRA 的应用解剖进行理解。目前根据解剖部位，将 MRA 分为 2 型（图 8-12）：①侧方型（发生率为 20%~30%）：MRA 伴随直肠侧韧带支配直肠系膜；②前侧方型（发生率为 84%~95%）：MRA 伴随着血管神经束（NVB），发出分支供应直肠系膜。笔者认为，在分离盆两侧方和前侧方间隙时，可用超声刀直接慢挡凝切 MRA。

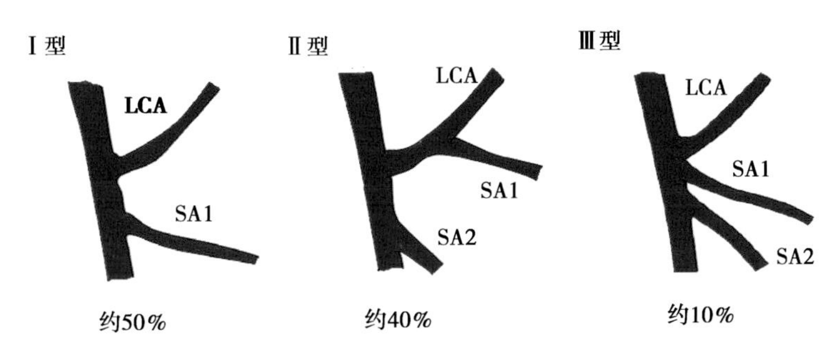


图 8-11 IMA 的分支示意图

LCA，左结肠动脉；SA1，乙状结肠动脉第 1 支；SA2，乙状结肠动脉第 2 支

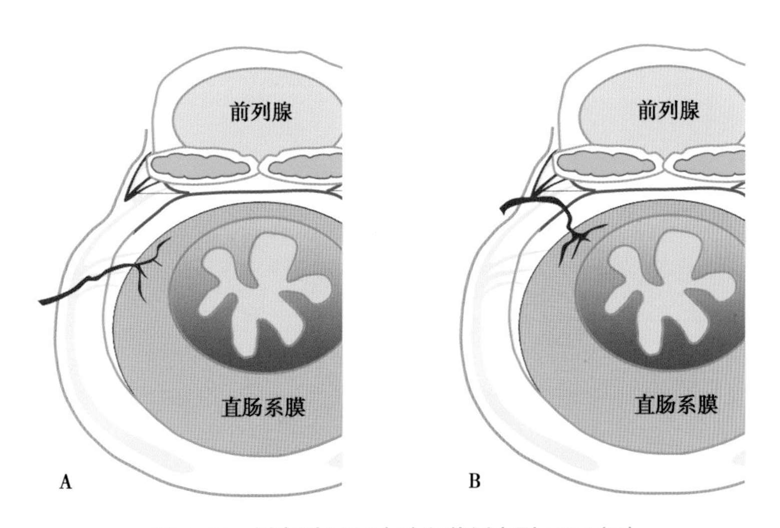


图 8-12 侧方型 MRA（A）和前侧方型 MRA（B）

（3）Griffiths 关键点和 Riolan 弓：详见第六章左半结肠根治术。值得注意的是，对于无 Riolan 弓存在的患者，游离脾曲、剪裁降结肠系膜时，应于 LCA 分出升支和降支的分叉点内侧进行系膜裁剪和 LCA 的结扎，以防止 LCA 结扎水平以下的降结肠缺血（图 8-13）。

2. 神经解剖

（1）直肠相关自主神经解剖概述：腹腔丛的下行纤维及 T12、L1、L2 的交感神经纤维组成腹主动脉丛（APP），APP 在 IMA 根部移行为肠系膜下丛（IMP），IMP 向下至腹主动脉分叉水平移行为上腹下丛（SHP）；此外，SHP 同时接收来自交感干的 L1、L2 腰内脏神经。SHP 向下移行，紧贴着骶骨岬水平下方 1~2cm 处移行为左右腹下神经，腹下神经恒定位于输尿管内侧

3~5cm 处。腹下神经沿盆侧壁继续向下走行,大约在 S3 椎体水平由直肠系膜后方转向两侧方,与骶孔发出的骶 2~4(S2~S4)盆内脏神经(属副交感神经)汇合,并收纳两侧骶交感干,形成下腹下丛(即盆丛)。盆丛进一步在各盆脏器周围形成直肠丛、膀胱丛和前列腺丛(图 8-14)。

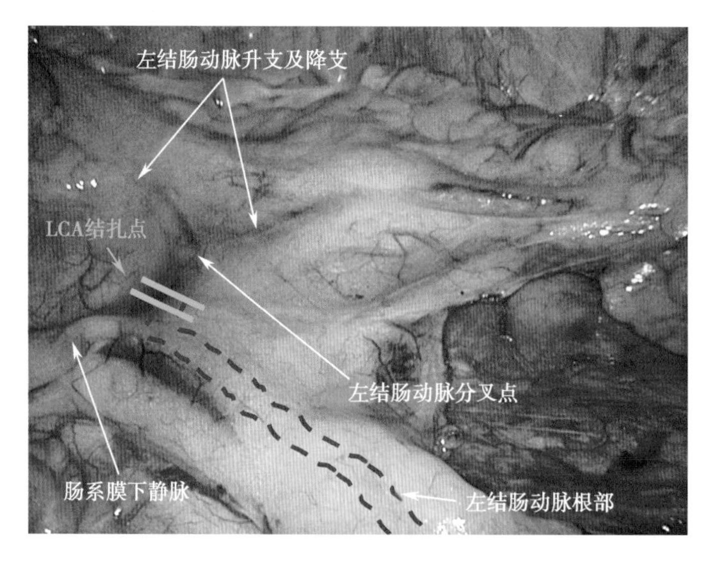


图 8-13　左结肠动脉升降支及分叉点示意图

注意勿损伤 LCA 分叉点(和 LCA 降支);LCA,左结肠动脉

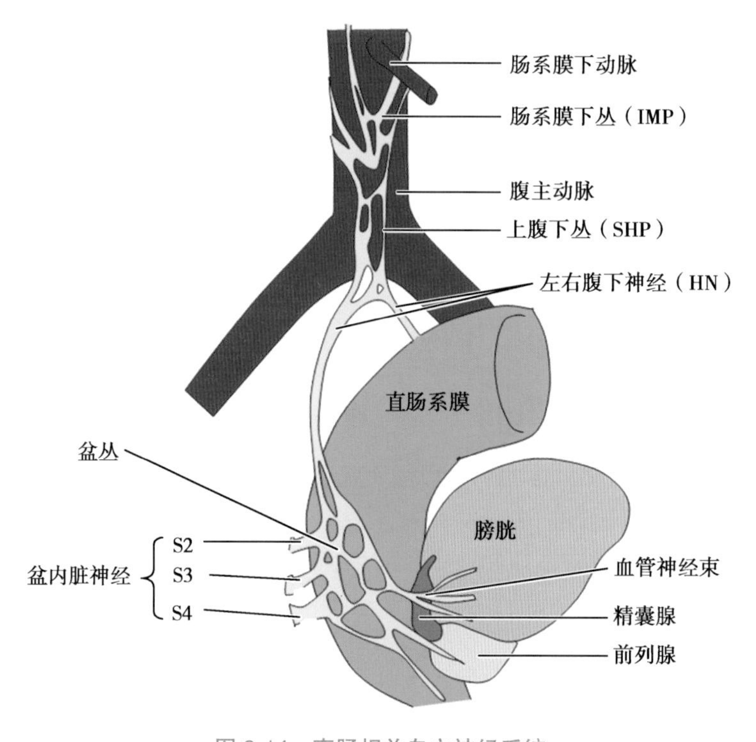


图 8-14　直肠相关自主神经系统

综上,盆丛的交感神经成分来自从 IMP 下行的腹下神经和骶交感干;副交感神经成分来自 S2~S4 组成的盆内脏神经。正常的性功能和排尿功能由交感神经 - 副交感神经 - 躯体神经系统共同支配。在性功能方面,副交感神经司勃起功能,交感神经司射精功能。排尿功能方面,交感神经兴奋可促进膀胱颈收缩,同时抑制膀胱逼尿肌收缩以协助储尿;副交感神经兴奋可松弛膀胱颈,并促进膀胱逼尿肌收缩,使尿液排出。在不同水平损伤相关自主神经,将导致不同的排尿和性功能障碍(图 8-15)。

1)在腹下神经汇入盆丛水平以上损伤自主神经:主要为交感成分损伤,导致射精障碍,如逆行射精、无射精。排尿功能方面表现为膀胱功能紊乱,如尿急、尿频,在妇女患者可导致压力性尿失禁。

2)在腹下神经汇入盆丛水平以下盆丛水平损伤自主神经:则为交感神经和副交感神经混合损伤。性功能方面,表现为勃起和射精功能障碍。排尿功能方面,常表现为排尿障碍。

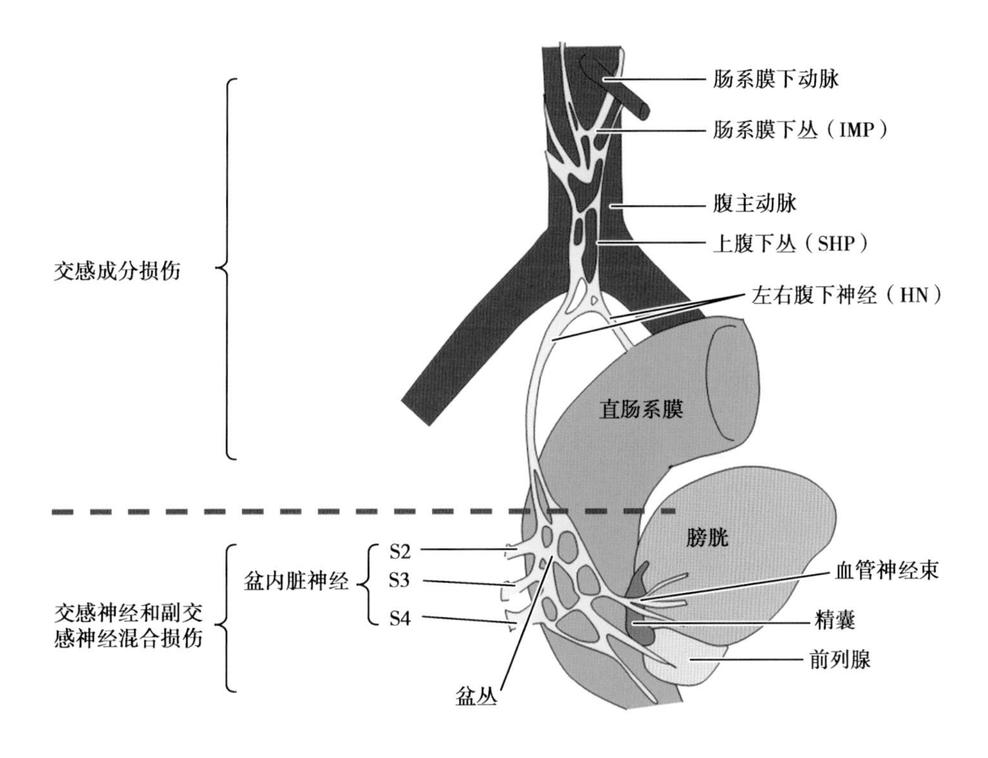


图 8-15 在不同水平损伤相关自主神经,将导致不同的排尿和性功能障碍
以腹下神经注入盆丛水平为界,虚线所示

(2)自主神经的应用解剖:直肠癌根治术中最容易损伤自主神经的 4 个部位包括:肠系膜下动脉根部、骶骨岬前方、直肠两侧壁、直肠前壁靠近精囊的后外侧(图 8-16)。接下来将着重叙述这 4 个部位的自主神经相关局部解剖关系。

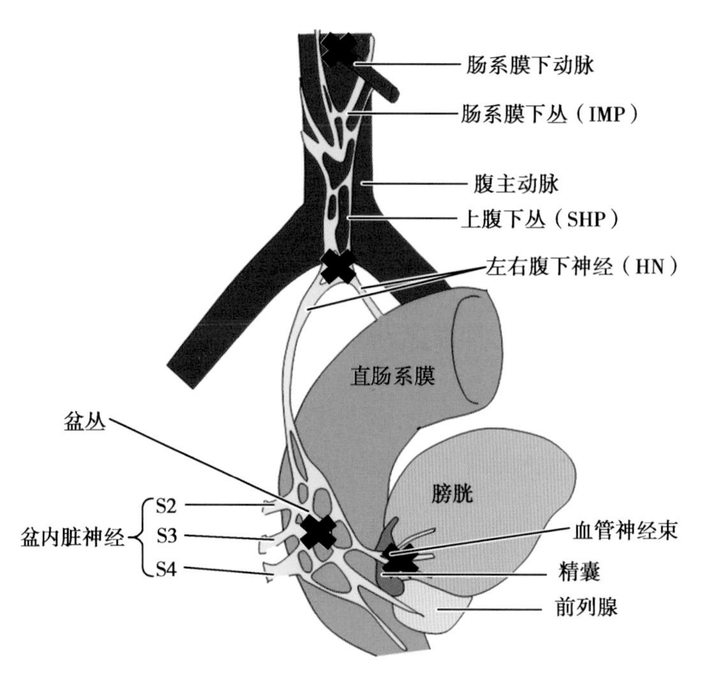


图 8-16 直肠癌根治术容易损伤的 4 个部位

①肠系膜下动脉根部(易损伤 IMP):IMA 根部由自主神经丛(即 IMP)包绕。目前关于 IMA 根部与周围自主神经的关系以及 IMA 结扎水平仍存争议。对于高位结扎 IMA 的具体结扎水平,亦无统一意见。IMA 根部周围有 IMP 的左、右侧束经过,两侧束间存在束间交通支。结合文献和术中观察,笔者认为 IMA 起点部位无自主神经分布(“天窗”),是 IMA 根部结扎的最适点(图 8-17)。Nano 等研究发现,IMP 右侧束与 IMA 根部无交叉,IMP 左侧束不是从 IMA 根部发出,与 IMA 主干交叉点距离 IMA 起点约 1.2cm。因此,IMA 起始部是唯一无自主神经分布的区域,也是 IMA 结扎的唯一安全点(图 8-18)。

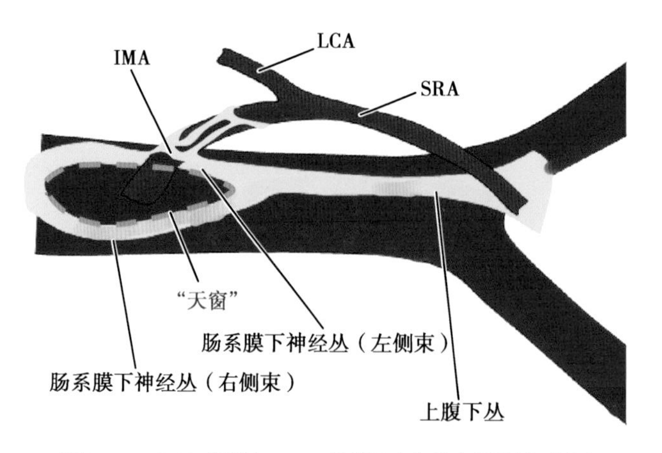


图 8-17 IMA 根部与 IMP 的“天窗”术中视野示意图

IMA,肠系膜下动脉;LCA,左结肠动脉;SRA,直肠上动脉

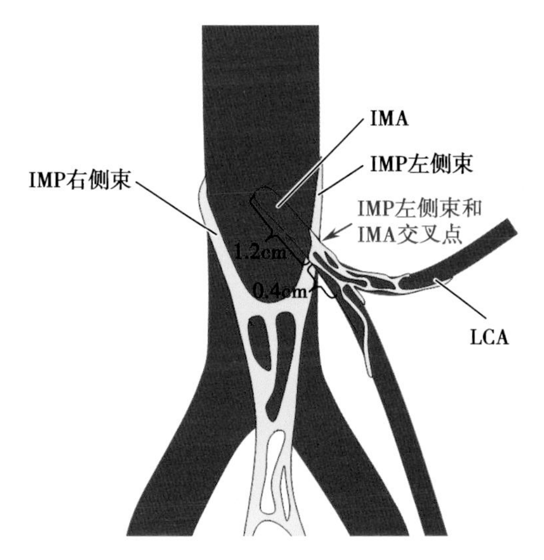


图 8-18　IMA 根部与 IMP 的“天窗”示意图
IMA，肠系膜下动脉；IMP，肠系膜下神经丛；LCA，左结肠动脉

IMP 构成了 IMA 动脉鞘的一部分，由 APP 在 IMA 前方移行形成。由于直肠癌手术中，主刀站位于患者右侧，当 IMA 挑起时，IMA 坚实的血管鞘结构会将 IMP 左侧束向上提起，并背对于主刀视野，易导致 IMP 左侧束损伤（图 8-19）。其解剖学基础是 IMP 左侧束有许多小分支包裹 IMA 动脉鞘向上走行至左半结肠。因此，当显露了 IMA 根部后，切开其动脉鞘，沿鞘内向上分离即可保护左侧束免受热损伤。

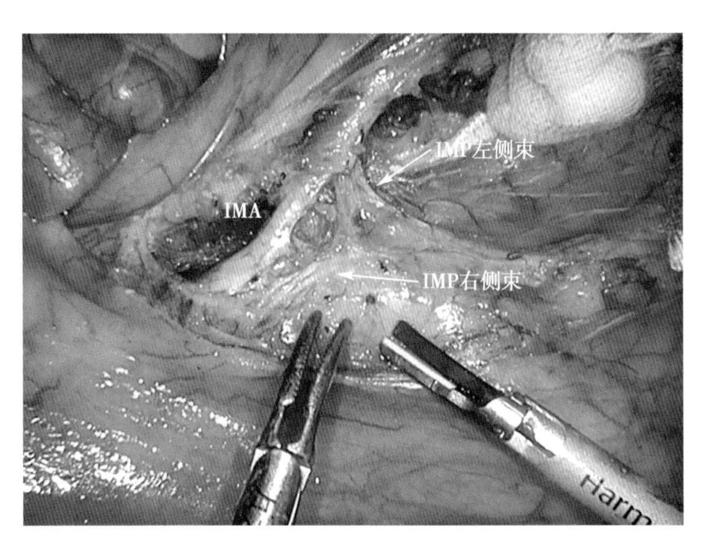


图 8-19　IMA 坚实的血管鞘结构将 IMP 左侧束向上提起，并背对于主刀视野
IMA，肠系膜下动脉；IMP，肠系膜下神经丛

②骶骨岬前方（易损伤 SHP 和腹下神经）：由于骶骨岬水平 SHP 和腹下神经显示不清，且双侧腹下神经分开处腹下神经紧贴直肠系膜后方，向两侧前下方走行时紧贴直肠系膜两侧，故易损伤。笔者通过活体术中解剖发现，两侧直肠旁沟皱褶恰是直肠系膜两侧缘与腹下

神经及盆神经的投影线，有助于术中定位并主动寻找腹下神经（图 8-20）。此外，应按照“骶前隧道式”分离原则，在直肠后间隙充分显露后（因直肠后间隙无自主神经分布），再进行直肠两侧间隙的分离，这样可避免损伤双侧腹下神经。

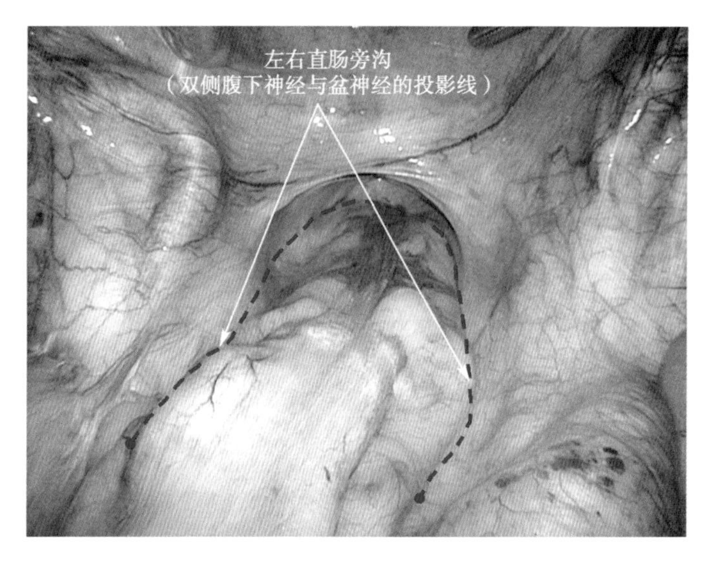


图 8-20 直肠旁沟皱褶是直肠系膜两侧缘与腹下神经及盆神经的投影线

③直肠两侧壁（易损伤盆丛）：男性盆丛位于腹膜后直肠两侧，尸体解剖的标本上大致是一个有孔的四边形结构，其前部与精囊尾部相对，故精囊是术中辨认盆丛的标志。近年有研究发现，盆丛位于邓氏筋膜两侧、直肠前外侧方，而非直肠左右两侧。术中由于直肠受牵拉，使得盆丛后移，变成侧方的解剖结构。

林谋斌等认为盆丛应理解为一种神经结缔组织，根据其与直肠固有筋膜的关系，可分为两种：①融合状：可锐性分离（25/32）；②弥散状：与直肠固有筋膜筋膜之间无结缔组织存在，几乎不能分离（7/32）。如果盆丛为弥散状，则完整切除直肠系膜将不可避免地损伤盆丛。笔者认为以上分类是基于大体解剖学所见，在腹腔镜放大的作用下可找到盆丛与直肠系膜之间的解剖间隙，如果腹腔镜下确实难以分离，则可紧贴系膜内切除，保存健侧盆神经。

目前，关于直肠两侧间隙的侧韧带结构仍存在争议，有研究认为侧韧带是由术中牵拉造成。结合文献及术中观察，我们认为所谓的侧韧带其实是由双侧盆丛发出的直肠支及细小的伴行血管（即 MRA）构成（图 8-12，图 8-21）。盆丛与盆腔筋膜的空间位置关系详见后述。

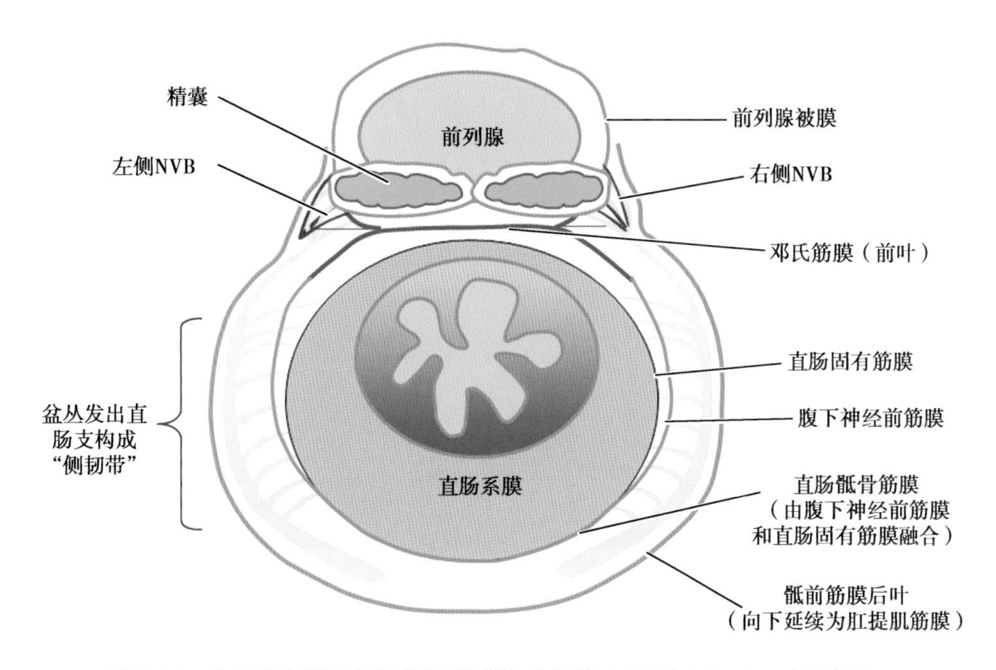


图 8-21　盆丛发出直肠支构成“侧韧带”，分隔神圣平面（Holy plane）示意图
NVB，神经血管束

④直肠前壁靠近精囊的后外侧（易损伤 NVB）：NVB 由盆神经丛发出的脏支和阴部内动静脉发出的末梢支共同组成，在前列腺后外侧（相当于直肠的 2 点、10 点方向）聚集而成海绵状盘绕，其分支形成阴茎海绵体神经，与勃起有关。两侧 NVB 走行于直肠的前外侧（图 8-22、图 8-23），故在直肠两侧间隙向前分离至精囊尾部时，应及时弧形内拐，避免盲目地从精囊尾部外侧切开而损伤 NVB（图 8-24）。此外，NVB 和邓氏筋膜的关系较为复杂，详见后述。

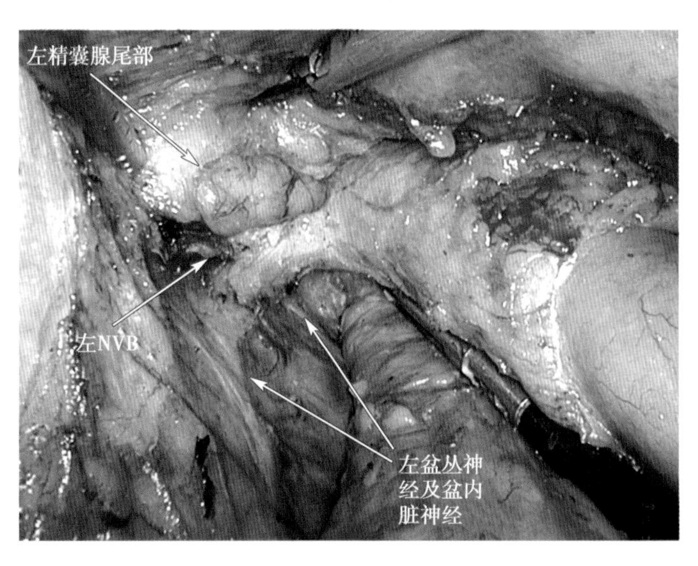


图 8-22　左侧 NVB 的术中解剖（腹腔镜视野）
NVB，神经血管束

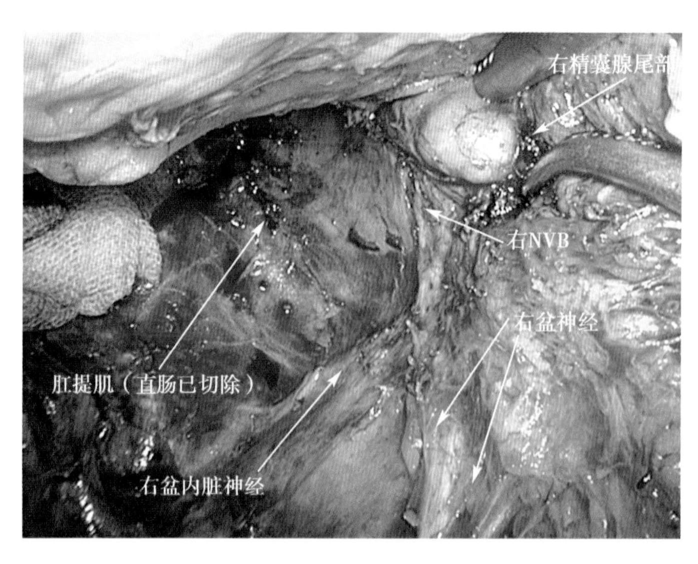


图 8-23　右侧 NVB 的术中解剖(腹腔镜视野)
NVB,神经血管束

3. 膜解剖

(1) 中央入路与第 253 组淋巴结清扫膜解剖:详见第六章左半结肠切除术。

(2) 直肠后方间隙的膜解剖:中低位直肠的游离过程中,我们遵循先分离直肠后方间隙、然后分离直肠前间隙、最后分离两侧间隙的顺序进行。Kinugasa 等通过组织学研究,报道了"骶前筋膜"的分层结构:①前叶为腹下神经前筋膜(骶前筋膜前叶),位于直肠固有筋膜之后,覆盖双侧腹下神经。在 S4 椎体水平,腹下神经前筋膜和直肠固有筋膜相融合,构成直肠骶骨筋膜。②后叶为骶前筋膜(骶前筋膜后叶),位于腹下神经之后,向下延续为盆内筋膜(即肛提肌筋膜)。直肠固有筋膜和腹下神经前筋膜之间为直肠后间隙;直肠骶骨筋膜和骶前筋膜(后叶)之间为肛提肌上间隙。据此,我们绘制了直肠后方间隙的筋膜构成模式图(图 8-25)。

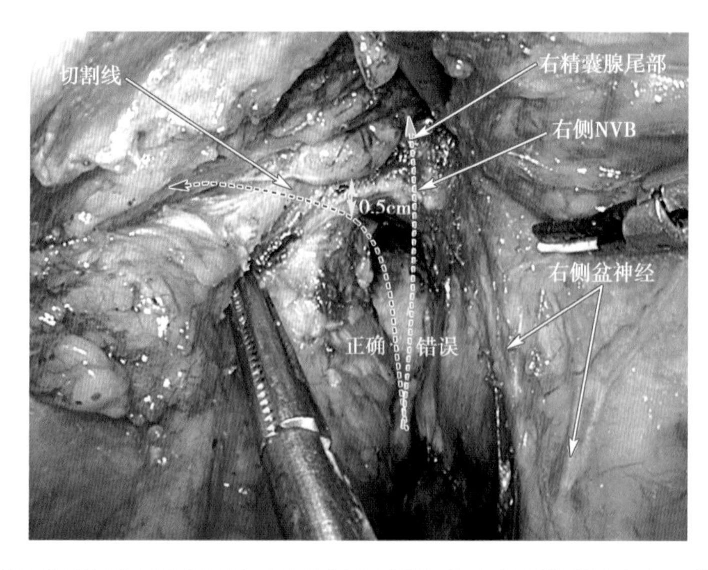


图 8-24　NVB 位于邓氏筋膜前外侧,在直肠两侧间隙向前分离至精囊尾部时,应及时弧形内拐
NVB,神经血管束

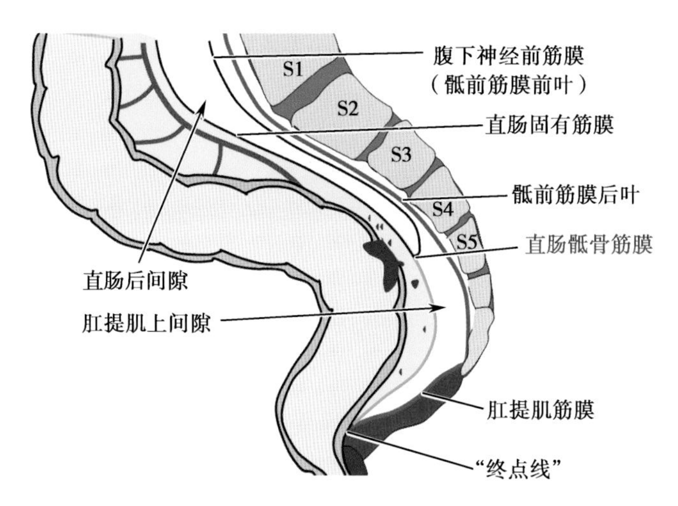


图 8-25 直肠后方间隙模式图

在直肠两侧，直肠固有筋膜和盆筋膜壁层（骶前筋膜前叶）之间的神圣平面（Holy plane）被直肠神经丛呈网状弥散样穿过，并分割成多个小的间隙（图 8-21），导致该间隙非常致密，难以观察到典型的“天使之发”结构，从盆丛的空间位置上看，盆丛由骶神经丛发出，穿骶前筋膜后叶，走行于骶前筋膜前后叶之间，其直肠丛穿骶前筋膜前叶，分布于直肠的侧前方。

分离直肠后方间隙过程中，于 S4 椎体水平离断直肠骶骨筋膜，从直肠后间隙进入肛提肌上间隙（图 8-26）。因此在 S4 椎体水平以上，分离切割线位于直肠固有筋膜和骶前筋膜前叶之间（图 8-27）；在 S4 椎体水平下，当切开直肠骶骨筋膜后，分离切割线便越过直肠骶骨筋膜，往深一个层面，进入直肠骶骨筋膜和骶前筋膜后叶间的肛提肌上间隙（图 8-28）；当分离至盆底，骶前筋膜后叶向下延续为肛提肌筋膜，则分离切割线位于直肠骶骨筋膜和肛提肌筋膜间，直至肛提肌裂孔水平。

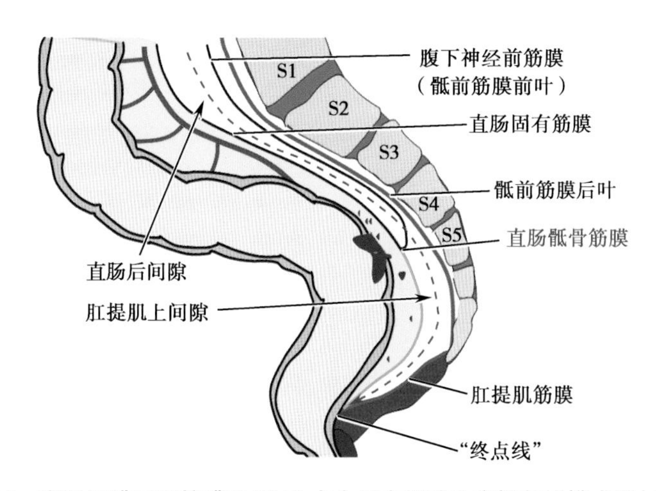


图 8-26 直肠系膜周围筋膜及 TME 术中后方间隙分离切割线模式图（矢状面）

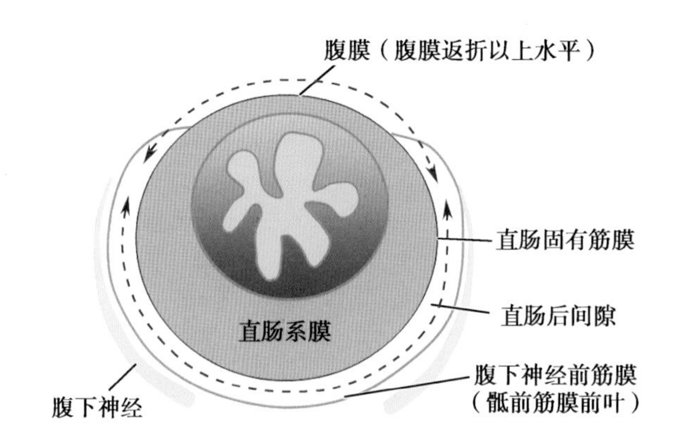


图 8-27　S4 椎体水平以上直肠系膜周围筋膜及 TME 术中分离切割线模式图（横断面）
NVB，神经血管束

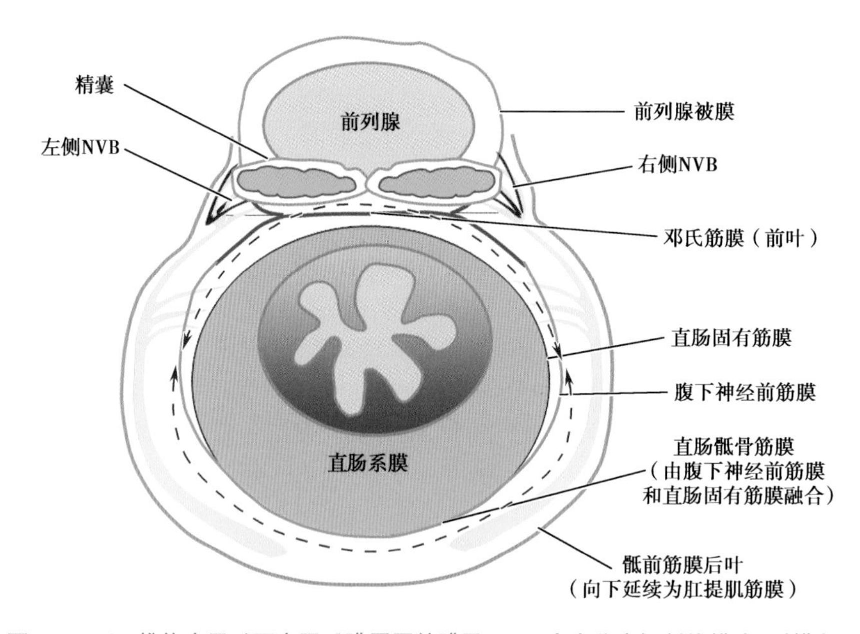


图 8-28　S4 椎体水平以下直肠系膜周围筋膜及 TME 术中分离切割线模式图（横断面）
NVB，神经血管束

(3) 直肠前间隙的膜解剖：直肠前间隙的解剖研究是当前的研究热点，参与构成直肠前间隙的解剖结构包括邓氏筋膜、NVB。Denonvilliers 于 1836 年首次描述在男性的直肠与膀胱、精囊和前列腺之间存在薄层致密组织并将其命名为邓氏筋膜（Denonvilliers 筋膜）。邓氏筋膜位于盆底，腹膜外包裹直肠前方，向上与腹膜返折处的腹膜相延续，向下经盆膈连于会阴中心腱，呈薄膜状结构。从组织学上讲，邓氏筋膜为双层膜结构，包括邓氏筋膜前叶与邓氏筋膜后叶（即直肠固有筋膜）。在精囊与前列腺交界水平（男性），邓氏筋膜前叶向两侧大致分为 3 层：前层向前与前列腺被膜融合，参与构成前列腺被膜；中层向两侧逐渐消失包绕 NVB 或附着于盆壁筋膜；后层与腹下神经前筋膜相移行包绕直肠固有筋膜（图 8-29，图 8-30）。其中，邓氏筋膜前叶和腹膜下筋膜深叶之间为邓氏筋膜前间隙；邓氏筋膜前叶和邓氏筋膜后叶（直肠固有筋膜）间为邓氏筋膜后间隙（图 8-31）。

进行直肠前间隙的分离时，我们从腹膜返折上方1cm切开膜桥，先进入邓氏筋膜前间隙，在距离精囊0.5~1.0cm处（男性）横断邓氏筋膜前叶，进入邓氏筋膜后间隙。因此，在离断邓氏筋膜前叶前，分离切割线位于邓氏筋膜前叶与腹膜下筋膜深叶之间；离断邓氏筋膜前叶后，分离切割线位于邓氏筋膜前后叶之间，并逐渐向下延伸至肛提肌裂孔水平。

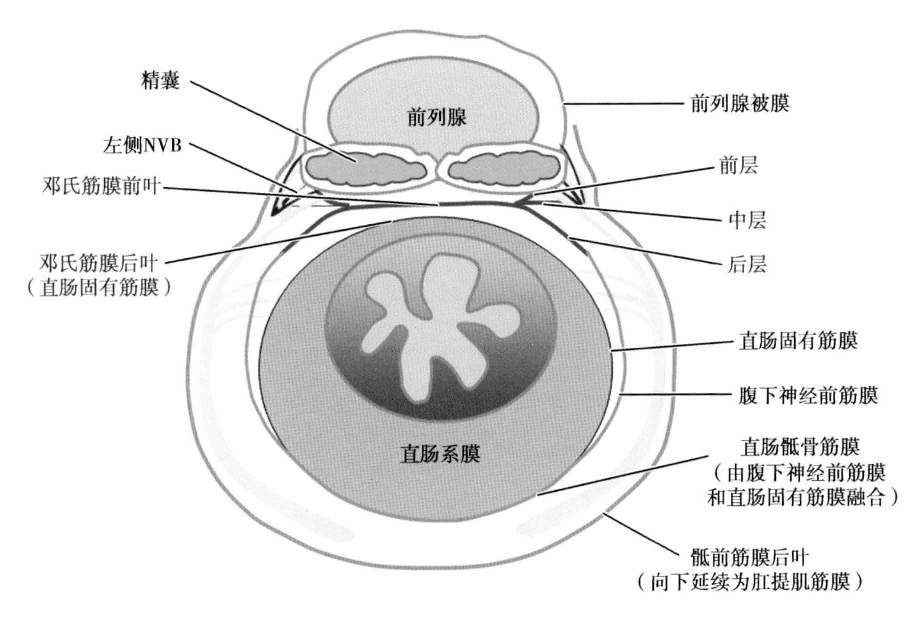


图8-29 直肠前间隙及邓氏筋膜的筋膜构成模式图（S4水平横断直肠骶骨筋膜下横断面）
NVB，神经血管束

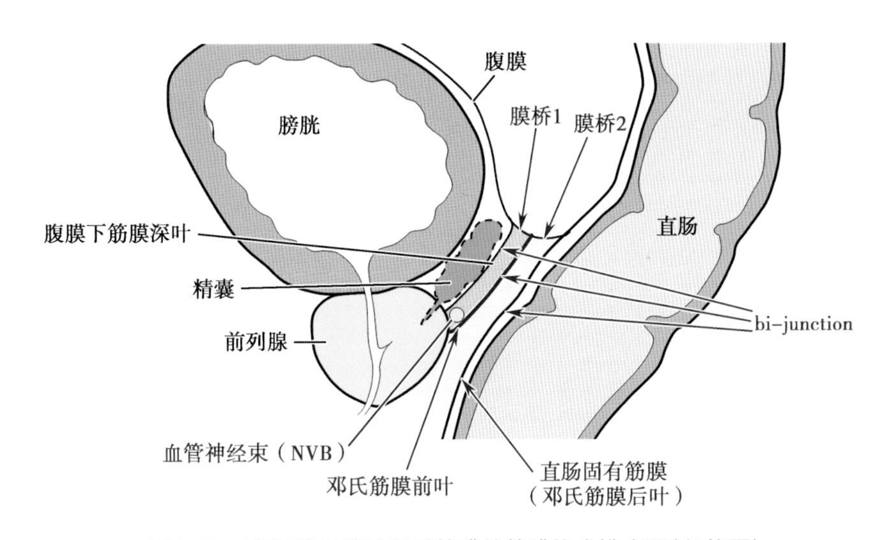


图8-30 直肠前间隙及邓氏筋膜的筋膜构成模式图（矢状面）

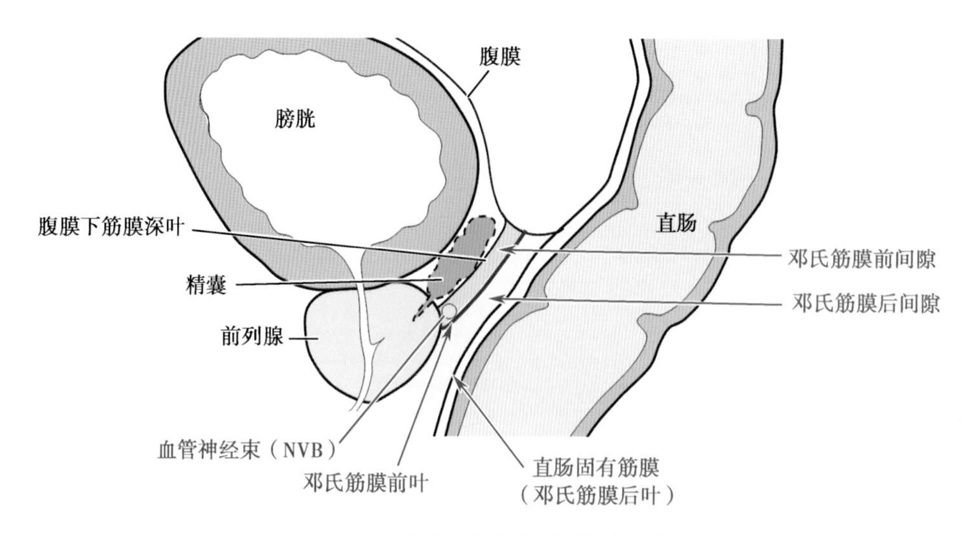


图 8-31 直肠前间隙分区模式图(矢状面)

(4)直肠两侧间隙的膜解剖:如前述,该间隙因“侧韧带”结构,被分割成多个小的间隙,导致该间隙非常致密,难以观察到典型的“天使之发”结构。于 S4 水平以上,腹下神经前筋膜(骶前筋膜前叶)向两侧走行,直肠固有筋膜与腹下神经前筋膜之间的间隙就是“神圣平面(Holy plane)”,内有盆丛直肠支穿过(图 8-27)。

于 S4 水平以下,腹下神经前筋膜和直肠固有筋膜在 S4 水平融合形成直肠骶骨筋膜,在直肠骶骨筋膜两侧两层筋膜再次分开,分成直肠固有筋膜和腹下神经前筋膜。因此该区域切割线由后方的直肠骶骨筋膜深面,逐渐向两侧,离断直肠骶骨筋膜,进入腹下神经前筋膜与直肠固有筋膜间的神圣平面(Holy plane)(图 8-28)。

(5) TME “终点线”的筋膜构成:我们通过尸体解剖研究发现,骶前筋膜后叶延续为肛提肌筋膜,于截石位 2 点至 10 点包绕肛提肌裂孔,附着于末端直肠系膜,构成 TME “终点线”结构;而直肠前方截石位 10 点至 2 点无筋膜附着(邓氏筋膜前叶直接附着于会阴体),不参与构成“终点线”结构(图 8-32~ 图 8-34)。据此,结合尸体解剖发现和筋膜构成关系,我们绘制了“终点线”筋膜构成示意图(图 8-35)。

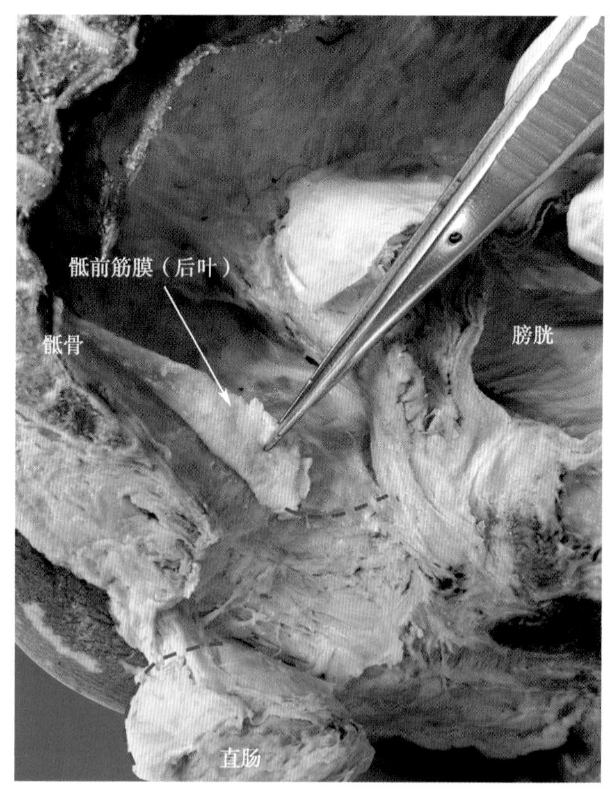


图 8-32 终点线的尸体解剖
红色虚线示骶前筋膜(后叶)附着缘

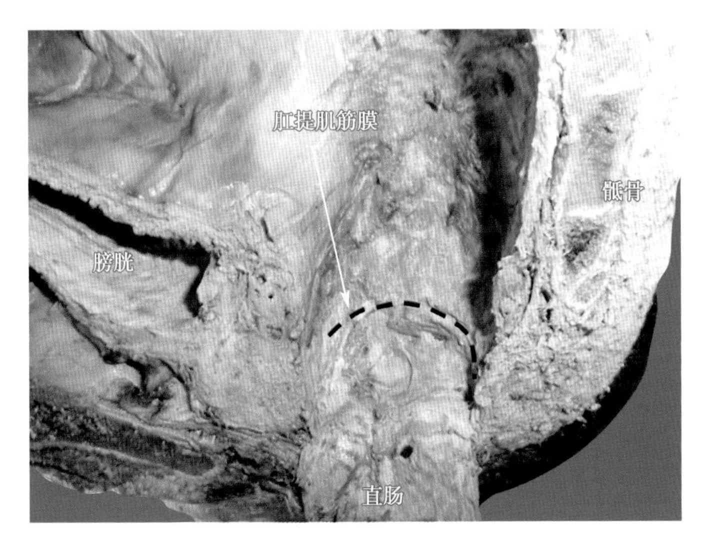


图 8-33　终点线的尸体解剖（直肠向内侧牵拉）
黑色虚线示肛提肌筋膜附着缘

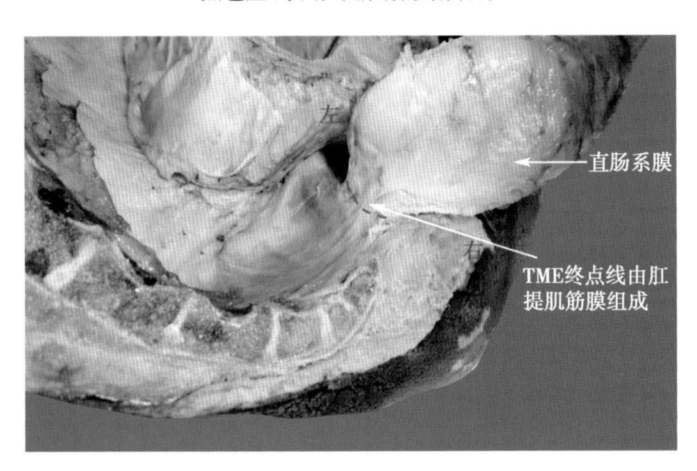


图 8-34　终点线的尸体解剖
红色虚线示肛提肌筋膜附着缘

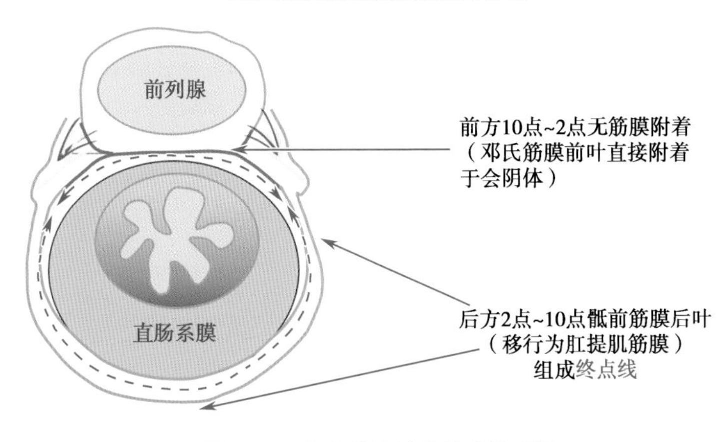


图 8-35　终点线的筋膜构成模式图

（王枭杰　池　畔）

## 参考文献

1. AÇAR, KUZU.Important points for protection of the autonomic nerves during total mesorectal excision.Dis Colon Rectum., 2012, 55 : 907-912.
2. BERTRAND, Alsaid, Droupy, et al.Optimal plane for nerve sparing total mesorectal excision, immunohistological study and 3D reconstruction: an embryological study [J].Colorectal Disease the Official Journal of the Association of Coloproctology of Great Britain & Ireland, 2013, 15 : 1521-1528.
3. BIRBECK, MACKLIN, TIFFIN, et al.Rates of circumferential resection margin involvement vary between surgeons and predict outcomes in rectal cancer surgery [J].Annals of Surgery, 2002, 235 : 449-457.
4. BISSETT, KAI, HILL.Extrafascial excision of the rectum [J].Diseases of the Colon & Rectum, 2000, 43 : 903-910.
5. BONNET S, ABID B, WIND P, et al.Anatomical basis of laparoscopic medial-to-lateral mobilization of the descending colon [J].Clinical Anatomy, 2013, 26 (3): 377-385.
6. CHAPUIS, KAW, ZHANG, et al.Rectal mobilisation: the place of Denonvilliers' fascia and inconsistencies in the literature [J].Colorectal Disease, 2016, 18 : 939-948.
7. CLAUSEN, WOLLOSCHECK, KONERDING.How to Optimize Autonomic Nerve Preservation in Total Mesorectal Excision: Clinical Topography and Morphology of Pelvic Nerves and Fasciae [J].World Journal of Surgery, 2008, 32 : 1768-1775.
8. GARLIPP B, PTOK H, SCHMIDT U, et al.Factors influencing the quality of total mesorectal excision [J]. British Journal of Surgery, 2012, 99 (5): 714-720.
9. GRANEROCASTRO P, ELENA MUÑOZ, FRASSON M, et al.Evaluation of Mesorectal Fascia in Mid and Low Anterior Rectal Cancer Using Endorectal Ultrasound Is Feasible and Reliable: A Comparison With Mri Findings [J].Diseases of the Colon & Rectum, 2014, 57 (6): 709-714.
10. HUH J W, KIM Y J, KIM H R.Distribution of Lymph Node Metastases Is an Independent Predictor of Survival for Sigmoid Colon and Rectal Cancer [J].Annals of Surgery, 2012, 255 (1): 70-78.
11. JONG E A D, BERGE J C E M T, Dwarkasing R S, et al.The accuracy of MRI, endorectal ultrasonography, and computed tomography in predicting the response of locally advanced rectal cancer after preoperative therapy: A metaanalysis [J].Surgery, 2016, 159 (3): 688-699.
12. KANEMITSU, HIRAI T, KOMORI K, et al.Survival benefit of high ligation of the inferior mesenteric artery in sigmoid colon or rectal cancer surgery [J].Br J Surg.2006, 93 (5): 609-615.
13. KIM, KINUGASA, HWANG, et al.Denonvilliers' fascia revisited [J].Surgical & Radiologic Anatomy Sra, 2015, 37 : 187.
14. KINUGASA, MURAKAMI, UCHIMOTO, et al.Operating Behind Denonvilliers' Fascia for Reliable Preservation of Urogenital Autonomic Nerves in Total Mesorectal Excision: A Histologic Study Using Cadaveric Specimens, Including a Surgical Experiment Using Fresh Cadaveric Models [J].Diseases of the Colon & Rectum, 2006, 49 : 1024-1032.
15. Kraima, West, Treanor, et al.Whole mount microscopic sections reveal that Denonvilliers' fascia is one entity and adherent to the mesorectal fascia; implications for the anterior plane in total mesorectal excision? [J]. European Journal of Surgical Oncology, 2015, 41 : 738-745.
16. LIN M, CHEN W, HUANG L, et al.The anatomic basis of total mesorectal excision [J].American Journal of Surgery, 2011, 201 (4): 0-543.
17. LINDSEY, GUY, WARREN, et al.Anatomy of Denonvilliers' fascia and pelvic nerves, impotence, and

implications for the colorectal surgeon [J].British Journal of Surgery, 2000, 87 :1288-1299.
18. MATHIS K L, LARSON D W, DOZOIS E J, et al.Outcomes following surgery without radiotherapy for rectal cancer [J].British Journal of Surgery, 2012, 99(1): 137-143.
19. MONSON JR, WEISER MR, BUIE WD, et al.Practice parameters for the management of rectal cancer (revised) [J].Diseases of the Colon & Rectum, 2013, 56.5 :535-550.
20. NAGTEGAAL I D, KRIEKEN J H J M V.The role of pathologists in the quality control of diagnosis and treatment of rectal cancer—an overview [J].European Journal of Cancer, 2002, 38(7): 0-972.
21. NANO M, DAL CORSO H, FERRONATO M, et al.Ligation of the Inferior Mesenteric Artery in the Surgery of Rectal Cancer: Anatomical Considerations [J].Digestive Surgery, 2004, 21(2): 123-127.
22. PARK IJ, KIM JC.Adequate length of the distal resection margin in rectal cancer: from the oncological point of view [J].Journal of Gastrointestinal Surgery, 2010, 14(8): 1331-1337.
23. QUIRKE P, STEELE R, MONSON J, et al.Effect of the plane of surgery achieved on local recurrence in patients with operable rectal cancer: a prospective study using data from the MRC CR07 and NCIC-CTG CO16 randomised clinical trial [J].Lancet, 2009, 373(9666): 821-828.
24. TAYLOR F G M, QUIRKE P, HEALD R J, et al.Preoperative high-resolution magnetic resonance imaging can identify good prognosis stage Ⅰ, Ⅱ, and Ⅲ rectal cancer best managed by surgery alone: a prospective, multicenter, European study [J].Annals of Surgery, 2011, 253(4): 711-719.
25. ZHAI, LIU, LI, et al.Denonvilliers' fascia in women and its relationship with the fascia propria of the rectum examined by successive slices of celloidin-embedded pelvic viscera [J].Diseases of the Colon & Rectum, 2009, 52 :1564-1571.
26. ZHANG, DING, LI, et al.Perirectal fascia and spaces: annular distribution pattern around the mesorectum[J]. Diseases of the Colon & Rectum, 2010, 53 :1315-1322.
27. 陈玲珑，兰宝金，池畔，等．直肠系膜的解剖特点及其在直肠癌切除术中的临床应用[J]. 医学新知，2003，13(4):227-228.
28. 池畔，陈致奋．腹腔镜 TME 术中直肠前间隙的解剖分离技巧[J]. 中华结直肠疾病电子杂志，2015：591-595.
29. 池畔，陈致奋．腹腔镜低位直肠癌术中保护盆丛及其血管神经束要点[J]. 中国实用外科杂志，2014，34：837-841.
30. 池畔，林惠铭．直肠末端系膜解剖在直肠癌根治术中的意义[J]. 中国普外基础与临床杂志，2003，10：106-107.
31. 池畔，王枭杰，官国先，等．全直肠系膜切除术中直肠系膜分离终点线的发现和解剖及其临床意义[J]. 中华胃肠外科杂志，2017，20(10):1145-1150.
32. 池畔，王枭杰．机器人和腹腔镜全直肠系膜切除术中 Denonvilliers 筋膜解剖的意义及技巧[J]. 中国实用外科杂志，2017，37(6):609-615.
33. 池畔．膜解剖指导下的腹腔镜全直肠系膜切除术[J]. 中华胃肠外科杂志，2016，19：1088-1091.
34. 陈孝平，汪建平．外科学[M].9 版．北京：人民卫生出版社，2018.
35. 顾晋，汪建平，孙燕，等．中国结直肠癌诊疗规范(2017 年版)[J]. 中华临床医师杂志(电子版)，2018，12(1):3-23.
36. 卫洪波，黄江龙，郑宗珩，等．腹腔镜直肠癌根治术中保留 Denonvilliers 筋膜对男性排尿及性功能的影响[J]. 中华胃肠外科杂志，2015：282-287.

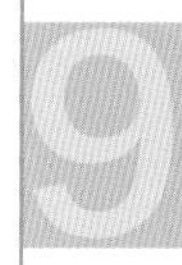

第九章

# 腹腔镜低位(超低位)直肠前切除术

## 一、适应证

据国家卫生计生委《中国结直肠癌诊治规范》(2017年版)与2018年NCCN指南推荐:中低位直肠癌应行全直肠系膜切除术(TME)。直接手术仅限于cTNM Ⅰ期者;对局部进展期直肠癌(cTNM Ⅱ~Ⅲ期),建议先行新辅助放化疗后再手术,可降低局部复发率,推荐有腹腔镜手术经验的外科医师开展腹腔镜手术。

## 二、禁忌证

1. 距肛缘12cm以内的直肠癌,术前分期发现环周切缘受侵犯或阳性可能的局部晚期直肠癌。

2. 急性肠梗阻或癌肿穿孔的患者。

3. 全身情况差,伴发其他严重疾病,无法耐受全身麻醉者。

有以上3项者,均不适合行腹腔镜手术。

## 三、术前准备

1. 肠道准备　据《加速康复外科中国专家共识及路径管理指南(2018版)》,不常规机械性肠道准备,不口服抗生素,不常规留置胃管;术前机械性肠道准备仅适用于需要术中结肠镜检查定位的癌灶或拟行经自然腔道取标本手术(NOSES)者,有严重便秘或伴不全性肠梗阻的患者;应根据实际情况,行短期肠道准备(如术晨洗肠);术前1天流质饮食,术前6小时禁食固体食物,2小时禁饮;术前晚口服5%葡萄糖溶液1 000ml,术前3小时口服5%葡萄糖溶液300ml。

2. 纠正低蛋白血症和贫血,同结肠手术。

3. 手术麻醉后,留置气囊导尿管。

## 四、麻醉及围术期镇痛

气管插管全身麻醉或加用硬膜外麻醉,围术期采用“多模式”镇痛方案(术中关腹前采用罗哌卡因行腹膜外和真皮层浸润注射）。术后第 1~3 天口服对乙酰氨基酚 1 片，2 次 /d，术后第 1~3 天氟比洛芬酯注射液 50mg，静脉滴注，2 次 /d。

## 五、体位

截石位，两髋关节微屈，外展 45°，膝关节微屈（用小腿全托架，应废弃膝关节托，可致腓总神经损伤）。双膝关节高度低于腹部水平，臀部应垫高（以便吻合器置入），右上肢内收固定（以便主刀手术与便于分离脾曲时右侧卧位），左上肢据需要内收或外展，手术开始后体位调整至头低脚高 30°（图 9-1）。

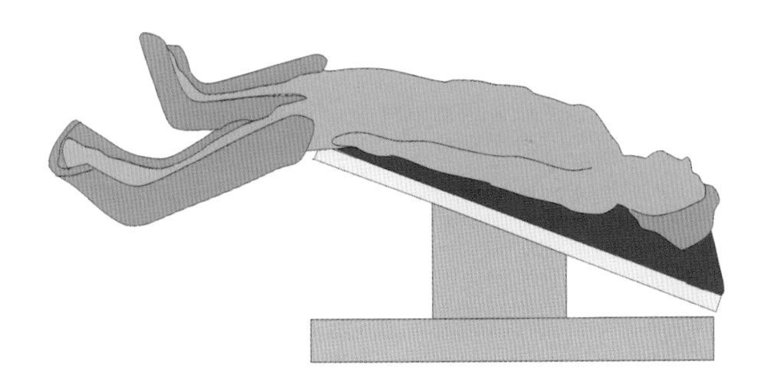

图 9-1　手术体位

1. 肠系膜下动脉（IMA） 根部淋巴结清扫时，主刀站于患者右侧，第一助手站于患者左侧（图 9-2），头低 30°，以便于将小肠推挡至右上腹，暴露 IMA 根部，扶镜手可站在主刀同侧或患者头侧。

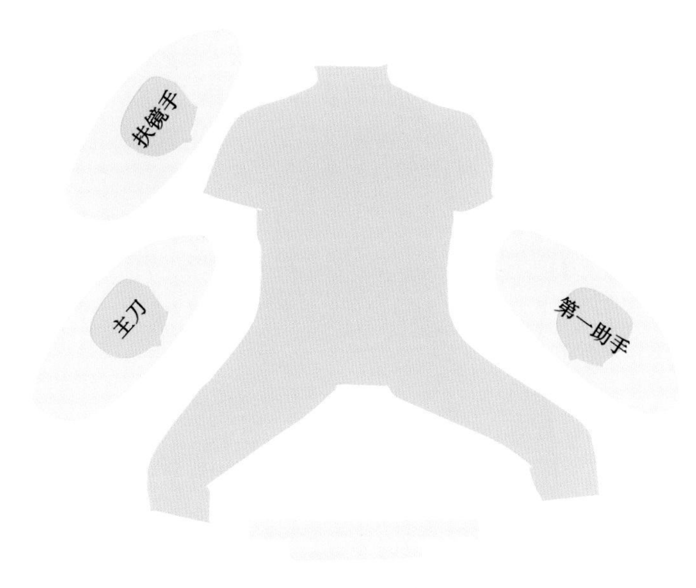


图 9-2　IMA 根部淋巴结清扫时术者站位

2. 脾曲游离时，第一助手站于患者两腿间，扶镜手站于主刀与第一助手之间，监视器转至患者的左侧和头侧（图 9-3）。患者改头高 30° 并右倾，以便于将小肠推挡至右侧腹，暴露 IMV 根部及结肠脾曲。

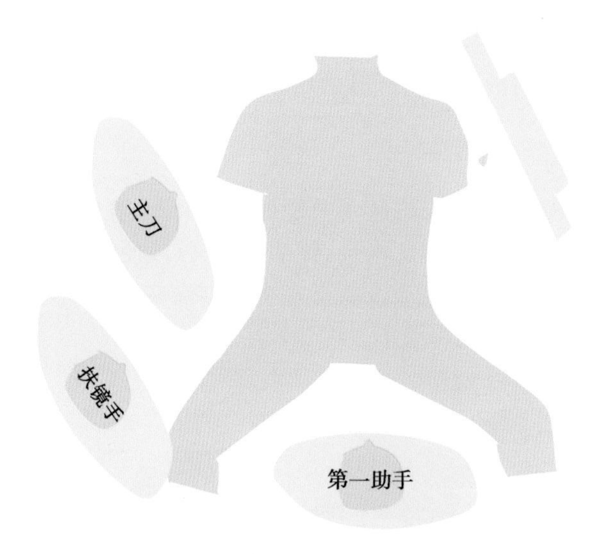


图 9-3 脾曲游离时术者站位

## 六、trocar 放置

采用五孔法,脐上缘放置 10~12mm trocar(A 点),充气后置入 30° 腹腔镜作为观察孔,平右髂前上棘内 2 横指处水平置入 10~12mm trocar 为主刀操作孔(B 点),于右锁骨中线,脐水平或略高置入 5mm trocar 为主刀副操作孔(C 点);于左髂前上棘与脐连线中点处置入 10~12cm trocar 为第一助手主操作孔(D 点),于脐中线耻骨上 2 横指处置入 5mm trocar 为第一助手副操作孔(E 点)(图 9-4)。笔者的 trocar 布局与国内大多数医生采用的主刀与第一助手 trocar 位置对称分布不同,优点是一助通过 E 点便于显露左 Toldt 间隙及盆底分离。腹腔镜手术部分完毕后根据手术需要选择切口取出标本(详见后述)。

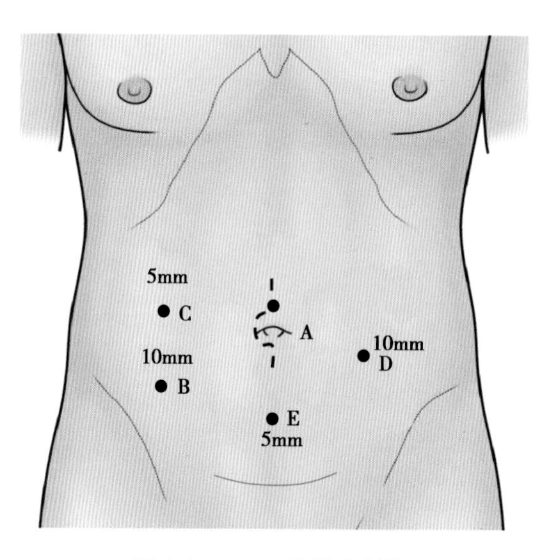


图 9-4 trocar 放置示意图

## 七、手术切除范围

1. 清扫 IMA 根部第 253 组淋巴结（是否行保留左结肠动脉，据实际情况而定）（图 9-5）。

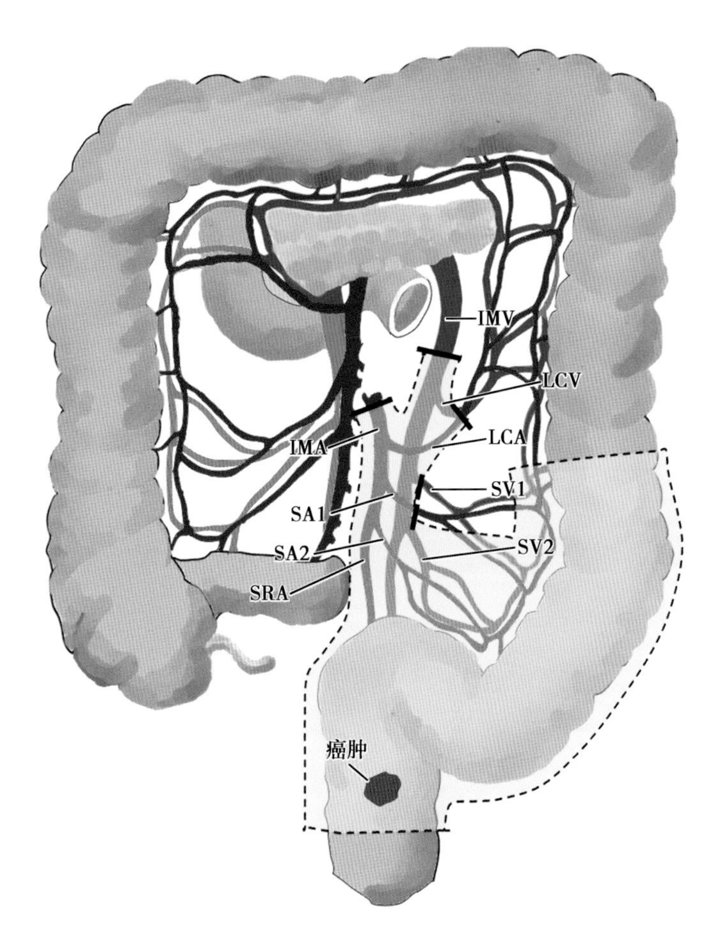


图 9-5　手术切除范围

IMA，肠系膜下动脉；IMV，肠系膜下静脉；LCA，左结肠动脉；LCV，左结肠静脉；SA1，第 1 支乙状结肠动脉；SA2，第 2 支乙状结肠动脉；SV1，第 1 支乙状结肠静脉；SV2，第 2 支乙状结肠静脉；SRA，直肠上动脉

2. 中低位直肠癌　中位直肠癌距肛缘（7~12cm）可行 TSME（切除肿瘤远端 >5cm 直肠及其系膜）（图 9-6），低位直肠癌（距离肛缘 ≤ 7cm）应行 TME，切除肿瘤远端肠管 ≥ 2cm，如切缘距肿瘤 1~2cm 者，建议术中冷冻病理证实切缘阴性，并切除完全直肠系膜（图 9-7）。

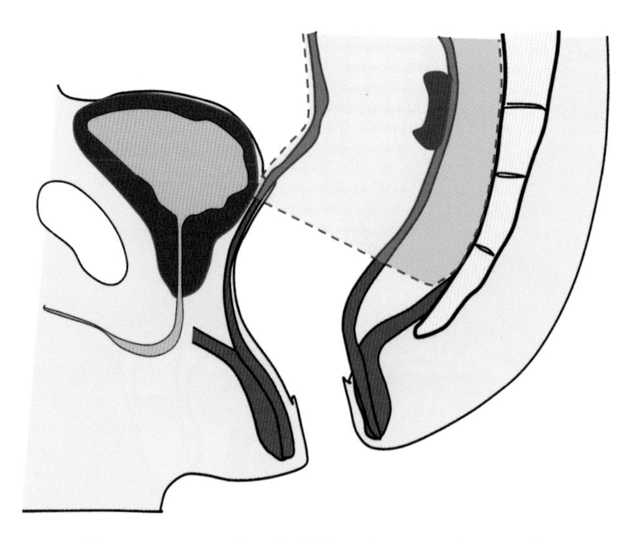

图 9-6　TSME(切除肿瘤远端 >5cm 直肠系膜)

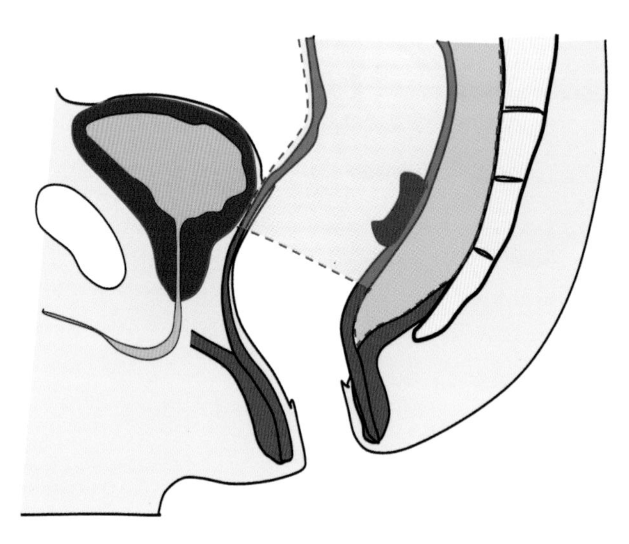

图 9-7　TME 切除范围

## 八、手术操作

1. 中间入路　女性要先行子宫悬吊(即用荷包针于耻骨上偏左贯穿下腹壁,再穿过左子宫角外侧,避开卵巢血管,从子宫角右侧外由下向上穿透并从耻骨上偏右穿出,在腹壁上打结),用钛夹将双侧卵巢固定于双侧子宫阔韧带上缘(资源 54,图 9-8),分离左 Toldt 间隙(资源 55),寻找膜桥——即右侧直肠旁沟,为中间入路。为了便于右侧直肠旁沟的显露,先将乙状结肠黏着于左髂窝的粘连分离松解。一助分别用 Babcock 钳(巴氏钳)抓持骶骨岬上方的乙状结肠和 Allis 钳(经耻骨上孔)抓持直肠上动脉血管蒂,使乙状结肠呈扇形样展开(图 9-9)。

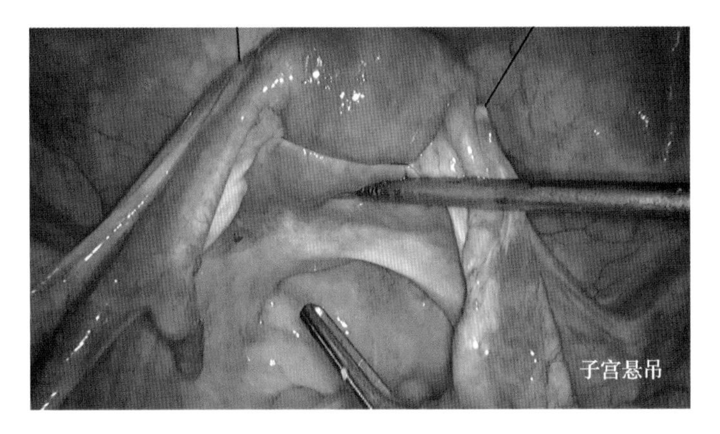

资源 54
子宫悬吊

图 9-8　子宫悬吊

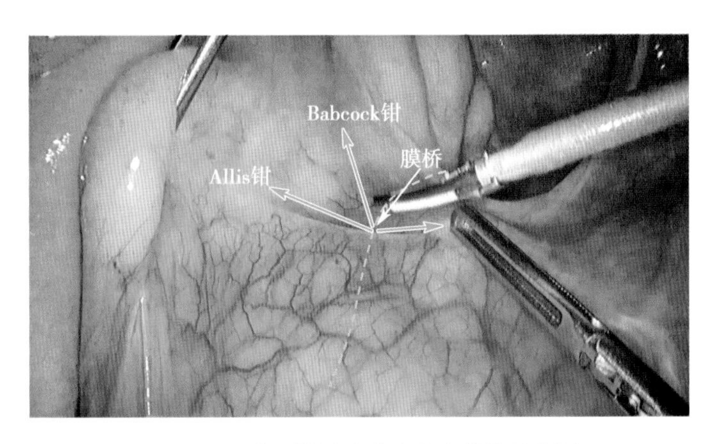

资源 55
左 Toldt
间隙分离

图 9-9　三角显露法力学方向和钳位示意图
虚线示切开线

运用三角显露法,主刀左手肠钳抓持右直肠旁沟外腹膜,绷紧右直肠旁沟的自然皱褶,即膜桥,切一小口,利用超声刀“空洞化”效应,使膜桥浮起(图 9-10~ 图 9-12),沿此自然皱褶从下向上至小肠系膜根后左转,在高张力状态下可见透亮的左侧 Toldt 间隙,利用主刀的左手肠钳和助手的 Allis 钳分别撑入该间隙使其呈帐篷样提起,主刀用超声刀逐步分离该间隙,可见腹主动脉前方覆盖于肾前筋膜下的肠系膜下神经丛,其左侧输尿管和生殖血管(图 9-13)。

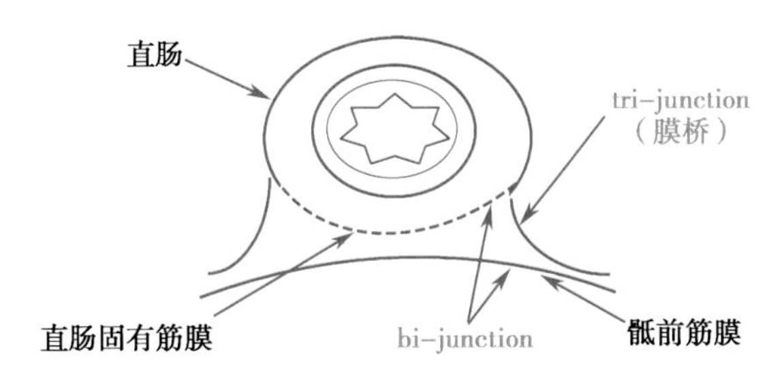


图 9-10　直肠系膜及膜桥示意图

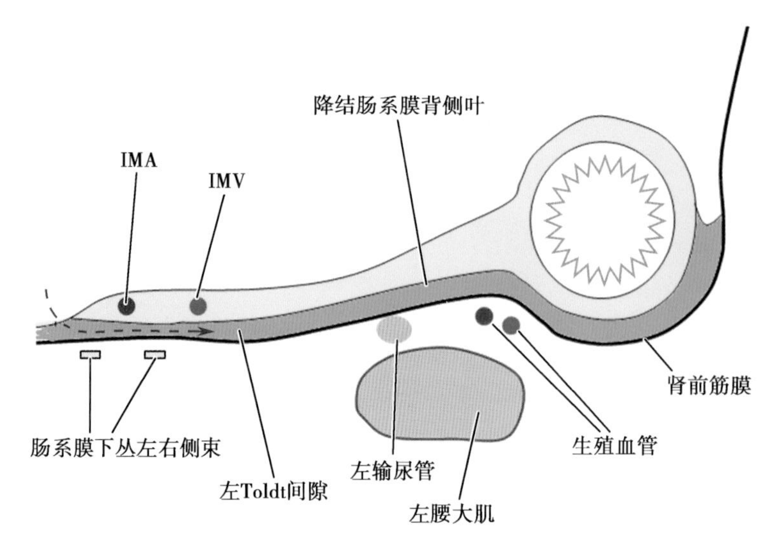


图 9-11 左侧 Toldt 间隙、膜桥及中间入路示意图
虚线为中间入路
IMA,肠系膜下动脉;IMV,肠系膜下静脉

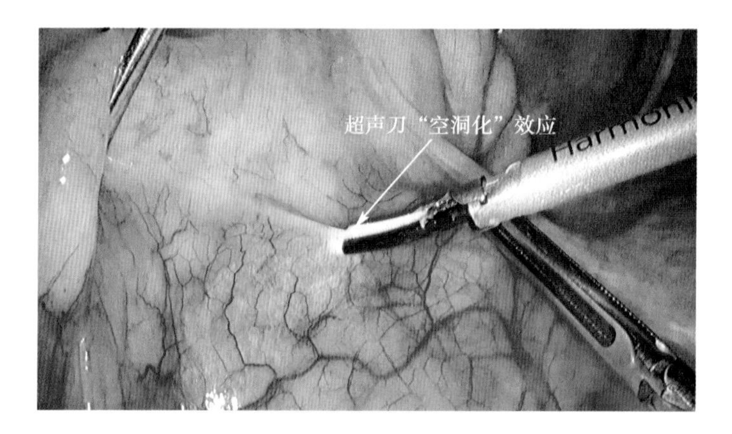


图 9-12 利用超声刀“空洞化”效应,使膜桥浮起

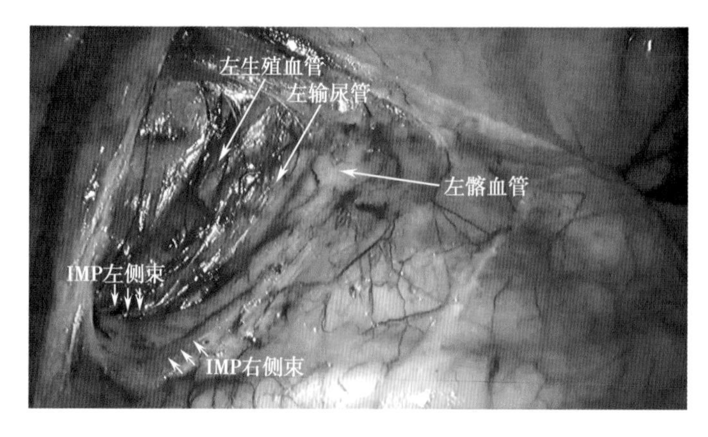


图 9-13 左侧 Toldt 间隙全景

该间隙分离的要点是要避免进入肠系膜下神经丛(IMP)、左输尿管和生殖血管后方间隙,从而损伤神经和输尿管。

2. IMP的显露与保护,第253组淋巴结清扫

(1)清扫IMP水平以上第253组淋巴结(资源56):术前cTNM分期为Ⅰ期(T1~2N0M0),不论肿瘤位置高低,文献报道不会发生第三站淋巴结转移,可不清扫IMP水平以下的第253组淋巴结,以避免不必要的IMP损伤(通常IMP水平包绕的IMA距其根部长约1.0~1.5cm)。

在两侧髂总动脉夹角处,可见灰白色约火柴杆粗细的上腹下神经丛(SHP),自下向上利用超声刀分离至肠系膜下动脉(IMA),可见IMP包绕其周,在其远端骨骼化分离IMA,在距IMP 0.5cm处切断IMA(图9-14)。

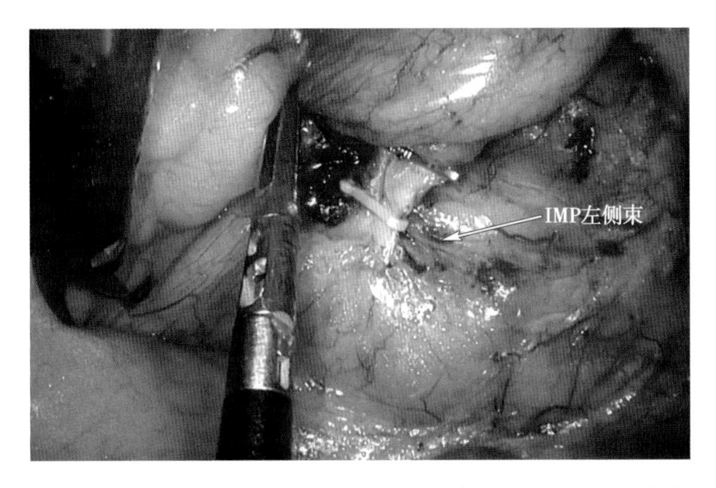

资源56 清扫IMP水平以上253组淋巴结

图9-14 清扫IMP水平以上第253组淋巴结,在距IMP 0.5cm处切断IMA
IMP,肠系膜下丛;IMA,肠系膜下动脉

(2)清扫IMP水平以下第253组淋巴结(资源57):术前cTNM分期为Ⅱ~Ⅲ期,无论是否行术前新辅助放化疗(CRT),特别是中高位直肠癌,文献报道Ⅲ期直肠癌发生第253组淋巴结转移率最高可达10%左右,故应清扫;这一部位的手术要点是防止IMP损伤、十二指肠空肠曲损伤和淋巴漏。

第253组淋巴结清扫先不必显露IMA,而是在沿SHP向上显露IMP左右侧束下方汇合点夹角,用超声刀慢挡切开,显露腹主动脉,沿其表面将IMP右侧丛向头侧分离解剖,可自然显露IMA根部(图9-15~图9-17)。其根部周围有一椭圆形的无神经丛包绕区域,即所谓“天窗”部。如未见明显肿大淋巴结,则清扫IMA周围1cm范围即可,如见明显多个肿大淋巴结,则沿腹主动脉表面向头侧清扫,最高可近十二指肠空肠曲下缘,即左肾血管水平(无论是否清扫第253组淋巴结,均应在处理IMA前,显露并见到十二指肠空肠曲,以免损伤而未发现,造成术后十二指肠空肠瘘等严重并发症)。分离腹主动脉及IMA时,要用超声刀慢挡凝切,以防术后淋巴漏。

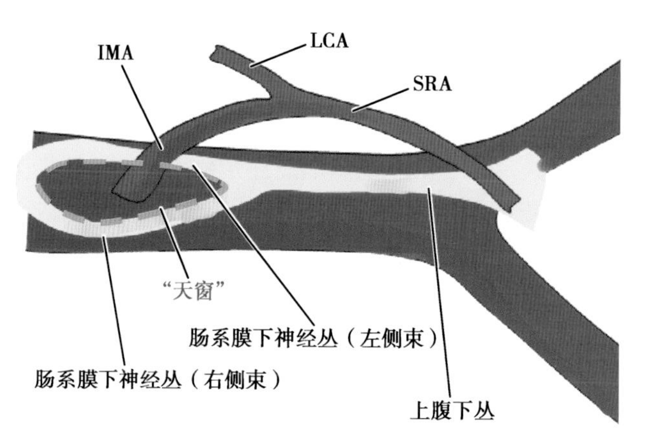


图 9-15　IMA 根部与肠系膜下神经丛"天窗"示意图
IMA,肠系膜下动脉;LCA,左结肠动脉;SRA,直肠上动脉

资源57
资源 57
清扫 IMP 水平以下第 253 组淋巴结

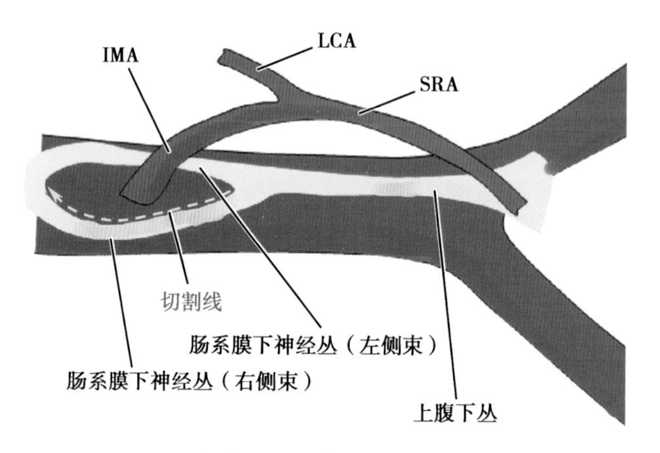


图 9-16　IMA 根部显露示意图(沿其右侧束内侧分离)
IMA,肠系膜下动脉;LCA,左结肠动脉;SRA,直肠上动脉

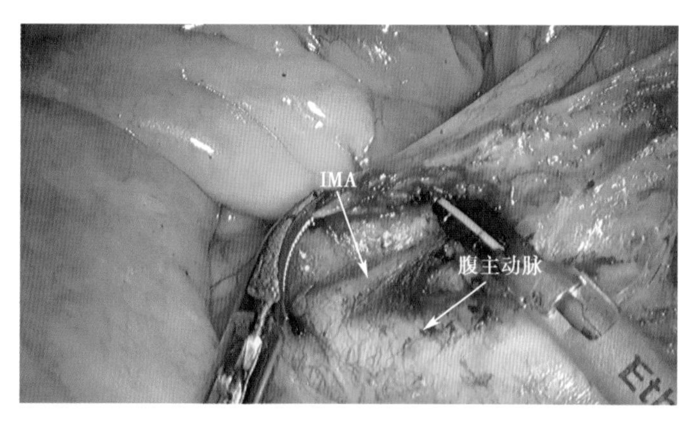


图 9-17　IMA 根部显露示意图
清扫第 253 组淋巴结,根部结扎 IMA;IMA,肠系膜下动脉

由于 IMP 右侧束与 IMA 根部无交叉,而 IMP 左侧束构成了 IMA 的动脉鞘的一部分,由腹主动脉丛在 IMA 前方移行而成,故先将右侧束分离后,显露 IMA 和 IMP 左侧束。由于术中主刀站在患者右侧,当 IMA 挑起时,IMA 坚实的血管鞘结构会将 IMP 左侧束向上挑起并背对主刀视野,易导致 IMP 左侧束损伤(图 9-18),其解剖学基础是 IMP 左侧束有许多分支,包裹 IMA 动脉鞘向上走行,支配左半结肠(类似于藤包裹树干);因此,可在 IMA 根部用超声刀慢挡切开血管鞘,沿 IMA 纵轴中央,像削铅笔似向上缓慢切开,在距 IMA 根部约 1.5cm 处,可见由左侧束发出的许多分支围绕 IMA,沿 IMA 左侧壁鞘内用超声刀慢挡向上削切,即可使 IMA 与 IMP 左侧束彻底分离。此时,在距 IMA 根部 0.5cm 处切断 IMA,沿左侧束内侧与表面向头侧将包绕 IMA(已切断)的分支切断(图 9-19,图 9-20)。

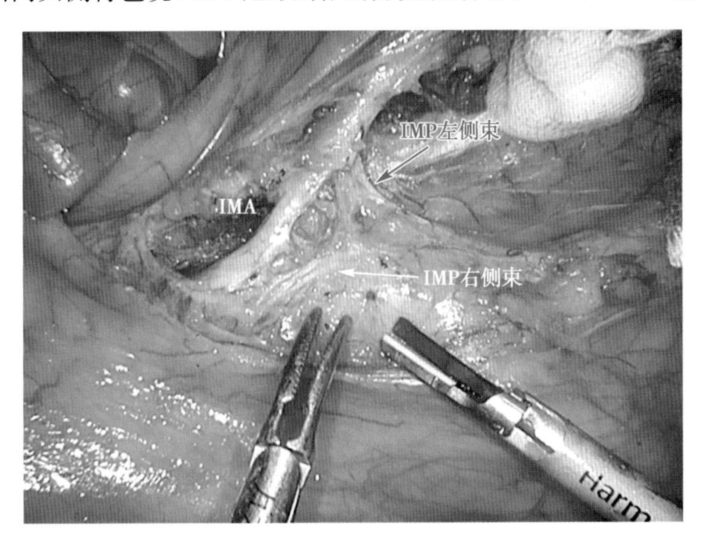


图 9-18　IMA 坚实的血管鞘结构将 IMP 左侧束向上提起(红色箭头),并背对与主刀视野,易导致 IMP 左侧束损伤

IMA,肠系膜下动脉;IMP,肠系膜下丛

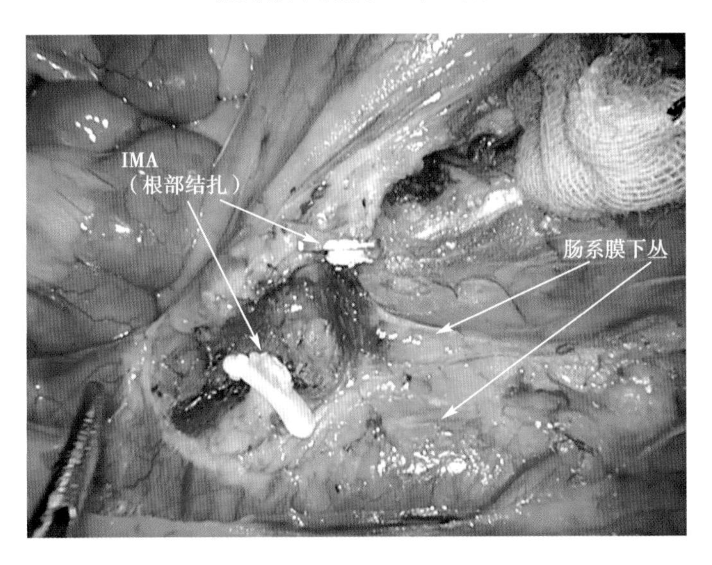


图 9-19　IMA 根部清扫 253 组淋巴结后,予结扎切断

IMA,肠系膜下动脉

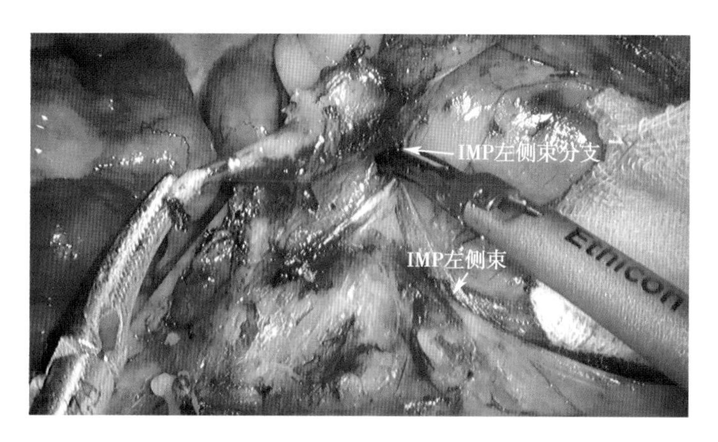


图 9-20　IMA 根部结扎后，沿着左侧束水平向头侧，将包绕 IMA(已切断)的 IMP 分支切断
IMP，肠系膜下丛

继续分离左 Toldt 间隙，但先期显露的左 Toldt 间隙不一定准确，如不正确，可在 IMA 与 IMP 处理后，在显露肠系膜下静脉(IMV)后，沿 IMP 左侧束平面向头侧分离，利用三角显露法，即主刀左手钳持一小纱团，助手左手的 Allis 钳将左半结肠系膜向上挑起，即可钝性显露"Toldt 线"，向上达胰腺下缘，向外达左结肠旁沟(图 9-21)。

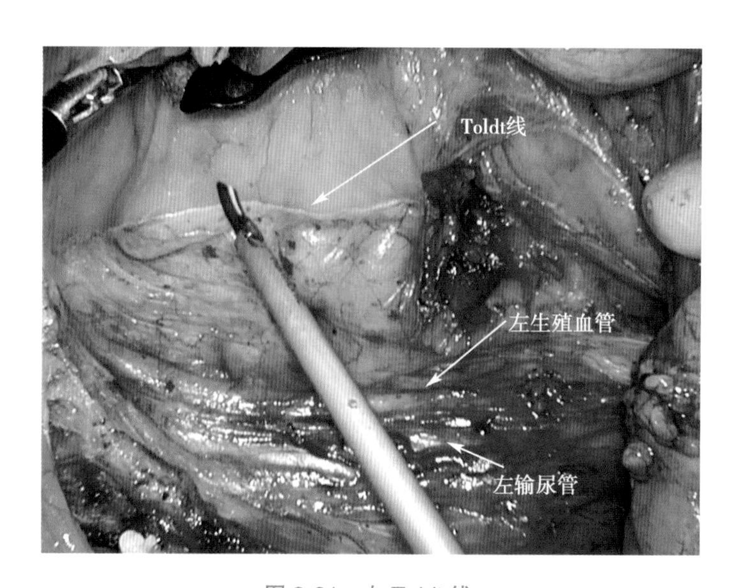


图 9-21　左 Toldt 线

3. 乙状结肠系膜裁剪(图 9-22，资源 58)　主刀的左手钳抓紧已切断的 IMA 血管蒂根部，助手的两把钳子抓持乙状结肠系膜，使其呈扇形展开，辨认乙状结肠血管与 IMA 之间的三角透明区(图 9-23，图 9-24)，用超声刀慢挡二步法切断乙状结肠血管(如无把握，远心端应上夹子)。沿乙状结肠与降结肠边缘动脉内侧弧形剪裁系膜(图 9-25)。应注意部分患者 LCA 分为升降支的分叉点接近 IMV，在 IMV 根部切断时损伤分叉点(或 LCA 降支)可致远端乙状结肠部分缺血，可能造成术后吻合口近端肠坏死并吻合口漏，故一定要确认其分叉点位置，在其近端切断。此后，在近十二指肠空肠曲下方游离 IMV，予切断(图 9-26)。

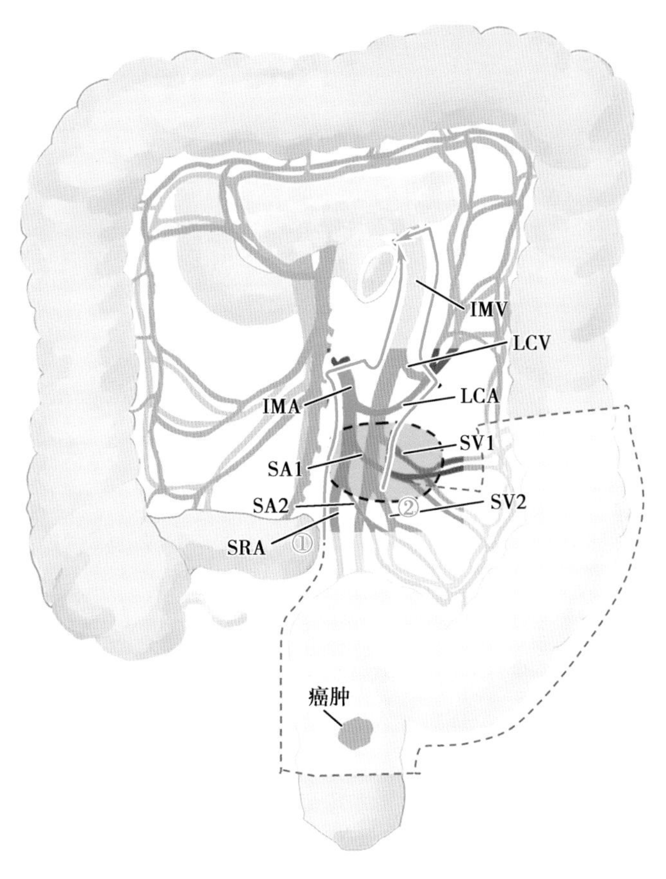

资源 58
乙状结肠系
膜剪裁

图 9-22 乙状结肠系膜剪裁手术区域示意图(蓝色区域)

乙状结肠结肠系膜"辫子"的形成图解:①中间入路:经右直肠旁沟,至乙状结肠系膜根部,结扎 IMA 根部并剪裁至 IMV 的胰腺下缘右侧;②剪裁乙状结肠系膜:经透明三角结扎乙状结肠血管,沿边缘动脉内侧逆行剪裁乙状结肠系膜,在 LCA 升降支分叉点近端结扎切断,在近十二指肠空肠曲下方结扎 IMV,并与前述中间入路会师

IMA,肠系膜下动脉;IMV,肠系膜下静脉;LCA,左结肠动脉;LCV,左结肠静脉;SA1,第 1 支乙状结肠动脉;SA2,第 2 支乙状结肠动脉;SV1,第 1 支乙状结肠静脉;SV2,第 2 支乙状结肠静脉;SRA,直肠上动脉

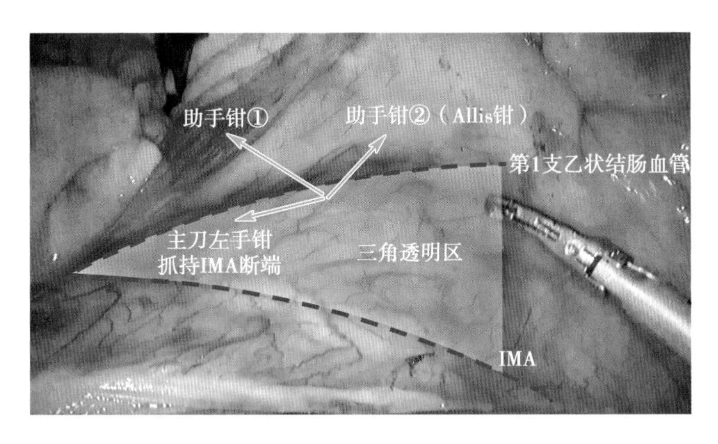


图 9-23 剪裁乙状结肠系膜力学示意图:三角透明区

IMA,肠系膜下动脉

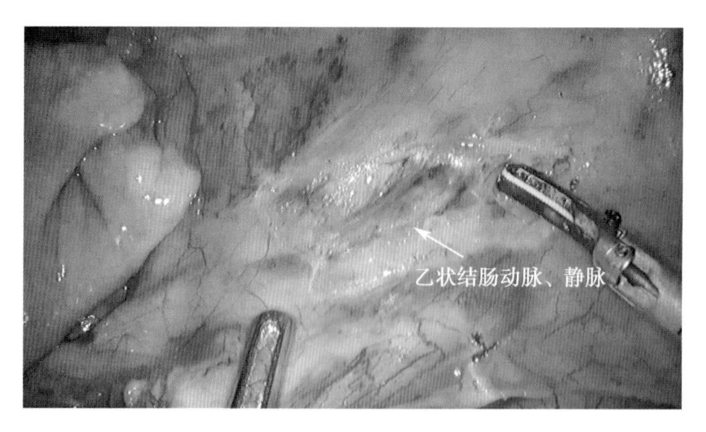


图 9-24 切断乙状结肠动脉、静脉

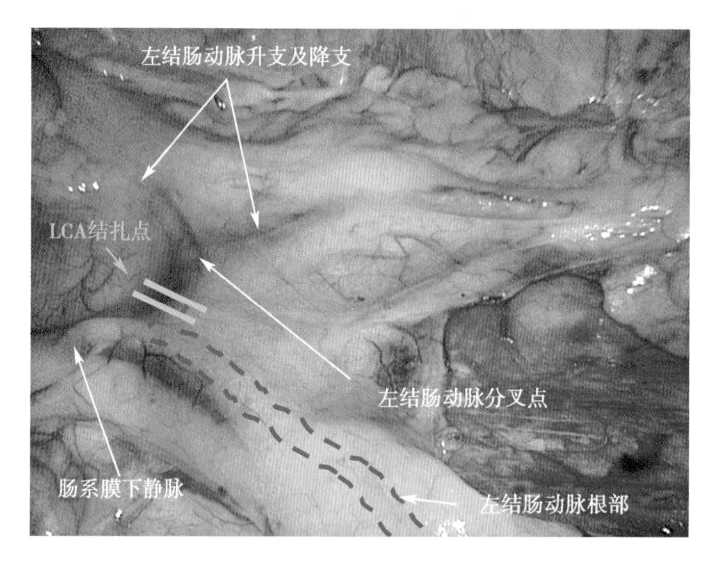


图 9-25 左结肠动脉升降支及分叉点示意图(蓝色箭头示正确的结扎点)
勿损伤 LCA 分叉点(和 LCA 降支);LCA,左结肠动脉

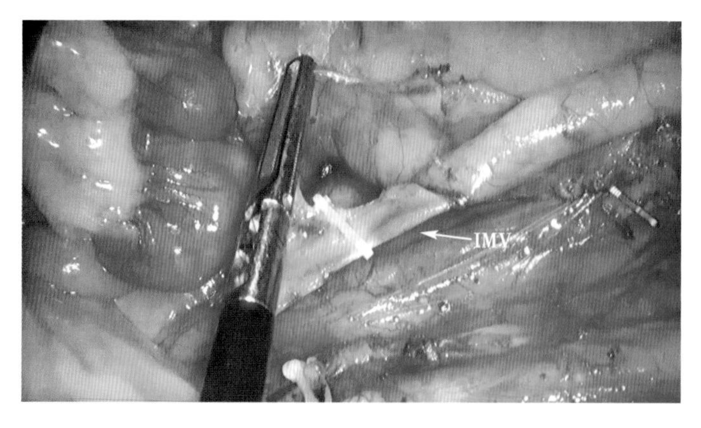


图 9-26 结扎切断 IMV
IMV,肠系膜下静脉

4. 脾曲分离　当术中判断近端的乙状结肠无法拖至盆底,需行脾曲游离(详见第六章的左半结肠三路包抄脾曲游离术)。右侧卧位 30°,头抬高 20°~30°,将小肠推挡至右下腹(如仅一个显示器,可将其推至左肩头侧)。先行从内到外胰腺下方分离,再行横结肠旁从里到外分离至脾曲,而后沿左结肠旁沟从下向上分离至脾曲。3 次均进入网膜囊,可迅速游离脾曲,不建议从左结肠旁沟由下向上分离至脾曲,再从外到内沿横结肠旁分离大网膜,即从外向里分离胰腺下缘。该法易损伤脾曲结肠并撕裂脾下极血管和损伤胰尾。

5. 上腹下丛(SHP)与直肠后间隙显露(资源 59)　助手用巴氏钳抓住已切断的 IMA 及系膜,向头侧牵引,其通过耻骨上孔的吸引器将直肠系膜挡至肛侧,主刀左手钳夹持小纱布团将骶前组织推向头侧,通过对抗牵引,可见骶骨岬下方疏松的直肠后间隙,在分离前,循 IMP 从上往下至骶骨岬,可见灰白色、约火柴杆粗细的 SHP,这一段神经在肉眼上常难以辨认,故一定要使直肠后间隙清晰显露,紧贴直肠固有筋膜背侧向下锐性分离,方可避免损伤 SHP。在分离起始阶段如遇阻力,往往是由该丛或其分支腹下神经(HN)发出的结肠支(支配左半结肠)(图 9-27),予切断后,即可容易分离进入直肠后间隙。

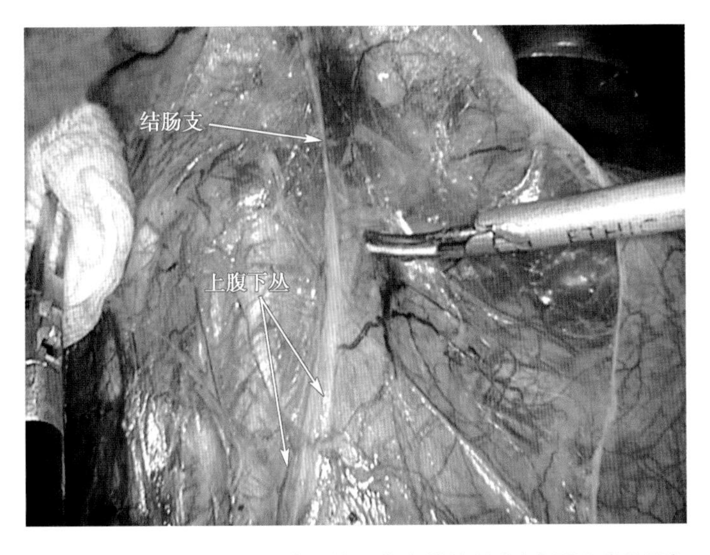


图 9-27　SHP 或其分支腹下神经发出的结肠支(支配左半结肠)

资源 59
肠系膜下神经丛与上腹下丛保护

6. 直肠后间隙分离　要点是显露双侧腹下神经与切断直肠骶骨筋膜,由直肠后间隙进入肛提肌上间隙至盆底(图 9-28~ 图 9-30)。

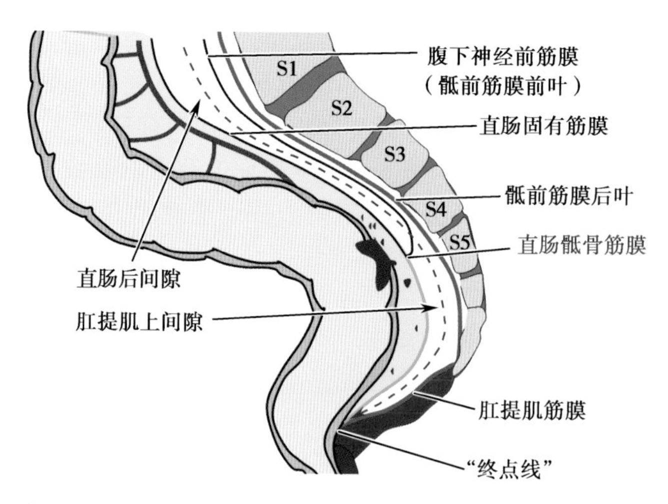


图 9-28　直肠系膜周围筋膜及 TME 术中直肠后方间隙分离切割线模式图(矢状面)

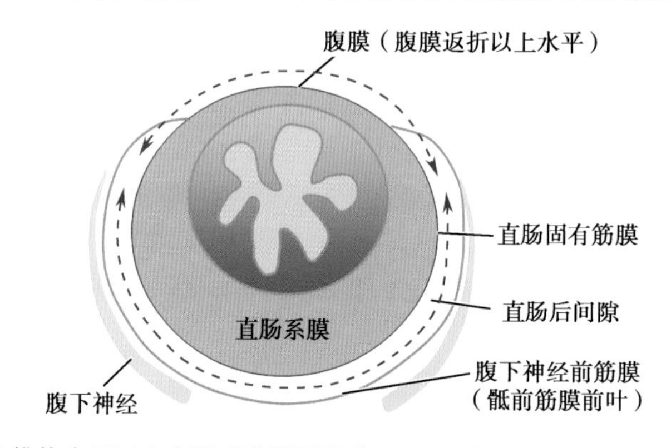


图 9-29　S4 椎体水平以上直肠系膜周围筋膜及 TME 术中分离切割线模式图(横断面)
NVB,神经血管束

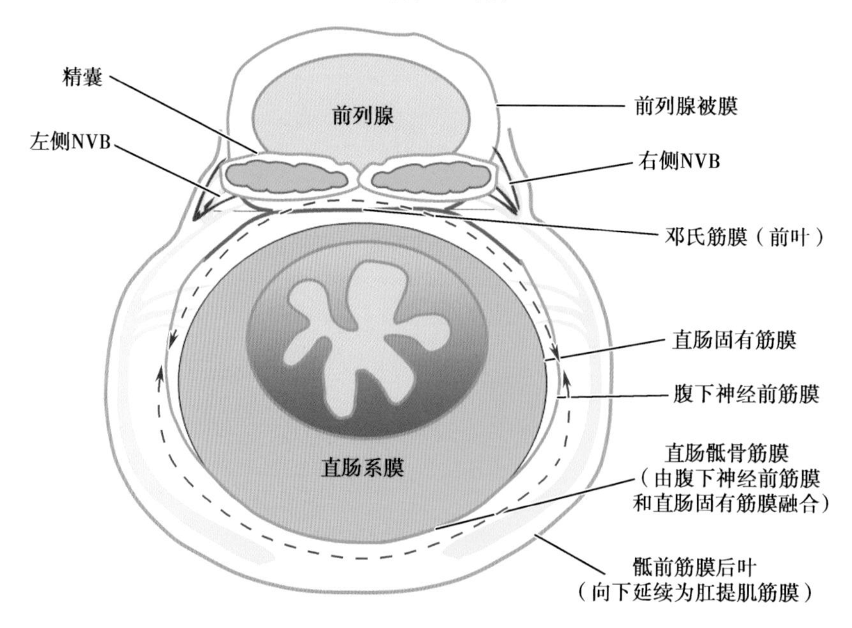


图 9-30　S4 椎体水平以下直肠系膜周围筋膜及 TME 术中分离切割线模式图(横断面)
NVB,神经血管束

(1)隧道式分离法与双侧腹下神经显露

1)分离标志:两侧直肠旁沟(膜桥)为两侧直肠系膜边缘和双侧腹下神经及盆神经投影线(图 9-31)。

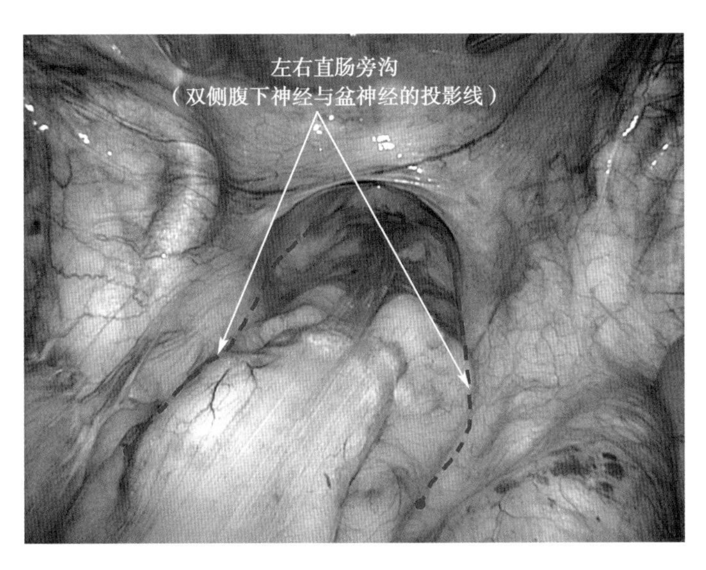


图 9-31　直肠旁沟皱褶是直肠系膜两侧缘与腹下神经及盆神经的投影线

2)分离原则(资源 60):鉴于上述神经解剖特点,在骶骨岬下方找到直肠后间隙,以中线为中心,沿直肠固有筋膜和骶前筋膜前叶之间类似"削苹果"向两侧直肠旁沟方向锐性分离,并逐步向下切开两侧直肠旁沟腹膜,在分离过程中可见双侧腹下神经从直肠后方走向两侧直肠旁沟(通常左腹下神经较深)(图 9-32)。须将两侧直肠旁沟皱褶分离成似帐篷样膜结构,再逐步切开两侧至腹膜返折,如在未找到腹下神经之前即盲目切开直肠旁沟腹膜,则偏内易进入直肠系膜内,偏外易损伤神经。

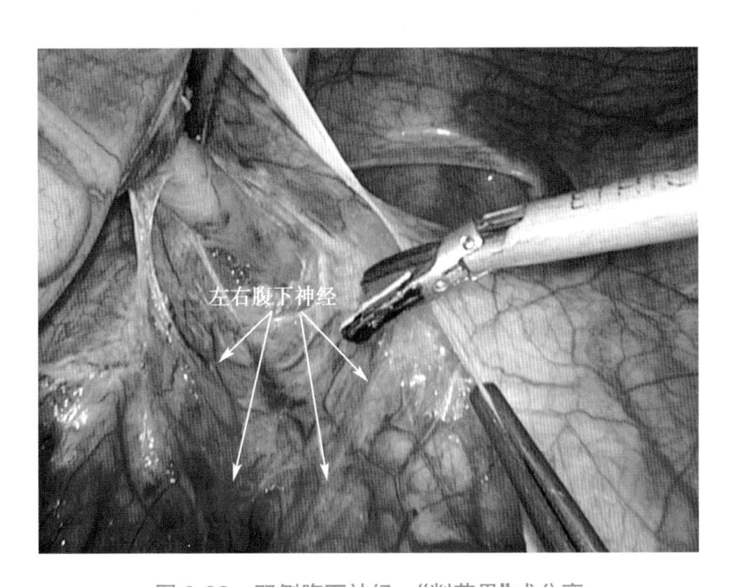


图 9-32　双侧腹下神经,"削苹果"式分离

资源 60
双侧腹下神经显露

(2)横断直肠骶骨筋膜(资源61):直肠骶骨筋膜术中定位:当分离达腹膜返折下对应的直肠后间隙时,若疏松间隙突然消失(特别是肥胖或行CRT后的患者),用超声刀削切有阻力,分离界面不清,即是该筋膜,如此时上下抖动直肠则隐约可见一弧形间隙,用电刀切开,立即可见进入一雪白疏松间隙,即切断了直肠骶骨筋膜进入了肛提肌上间隙(图9-33~图9-37)。可清晰见到蔓状的骶前静脉丛(即沿着图36所示正确平面进行,红色虚线);如遇阻力沿图9-36所示蓝色虚线切开,即沿直肠骶骨筋膜前叶表面向上切开进入直肠系膜内,可见骶前大片脂肪组织残留。

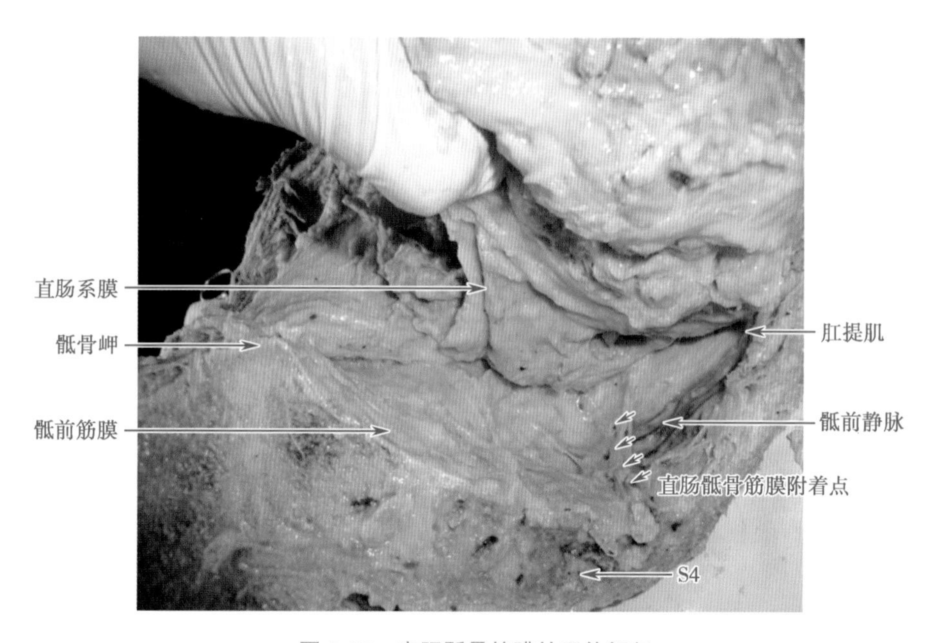


图9-33　直肠骶骨筋膜的尸体解剖

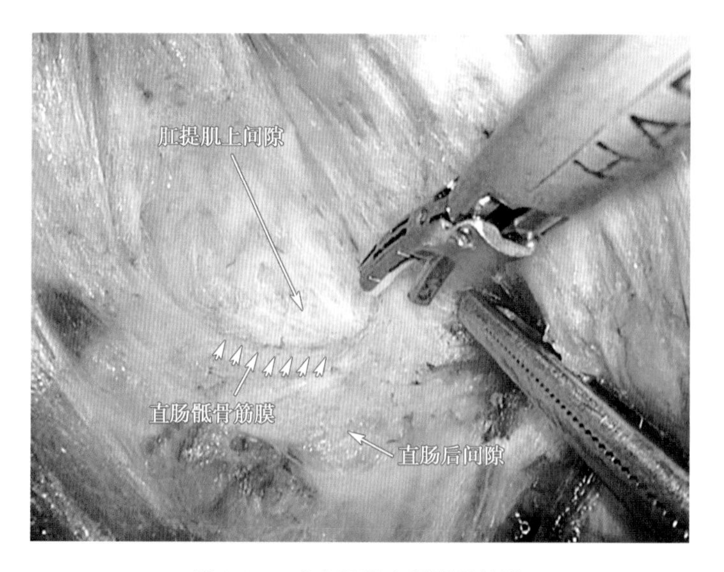


图9-34　术中切断直肠骶骨筋膜

资源61
切断直肠骶
骨筋膜

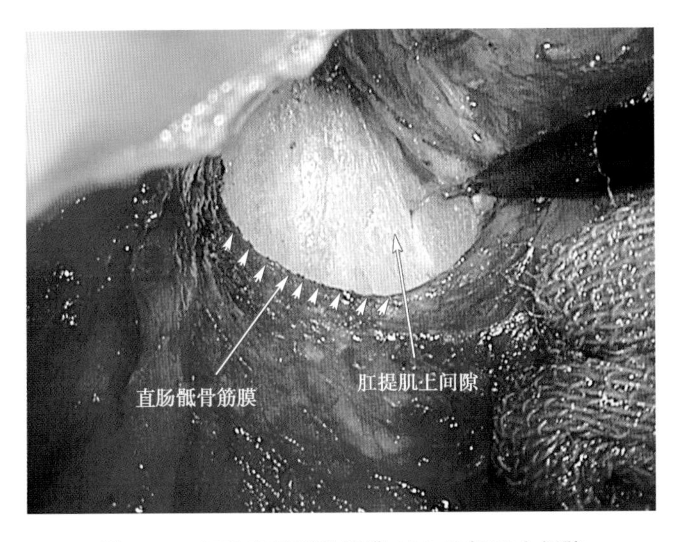


图 9-35　切断直肠骶骨筋膜，进入肛提肌上间隙

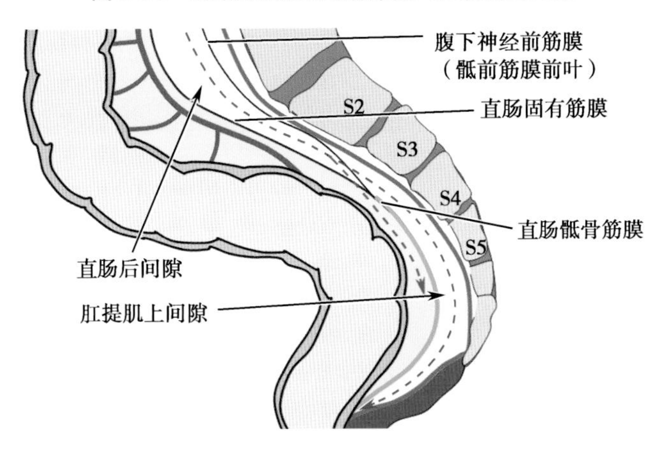


图 9-36　错误的直肠骶骨筋膜切开方向（蓝色虚线）

进入直肠系膜内，应沿着红色虚线切开直肠骶骨筋膜，进入肛提肌上间隙

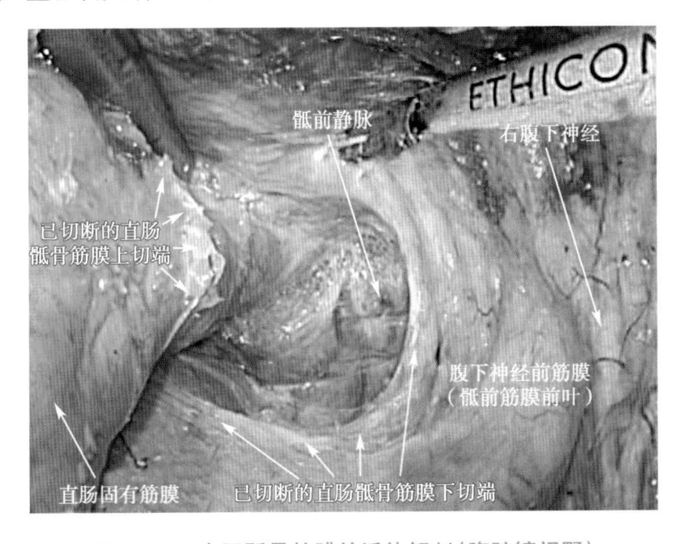


图 9-37　直肠骶骨筋膜的活体解剖（腹腔镜视野）

由于骶骨平面与肛提肌垂直平面之间过渡区近 90° 角，是 TME 切除不全的常见部位，当骶前静脉丛突然消失，即可见肛提肌“垂直平面”，应紧贴肛提肌表面分离，以免进入直肠系膜内(图 9-38，图 9-39)。

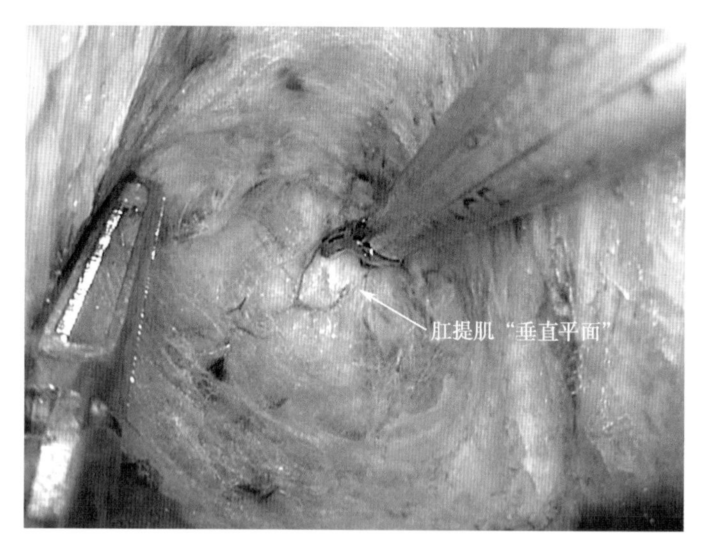


图 9-38　肛提肌“垂直平面”

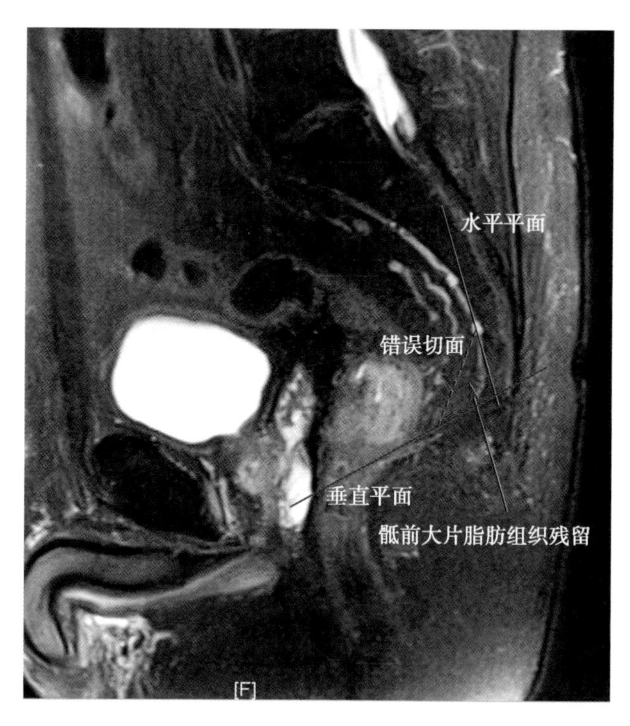


图 9-39　直肠骶骨筋膜错误切割线和骶前大片脂肪组织残留示意图

7. 直肠前间隙分离　先进入邓氏筋膜前间隙，在适当位置横断邓氏筋膜前叶，进入邓氏筋膜后间隙,保护神经血管束(NVB)。

(1)直肠前间隙解剖是整个TME手术难点,了解其膜解剖关系是关键。

1)邓氏筋膜解剖:①双层膜结构:邓氏筋膜前叶、后叶(直肠固有筋膜)(图9-40);②邓氏筋膜前间隙:在腹膜下筋膜深叶(覆盖于男性精囊和前列腺后方,女性阴道后壁后方)和邓氏筋膜前叶之间,覆盖其上的腹膜位于腹膜返折以上1cm,为第1膜桥(图9-41,图9-42);③邓氏筋膜后间隙:位于邓氏筋膜前后叶之间,覆盖其上的腹膜位于腹膜返折最低点,为第2膜桥(图9-41,图9-42)。

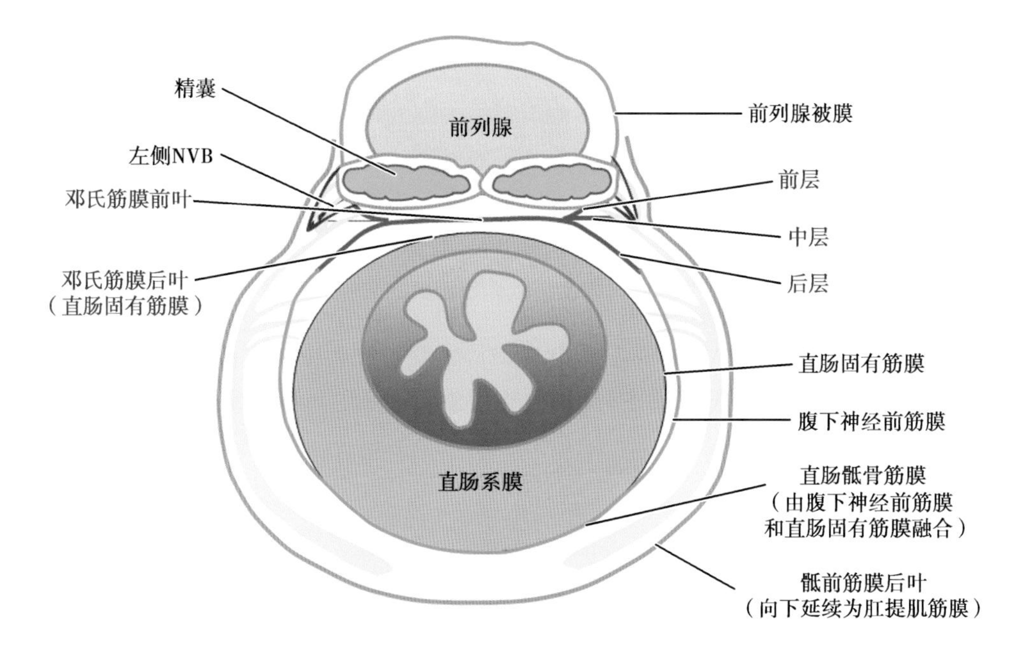


图9-40　邓氏筋膜的双侧膜结构示意图(横断面)
NVB,神经血管束

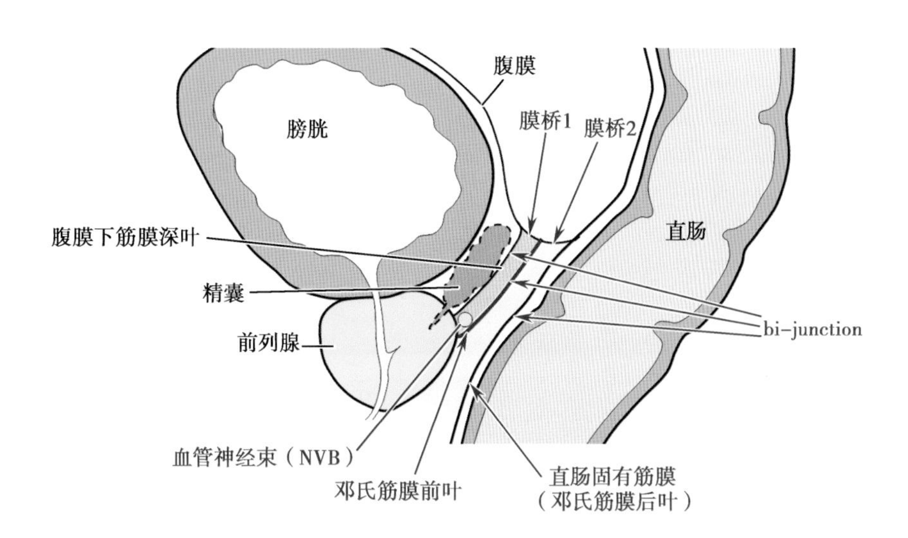


图9-41　邓氏筋膜的双侧膜结构和两个膜桥示意图(矢状面)

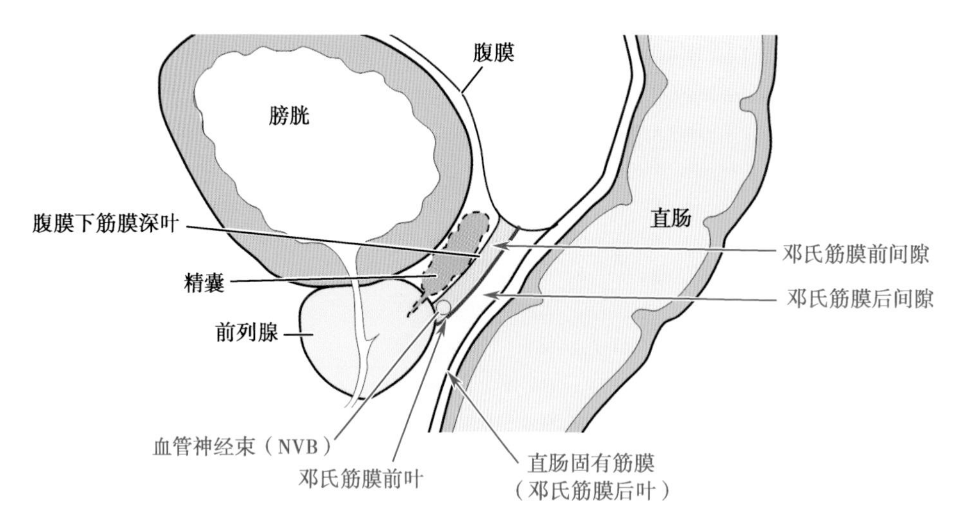


图 9-42　邓氏筋膜前后间隙示意图(矢状面)

2) NVB 解剖:①盆神经丛发出的脏支和阴部内动脉静脉发出的末梢支呈束状共同进入泌尿生殖器,该部位被称为 NVB;② NVB 的分支形成阴茎海绵体神经,与勃起有关;③ NVB 直视下难以辨认,在腹腔镜放大作用下可清晰辨认;④ NVB 位于邓氏筋膜前叶与前列腺、精腺底部的前外侧(即相当于截石位 10 点和 2 点位置)(图 9-43、图 9-44)。

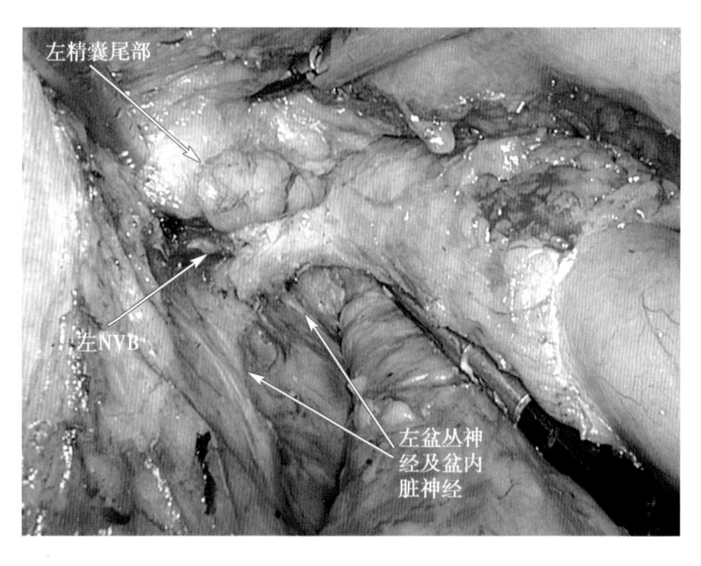


图 9-43　左侧 NVB 术中图
NVB,神经血管束

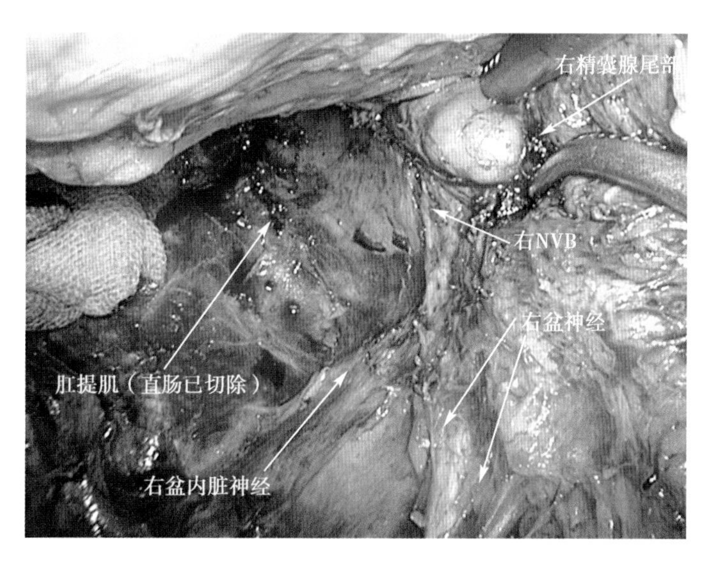


图 9-44　右侧 NVB 术中图

NVB，神经血管束

3）进入直肠前间隙的三条路径（图 9-45）：①邓氏筋膜前间隙（路径 a）：在腹膜返折上 1cm 弧形切开第一个膜桥，进入腹膜下筋膜深叶与邓氏筋膜前叶之间；②邓氏筋膜后间隙（路径 b）：在腹膜返折底部弧形切开，进入邓氏筋膜前后叶之间；③先进入邓氏筋膜前间隙，男性在近精囊底部 0.5cm 处，女性在距腹膜返折 5cm 处横断邓氏筋膜前叶，进入邓氏筋膜后间隙（路径 c）；④错误间隙（路径 d）：在腹膜返折底部切开，误进入直肠固有筋膜下间隙（系膜内，不符合 TME 要求），这是大多数医师常犯的错误。

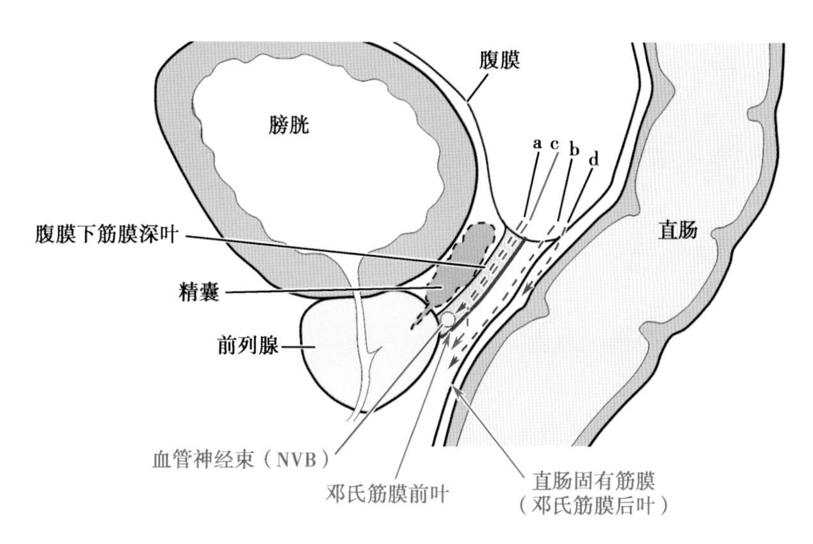


图 9-45　进入直肠前间隙的路径

（2）寻找和解剖直肠前间隙，采用前述的第三条途径最佳（即保留部分邓氏筋膜）：不仅保持了直肠前方完整的环周切缘，适用于直肠各方位的肿瘤，而且保留了部分与 NVB 关系密切的邓氏筋膜，保护了 NVB，扩大了小骨盆底空间。

1)在腹膜返折以上1.0cm处弧形切开,寻找邓氏筋膜前间隙(资源62,资源63)。从组织学角度观察,邓氏筋膜前叶是由胶原和平滑肌纤维组织压榨形成的纤维性膜,较坚韧;后叶为脂肪组织膜,较柔软,易破损。两叶在腹膜返折底部向上分开。如直接从腹膜返折最低点的邓氏筋膜后间隙进入外科平面,虽然完整保留了邓氏筋膜前叶,但容易切破柔软易破损的直肠固有筋膜,进入直肠前方系膜内的错误间隙,且盆底空间受限,不易扩展,镜头容易起雾,不利解剖。

资源62
寻找邓氏筋膜(男)

资源63
寻找邓氏筋膜(女)

首先要保持腹膜返折上切开线上下方组织张力,即通过助手右手的巴氏钳向头侧提拉绷紧直肠,其左手Allis钳通过耻骨上孔提拉切开线上方的腹膜,由侧方间隙沿腹膜返折上1cm处弧形切开,界面正确,可见疏松间隙(图9-46)。应注意,如在腹膜返折线上>1cm处切开,易分离至精囊上方,女性则易损伤阴道后壁而出血,故要避免。

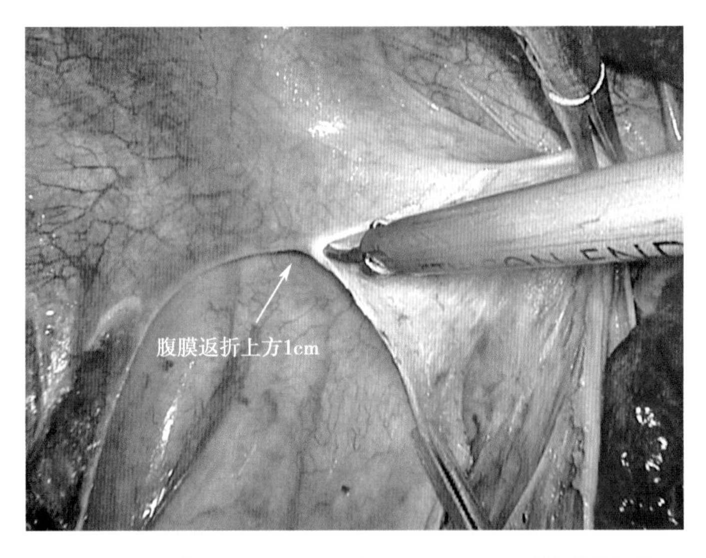


图9-46 腹膜返折上1cm处弧形切开,进入邓氏筋膜前间隙

当沿着疏松邓氏筋膜前间隙向下分离,可见灰白色、光滑的邓氏筋膜前叶(如切破,可见脂肪组织显露)。沿邓氏筋膜前叶表面从中央向两侧纵向或横向用超声刀推动及快挡切削,男性将两侧精囊完全显露即可,女性的邓氏筋膜前间隙较致密,难分离,助手的左手Allis钳要提紧阴道后壁(难以提拉,可改用吸引器向下推挡)。主刀的左手钳抓紧已切开的腹膜返折(如在腹膜返折底部切开就无从提拉形成对抗牵引),使邓氏筋膜前间隙清晰显露,便于分离。

2)邓氏筋膜前叶横断部位(资源64,资源65):若癌肿未侵犯邓氏筋膜,可在距精囊底部0.5cm处横断其前叶(图9-45路径c,图9-47)。对女性,作者多年活体解剖发现女性双侧NVB在盆底邓氏筋膜的两侧,由于女性的盆底距腹膜返折约5cm,故在距腹膜返折5cm处横断前叶(图9-48),若癌肿侵犯邓氏筋膜,应在邓氏筋膜前方分离,导致不可避免地损伤NVB,故术前MR示癌肿位于直肠前壁者,尽可能先行CRT后再手术,多可避免NVB损伤。

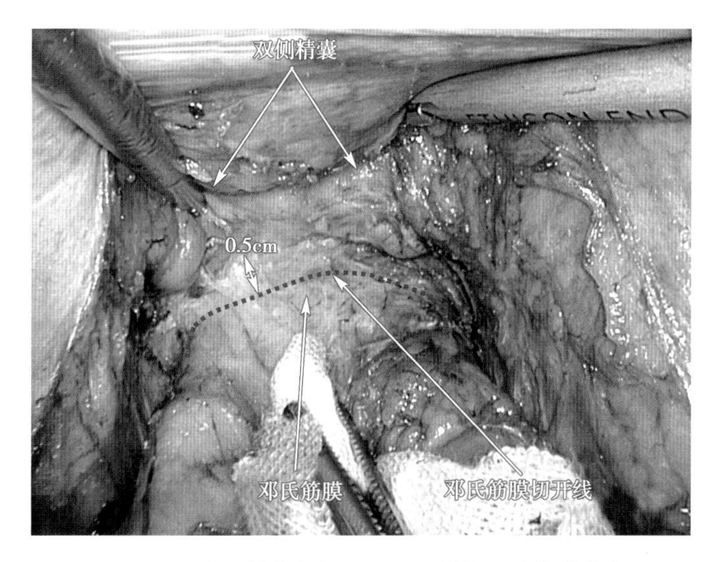

资源64
横断邓氏筋膜与保护NVB(男)

图9-47 在距精囊底部0.5cm处横断邓氏筋膜前叶

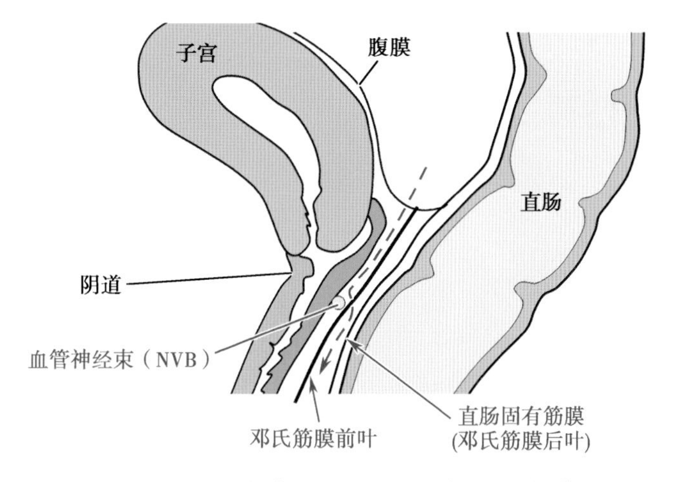

资源65
横断邓氏筋膜与保护NVB(女)

图9-48 女性在距腹膜返折约5cm处横断邓氏筋膜前叶

该部手术要点:男性在距两侧精囊底部0.5cm处,女性在距腹膜返折约5cm处,相当于两侧NVB内侧,应及时弧形内拐(图9-49~图9-51),并呈倒U形弧形切开离断邓氏筋膜前叶,仅切除中央部分的邓氏筋膜前叶,从而保留了前列腺以上两侧邓氏筋膜前叶外侧的NVB(相当于时钟2点与10点的位置)(图9-52)。

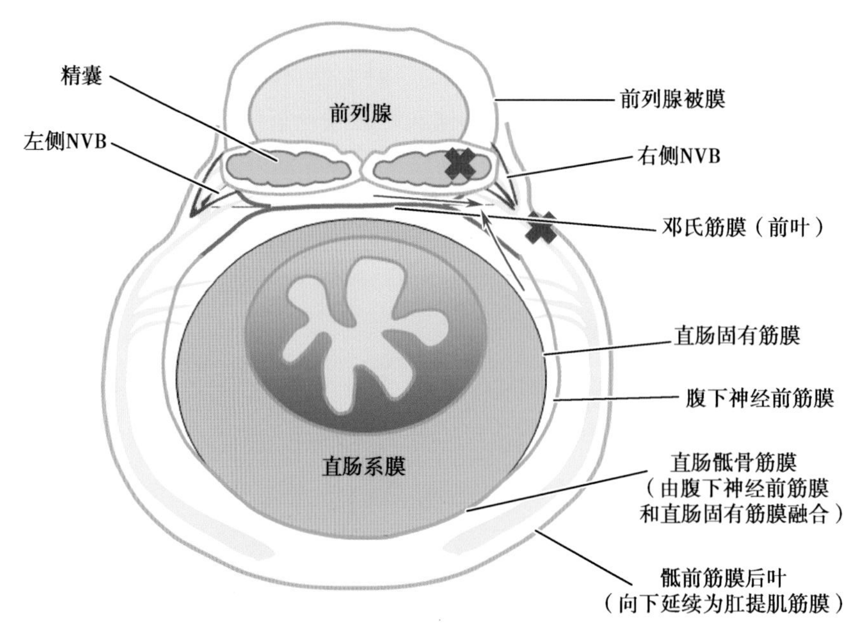


图 9-49 邓氏筋膜向两侧扩展,逐渐消失并包绕两侧的 NVB,在横断面方向,如果始终沿着邓氏筋膜前叶表面(前方)向两侧扩展直肠前间隙,将不可避免地损伤两侧的 NVB

NVB,神经血管束

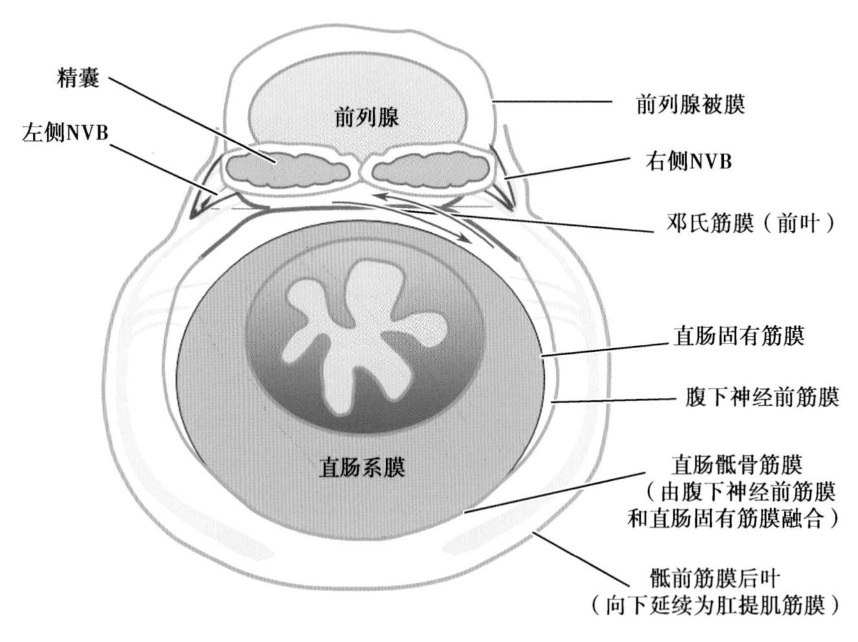


图 9-50 男性在距两侧精囊底部 0.5cm 处,女性在距腹膜返折约 5cm 处,相当于两侧 NVB 内侧,应及时弧形内拐,以避免损伤 NVB

NVB,神经血管束

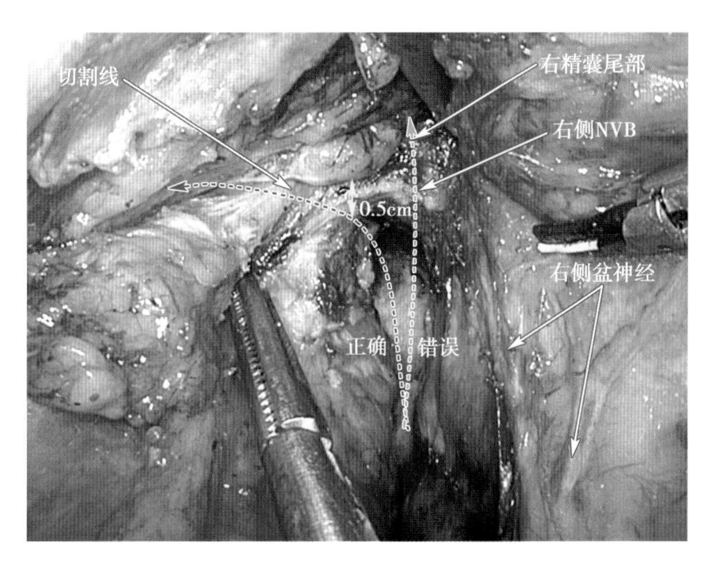


图 9-51　在距两侧精囊底部 0.5cm 处,相当于两侧 NVB 内侧,应及时弧形内拐术中图(男性)
NVB,神经血管束

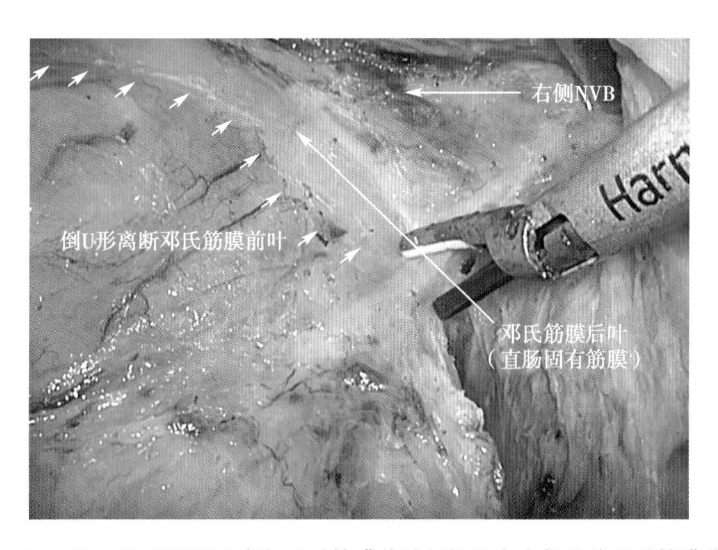


图 9-52　倒 U 形弧形切开离断邓氏筋膜前叶仅切除中央部分的邓氏筋膜前叶
NVB,神经血管束

横断前叶后,助手 Allis 钳可提起已切断前叶下端,主刀可用左手钳夹持小纱团挡压已切断的邓氏筋膜前叶上端,通过对抗牵引可清晰显露邓氏筋膜后间隙。该间隙疏松透明,如横断邓氏筋膜前叶太深,可能同时横断后叶,此时可见脂肪组织像破棉絮状突出。因此,最好用超声刀慢挡从右侧逐渐向左侧弧形切开,此时可见其下方黄色透明的邓氏筋膜后叶,如用电刀横断前叶,则很难保证不同时横断后叶,而破坏直肠固有筋膜的完整性。沿着邓氏筋膜后间隙正确层次向下分离可达前列腺尖部。此时,可见被覆于双侧精囊与前列腺后的邓氏筋膜前叶背面(图 9-53)。

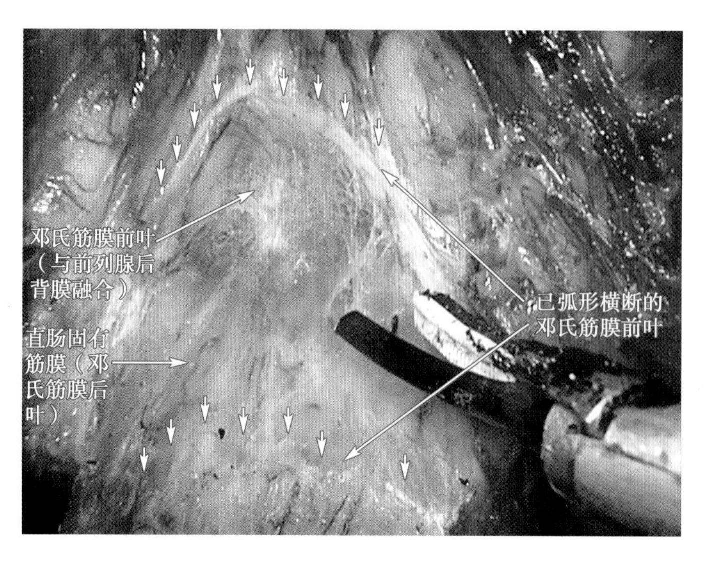


图 9-53　已弧形切断的邓氏筋膜前叶(男性)(与前列腺后背膜融合)

为什么横断邓氏筋膜前叶有时可见 NVB，有时看不清，原因在于如果切开线位于邓氏筋膜前叶分层以前，则看不见 NVB，因此时 NVB 被分层后的邓氏筋膜前叶中层覆盖；如切开线位于邓氏筋膜前叶分层以后，NVB 表面应无膜组织覆盖而裸露出来呈海绵状，可被肉眼察觉，也易保护(图 9-54~ 图 9-56)。

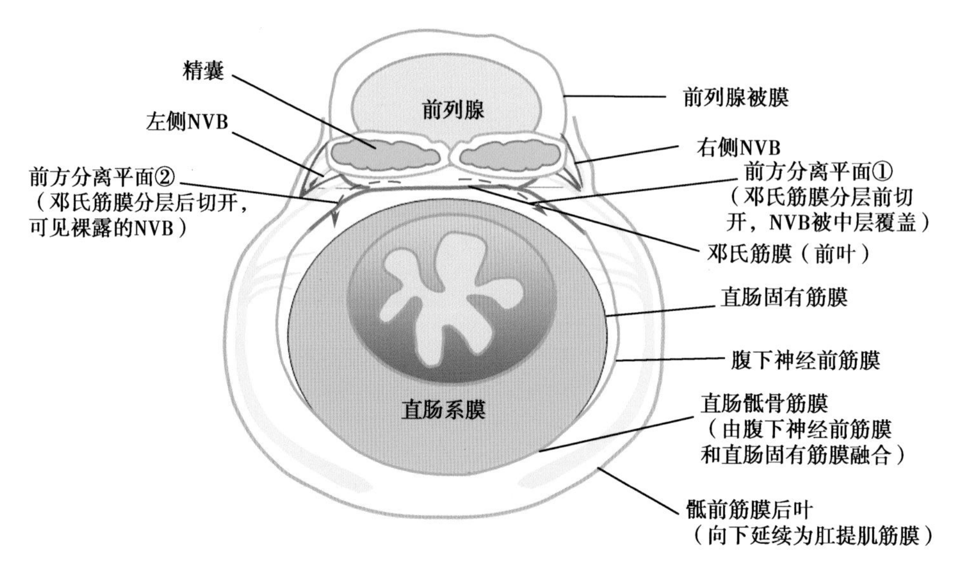


图 9-54　横断邓氏筋膜前叶有时可见 NVB，有时看不清之原因

NVB，神经血管束

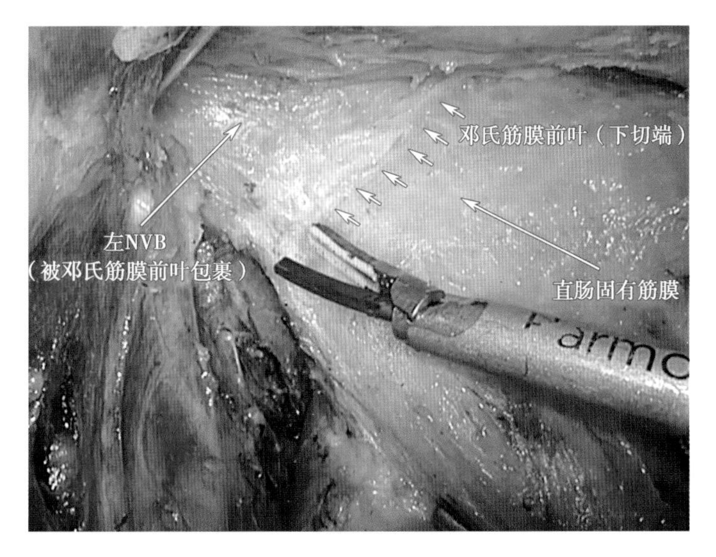


图 9-55 切开线位于邓氏筋膜前叶分层以前,看不见 NVB,因此时 NVB 被分层后的邓氏筋膜前叶中层覆盖(女性)
NVB,神经血管束

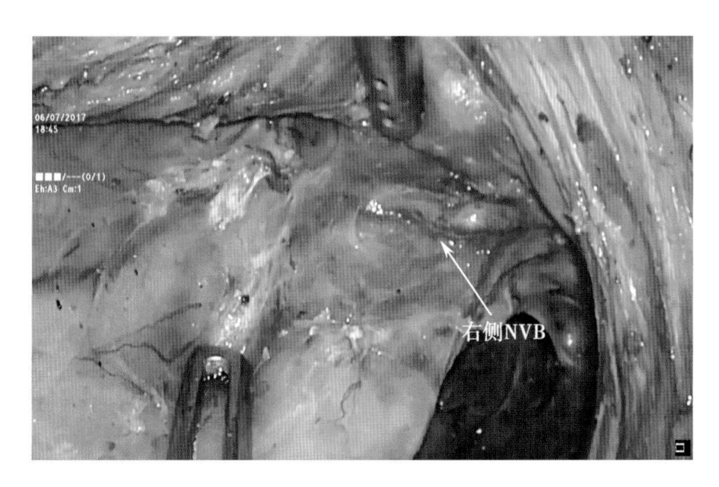


图 9-56 切开线位于邓氏筋膜前叶分层以后,NVB 表面无膜组织覆盖而裸露出来呈海绵状(女性)
NVB,神经血管束

8. 直肠侧方间隙分离 该间隙也是 TME 的难点之一。

(1)直肠侧方间隙解剖:侧方间隙致密难以分离,与所谓“侧韧带”有关,其为外科学名词,不是解剖名词,结合文献与笔者多年活体解剖观察,所谓侧韧带是由双侧盆丛发出的直肠支及细小的伴行血管(即 MRA)构成。在直肠两侧,直肠固有筋膜和腹下神经前筋膜(即骶前筋膜前叶)之间的神圣平面(Holy plane)被上述神经血管分支呈网状弥散样穿过,并分割成多个小间隙,导致其间隙非常致密,难以观察到典型的“天使之发”结构;手术层面偏外容易损伤盆丛及其分支,偏内则进入直肠系膜内(图 9-57)。

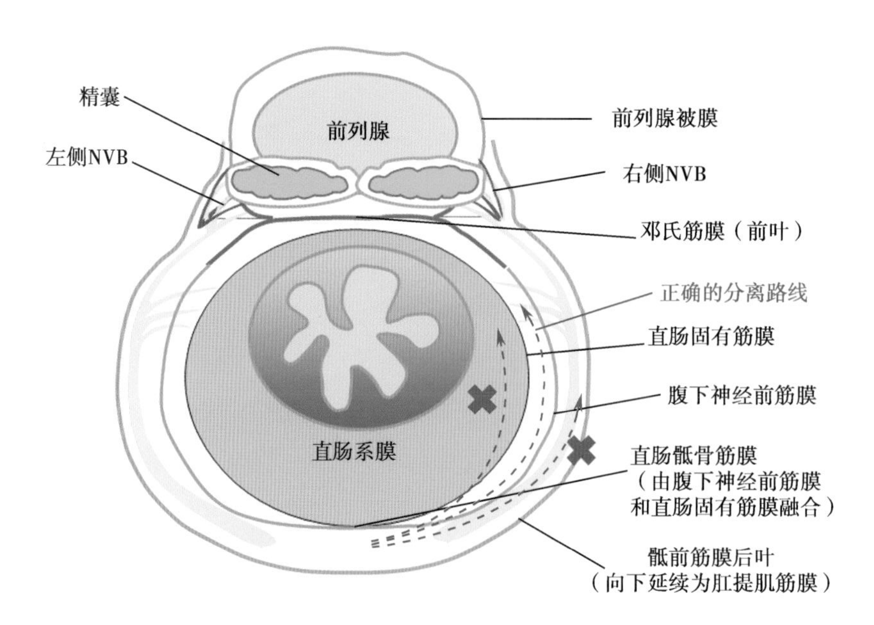


图 9-57 直肠侧方间隙被盆丛呈网状弥散样穿过,手术层面偏外容易损伤盆丛及其分支,偏内则进入直肠系膜内
NVB,神经血管束

(2)直肠侧方间隙解剖技巧:在充分分离直肠前、后间隙后,侧方间隙从上到下的距离大大缩短,此时施以高张力显露,亦可找到神圣平面(Holy plane)。

1)右直肠侧方间隙分离(资源 66,资源 67):助手巴氏钳抓持直肠拖向头侧偏左牵拉,其左手吸引器将直肠侧壁挡向左侧。主刀左手钳持小纱布团将盆壁向右侧推挡,此时可见右盆丛被牵拉呈“<”形(图 9-58 ~ 图 9-61),用超声刀慢挡沿着“<”形顶点直肠侧方固有筋膜表面钝性分离,可见明显狭窄间隙显露,逐步切断由盆丛发出的细小分支,可见由右 S2~S4 发出的盆丛被灰白色腹下神经前筋膜覆盖,该筋膜与邓氏筋膜前间隙已被横断的邓氏筋膜前叶相延续。此处是大多数医生分离迷失方向的地方,从上向下分离较从下向上分离容易找到侧前方间隙,原因是:S4 以下直肠后方在直肠骶骨筋膜被切断后为融合筋膜(直肠固有筋膜 + 腹下神经前筋膜),由于侧方间隙下半部仍为融合筋膜,因此从下向上难以分离,强行分离则易分离进入盆丛神经导致损伤;由于融合筋膜在侧方上半部重新分开为直肠固有筋膜与腹下神经前筋膜,故侧方间隙顺着已分离的邓氏筋膜后间隙从上向下比从下向上更容易分开,找到神圣平面(Holy plane)(图 9-62,图 9-63)。当分离至肛提肌腱弓水平时,可见灰白色的骶前筋膜后叶延续为肛提肌筋膜,此时 NVB 逐渐前移。

资源 66
CRT 右侧间隙

资源 67
右侧间隙分离(离断直肠骶骨筋膜)

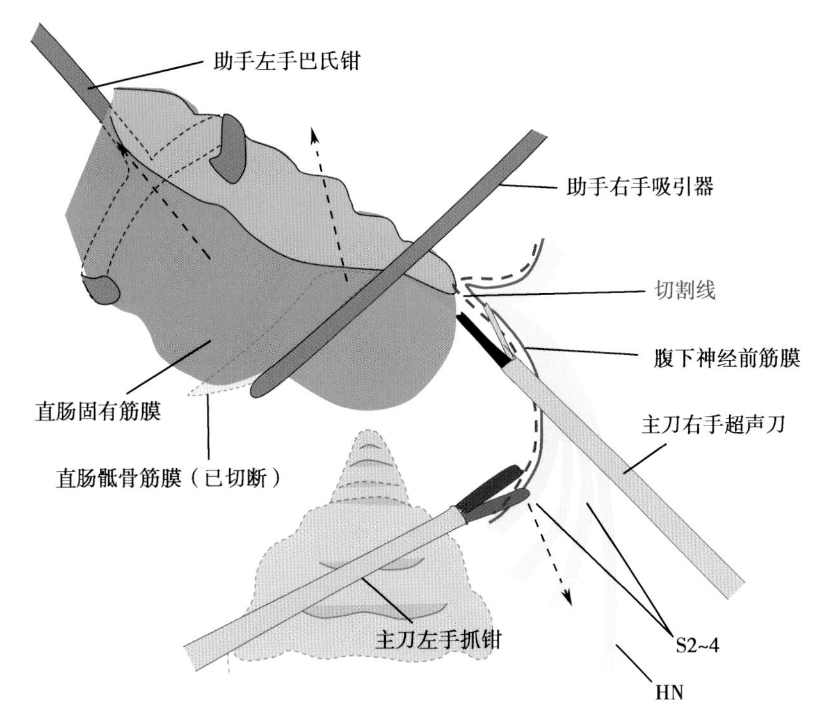


图 9-58　右盆侧后方间隙分离示意图

HN,腹下神经;S2~4,骶 2~4 神经

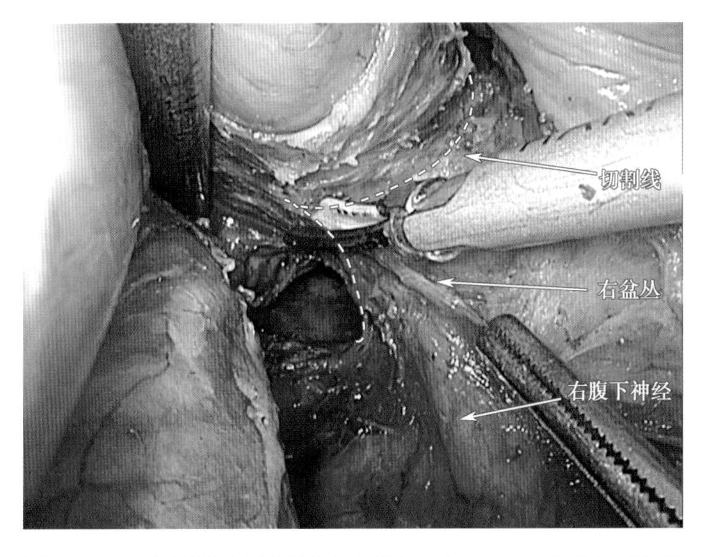


图 9-59　右盆侧后方间隙分离神圣平面(Holy plane)术中示意图

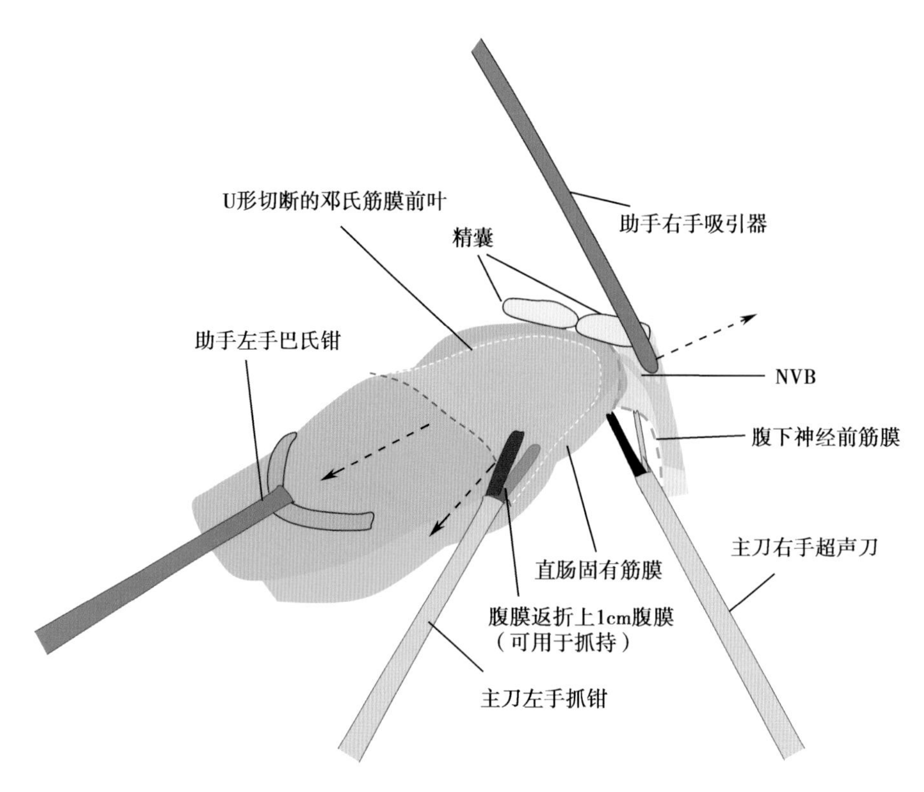


图 9-60 右盆侧前方间隙分离神圣平面(Holy plane)示意图
NVB,神经血管束

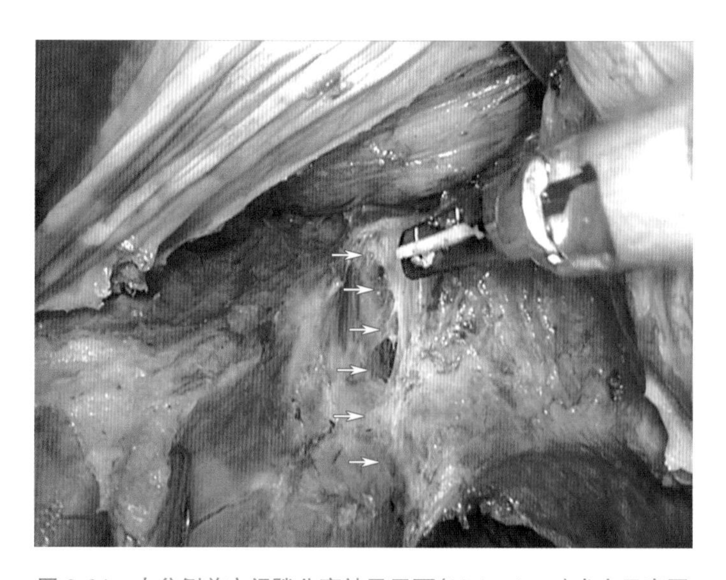

图 9-61 右盆侧前方间隙分离神圣平面(Holy plane)术中示意图
小箭头示神圣平面(Holy plane)

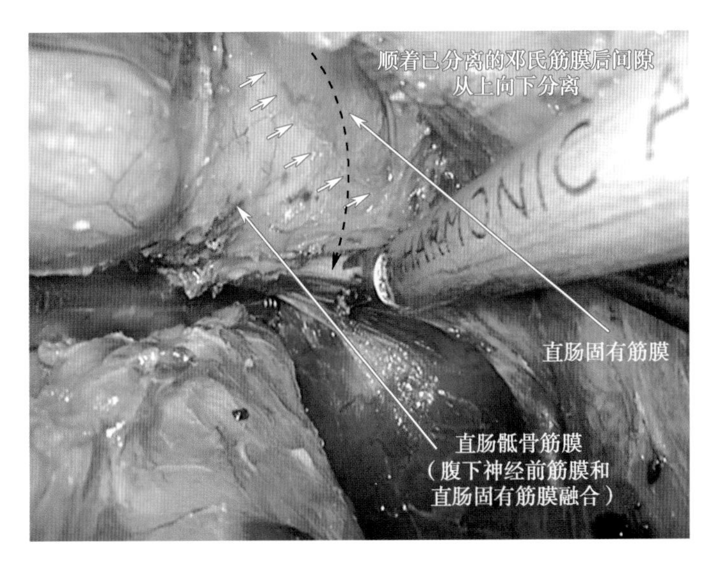


图 9-62　右侧间隙分离，离断直肠骶骨筋膜，重新进入神圣平面（Holy plane）
黑色箭头示分离方向

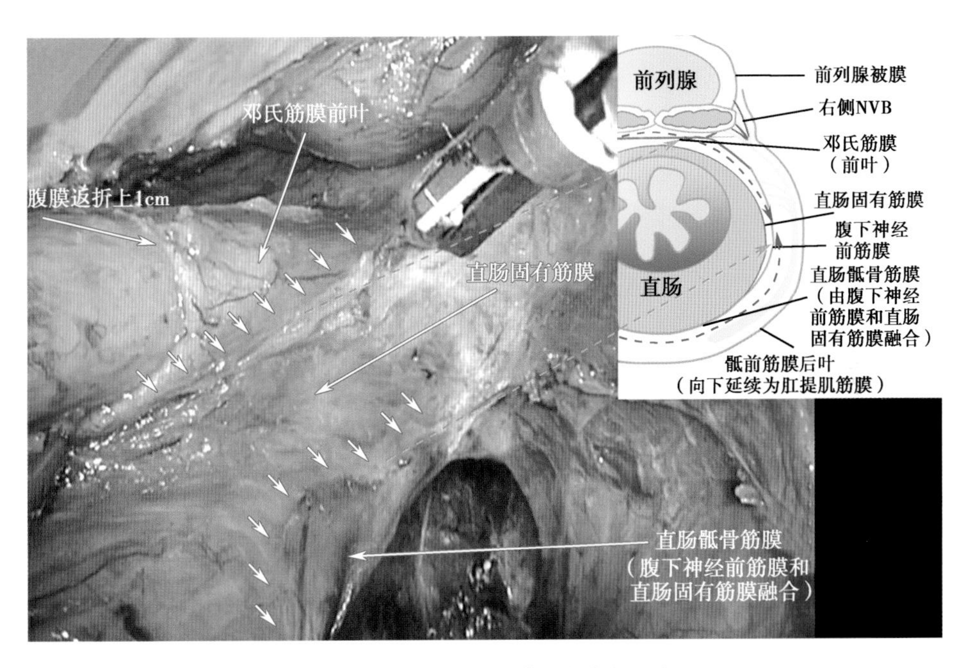


图 9-63　右侧间隙分离膜结构离断示意图
NVB，神经血管束

2）左直肠侧方间隙分离（资源 68，资源 69）：助手巴氏钳抓持直肠拖向头侧偏右牵拉，右手吸引器将直肠侧壁挡向右侧，主刀左手钳持小纱团将盆壁向左推挡，此时可见左侧盆壁被牵拉呈“>”形（图 9-64~ 图 9-66），用超声刀慢挡沿着“>”形顶点直肠固有筋膜表面钝性分离，可见明显狭窄间隙显露，逐步切断由盆丛发出的小分支，可见由左 S2~S4 发出盆丛被灰白色骶前筋膜前叶覆盖，其后分离同右侧间隙。

资源 68
CRT 左侧间隙

资源 69
左盆丛保护

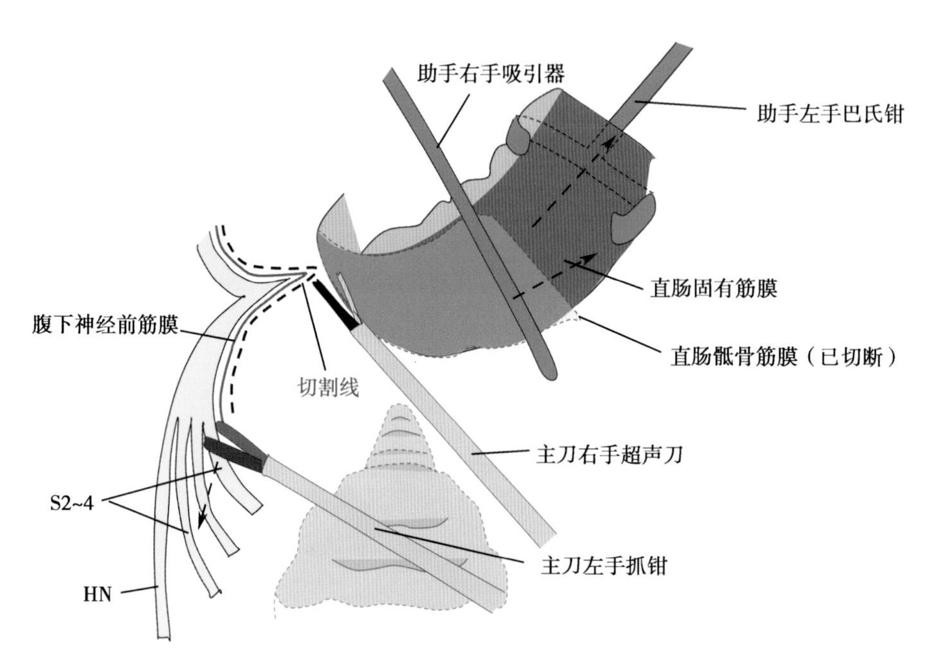


图 9-64　左盆侧后方间隙分离示意图
HN,腹下神经;S2~4,骶 2~4 神经

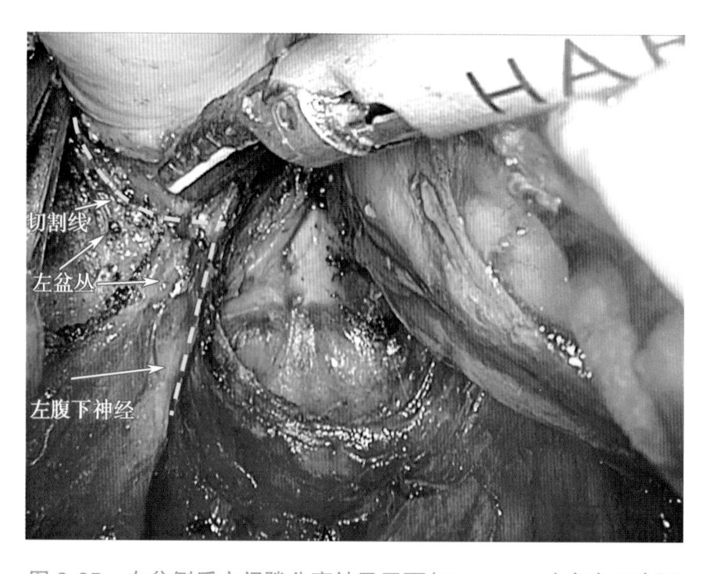


图 9-65　左盆侧后方间隙分离神圣平面(Holy plane)术中示意图

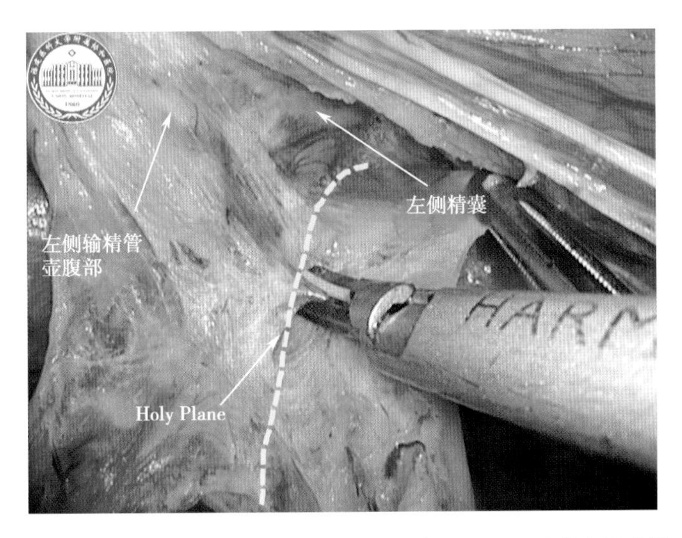


图 9-66　左盆侧前方间隙分离神圣平面(Holy plane)术中示意图

9. 直肠末端系膜的分离——TME 终点线的解剖

(1) TME 终点线的发现:造成 TME 末端系膜切除不全的主要原因,是通常在尚未解剖到直肠系膜的终点即开始裸化直肠。因此,在吻合时于直肠残端周围可见大片脂肪组织附着于肛提肌表面。为直肠癌局部复发埋下伏笔。

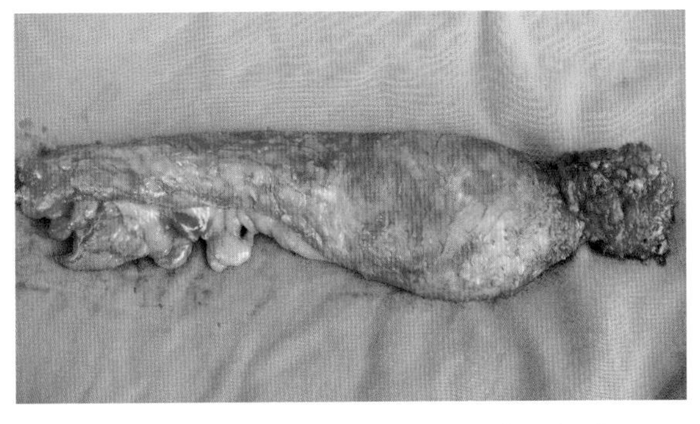

图 9-67　图示直肠系膜被直肠固有筋膜包裹,表面光滑,上厚下窄(APR 术后标本)

笔者通过近 20 年腹腔镜活体解剖、标本解剖和 MR 观察,证实肛提肌裂孔是直肠系膜最末端的附着缘(图 9-67~ 图 9-69)。该水平直肠系膜非常薄(仅 2mm)(图 9-70,图 9-71)。MRI T2 加权像观察到直肠系膜组织的高信号上厚下薄,在肛提肌裂孔消失(图 9-72,图 9-73)。

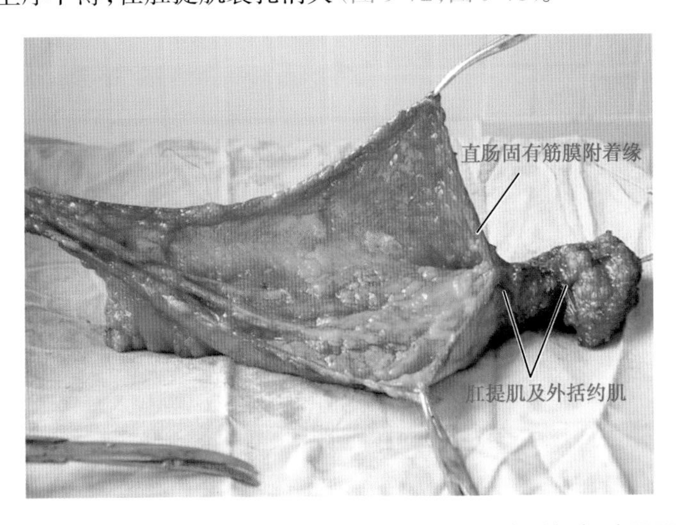


图 9-68　图示末端直肠系膜附着缘,附着于肛提肌裂孔(APR 术后标本,直肠固有筋膜解剖)

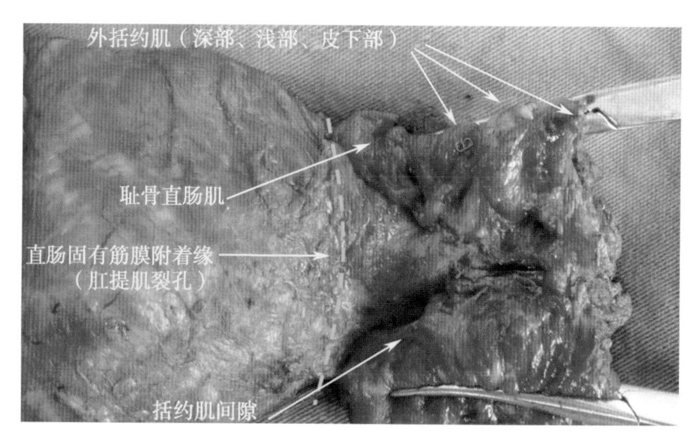


图 9-69 图示末端直肠系膜附着缘，附着于肛提肌裂孔边缘（ELAPE 术后标本）

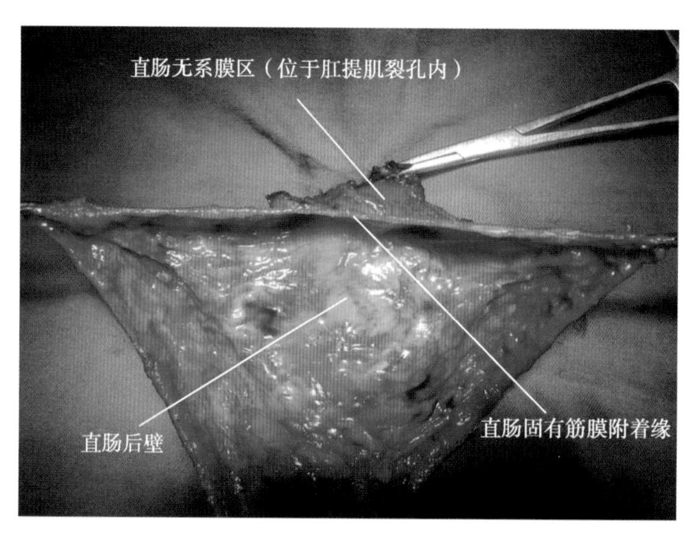


图 9-70 图示末端直肠固有筋膜附着缘（ISR 术后标本，直肠固有筋膜解剖，上面观）

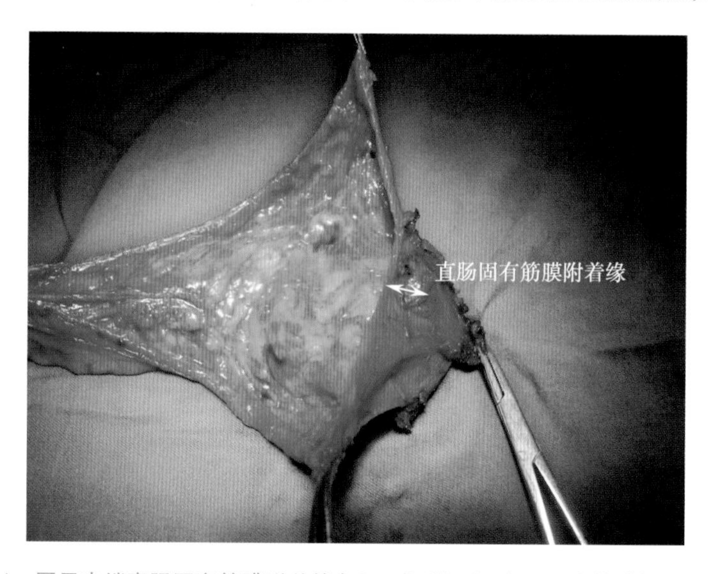


图 9-71 图示末端直肠固有筋膜附着缘（ISR 术后标本，直肠固有筋膜解剖，侧面观）

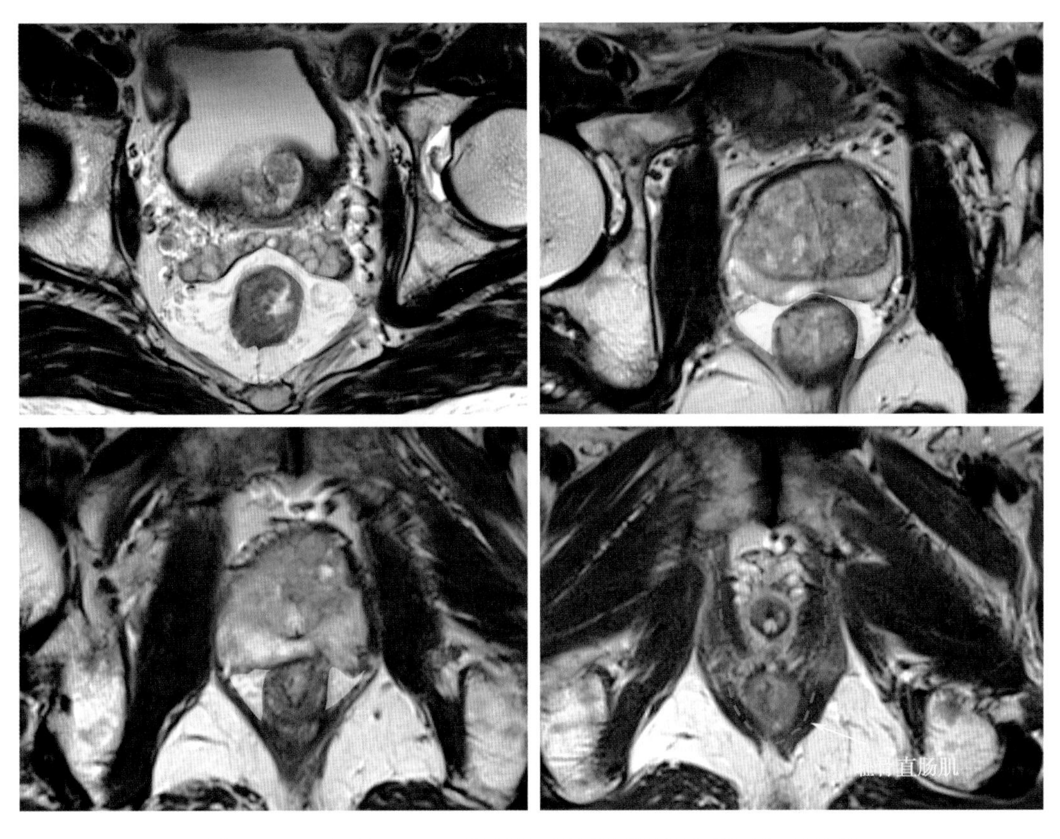


图 9-72 MRI 的 T2 加权像提示,直肠系膜组织上厚下薄,越接近肛提肌裂孔水平高信号系膜影越薄至消失(横断面)

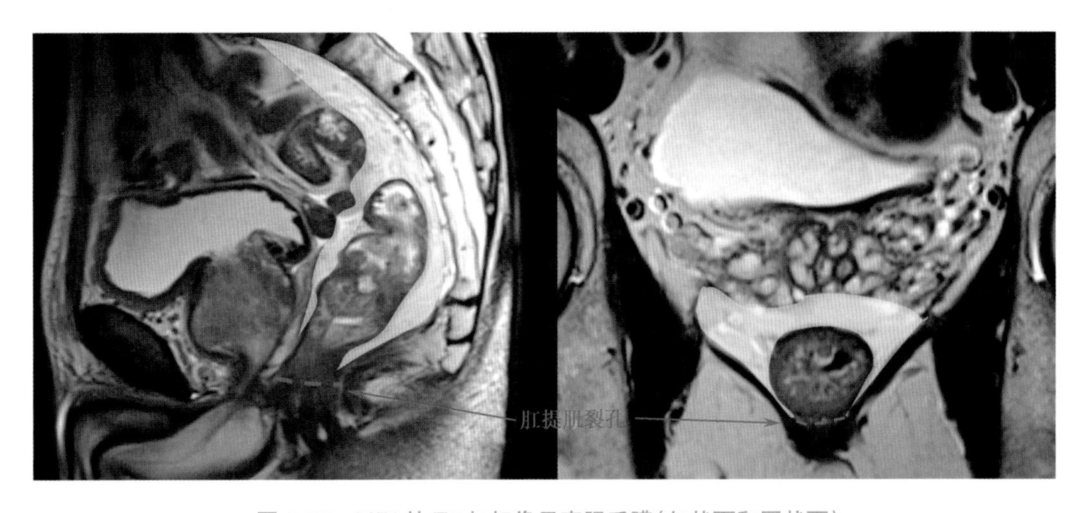


图 9-73 MRI 的 T2 加权像示直肠系膜(矢状面和冠状面)

我们从理论上提出肛提肌裂孔是 TME 终点,但在手术中仍然难以判断。近年通过腔镜手术无意中发现一环绕肛提肌裂孔的白线——类似于腹膜后间隙分离所见的“Toldt 线”。该解剖结构可在腹腔镜及机器人手术中得到观察和证实,故将其在腔镜下的特征性表现命名为 TME 的“终点线”(图 9-74,图 9-75)。通过腹腔镜结合超声刀,显示其出现的概率为 52.3%。

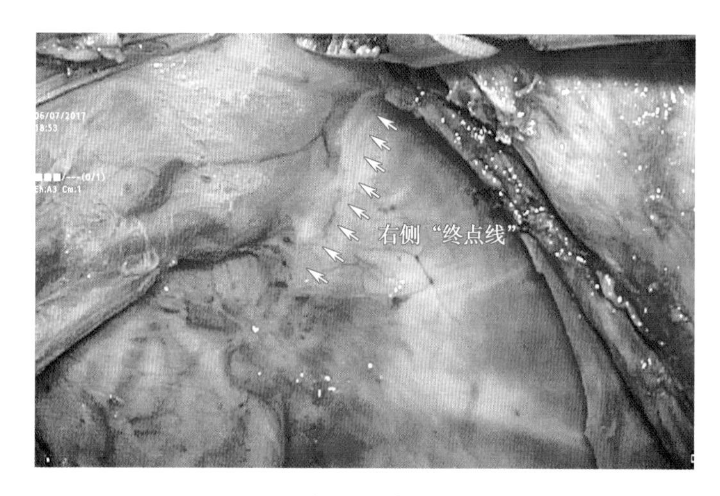


图 9-74　右侧“终点线”(女性)

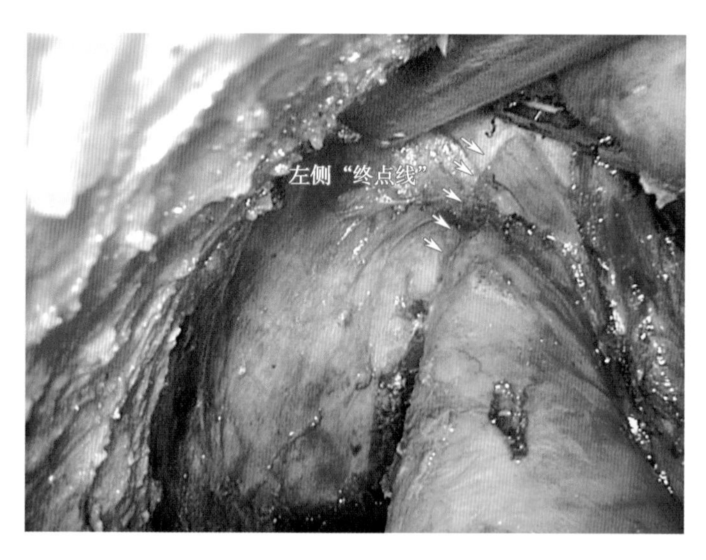


图 9-75　左侧“终点线”(女性)

(2) TME 终点线的膜解剖来源：我们通过尸解证实直肠前方无终点线解剖结构，即邓氏筋膜前叶向下附着于会阴中心腱，两侧面及后面由肛提肌筋膜包绕形成，后界为 Hiatal 韧带(图 9-76~ 图 9-79)。

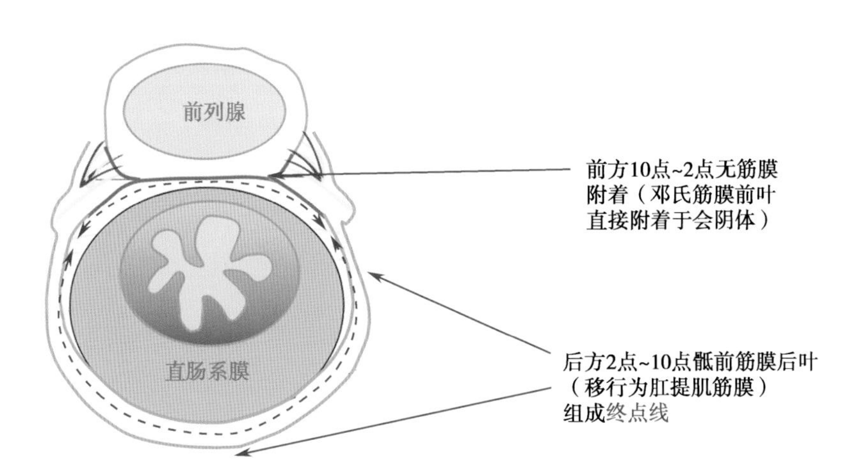


图 9-76　终点线的膜解剖构成示意图

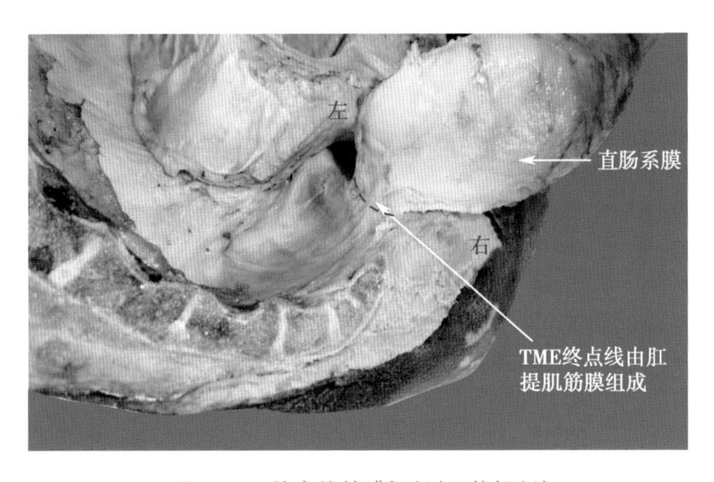


图 9-77　终点线的膜解剖(尸体解剖)

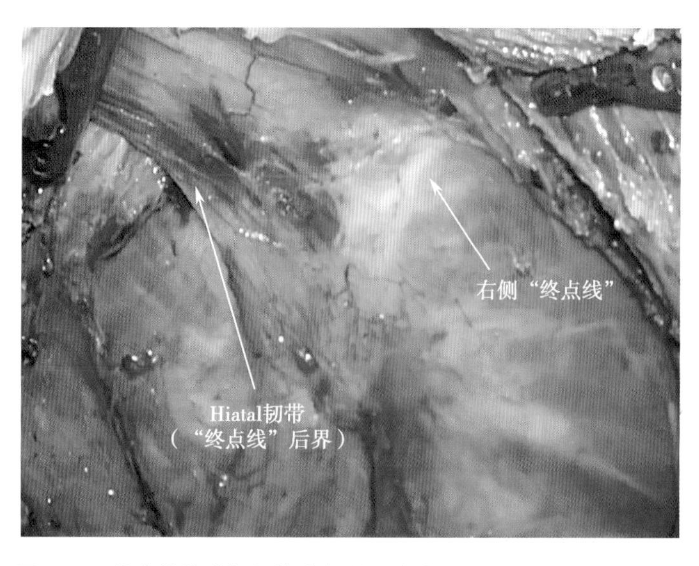


图 9-78 终点线的膜解剖构成(后侧,术中视野,Hiatal 韧带切断前)

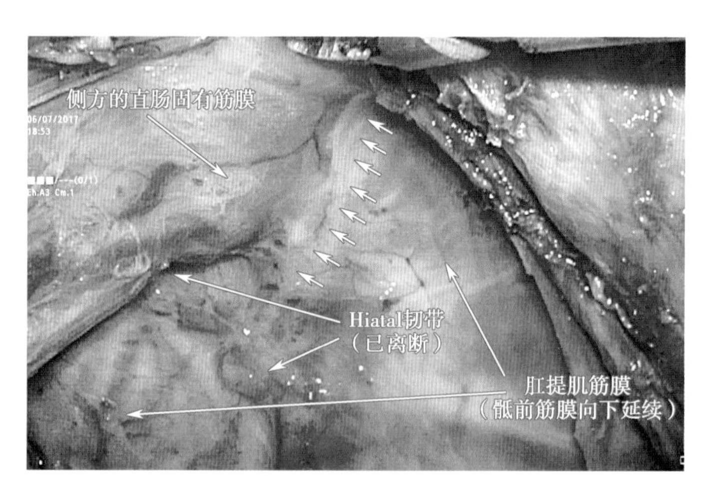


图 9-79 终点线的膜解剖构成(后侧,术中视野,Hiatal 韧带切断后)

(3) TME 终点线分离技巧(资源 70,资源 71):在直肠环周间隙分离基础上,通过锐性推扯,可在肛提肌筋膜表面观察到类似腹膜后间隙分离时灰白色“Toldt 线”结构,为直肠固有筋膜与肛提肌筋膜之间的间隙。在该间隙指引下,容易保持正确分离平面,将该线钝性推移至不能移动为止,即为肛提肌裂孔边缘。分离过程中尽可能使用超声刀分离,因电刀易使膜破裂,我们的研究结果表明,超声刀在终点线发现率上高于电钩(55.4%∶23.5%,$P$=0.002)。

资源 70
终点线超声
刀腹腔镜

资源 71
腔镜右终点
线暴露

(4) TME 终点线的临床意义:终点线是客观存在的,但为什么并不能在每例患者手术时发现,原因有二:①直肠末端固有筋膜破裂,覆盖在肛提肌裂孔周围的肛提肌筋膜表面。②分离平面在肛提肌筋膜深面,使该筋膜附着于直肠末端固有筋膜表面。如能显露“TME 终点线”,表明手术分离层次正确,可见黄色光滑的末端直肠固有筋膜,在该“终点线”水平行直肠环周裸化,可做到真正的 TME。

10. 直肠切断和吻合

(1) 直肠裸化(资源 72):①中位裸化:如术前判断为距肛缘≥ 7cm 的中位直肠癌,术中一定要在直肠游离至腹膜返折以下 3~4cm 处,重新用硬直肠管状镜(NCCN 指南建议)定位,理由是麻醉和直肠游离后可较术前延长 2~3cm,这样就变成了中位直肠癌,可行 TSME,就可以避免行 TME,多切肠管及预防性肠造口,影响术后直肠功能,且增加患者再手术痛苦。通过术中硬直肠管状镜定位,上钛夹,用长 5cm 的 7 号丝线测量下切缘(图 9-80)。通过助手巴氏钳抓紧直肠向头侧偏左牵拉,先从右侧直肠外系膜开始裸化,通过分离找到直肠右侧壁纵行肌与系膜间隙,通过助手耻骨上孔置入吸引器钝性分离该间隙,主刀用超声刀慢挡从上向下逐步切断系膜组织至直肠后壁(图 9-81~ 图 9-86),剔除直肠前方少许系膜组织。通过助手巴氏钳将直肠拖向头侧偏右,利用助手吸引器行左直肠壁与系膜间隙钝性分离,主刀通过超声刀慢挡逐步切断系膜组织,至直肠后方与右侧已分离的直肠后壁“会师”。

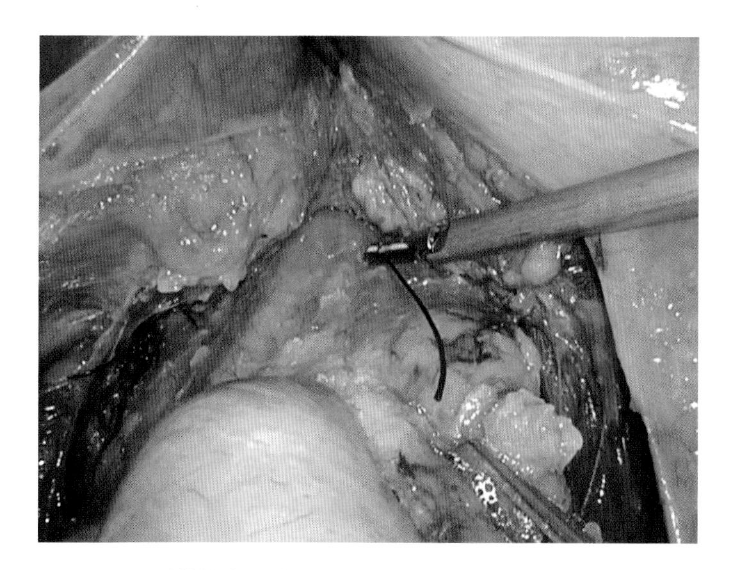

资源 72
中位裸化

图 9-80　用硬质管状直肠镜定位肿瘤下缘后,以 5cm 长丝线测量下切缘

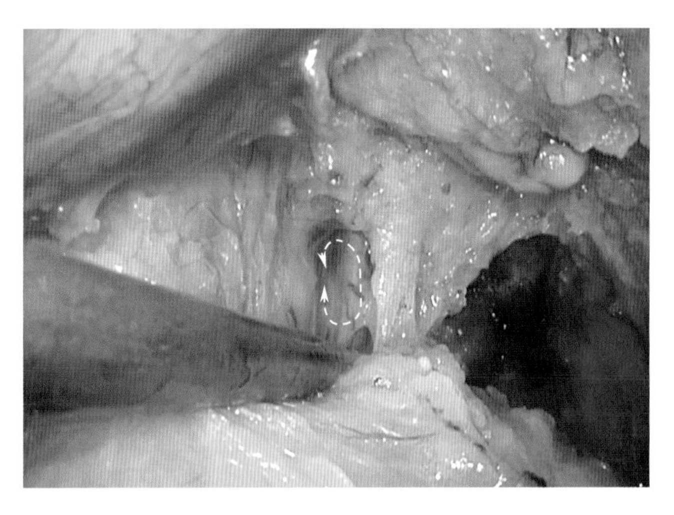

图 9-81　助手通过耻骨上孔置入吸引器，呈“D”形反复钝性分离直肠右侧壁纵行肌与系膜间隙

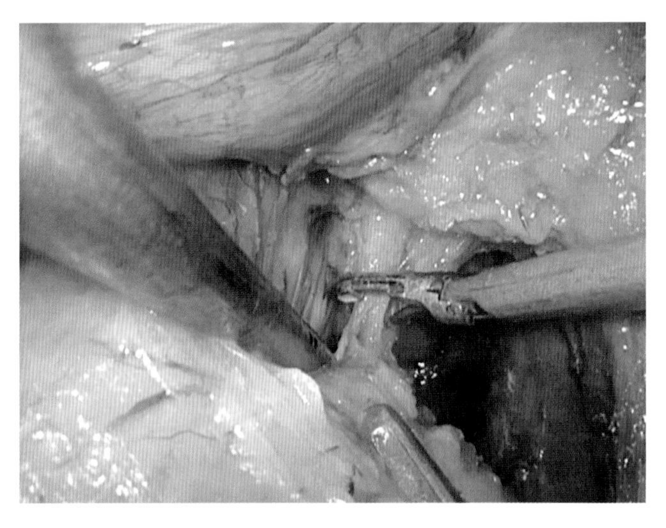

图 9-82　主刀用超声刀慢挡从上向下逐步切断系膜组织

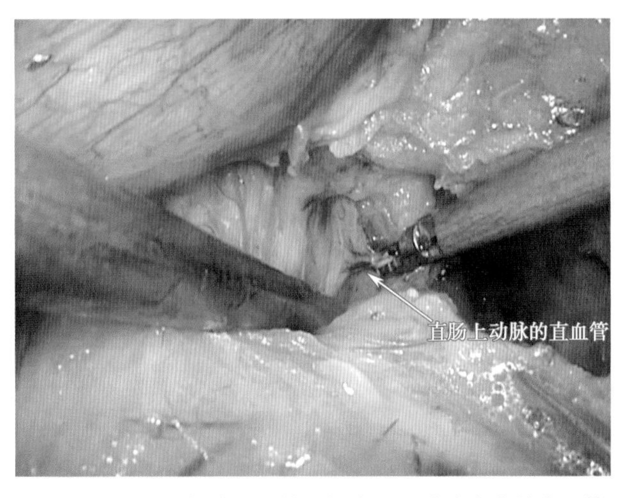


图 9-83　主刀用超声刀慢挡凝切直肠上动脉发出的直血管

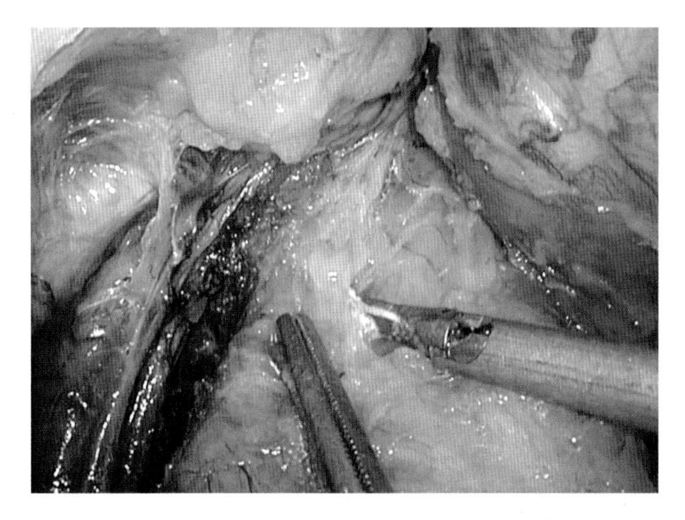

图 9-84　主刀用超声刀剔除直肠前方少许系膜组织

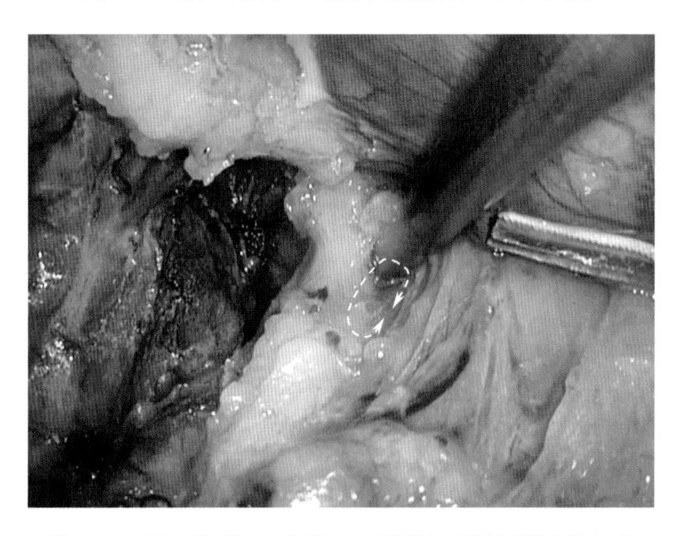

图 9-85　利用助手吸引器行左直肠壁与系膜间隙钝性分离

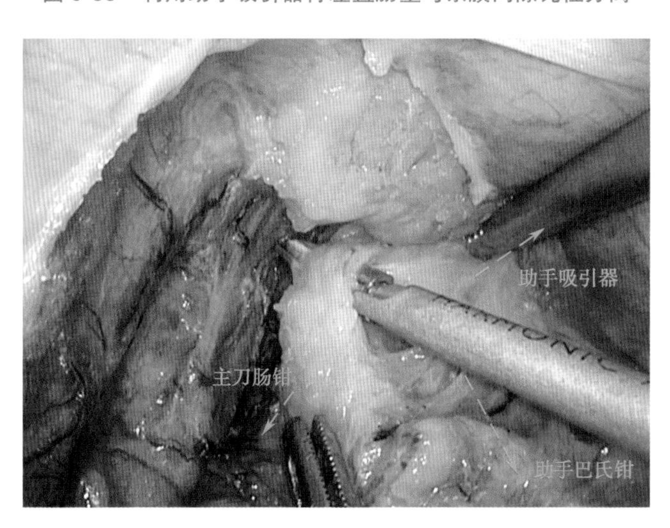


图 9-86　左侧直肠系膜中位裸化力矩展示

②低位裸化(资源73~资源75):当分离至直肠周围,TME终点线或肛提肌裂孔边缘,通过肛检确定肿瘤下缘,并上一钛夹标记,剪一段长3cm的7号丝线测量钛夹至拟下切端的直肠下缘是否达3cm,不足则要行ISR(见"第十一章腹腔镜与机器人经腹括约肌间超低位直肠前切除术(部分内括约肌切除术)")直至达3cm。沿直肠壁仔细用吸引器与超声刀交替分离直肠系膜,末端直肠前壁与直肠后壁仅附少量脂肪组织,要特别小心,极易损伤或穿透损伤肠壁。男性前壁要沿邓氏筋膜前叶背侧向下分离至前列腺后背膜背侧,女性此处有较多密集小血管丛,要避免损伤小血管造成难以控制的出血,在止血过程中损伤两侧NVB;两侧肠壁脂肪组织稍多,可在终点线水平或肛提肌裂孔边缘,采用上述中位裸化技巧,行两侧直肠系膜剔除(图9-87,图9-88)。

资源73
低位裸化(男)1

资源74
低位裸化(男)2

资源75
低位裸化(女)

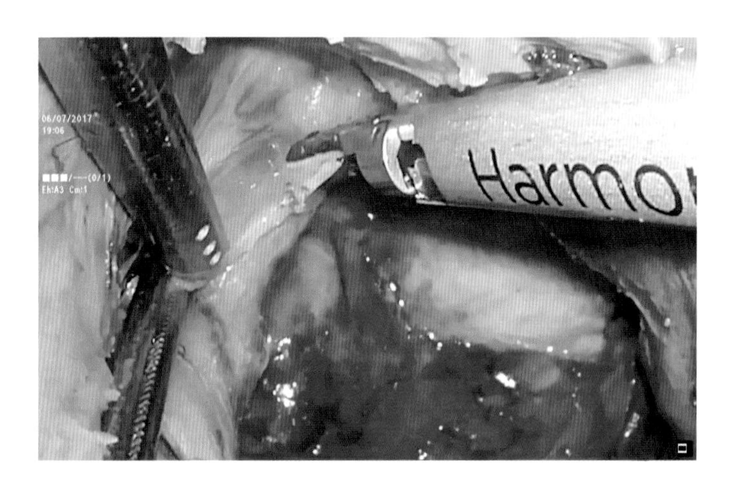


图9-87　右侧直肠系膜低位裸化

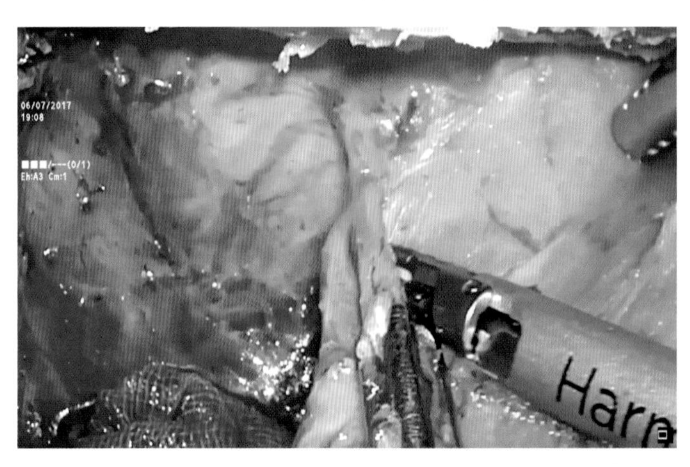


图9-88　左侧直肠系膜低位裸化

(2)直肠闭合(资源 76,资源 77):中位直肠闭合较简单(见低位直肠闭合)。先予扩肛至可容纳 5 个指尖通过,再予 250ml 稀碘附冲洗直肠至清水流出为止(中位闭合应在癌肿下方先行布带结扎阻断,再行直肠远端冲洗,低位闭合则无法行癌肿下缘阻断)。通过 12mm 主操作孔(右)置入可转头切割闭合器,中位闭合可用 60mm 长切割闭合器一次切断;低位直肠闭合因骨盆小,多需用 45mm 两次闭合切断。闭合钉高度可根据肠壁厚度选择。若切割闭合器经直肠右侧壁置入时有阻力,应将镜头倒转,检查闭合器后叶是否顶在直肠后壁,予调整后将闭合器头旋转,以便闭合器与直肠呈垂直状态。夹闭时如无清脆响声,说明夹住组织太多,强行闭合易使直肠残端裂开,此时释放掉部分肠壁,则夹闭时可闻及清脆响声。预估两次闭合切割汇合点靠近直肠残端边缘时,应减少第一次闭合肠管组织,调整至预估的两次闭合重叠点置于直肠残端中央(以便吻合时吻合器穿刺锥由此穿出切除);第二次闭合时,助手应将直肠推入闭合器(使直肠边缘置于闭合器前叶两横线之内,夹闭后要压榨 15 秒以便组织脱水,闭合完全再切断)(图 9-89)。注意闭合切割线以远直肠残端裸区保留约 1.0cm。

资源 76
直肠闭合(男)

资源 77
直肠闭合(女)

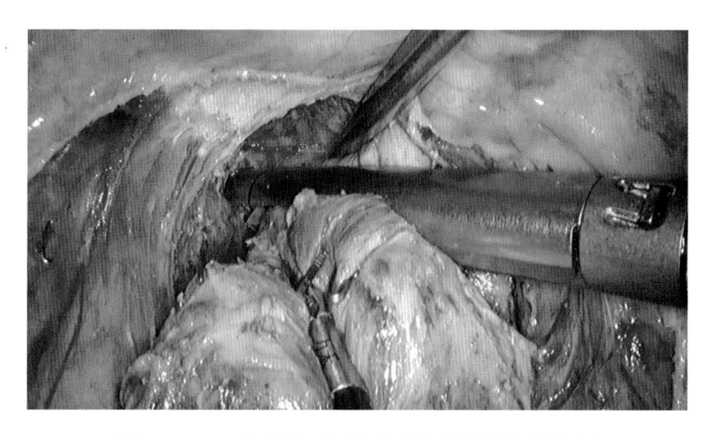

图 9-89　二次闭合时,助手应将直肠推入闭合器

11. 标本取出　中位直肠癌经腹壁切口取出,低位直肠癌经右侧腹肠造口处取出。

(1)耻骨上横切口(图 9-90,A 切口),对于爱美的中青年患者,可在耻骨上 2 横指处取一长约 5cm 切口,横行切开皮肤和皮下组织,纵行切开腹白线,注意避免损伤膀胱,在充气状态下易进入腹腔,置入保护套,预防部分 T4 期肠癌种植转移,通过巴氏钳将直肠提至切口下,在癌肿近端 10cm 处切断乙状结肠。如术前有长期便秘病史者,乙状结肠较冗长,且又行 CRT 后(该段肠管术前盘绕在盆腔,可能被 X 射线照射过,术后易致吻合口上端肠管管状狭窄),可适当多切除,置入抵钉座,将其放入腹腔,大量清水冲洗腹盆腔和切口,用巾钳将切口全层夹闭,重新气腹。

(2)绕脐切口(图 9-90,B 切口):通过脐上 trocar 切口向脐下延长至 5cm,余同上。

(3)脐旁肠造口切口(图 9-90,C 切口;资源 78):于脐旁右侧经腹直肌取一纵形长约 4~5cm 切口,余同上。

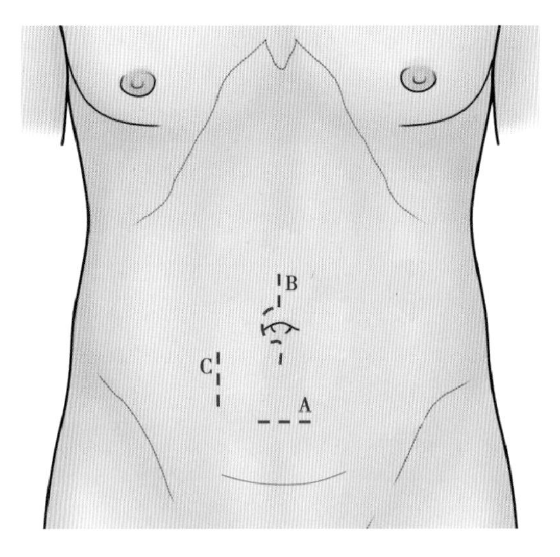

资源 78
标本取出

图 9-90　标本取出口图示
A:耻骨上横切口;B:绕脐切口;C:脐旁肠造口切口

12. 直肠吻合　中位直肠吻合较简单(资源 79,资源 80),主要步骤略。

资源 79
直肠吻合(男)

资源 80
直肠吻合(女)

(1)吻合器选用:如直肠残端距肛缘很近(通常≤ 2cm),则宜选用直径较小的吻合器(通常为 25mm),这样吻合器头部易置入,可避免大号吻合器将齿状线切除,影响术后排便功能,且不易因强行置入顶裂直肠残端。当吻合器难以置入直肠残端时,可用 Allis 钳夹住齿状线以下 6 点肛缘皮肤向外牵引,此时则易将吻合器头置入,置入过程应注视显示器,以免用力不当,致残端破裂。

(2)吻合器穿刺锥穿出直肠残端部位(图 9-91):如行一次直肠吻合切断,穿刺锥可从闭合线中央穿出;如为二次闭合切断,穿刺锥应从两次闭合重叠处穿出,如将其置入吻合器吻合圈边缘,术后易致吻合口漏(即使已行肠造口术)。

(3)应避免将邻近器官夹入吻合肠管之间:男性要注意近远端肠管吻合闭合时,避免将精囊夹入;女性要避免将阴道后壁夹入(致术后直肠阴道瘘),也应注意避免将大块脂肪垂夹入而影响吻合口愈合。

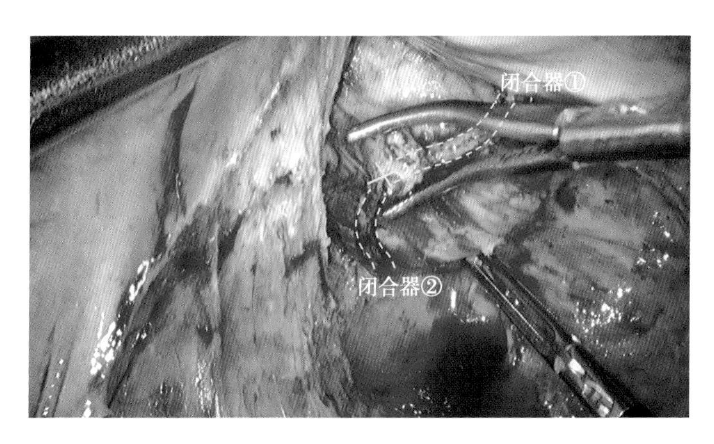


图 9-91　二次闭合切断，穿刺锥应从两次闭合重叠处穿出

(4) 直肠残端二次裸化：吻合器置入直肠残端顶向盆腔，特别是中位吻合，如在预定的吻合圈的直肠残端上有较大系膜血管未剔除，应剔除至拟定吻合圈边缘，否则术后易致吻合口出血。

(5) 充气试验：吻合之后，应常规行充气试验，即在盆腔内注水淹没，在吻合口近端用肠钳夹闭，助手经肛门口置入导尿管，另一手将肛门口夹闭(以防漏气)，用 50mm 注射器充气，通常应行两次，如漏气，可试行缝合，再行充气试验，无漏气，可不行预防性肠造口，但要留置肛管。

(6) 肛管放置：如吻合口距肛缘≥ 5cm，无危险因素，可经肛门置入一大口径硅管，将通用的肠造口底盘剪成两瓣，分别贴在肛门周围，将固定肛管丝线缝合固定在肛门底盘上(可避免术后牵拉痛)。或将 7.5 号气管插管(套囊内充水 20~30ml)置入直肠，也可避免术后肛门牵拉痛，肛管应接开口瓶(图 9-92)。

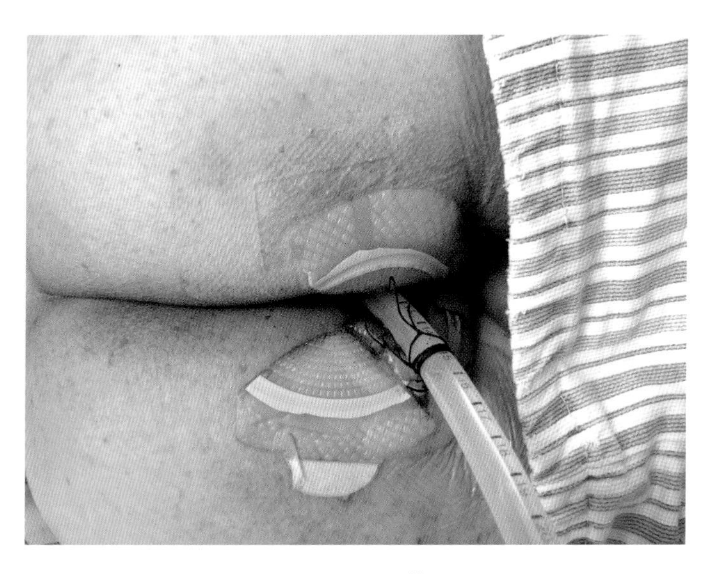

图 9-92　肛管

(7)检查吻合口:应常规检查,可极大地减少术后吻合口出血率。吻合完毕,无论是否行肠造口,都应常规检查吻合口,中位吻合通过硬直肠管状镜,低位吻合可用三把小拉钩显露吻合口,如有活动性出血,可缝扎止血,即使仅有血肿、也最好缝扎,避免该血肿术后感染破溃出血,或造成吻合口漏。

13. 预防性肠造口　适用于高龄、营养状态差、伴发全身严重疾病、糖尿病、长期吸烟、CRT后、老年妇女且吻合口距离肛缘<4~5cm者。目前国内外同行多选用回肠造口(图9-93),优点是造口与闭合手术均较横结肠造口简单。笔者早年多选用横结肠造口,后行闭合术,曾由于手术医师不慎将结肠中动脉损伤导致其远端肠管缺血,被迫行升结肠肛管吻合。此例教训深刻,故目前均行回肠造口。可在回肠末端20~30cm处于腔镜下用电刀标志后拖出,如太靠近回盲部,闭合时可能将有重要肠肝循环和维生素 $B_{12}$ 吸收功能的末端回肠切除,产生相应的并发症。

14. 盆腔引流　如未行肠造口,可经右下腹主刀的主操作孔置入硅胶双套管(图9-94),术后万一产生吻合口漏,可经该管引流;术后无论何时排便,应在排便后1天,无吻合口漏征象(无发热、直肠指诊吻合口无缺损),方可拔除;如行肠造口,也应经该处置入引流管,术后2~3天,无吻合口漏迹象,亦可拔除。

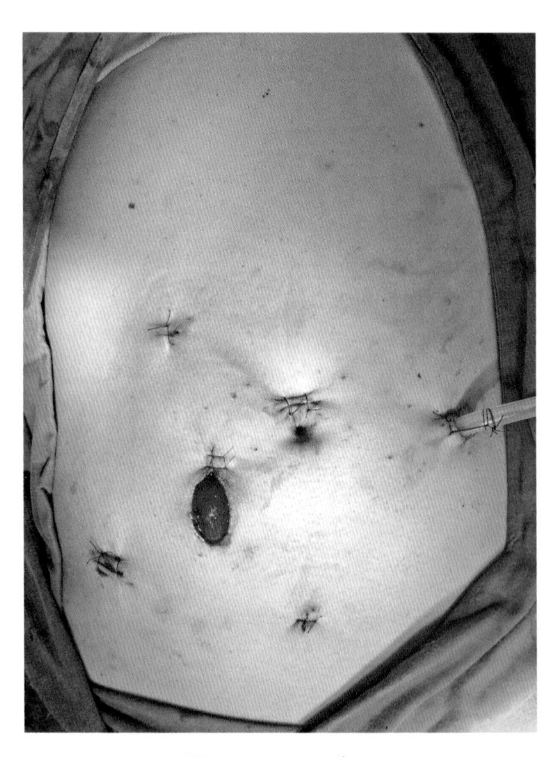

图9-93　回肠造口

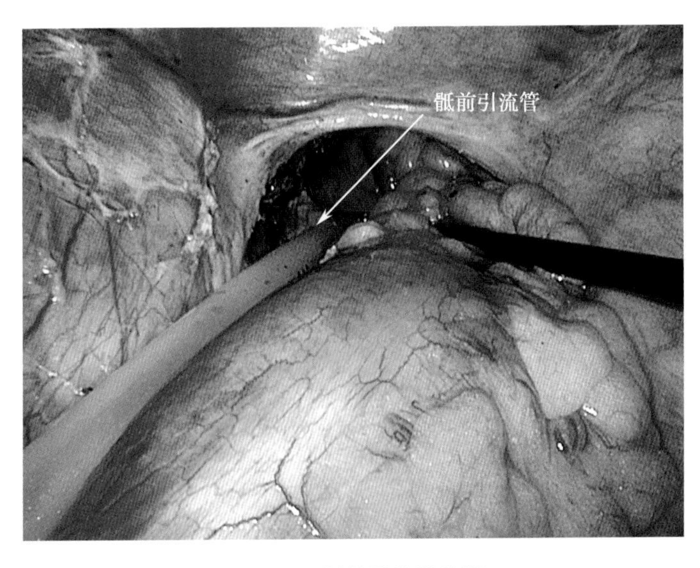


图 9-94　骶前引流管放置

(池　畔)

# 参考文献

1. AÇAR, KUZU.Important points for protection of the autonomic nerves during total mesorectal excision.Dis Colon Rectum [J].Dis Colon Rectum, 2012, 55 :907-912.
2. BERTRAND MM, ALSAID B, DROUPY S, et al.Optimal plane for nerve sparing total mesorectal excision, immunohistological study and 3D reconstruction: an embryological study [J].Colorectal Disease the Official Journal of the Association of Coloproctology of Great Britain & Ireland, 2013, 15 :1521-1528.
3. BISSETT P, KAI Y, HILL GL, KAI, HILL.Extrafascial excision of the rectum [J].Diseases of the Colon & Rectum, 2000, 43 :903-910.
4. CHAPUIS PH, KAW A, ZHANG M, et al.Rectal mobilisation: the place of Denonvilliers' fascia and inconsistencies in the literature [J].Colorectal Disease, 2016, 18 :939-948.
5. CLAUSEN N, WOLLOSCHECK T, KONERDING MA.How to optimize autonomic nerve preservation in total mesorectal excision: clinical topography and morphology of pelvic nerves and fasciae [J].World Journal of Surgery, 2008, 32(8): 1768-1775.
6. GARLIPP B, PTOK H, SCHMIDT U, et al.Factors influencing the quality of total mesorectal excision [J]. British Journal of Surgery, 2012, 99(5): 714-720.
7. GRANEROCASTRO P, ELENA MUÑOZ, FRASSON M, et al.Evaluation of Mesorectal Fascia in Mid and Low Anterior Rectal Cancer Using Endorectal Ultrasound Is Feasible and Reliable: A Comparison With MRI Findings [J].Diseases of the Colon & Rectum, 2014, 57(6): 709-14.
8. HUH J W, KIM Y J, KIM H R.Distribution of Lymph Node Metastases Is an Independent Predictor of Survival for Sigmoid Colon and Rectal Cancer [J].Annals of Surgery, 2012, 255(1): 70-78.
9. JONG E A D, BERGE J C E M T, DWARKASING R S, et al.The accuracy of MRI, endorectal ultrasonography, and computed tomography in predicting the response of locally advanced rectal cancer after preoperative therapy: A meta analysis [J].Surgery, 2016, 159(3): 688-699.

10. KINUGASA, MURAKAMI, SUZUKI, et al.Histological identification of fascial structures posterolateral to the rectum [ J ].British Journal of Surgery, 2010, 94 : 620-626.
11. KINUGASA Y, MURAKAMI G, UCHIMOTO K, MURAKAMI, UCHIMOTO, et al.Operating Behind Denonvilliers' Fascia for Reliable Preservation of Urogenital Autonomic Nerves in Total Mesorectal Excision: A Histologic Study Using Cadaveric Specimens, Including a Surgical Experiment Using Fresh Cadaveric Models [ J ].Diseases of the Colon&Rectum, 2006, 49 : 1024-1032.
12. KRAIMA AC, WEST NP, TREANOR D, WEST, TREANOR, et al.Whole mount microscopic sections reveal that Denonvilliers' fascia is one entity and adherent to the mesorectal fascia; implications for the anterior plane in total mesorectal excision? [ J ]European Journal of Surgical Oncology, 2015, 41 : 738-745.
13. LIN M, CHEN W, HUANG L, et al.The anatomic basis of total mesorectal excision [ J ].American Journal of Surgery, 2011, 201 (4): 0-543.
14. LINDSEY, GUY, WARREN, et al.Anatomy of Denonvilliers'fascia and pelvic nerves, impotence, and implications for the colorectal surgeon [ J ].British Journal of Surgery, 2000, 87 : 1288-1299.
15. MATHIS K L, LARSON D W, DOZOIS E J, et al.Outcomes following surgery without radiotherapy for rectal cancer [ J ].British Journal of Surgery, 2012, 99 (1): 137-143.
16. MONSON JR, WEISER MR, BUIE WD, et al.Practice parameters for the management of rectal cancer (revised) [ J ].Diseases of the Colon&Rectum, 2013, 56.5 : 535-550.
17. NAGTEGAAL I D, KRIEKEN J H J M V.The role of pathologists in the quality control of diagnosis and treatment of rectal cancer—an overview [ J ].European Journal of Cancer, 2002, 38 (7): 0-972.
18. NANO M, DAL CORSO H, FERRONATO M, et al.Ligation of the Inferior Mesenteric Artery in the Surgery of Rectal Cancer: Anatomical Considerations [ J ].Digestive Surgery, 2004, 21 (2): 123-127.
19. PARK IJ, KIM JC.Adequate length of the distal resection margin in rectal cancer: from the oncological point of view [ J ].Journal of Gastrointestinal Surgery, 2010, 14 (8 ): 1331-1337.Alves A.Le mésorectum dans la chirurgie du cancer rectal: un indice de récidive pelvienne ? [ J ].Côlon & Rectum, 2008, 2 (4): 223-226.
20. QUIRKE P, STEELE R, MONSON J, et al.Effect of the plane of surgery achieved on local recurrence in patients with operable rectal cancer: a prospective study using data from the MRC CR07 and NCIC-CTG CO16 randomised clinical trial [ J ].Lancet, 2009, 373 (9666): 821-828.
21. TAYLOR F G M, QUIRKE P, HEALD R J, et al.Preoperative high-resolution magnetic resonance imaging can identify good prognosis stage I, II, and Ⅲ rectal cancer best managed by surgery alone: a prospective, multicenter, European study [ J ].Annals of Surgery, 2011, 253 (4): 711-9.
22. ZHAI LD, LIU J, LI YS, et al.Denonvilliers' fascia in women and its relationship with the fascia propria of the rectum examined by successive slices of celloidin-embedded pelvic viscera [ J ].Diseases of the Colon & Rectum, 2009, 52 : 1564-1571.
23. ZHANG C, DING ZH, LI GX, DING, LI, et al.Perirectal fascia and spaces: annular distribution pattern around the mesorectum.Diseases of the Colon&Rectum, 2010, 53 : 1315-1322.
24. 陈玲珑,兰宝金,池畔,等.直肠系膜的解剖特点及其在直肠癌切除术中的临床应用[ J ].医学新知杂志,2003,13(4):227-228.
25. 池畔,陈致奋.腹腔镜 TME 术中直肠前间隙的解剖分离技巧[ J ].中华结直肠疾病电子杂志,2015 : 591-595.
26. 池畔,陈致奋.腹腔镜低位直肠癌术中保护盆丛及其血管神经束要点[ J ].中国实用外科杂志,2014, 34 : 837-841.
27. 池畔,林惠铭.直肠末端系膜解剖在直肠癌根治术中的意义[ J ].中国普外基础与临床杂志,2003,10 : 106-107.
28. 池畔,王枭杰,官国先,等.全直肠系膜切除术中直肠系膜分离终点线的发现和解剖及其临床意义[ J ].中华胃肠外科杂志,2017,20(10)1145-1150.

29. 池畔,王枭杰. 机器人和腹腔镜全直肠系膜切除术中 Denonvilliers 筋膜解剖的意义及技巧[J]. 中国实用外科杂志,2017,37(6):609-615.
30. 池畔. 膜解剖指导下的腹腔镜全直肠系膜切除术[J]. 中华胃肠外科杂志,2016,19 :1088-1091.
31. 顾晋,汪建平,孙燕,等. 中国结直肠癌诊疗规范(2017 年版)[J]. 中华临床医师杂志(电子版),2018,12(1):3-23.
32. 卫洪波,黄江龙,郑宗珩,等. 腹腔镜直肠癌根治术中保留 Denonvilliers 筋膜对男性排尿及性功能的影响[J]. 中华胃肠外科杂志,2015 :282-287.

# 第十章 10

# 机器人低位(超低位)直肠前切除术

## 一、适应证、禁忌证、术前准备、麻醉与围术期镇痛

同第九章。

## 二、体位

1. 头低右倾体位(图 10-1)。

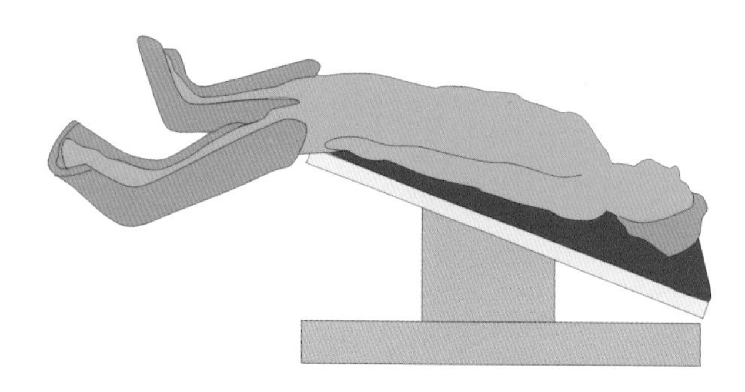

图 10-1 手术体位

2. Trocar 示意图(包括机械臂操作孔和助手辅助孔)

要点:模仿腹腔镜 TME 手术,于耻骨上 2 横指处增加一个助手操作孔(即 A2 孔,图 10-2)。采用 6 孔法(图 10-2A),任意两孔间距离≥ 8cm。整个手术只需要一次对接(docking),无需重新连接机械臂。观察孔(C)位于脐部右上方 2~3cm 处,放置 12mm trocar;机械臂操作孔(R1)为右髂前上棘与脐部连线的外 1/3 处,即右麦氏点;机械臂操作孔(R2)位于左锁骨中线稍内侧,C 孔与左肋弓连线上,距 C 孔至少 8cm;机械臂操作孔(R3)位于左腋前线稍内侧,R2 斜向左下方 8~9cm 处,低于 C 孔的水平线;助手操作孔(A1)位于 C 孔稍斜向右上方 8~9cm 处,右锁骨中线与右腋前线间,放置 12mm trocar,此孔主要用于助手进行吸引、结扎、牵拉和上夹等辅助操作。助手操作孔(A2)位于耻骨联合上方 2 横指处,放置 5mm trocar,经此孔以 Allis 钳或吸引器等可以更容易形成更有效的对抗牵引。

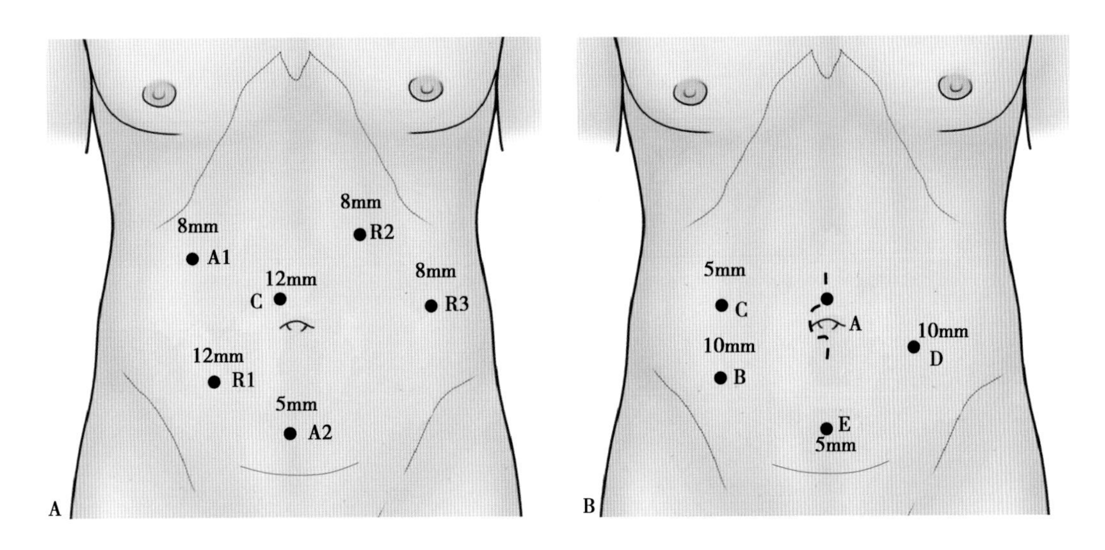


图 10-2　trocar 示意图

A. 机器人 trocar 示意图(R1、R2、R3：机器人机械臂；C：观察孔，A1、A2：助手操作孔。各 trocar 孔间的距离 CR1，CR2，R2R3 ≥ 8cm，以防止机械臂碰撞；助手 A2 操作孔是模仿腹腔镜的耻骨上孔)；B. 腹腔镜 TME 手术 trocar 示意图

3. 术者站位和机械臂放置示意图(图 10-3)

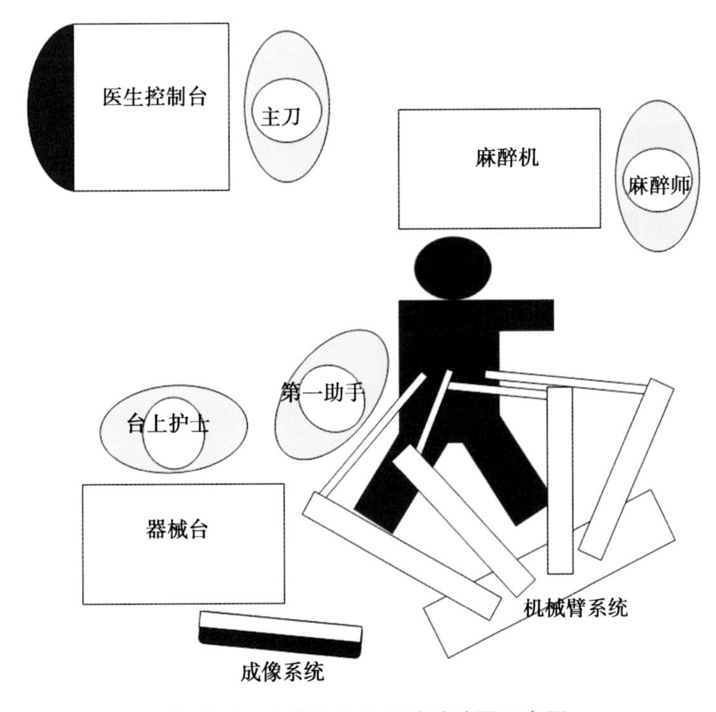


图 10-3　术者站位和机械臂放置示意图

## 三、手术切除范围

同腹腔镜低位(超低位)直肠前切除术(图 10-4)。

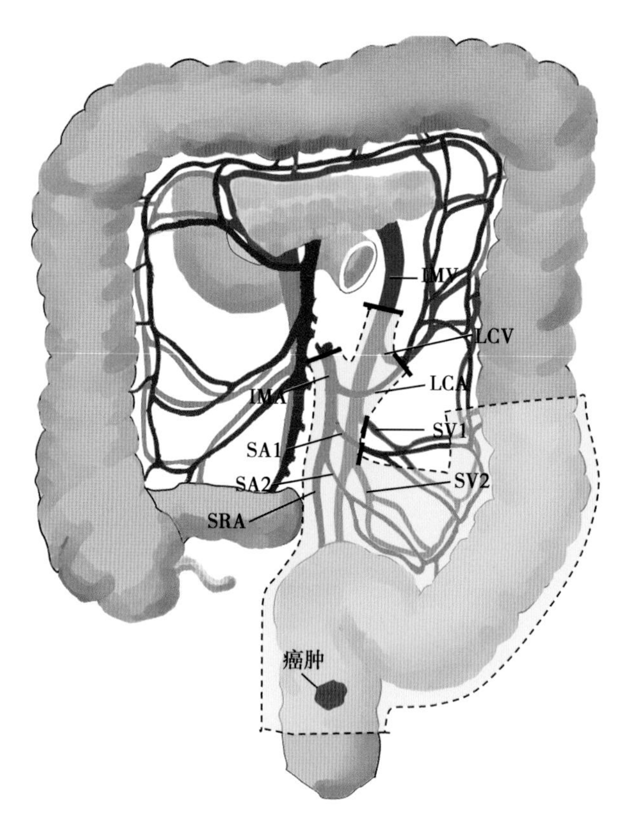


图 10-4　手术切除范围

IMA,肠系膜下动脉;IMV,肠系膜下静脉;LCA,左结肠动脉;LCV,左结肠静脉;SA1,第 1 支乙状结肠动脉;SA2,第 2 支乙状结肠动脉;SV1,第 1 支乙状结肠静脉;SV2,第 2 支乙状结肠静脉;SRA,直肠上动脉

## 四、机器人与腹腔镜手术技巧差异

1. 手术疗效　根据现有发表的四项 meta 分析及 RCT 初步结果(ROLARR 研究等)评价显示,对于手术近期并发症、标本膜质量、术后排尿与性功能状态,前半年机器人优于腹腔镜,一年后两者无差异,远期预后需要等待 RCT 结果。

2. 手术学　从现有发表文献中的录像、会议现场演示看,机器人手术画面不如腹腔镜,分离层次较差,出血较多,美感不足。原因是:①解剖层面对抗牵拉不足;②多使用电剪,易致直肠系膜破损;③对外科膜解剖认识不足。我们应用腹腔镜手术技巧,即在耻骨上 2cm 增加一个助手操作孔,明显改善了对抗牵引,改善了膜质量(见图 10-2)。

## 五、手术操作

1. 中间入路　女性手术操作同腹腔镜,要先行子宫悬吊。寻找右侧直肠旁沟的膜桥,为中间入路;与腹腔镜手术不同,不必先游离乙状结肠与左髂窝之间的粘连。运用三角显露法,用 R3 钳抓持直肠上动脉(SRA),R2 钳抓持肠系膜下动脉(IMA),使乙状结肠系膜呈扇形展开,助手持肠钳抓持右直肠旁沟外腹膜,绷紧直肠旁沟的自然皱褶(即膜桥)(图 10-5),用超声刀沿膜桥切一小口,利用 R1 超声刀“空洞化”效应使膜桥充气(图 10-6)。沿自然皱褶从下向上切开至小肠系膜根后左转,在高张力状态下可见透亮的左侧 Toldt 间隙。主刀 R2 钳撑起该间隙使其像帐篷样提起,助手用肠钳抓持纱布团,将左肾前筋膜推向右侧,形成对抗牵引,显露左 Toldt 间隙,暂不分离太大间隙即可(图 10-7)。

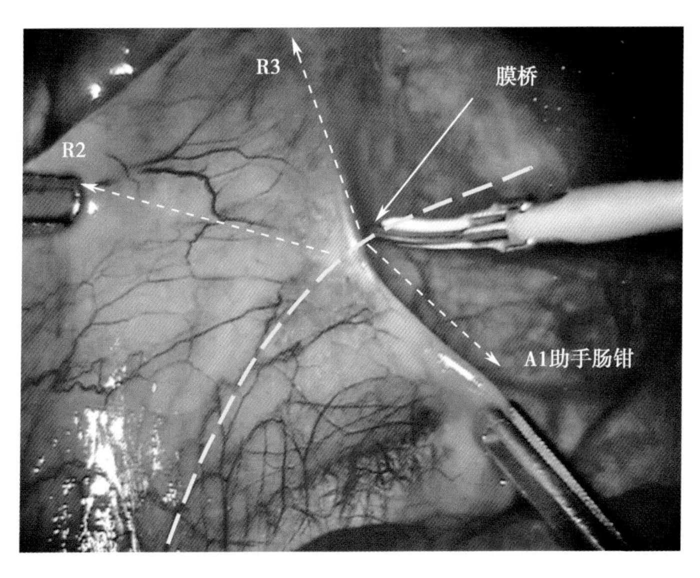


图 10-5　中间入路切开膜桥的三角显露法示意图

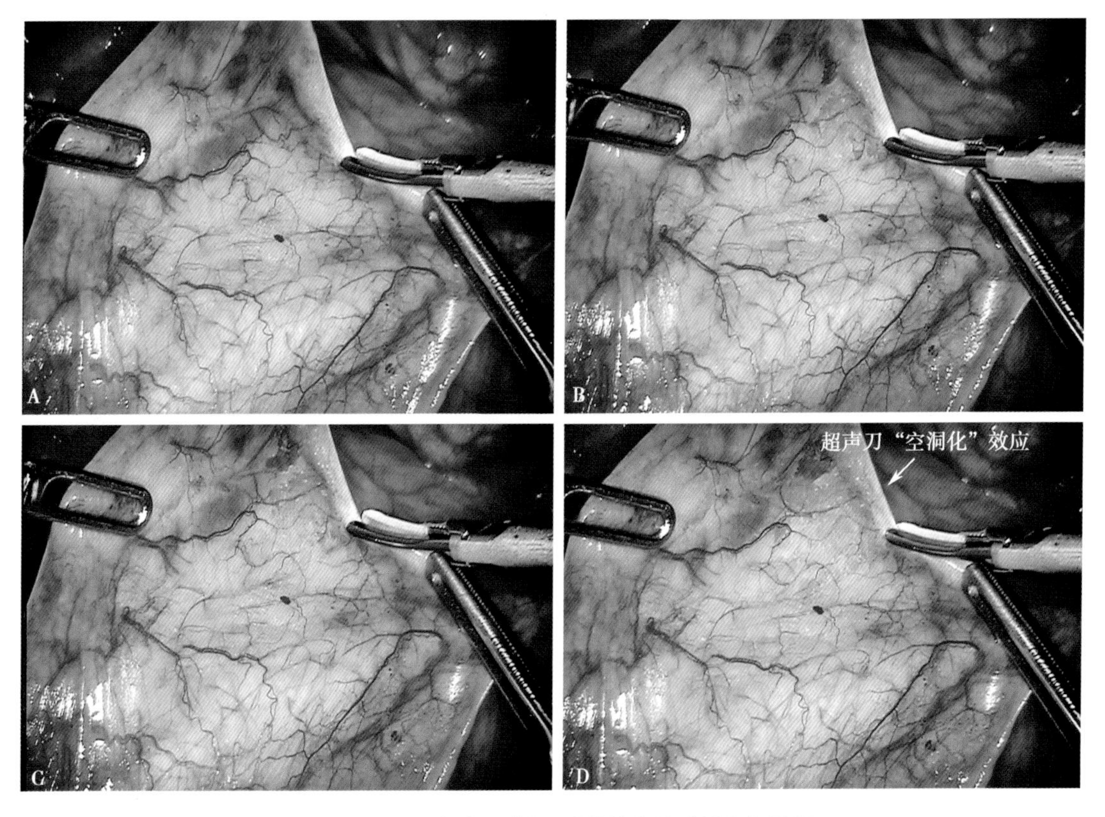


图 10-6　利用超声刀“空洞化”效应使膜桥充气浮起

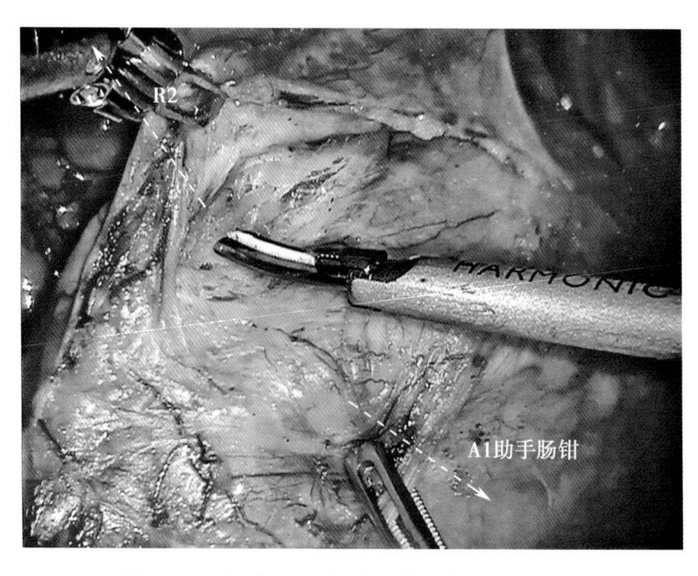


图 10-7 左侧 Toldt 间隙分离三角暴露示意图

2. 肠系膜下神经丛(IMP)的显露与保护、第 253 组淋巴结清扫

(1)清扫 IMP 水平以上的第 253 组淋巴结(资源 81):操作同腹腔镜。术前 cTNM 分期为Ⅰ期(cT1-2N0M0),不论肿瘤位置高低,文献报道不会发生第 3 站淋巴结转移,即仅清扫 IMP 水平以上的第 253 组淋巴结。在两侧髂总动脉夹角处,可见灰白色的上腹下丛(SHP),被肾前筋膜覆盖,沿其表面自下而上分离至 IMA,可见 IMP 包绕其周,在其远端骨骼化分离 IMA,在距 IMP 0.5cm 处切断 IMA(图 10-8)。

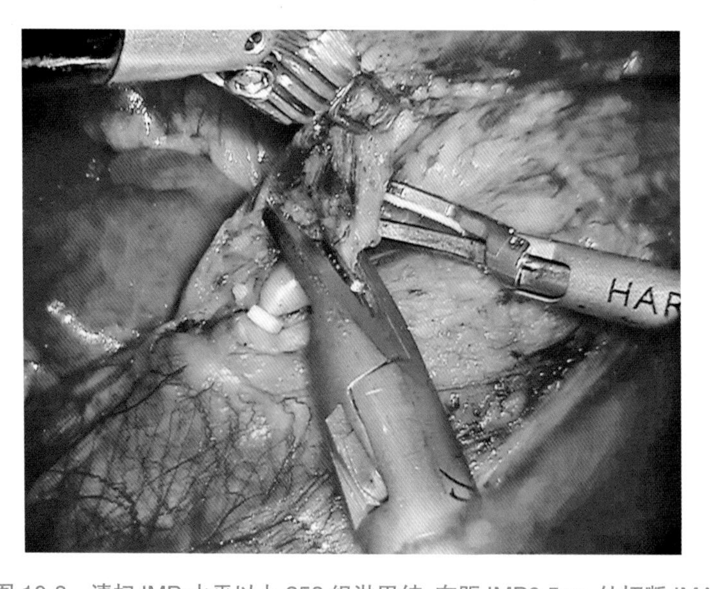

资源 81 IMP 水平以上的第 253 组淋巴结清扫

图 10-8 清扫 IMP 水平以上 253 组淋巴结,在距 IMP0.5cm 处切断 IMA

(2)清扫 IMP 水平以下的第 253 组淋巴结(资源 82):术前 cTNM 分期为Ⅱ~Ⅲ期,无论是否行新辅助放化疗(CRT),特别是中高位直肠癌,文献报道Ⅲ期直肠癌发生第 253 组淋巴

结转移率高达 10% 左右(转移率与肿瘤位置及 T 分期呈正相关),故应清扫。这一部位手术要点是防止 IMP 损伤、十二指肠空肠曲损伤和淋巴漏。清扫 IMA 根部周围的淋巴结技巧同腹腔镜。

253 组淋巴结清扫先不必显露 IMA,而是在沿 SHP 向上显露 IMP 左右侧束下方汇合点的夹角处,用超声刀慢挡切开,显露腹主动脉,沿其表面将 IMP 右侧丛向头侧分离解剖,可自然显露 IMA 根部(图 10-9)。其根部周围有一椭圆形的无神经丛包绕区域,即所谓“天窗”部(图 10-10)。如未见明显肿大淋巴结,则清扫 IMA 周围 1cm 范围即可;如见明显多个肿大淋巴结,则沿腹主动脉表面向头侧清扫,最高可近十二指肠空肠曲下缘,即左肾血管水平(无论是否清扫 253 组淋巴结,均应在处理 IMA 前,显露并见到十二指肠空肠曲,以免损伤而未发现,造成术后十二指肠空肠瘘等严重并发症)。分离腹主动脉及 IMA 时,要用超声刀慢挡凝切,以防术后淋巴漏(图 10-11)。

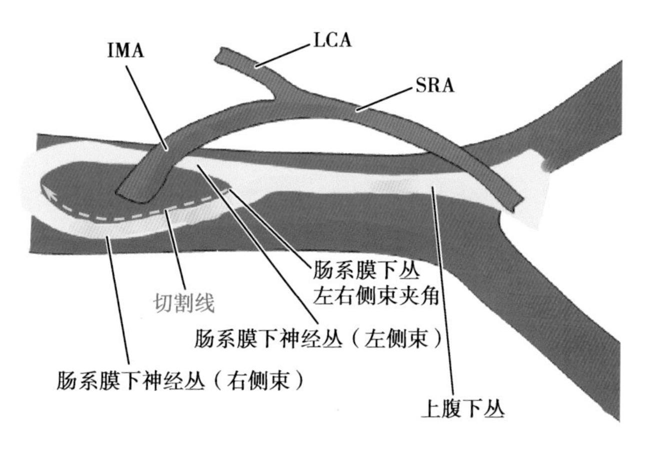


资源 82
IMP 水平以下的第 253 组淋巴结清扫

图 10-9 IMA 根部显露示意图(沿其右侧束内侧分离)
IMA,肠系膜下动脉;LCA,左结肠动脉;SRA,直肠上动脉

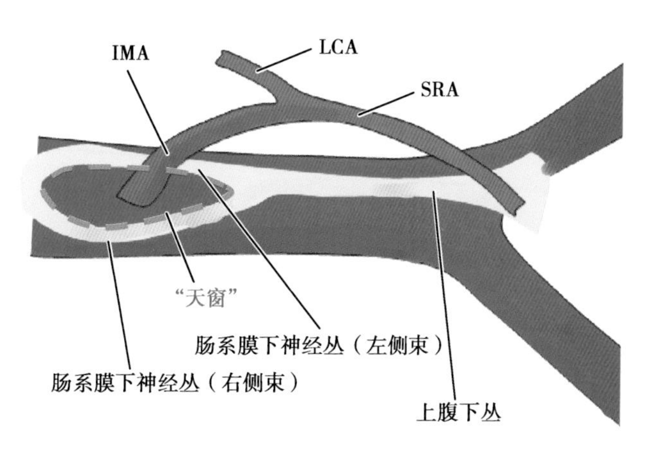


图 10-10 IMA 根部与肠系膜下神经丛“天窗”示意图
IMA,肠系膜下动脉;LCA,左结肠动脉;SRA,直肠上动脉

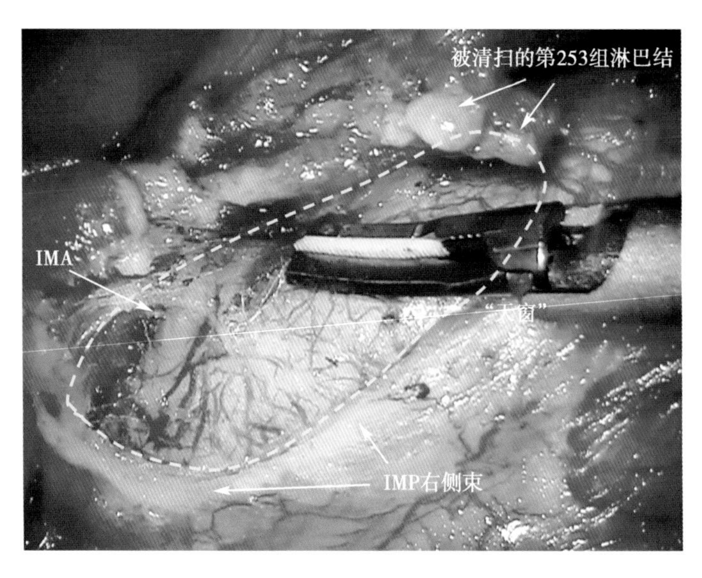


图 10-11 IMA 根部显露和天窗(清扫 253 组淋巴结,根部结扎 IMA)
IMA,肠系膜下动脉;IMP,肠系膜下丛

由于 IMP 右侧束仅有少许分支包绕 IMA 根部,而 IMP 左侧束有许多分支,包裹 IMA 动脉鞘向上走行,支配左半结肠(类似于藤包裹树干),由腹主动脉丛在 IMA 前方移行而成,故先将右侧束分离后,显露 IMA 和 IMP 左侧束(图 10-12)。当 IMA 挑起时,IMA 坚实的血管鞘结构会将 IMP 左侧束向上挑起,并背对主刀视野,易导致 IMP 左侧束损伤;因此,可在 IMA 根部用超声刀慢挡切开血管鞘,沿 IMA 纵轴中央,像削铅笔似的向上缓慢切开,在距 IMA 根部约 1.5cm 处,可见由左侧束发出的许多分支围绕 IMA,沿 IMA 左侧壁鞘内用超声刀慢挡向上削切,即可使 IMA 与 IMP 左侧束彻底分离。此时,在距 IMA 根部 0.5cm 处切断 IMA,沿左侧束内侧与表面向头侧将包绕 IMA(已切断)的分支切断(图 10-13)。

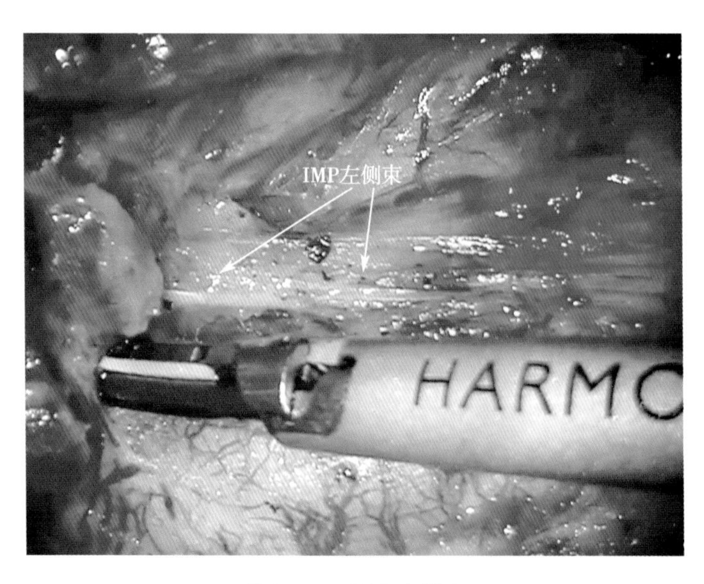


图 10-12 IMP 左侧束
IMP,肠系膜下丛

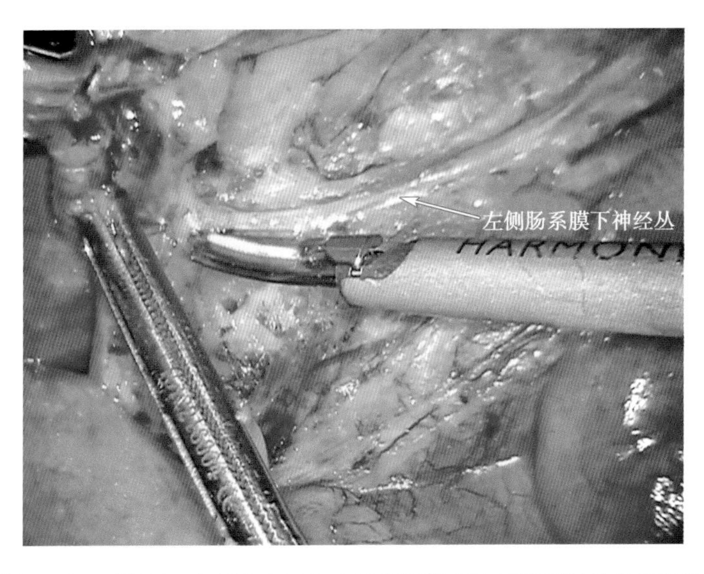


图 10-13　沿 IMP 左侧束水平向头侧将包绕 IMA(已切断)的分支切断

3. 左 Toldt 间隙分离与乙状结肠系膜剪裁(资源 83)　应用 R3 将直肠上动脉(SRA)向上提拉,扩大已分离的部分 Toldt 间隙,应用 R2 夹持小纱布团将分离的乙状结肠系膜向上推,与助手肠钳抓持左肾前筋膜(或抓持小纱布团向右推拉)形成对抗牵引(图 10-14,图 10-15)。应用超声刀向左结肠旁沟方向逐步分离,当从内侧见到降结肠,即达左结肠旁沟,则可停止分离。

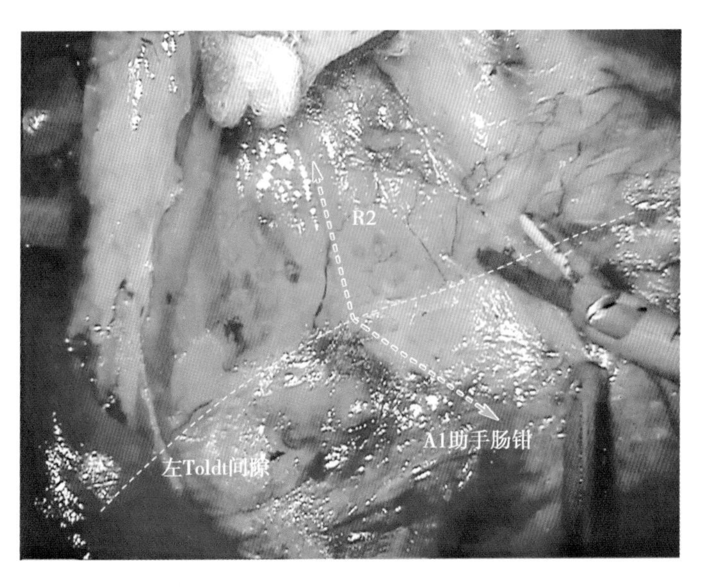


图 10-14　左 Toldt 间隙对抗牵引

资源 83
左 Toldt 间隙
分离

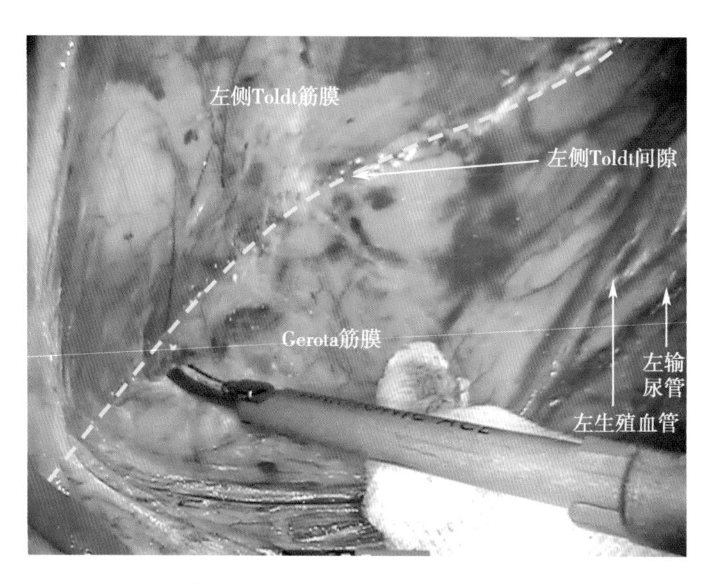


图 10-15　左 Toldt 间隙解剖结构

应用 R3 提起左结肠旁沟外腹膜，应用 R2 与助手 A1 肠钳将乙状结肠拉向右侧，显露透明的左结肠旁沟，切开即进入已分离的左 Toldt 间隙，沿结肠旁左结肠旁沟皱褶处切至降结肠中上段（图 10-16）。

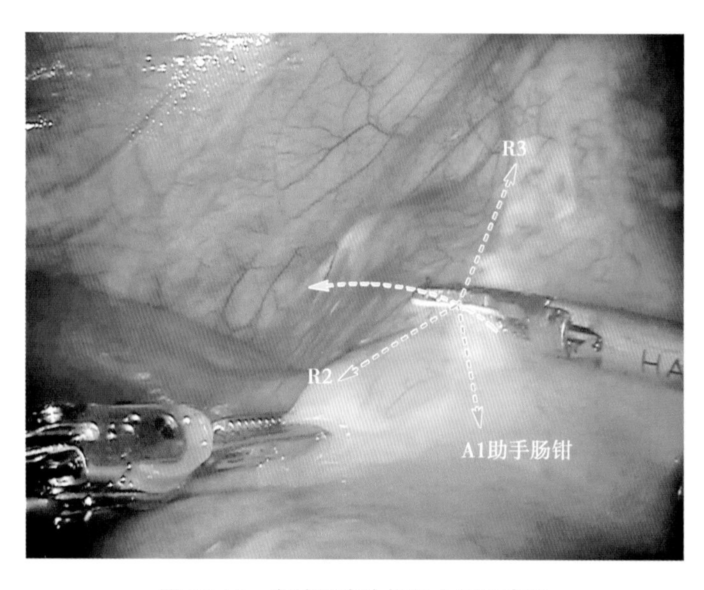


图 10-16　左结肠旁沟切开力矩示意图

模拟腹腔镜的乙状结肠系膜裁剪方式：用 R3 抓持乙状结肠旁系膜，助手肠钳抓持已切断的 IMA 残端，用 R2 抓持乙状结肠系膜，使乙状结肠系膜呈扇形展开，辨认乙状结肠血管与 IMA 之间的三角透明区，用超声刀慢挡二步法切断乙状结肠血管（如无把握，远心端应上 Hem-o-lock）（图 10-17）。沿乙状结肠与降结肠边缘动脉内侧弧形剪裁系膜，在 LCA 升降支分叉点近端结扎切断（注意勿损伤分叉点）。根据左半结肠长短决定 IMV 切断部位，当左半结肠较长时可平 IMA 水平切断,当其较短时,可用 R3 将 SRA 向肛侧牵引,助手肠钳将小肠推向头侧,即可顺利分离 IMV 并切断结扎(图 10-18)。暂不游离脾曲,待吻合时,如左半结肠过短再游离。与腹腔镜剪裁乙状结肠系膜不同的是,机器人可以先剪裁乙状结肠系膜,再游离左结肠旁沟。

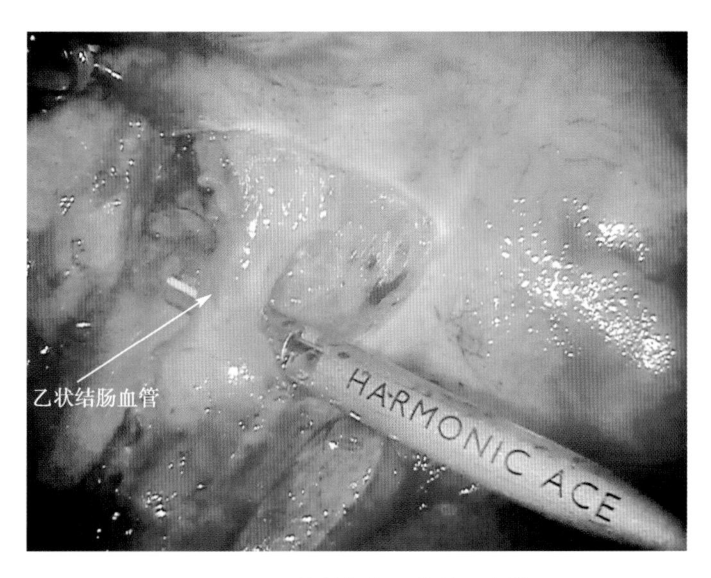


图 10-17 结扎切断乙状结肠血管

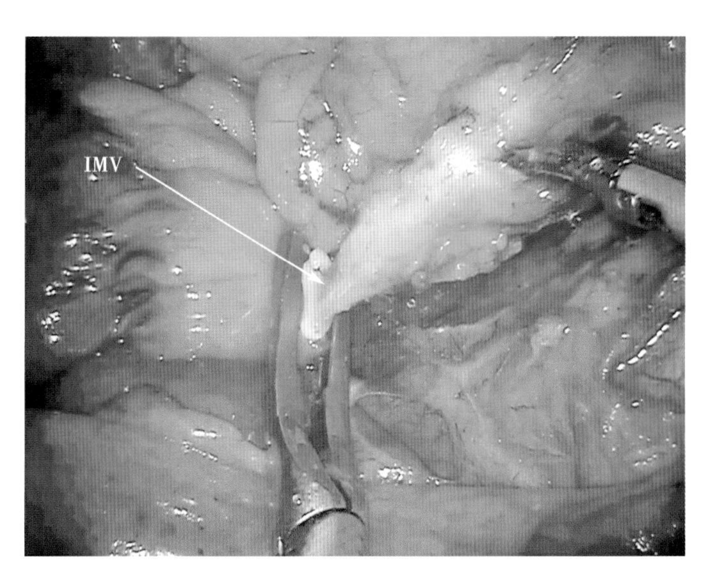


图 10-18 结扎切断 IMV
IMV,肠系膜下静脉

4. 直肠后间隙分离 要点同普通腹腔镜操作方法:采用骶前隧道式分离法,在两侧直肠旁沟相对应下方显露双侧腹下神经(HN)与切断直肠骶骨筋膜,由直肠后间隙进入肛提肌上间隙,至盆底(资源 84~ 资源 86)。

资源 84
直肠后间
隙分离

资源 85
切断直肠
骶骨筋膜

资源 86
显露双侧盆丛

用 R3 抓持骶骨岬上方右侧直肠系膜,向腹壁与肛侧牵引。主刀用 R2 夹持小纱布团将直肠系膜向前上方推挡。助手用肠钳或小纱团将骶前筋膜向头侧推挡,与主刀 R2 形成对抗牵引(图 10-19),主刀使用电剪或超声刀沿直肠后间隙隧道式向下分离,注意显露与保护两侧的腹下神经(图 10-20)。

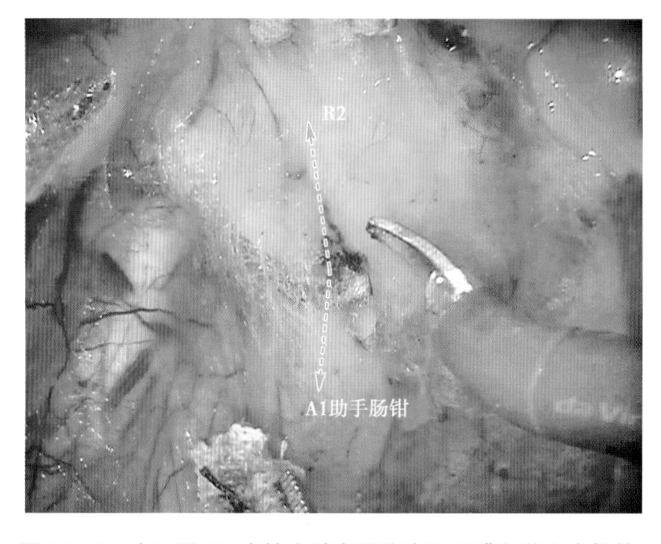


图 10-19 主刀用 R2 夹持小纱布团将直肠系膜向前上方推挡。
助手用肠钳或小纱团将骶前筋膜向头侧推挡,与主刀 R2 形成对抗牵引

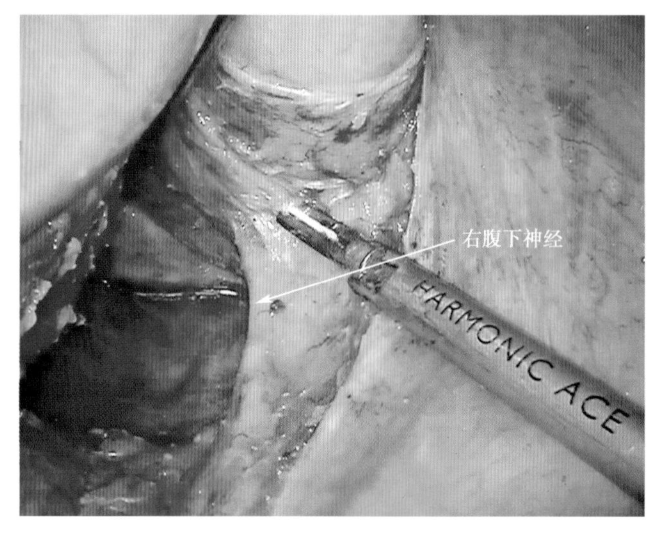


图 10-20 右腹下神经

分离至腹膜返折对应的直肠后间隙(相当于 S4 水平)时,发现直肠后间隙变狭小致密,即为直肠骶骨筋膜。由于 R3 抓持直肠不能像腹腔镜由助手牵拉随时绷紧,应再次调整 R3 抓持位置,即向下抓持右侧直肠系膜,向肛侧牵引,使直肠系膜绷紧,同时助手使用耻骨上 trocar 置入吸引器将直肠系膜挡向肛侧(偏右),主刀 R2 夹持小纱团也将直肠系膜挡向肛侧(偏左),或推挡骶前向头侧(图 10-21,图 10-22),在高张力对抗牵引下,弧形切开直肠骶骨筋膜,则不易偏高切入直肠系膜。若分离正确可见骶前纵行血管显露,即为肛提肌上间隙,两侧亦可见盆丛显露,继续向下分离至肛提肌显露(图 10-23)。

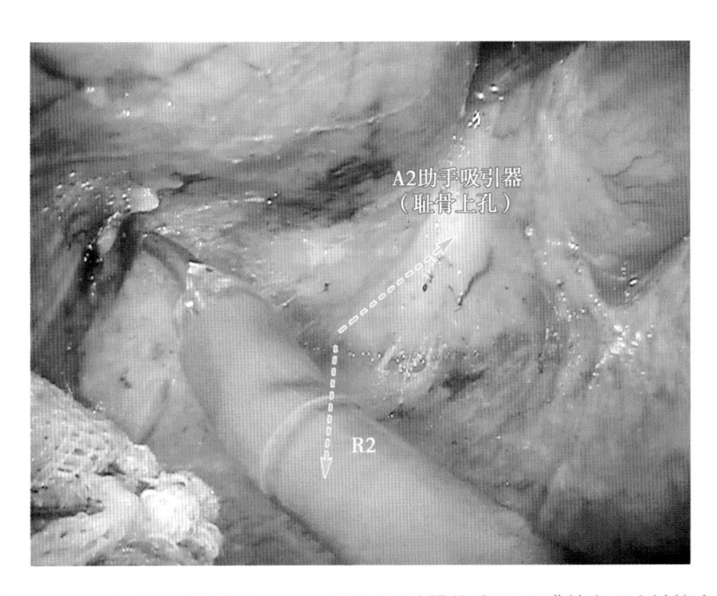


图 10-21 助手使用耻骨上 trocar 置入吸引器将直肠系膜挡向肛侧(偏右),主刀 R2 夹持小纱团也将直肠系膜挡向肛侧(偏左),或向头侧推挡骶前筋膜

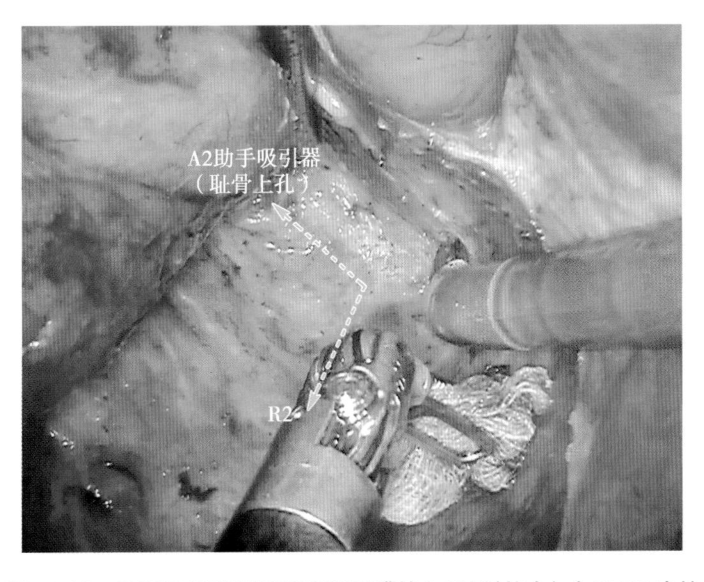


图 10-22 助手使用吸引器将直肠系膜挡向肛侧(偏右),主刀 R2 夹持小纱团也将直肠系膜挡向肛侧(偏左),或向头侧推挡骶前筋膜

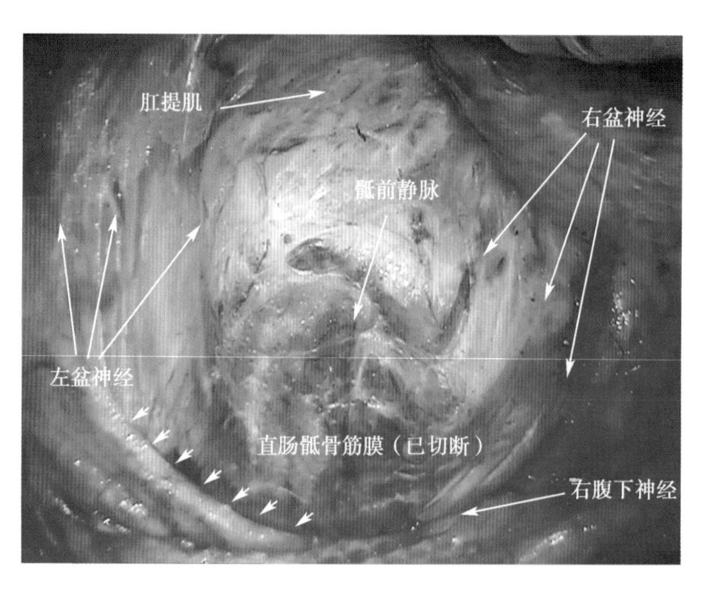


图 10-23　双侧盆神经和骶前静脉丛，肛提肌

5. 直肠前间隙分离（资源 87）

要点：在腹膜返折上 1cm 处弧形切开，进入邓氏筋膜前间隙（图 10-24）。男性在距双侧精囊底部 0.5cm 处、女性在距腹膜返折约 5.0cm 处倒“U”形横断邓氏筋膜前叶，沿直肠固有筋膜（邓氏筋膜后叶）与前叶之间的邓氏筋膜后间隙向下分离，男性至前列腺尖部，女性至盆底前缘。

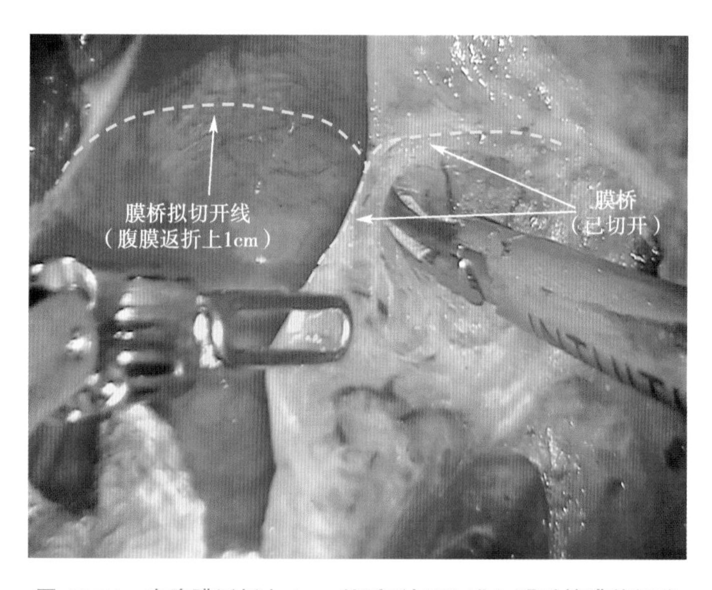

资源 87
直肠前间隙
分离

图 10-24　在腹膜返折上 1cm 处弧形切开，进入邓氏筋膜前间隙

在直肠后间隙分离至肛提肌上间隙后，助手用巴式钳抓持直肠中段向头侧牵引，将 R3 抓持腹膜返折左侧上方 2~3cm 处腹膜向上牵拉，助手通过耻骨上 trocar 用 Allis 钳抓持腹膜返折右侧上方 2~3cm 处腹膜向右上牵拉，主刀用 R2 抓持直肠右侧近腹膜返折处系膜，与助手 Allis 钳牵拉形成对抗牵引，主刀用超声刀沿已切开的右侧直肠旁沟在腹膜返折上 1cm 处弧形切开腹膜，与右侧已切开的直肠旁沟相连。此时可见灰白色的邓氏筋膜前叶，助手通过

Allis 钳抓持已切开的腹膜返折上腹膜,主刀用 R2 抓持已切开的下方腹膜形成对抗牵引,沿邓氏筋膜表面灰白间隙向下锐性 + 钝性分离。男性至距双侧精囊底部 0.5cm 处,女性至腹膜返折下方约 5cm 处,倒"U"形横断邓氏筋膜前叶,此时可见其下方黄白的直肠固有筋膜(邓氏筋膜后叶),如此时见脂肪颗粒裸露,表明切破直肠固有筋膜。

如在邓氏筋膜前叶分层后切断,男性在精囊底部前外侧,女性在近两侧肛提肌裂孔旁可见 NVB 显露,如在邓氏筋膜分层前切断,则见不到 NVB,但可隐约见到被邓氏筋膜前叶前层覆盖的 NVB(图 10-25~图 10-28)。

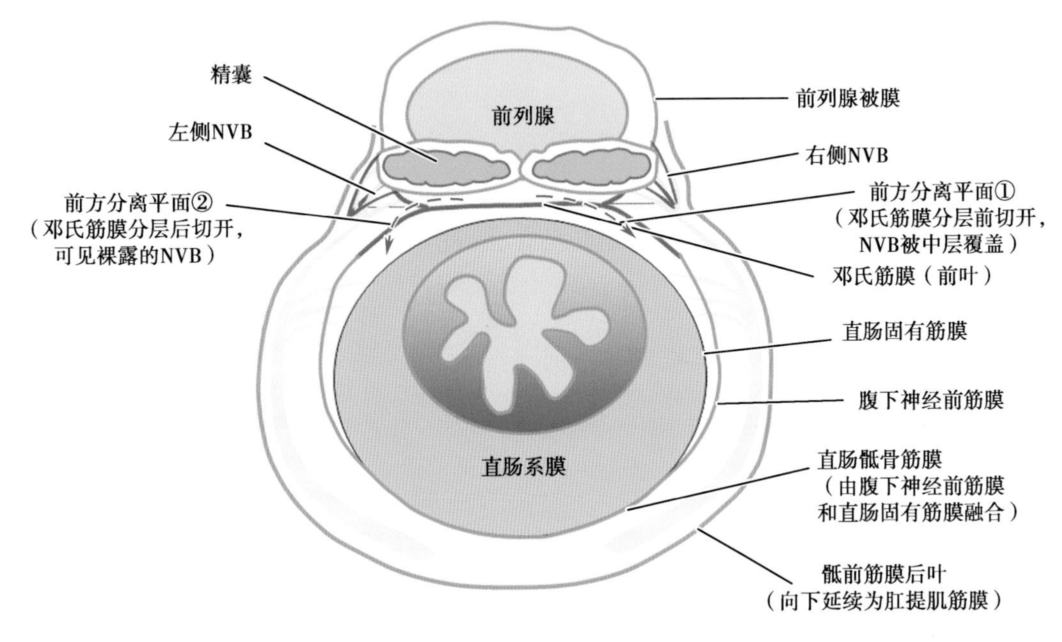


图 10-25　横断邓氏筋膜前叶有时可见 NVB,有时看不清之原因
NVB,神经血管束

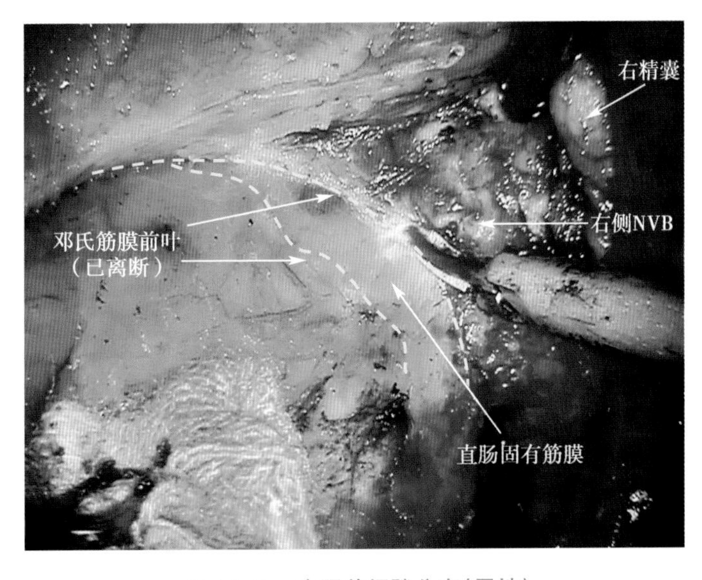


图 10-26　直肠前间隙分离(男性)
NVB,神经血管束

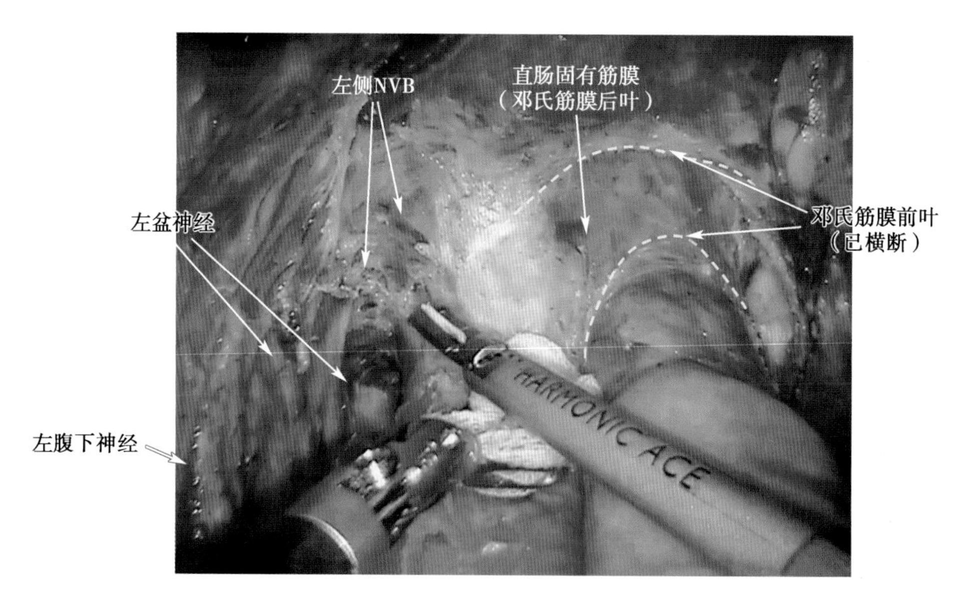


图 10-27 邓氏筋膜前叶(分层前横断)和 NVB 的空间关系

NVB,神经血管束

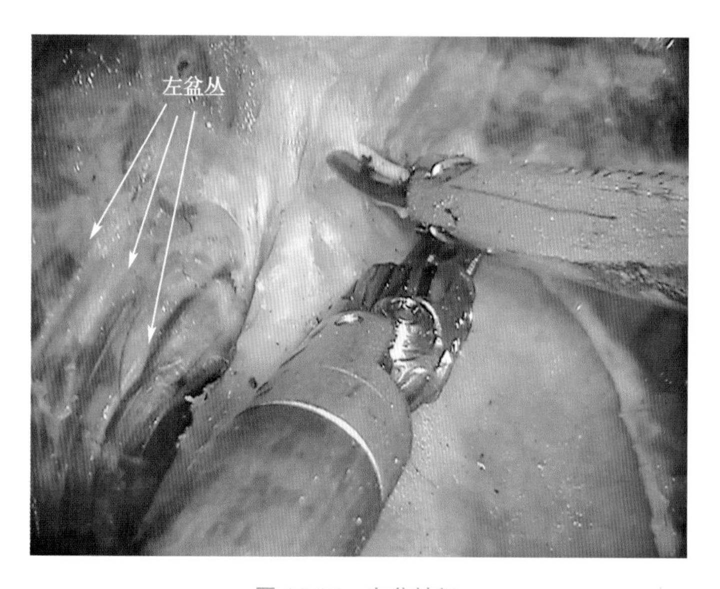


图 10-28 左盆神经

沿着邓氏筋膜前后叶之间的邓氏筋膜后间隙向下,可见疏松间隙,男性分离至前列腺尖部,女性分离至肛提肌裂孔上缘。

6. 直肠侧方间隙分离

要点:该间隙分离解剖是 TME 难点,原因:①盆丛许多细小分支穿过腹下神经前筋膜(其与邓氏筋膜前叶两侧延续)与直肠固有筋膜之间的狭小的神圣平面(Holy plane),将该间隙分割成无数细小间隙,致该间隙非常致密,难以观察到典型的"天使之发"结构,手术层面偏外易损伤盆丛分支,偏内则进入直肠系膜内(图 10-29,图 10-30)。② S4 以下直肠后方在直肠骶骨筋膜被切断后为融合筋膜(直肠固有筋膜 + 腹下神经前筋膜),而侧方间隙下半部仍为融合筋膜,因此从下向上难以分离,强行分离则易分离进入盆丛神经,致损伤;由于融合筋膜在侧方上半部重新分开为直肠固有筋膜与腹下神经前筋膜,故侧方间隙从上向下比从下向上更容易分开,找到神圣平面(Holy plane)。这就是许多医生不理解侧方膜解剖,在此迷失方向的原因。

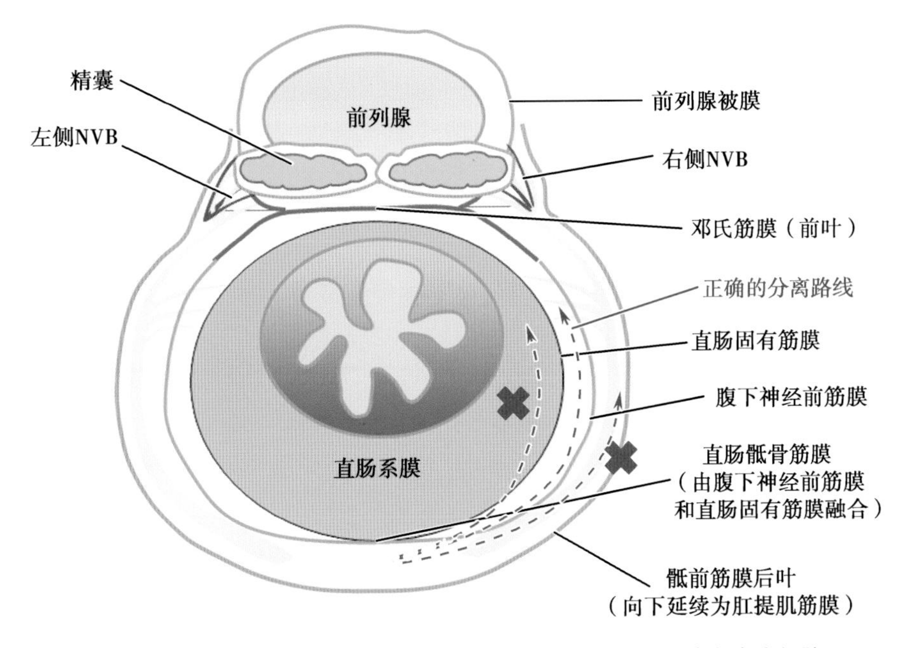


图 10-29　直肠侧方间隙被盆丛呈网状弥散样穿过,分割成多个小间隙。手术层面偏外易损伤盆丛,偏内则进入直肠系膜内

NVB,神经血管束

在充分分离直肠前后间隙后,侧方间隙从上到下距离大大缩短,此时施以高张力显露,亦可找到神圣平面(Holy plane)。

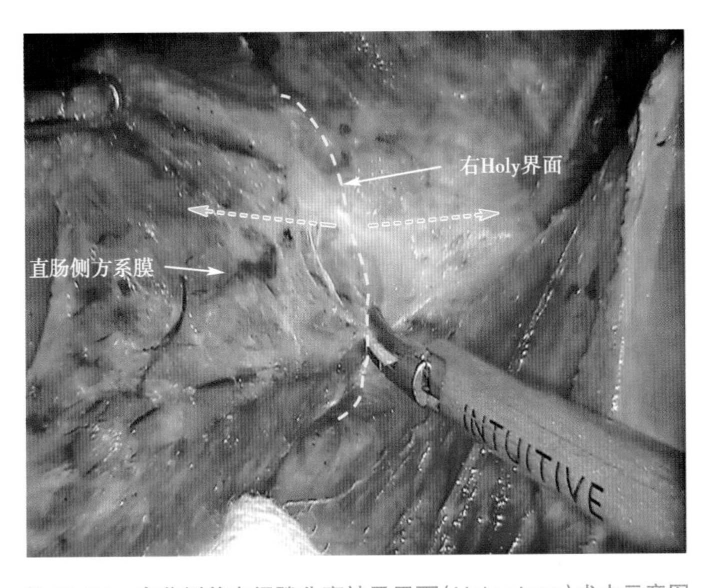


图 10-30　右盆侧前方间隙分离神圣平面(Holy plane)术中示意图

(1)右侧直肠侧方间隙分离(资源 88):助手巴氏钳抓持直肠中段拖向头侧偏左牵引,助手右手持吸引器(通过耻骨上 trocar)将直肠侧壁挡向左侧,主刀将 R3 抓持直肠前间隙上方腹膜(精囊或阴道后壁)向上方推挡,主刀左手通过 R2 持小纱团将直肠挡向左侧。此时可见右侧盆丛被牵拉呈“<”形(图 10-31,图 10-32),用超声刀慢挡沿着“<”形顶点直肠侧方固有筋膜表面从上往下钝性分离,可见明显狭窄间隙显露,逐步切断由盆丛发出的细小分支,可见由右 S2~S4 发出的盆丛被灰白色的腹下神经前筋膜(骶前筋膜前叶)覆盖(图 10-33~图 10-35)。该筋膜向上前方与被切断的邓氏筋膜前叶相延续(图 10-25)。机器人侧方分离同腹腔镜,从上向下分离较从下向上分离容易找到侧前方间隙,原因是 S4 以下直肠后方在直肠骶骨筋膜被切断后为融合筋膜(直肠固有筋膜 + 腹下神经前筋膜),而侧方间隙下半部仍为融合筋膜,因此从下向上难以分离,强行分离则易分离进入盆丛神经而致损伤;由于融合筋膜在侧方上半部重新分开为直肠固有筋膜与腹下神经前筋膜,故侧方间隙从上向下比从下向上更容易分开,找到神圣平面(Holy plane)。

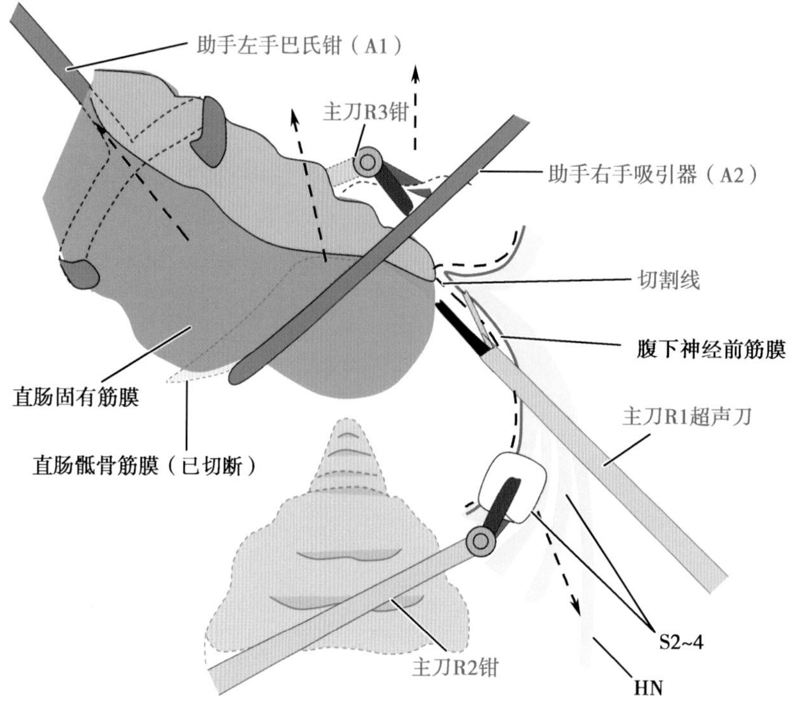


图 10-31 右盆侧后方间隙分离神圣平面(Holy plane)各器械力矩示意图

资源 88
直肠右侧间隙分离

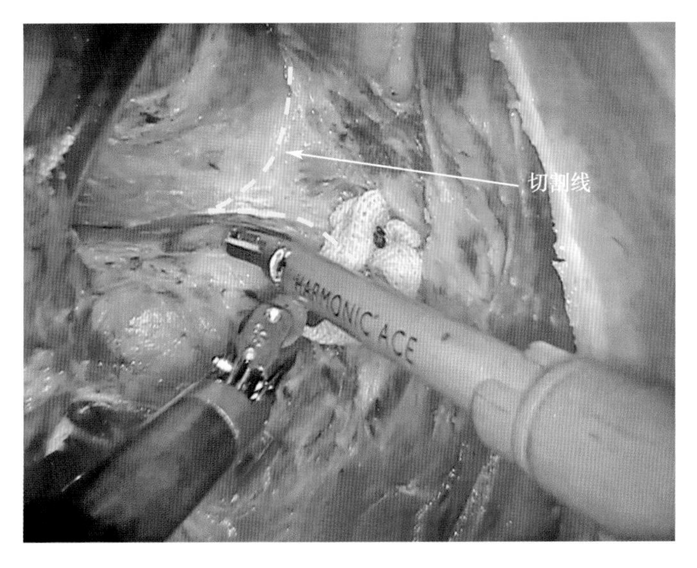


图 10-32　右盆侧后方间隙分离神圣平面(Holy plane)术中示意图

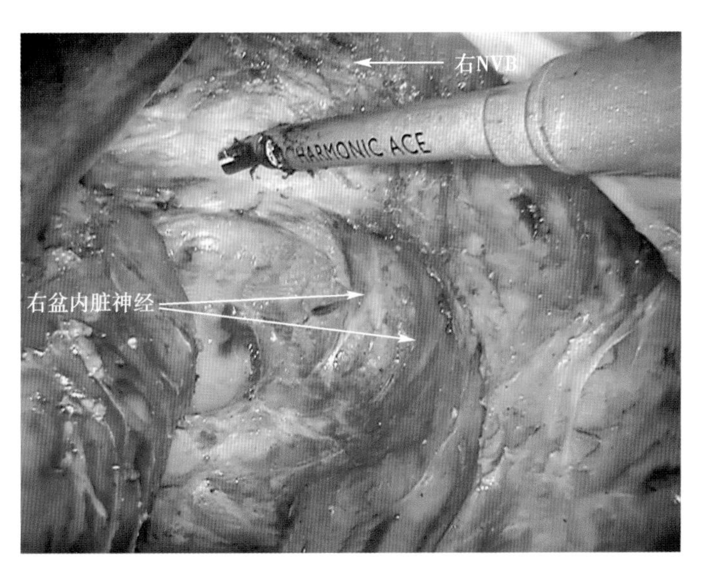


图 10-33　右盆侧后方间隙分离后(图示右侧 NVB)
NVB,神经血管束

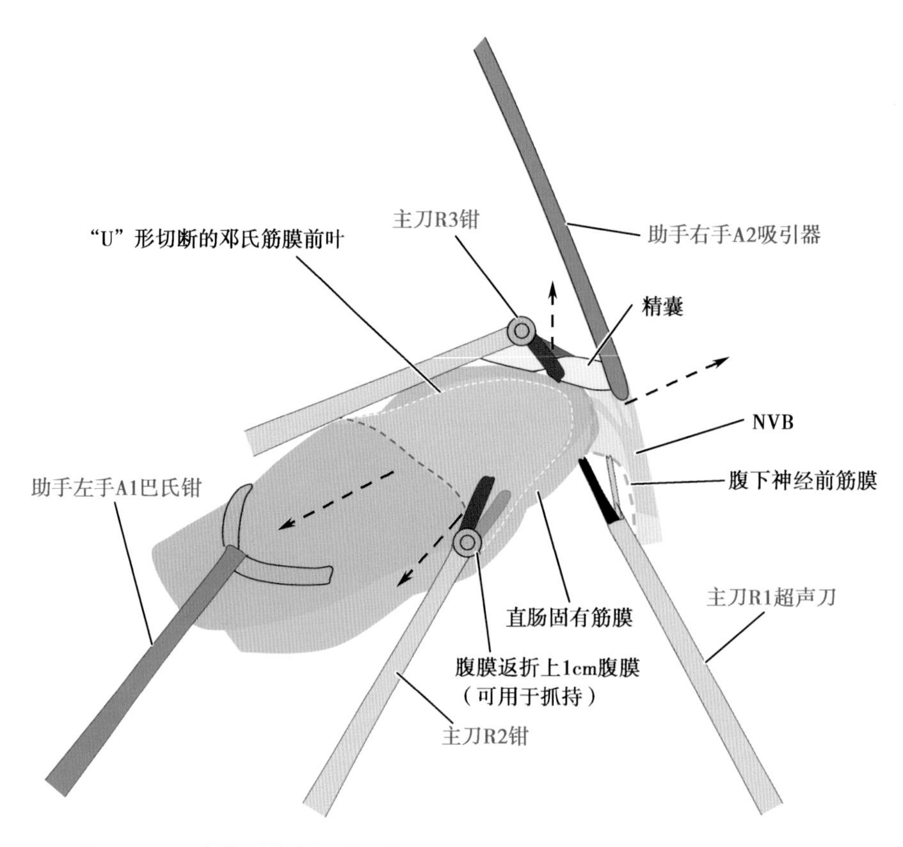


图 10-34　右盆侧前方间隙分离神圣平面(Holy plane)各器械力矩示意图
NVB,神经血管束

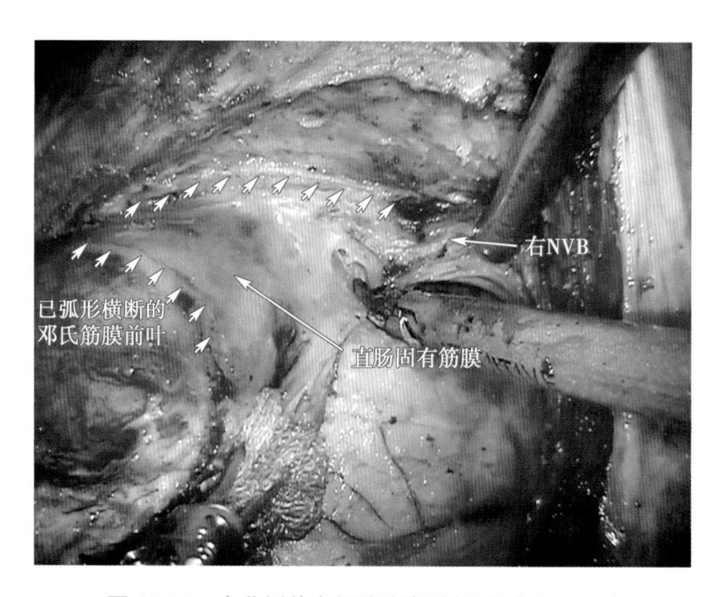


图 10-35　右盆侧前方间隙分离后(图示右侧 NVB)
NVB,神经血管束

当分离至肛提肌腱弓水平时,可见灰白色的骶前筋膜后叶延续为肛提肌筋膜,此时NVB逐渐前移,沿肛提肌筋膜表面逐渐转向内,钝性加锐性分离可见包绕肛提肌裂孔周围灰白色的“TME终点线”(图10-36)。

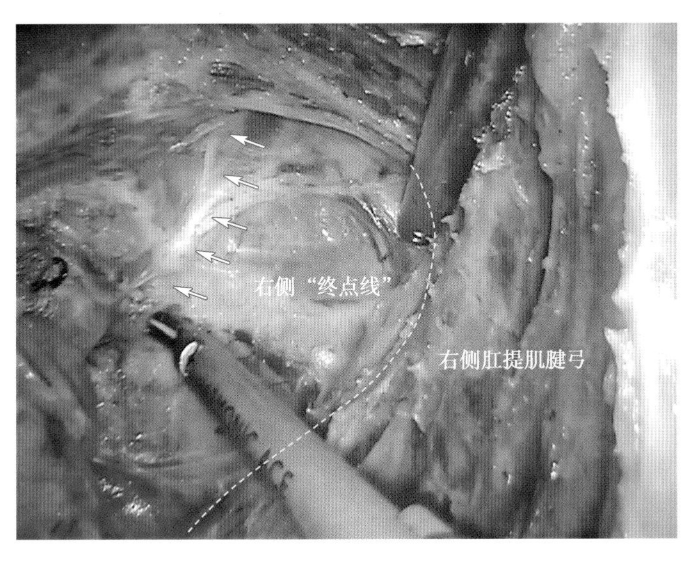


图10-36　右侧“终点线”

(2)左侧直肠侧方间隙分离(资源89):左侧直肠侧方间隙分离基本同右侧。助手巴氏钳不抓直肠,改抓持TME尾巴(即已切断的IMA血管蒂系膜组织)。将直肠推向右侧,如抓持直肠,妨碍主刀R2的操作。R3同右侧分离,主刀持R2夹持小纱布将盆壁向左推挡,助手用吸引器将直肠推向右侧。此时可见左盆丛被牵拉呈“>”形(图10-37~图10-39),用超声刀慢挡沿着“>”形顶点直肠固有筋膜表面从上往下钝性分离,亦可见明显狭窄间隙显露。逐步切断由盆丛发出的小分支,可见由S2~S4发出的盆丛被灰白色的腹下神经前筋膜(骶前筋膜前叶)覆盖,其后分离同右侧间隙(图10-40)。

7. 直肠末端系膜分离——TME终点线解剖　其解剖同腹腔镜(第九章)。

(1)分离技巧(资源90):在直肠环周分离基础上,通过钝性加锐性推扯,可在肛提肌筋膜表面观察到类似腹膜后间隙分离时的灰白色“Toldt线”结构,为直肠固有筋膜与肛提肌筋膜之间的间隙。在该间隙指引下,容易保持正确分离平面,将该线推挡至不能推动为止,即为肛提肌裂孔边缘,分离过程中尽可能使用超声刀,因电刀易使膜破裂。

(2)TME终点线的临床意义:详见第八章。

8. 低位直肠系膜裸化(资源91)　同腹腔镜(第九章)。

9. 直肠切断与闭合(资源91)　同腹腔镜(第九章)。

10. 标本取出　同腹腔镜。

11. 直肠吻合　同腹腔镜。

12. 预防性肠造口　同腹腔镜(图10-41)。

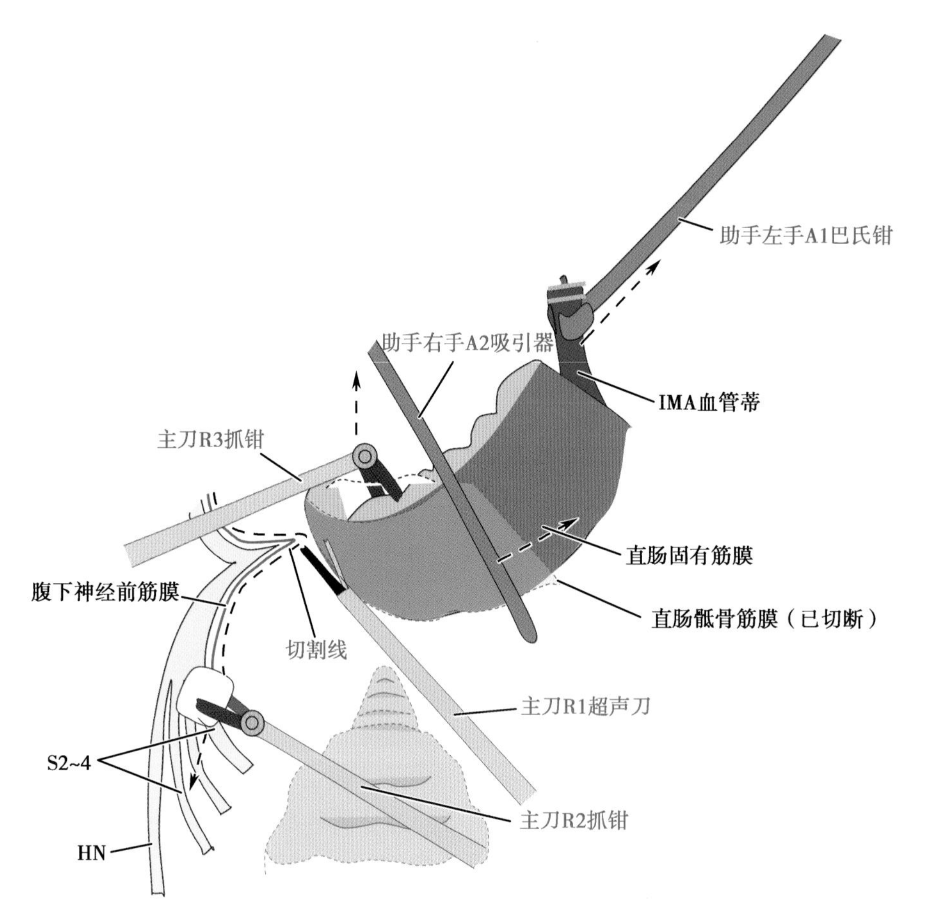


图 10-37　左盆侧后方间隙分离神圣平面(Holy plane)各器械力矩示意图
HN,腹下神经;IMA,肠系膜下动脉

资源 89
直肠左侧间
隙分离

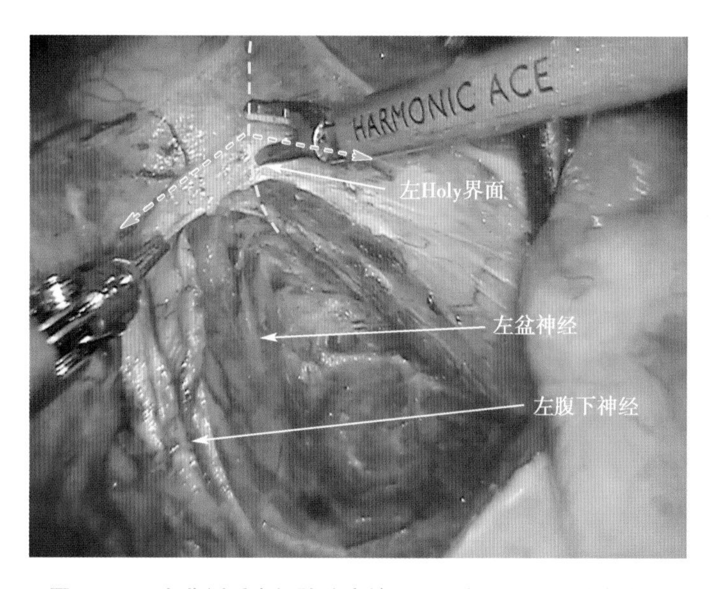


图 10-38　左盆侧后方间隙分离神圣平面(Holy plane)术中图

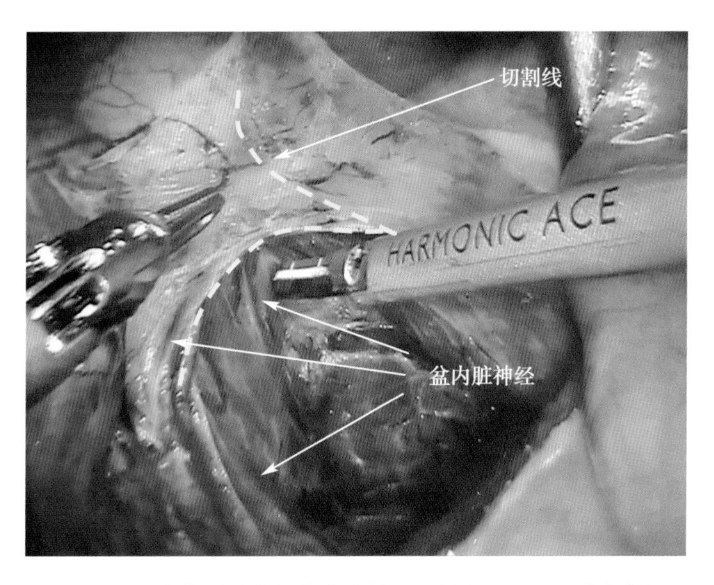


图 10-39　左盆侧后方间隙分离神圣平面(Holy plane)术中图

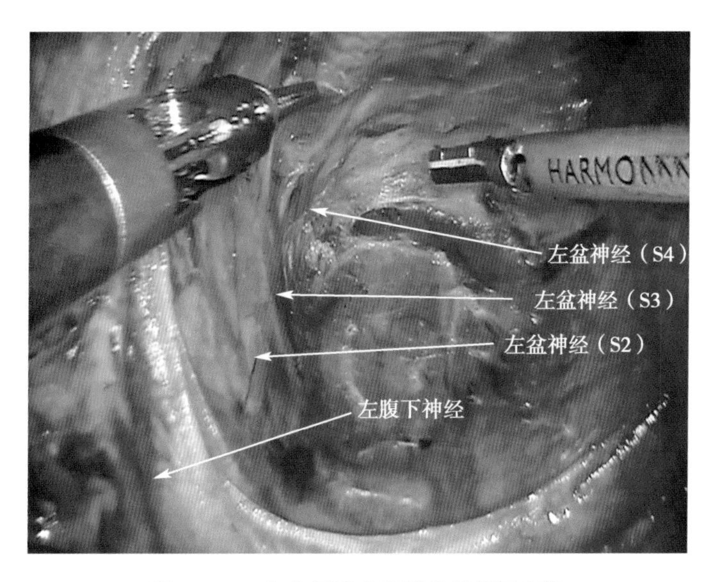


图 10-40　左盆侧后方间隙分离后示意图
图示盆神经和左腹下神经

资源 90
终点线解剖

资源 91
吻合

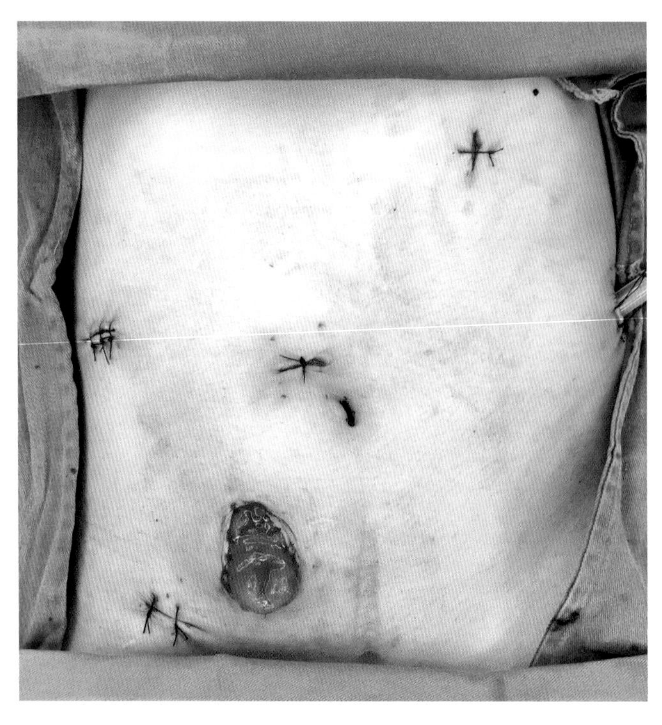

图 10-41 预防性肠造口

(池 畔)

## 参考文献


1. PRETE F P, PEZZOLLA A, PRETE F, et al. Robotic Versus Laparoscopic Minimally Invasive Surgery for Rectal Cancer: A Systematic Review and Meta-analysis of Randomized Controlled Trials [J]. Annals of Surgery, 2018, 267.6 : 1034-1046.
2. KIM H J, CHOI G S, PARK J S, et al. The impact of robotic surgery on quality of life, urinary and sexual function following total mesorectal excision for rectal cancer: a propensity score-matched analysis with laparoscopic surgery [J]. Colorectal Disease, 2018.
3. 池畔. 机器人全直肠系膜切除技巧与要领[J]. 中国实用外科杂志, 2016, 36(11): 1148-1151.
4. 池畔, 陈致奋. 机器人与腹腔镜全直肠系膜切除术的比较[J]. 中华胃肠外科杂志, 2017, 20(6): 610.

# 第十一章 腹腔镜与机器人经腹括约肌间超低位直肠前切除术(部分内括约肌切除术)

## 一、适应证

1. 术前影像学分期考虑 cT1~cT2 期的低位直肠癌,其在完成直肠末端系膜分离后,经肛检确定癌肿下缘距肛提肌裂孔上缘不足 1~2cm 者。

2. cT3~cT4 期,先行 CRT 后,肛提肌裂孔以上肿瘤降为 T3 以下,肛提肌裂孔以下降为 T2 以下,可行该术式。

## 二、禁忌证

1. 新辅助放化疗后直肠癌影像学分期仍为 cT3~cT4 期(已经浸润至或超过联合纵肌者)。

2. 高龄、术前肛门功能差者。

3. 低分化或未分化癌,黏膜逆向浸润范围长,安全切缘仍无法保证。

## 三、术前准备、麻醉方式、手术体位与 trocar 放置

腹腔镜操作同第九章,机器人操作同第十章。

## 四、手术相关解剖

1. 肛管直肠环肌肉　耻骨直肠肌起自耻骨联合下部和邻近耻骨,向后下方延伸,绕过阴道或前列腺的外侧,于肛管直肠连接处的后方,左右二肌相连呈 U 形,将肛管直肠连接部向前牵引形成直肠角,在控便过程中起决定的作用(图 11-1,图 11-2)。

肛管分为外科学肛管(肛缘至肛管直肠环,长 3.0~3.5cm)和解剖学肛管(肛缘至齿状线水平,长 1.2~1.5cm)(图 11-3)。

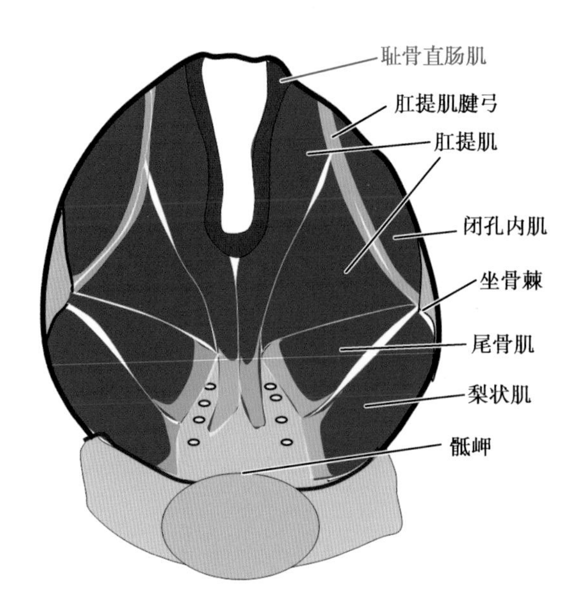


图 11-1 盆底肌肉解剖,图示耻骨直肠肌

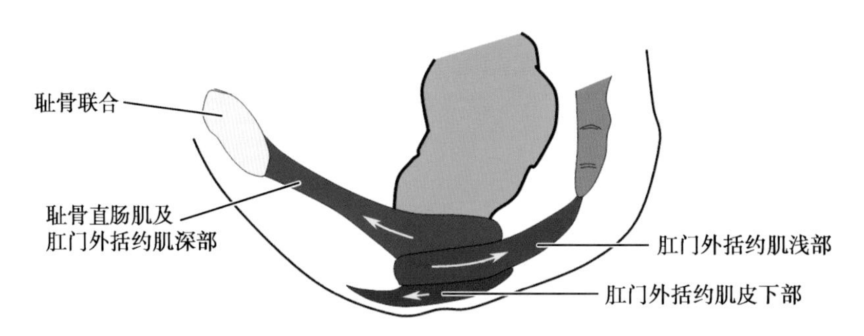


图 11-2 肛门外括约肌的分部

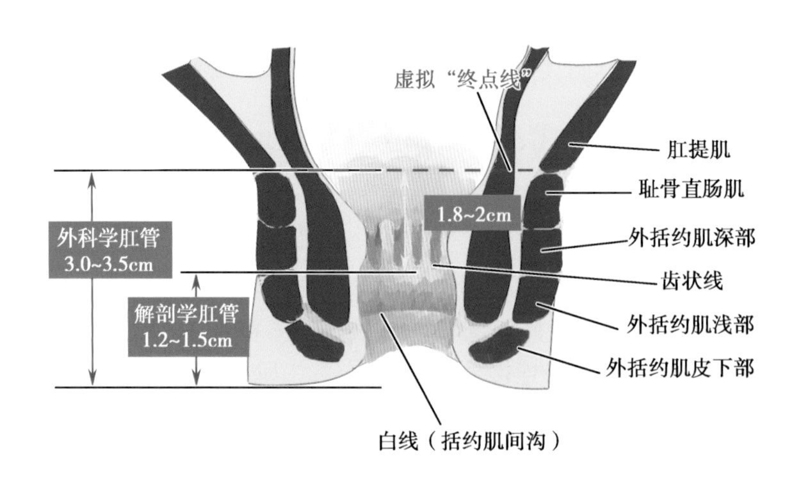


图 11-3 外科学肛管和解剖学肛管图示

联合纵肌是位于内外括约肌间的纤维肌层,包括直肠纵肌鞘及括约肌间隙的结缔组织,

含有肌肉和弹性纤维成分(图 11-4,图 11-5)。有学者认为其肌肉含有来自耻骨直肠肌的横纹肌和直肠纵肌的平滑肌成分,止于在内括约肌下缘上方,形成弹性纤维分隔进入外括约肌皮下部的肌束之间,止于肛周皮肤。

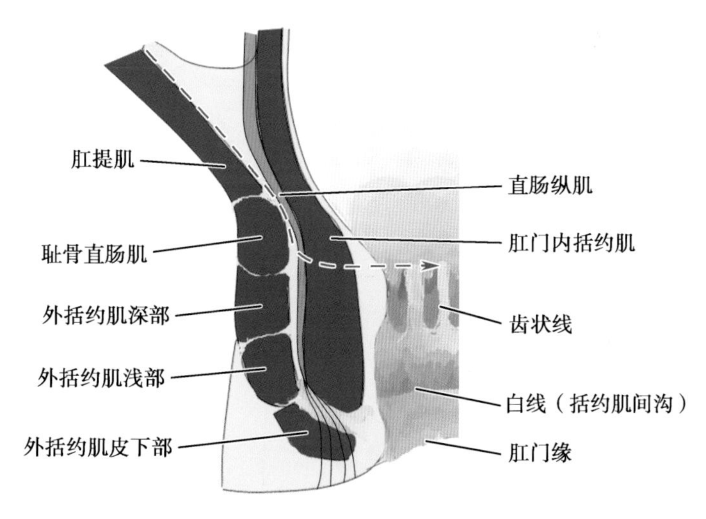


图 11-4　肛直肠环(图示直肠纵肌)
蓝色虚线所示为括约肌间手术分离方向

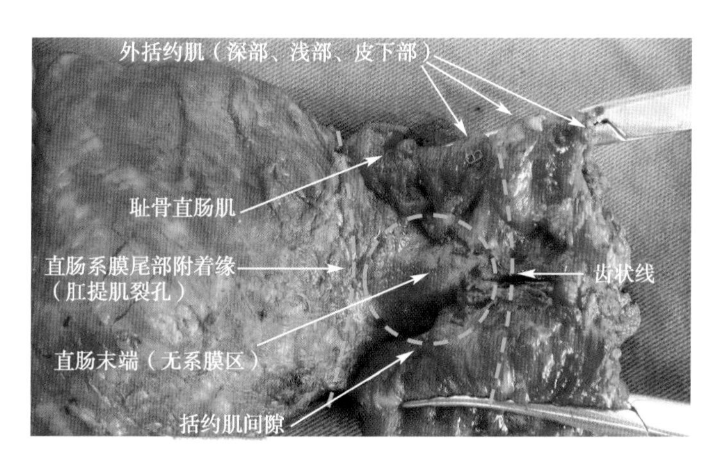


图 11-5　直肠末端无系膜区(联合纵肌包绕内括约肌)

2. 肛尾韧带　肛尾韧带最早由 Toldt 描述,是指在尾骨和外括约肌之间的韧带。部分外科医生在 TME 手术游离直肠远端时,经腹腔观察到尾骨与肛管之间类似的结缔组织束带,遂将其命名为 Hiatal 韧带(其实 Hiatal 韧带最早由 Shafik 提出命名时系指肛提肌裂孔向内下方延伸至肛管的膜状组织,并未与尾骨相连)(图 11-6,图 11-7)。2011 年 Kinugasa 等通过组织学研究发现,肛尾韧带分两层,腹侧层较厚而疏松,富含小血管,自骶前筋膜延伸至肛管联合纵肌;背侧层薄而致密,连接尾骨和外括约肌(图 11-8)。综上,肛尾韧带腹侧层即部分外科医生所谓的 Hiatal 韧带,ISR 手术需切断该层(图 11-9)。

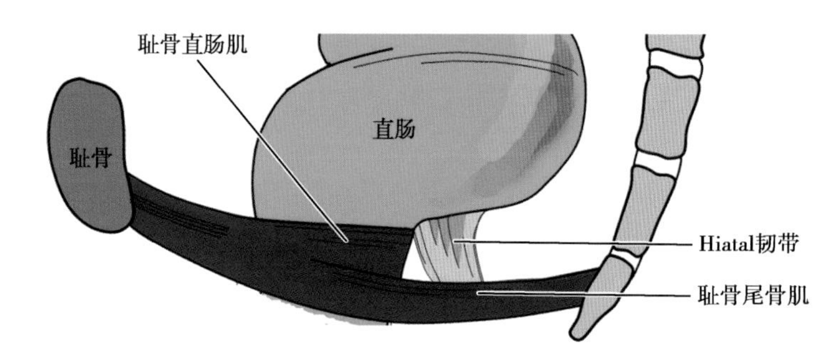


图 11-6 盆底解剖示 Hiatal 韧带(裂孔韧带)

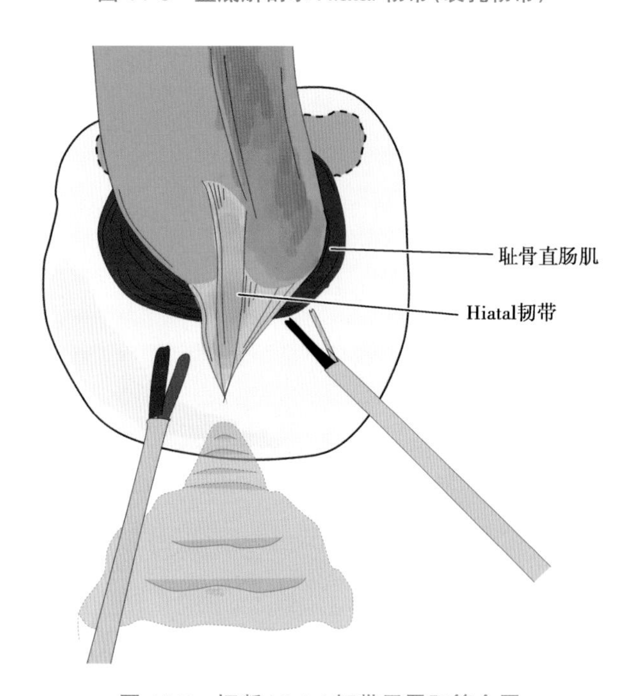


图 11-7 切断 Hiatal 韧带显露肛管全周

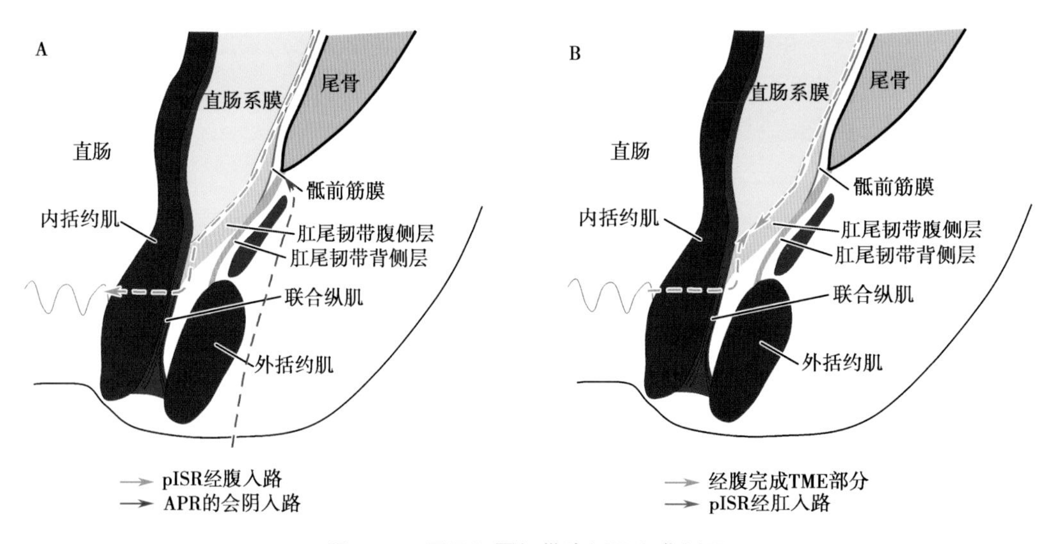


图 11-8 图示肛尾韧带腹侧层和背侧层

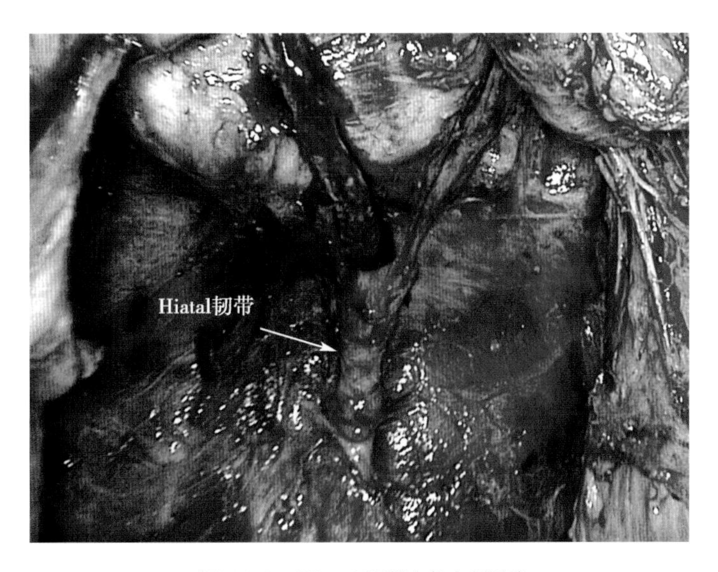


图 11-9 Hiatal 韧带(术中视野)

## 五、低位直肠癌 T 分期

以肛管直肠环水平为界,对肛管直肠环水平或以上的低位直肠癌进行分期。T1 指肿瘤侵犯黏膜或黏膜下层;T2 指肿瘤仅侵犯内括约肌和(或)联合纵肌;T3 指肿瘤侵犯直肠系膜脂肪组织;T4 指侵犯肛提肌(图 11-10)。

对肛管直肠环水平或以下的低位直肠癌,其 T 分期具有特殊性。T1 指肿瘤侵犯黏膜或黏膜下层;T2 指肿瘤仅侵犯内括约肌;T3 指肿瘤侵犯联合纵肌;T4 指侵犯外括约肌和(或)肛提肌。因直肠纵肌非常薄,在影像学上常难以辨认,亦容易为肿瘤侵犯并穿透。因此 ISR 原则上适用于术前影像学分期考虑 cT1~cT2 期的低位直肠癌,若术前影像学提示 cT3 期,予先行新辅助放化疗,如有降期至 cT1~cT2,可行该术式。

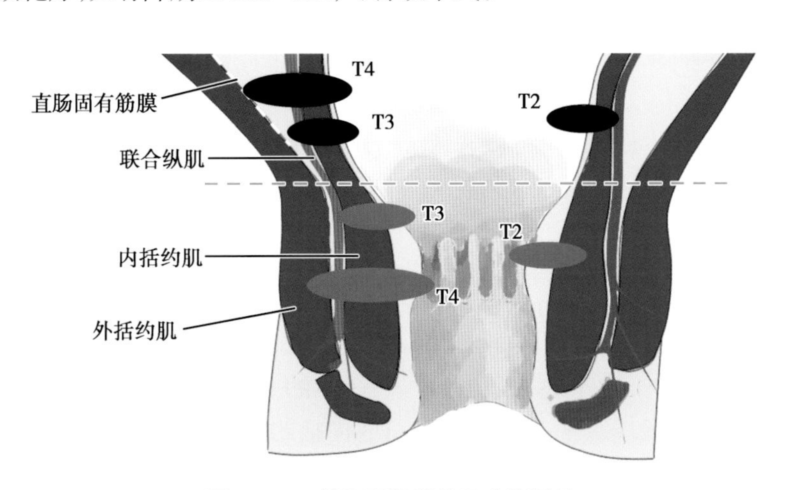


图 11-10 低位直肠癌的 T 分期图示

## 六、低位直肠癌分型

该分型亦称 Bordeaux 分型,由法国波尔多的 Rullier 教授提出,将低位直肠癌分 Ⅰ~Ⅳ 型,分别为肛管上型(supra-anal tumor)、近肛管型(juxta-anal tumor)、肛管内型(intra-anal tumor)、经肛管型(trans-anal tumor)(图 11-11)。Ⅰ 型指肿瘤距肛直肠环上缘大于 1cm,可行超低位直肠前切除及结肠肛管吻合,保留内括约肌;Ⅱ 型指肿瘤距肛直肠环上缘小于 1cm,可行部分经括约肌间切除术(intersphincteric resection,ISR);Ⅲ 型指肿瘤下缘位于外科肛管内、仅浸润内括约肌,可行完全 ISR;Ⅳ 型指肿瘤侵犯外括约肌和(或)肛提肌,多需行腹会阴联合切除术。新辅助放化疗后应重新评估以选择合理的手术方式。

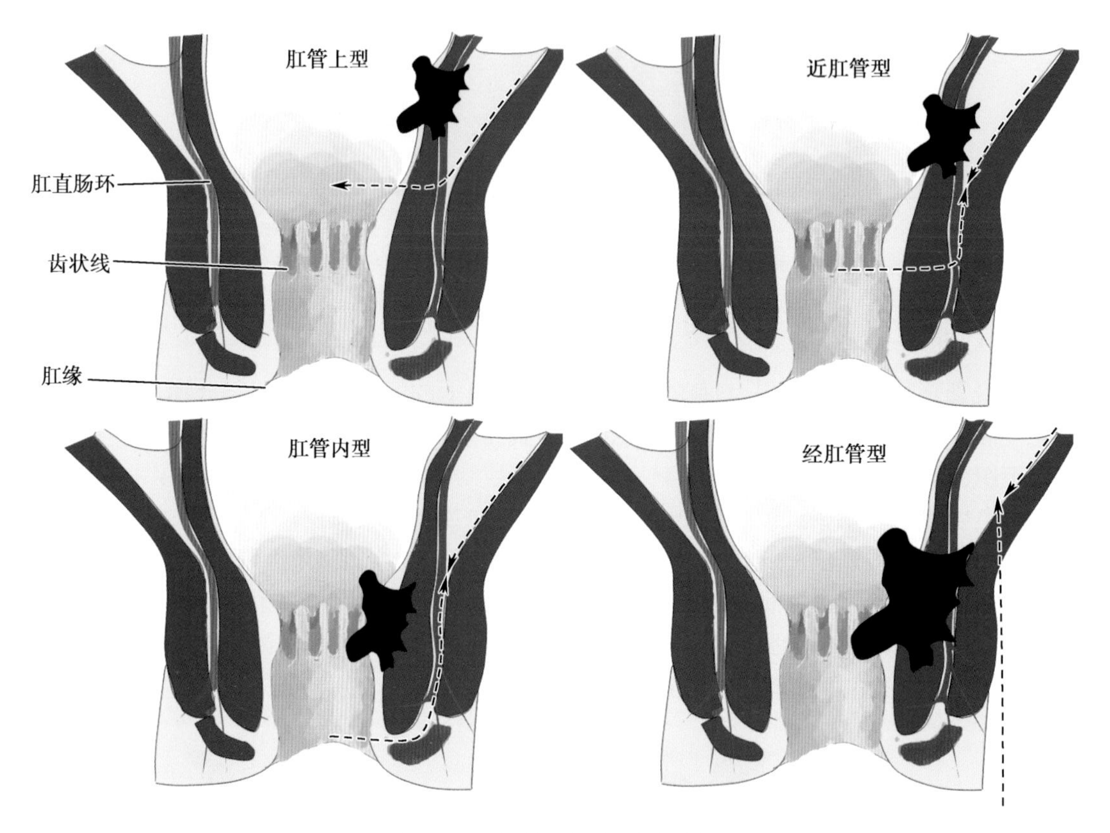


图 11-11　低位直肠癌分型图示

## 七、ISR 分类

ISR 分类:狭义的欧洲分法分两型,即部分 ISR 和完全 ISR。前者系吻合口位于齿状线以下(包括齿状线)和白线(括约肌间沟)以上,后者指吻合口位于白线。广义的日本分法分四型:部分 ISR(pISR),次全 ISR(stISR),完全(tISR),切除部分外括约肌的 ISR(pESR)。pISR 系吻合口位于齿状线水平,即切除了上 1/3 内括约肌的 ISR;stISR 指吻合口位于齿状线与白线之间,切除中上 2/3 内括约肌的 ISR;tISR 系吻合口位于白线水平,完全切除内括约肌的 ISR(图 11-12)。

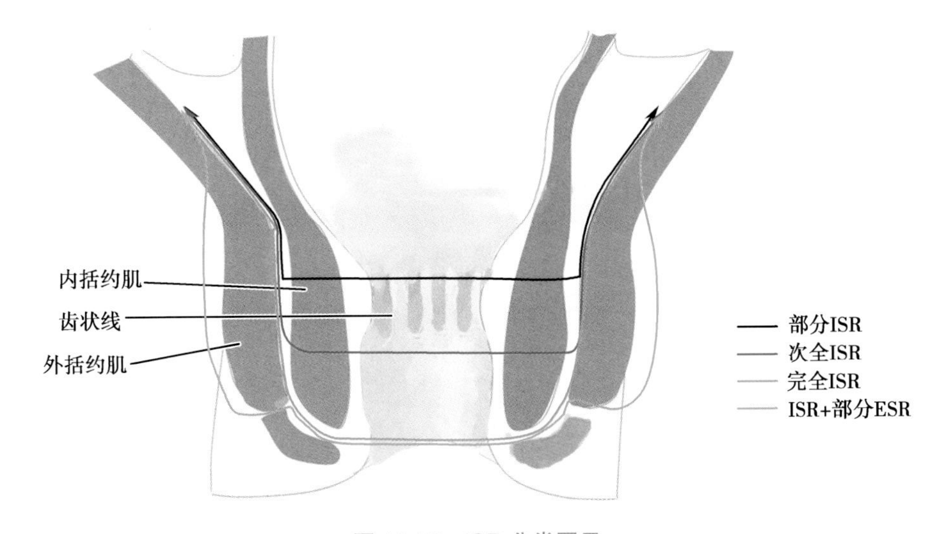


图 11-12 ISR 分类图示
ISR,经括约肌间切除术;ESR,外括约肌切除

## 八、pISR 手术范围

pISR 手术范围见图 11-13 和图 11-14。

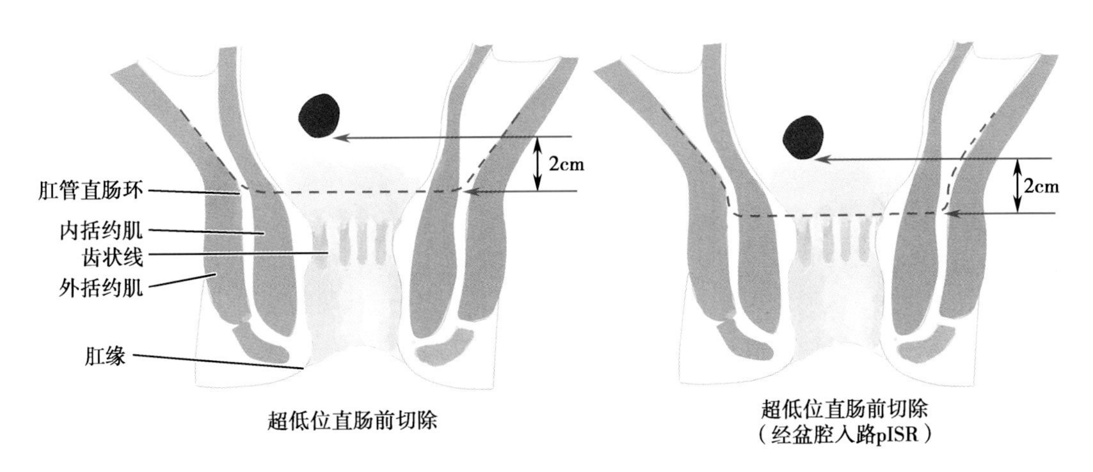


图 11-13 超低位和 pISR 超低位前切除手术范围
ISR,经括约肌间切除术

## 九、手术入路

手术包括 3 个入路:①经腹入路(图 11-15):经腹完成 TME 并延续外科平面达内外括约肌间,经腹完成 pISR 并采用器械吻合;②经肛入路(图 11-16):先经腹完成 TME,再经肛入路行 ISR 手术;③混合入路(图 11-17):先经腹完成括约肌间分离后,如下切缘安全距离不能保证,再经会阴途径,根据肿瘤距齿状线的距离和方位,行适形切除,完成手工吻合。

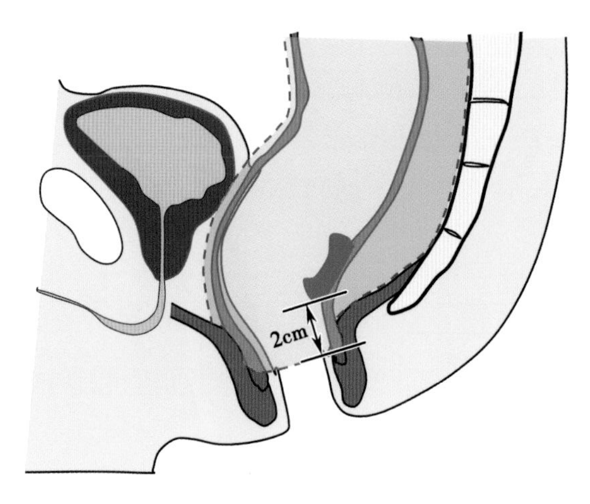


图 11-14 pISR 手术切除范围

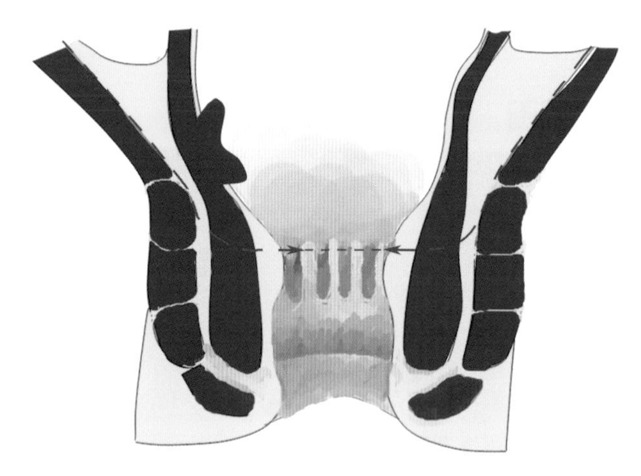

图 11-15 经腹入路

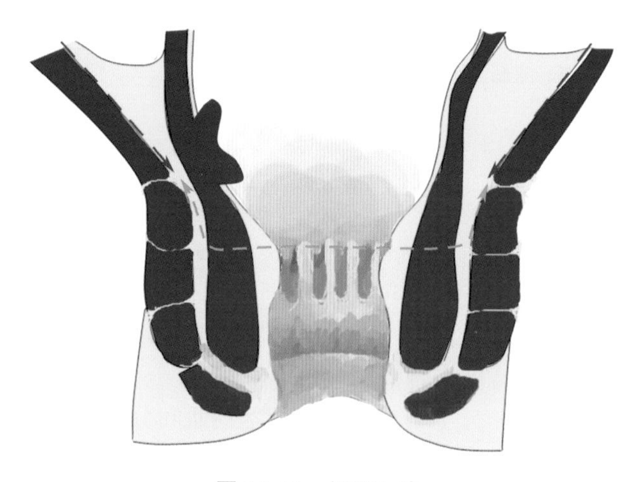

图 11-16 经肛入路

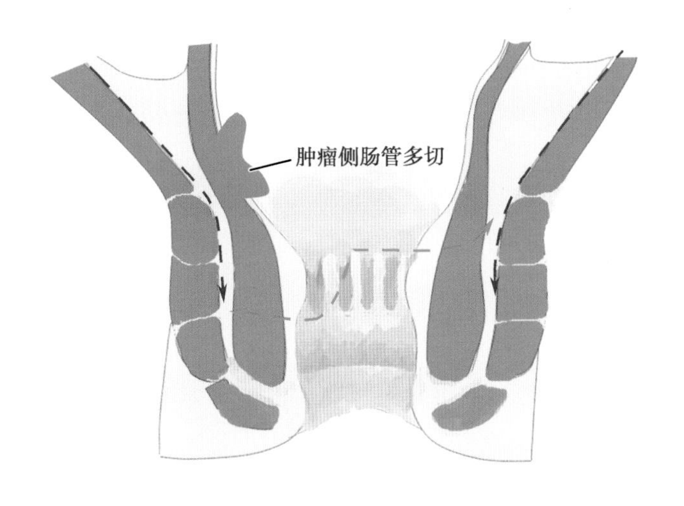


图 11-17　混合入路 + 适形切除

## 十、手术方法

TME 部分略。

1. 确定癌肿下缘　当 TME 部分分离至肛提肌裂孔边缘(如见到终点线),经肛指诊确定癌肿下缘,上钛夹标记,用 2cm 的 7 号黑色丝线测量癌肿下缘至肛提肌裂孔上缘不足 2cm。

2. 括约肌间分离(图 11-18~图 11-20)　如先行直肠末端系膜裸化后,再寻找括约肌间隙则较困难,故应边裸化系膜,边寻找分离括约肌间隙,可先从直肠前壁→直肠右侧壁→直肠后侧壁→直肠左侧壁顺序分离,也可先横断 Hiatal 韧带→直肠右侧壁→直肠前壁→直肠左侧壁顺序分离。

(1) 腹腔镜分离法(资源 92):如先行 Hiatal 韧带离断(图 11-18),助手利用耻骨上 trocar 孔置入吸引器将直肠挡向左侧,主刀左手钳抓住 Hiatal 韧带,予以切断(利用超声刀或电刀)。由于烟雾大,助手应适时利用吸引器及时吸除,保持术野清晰。由此向直肠右侧壁分离,可见直肠表面灰白色纵行肌及其周环绕的红色的耻骨直肠肌(当用电刀分离时会收缩),要充分利用三角显露法,保持良好的括约肌间张力方可不出血。当分离见到曲张的血管丛,表明已达齿状线水平即可,同法分离直肠其余部分。

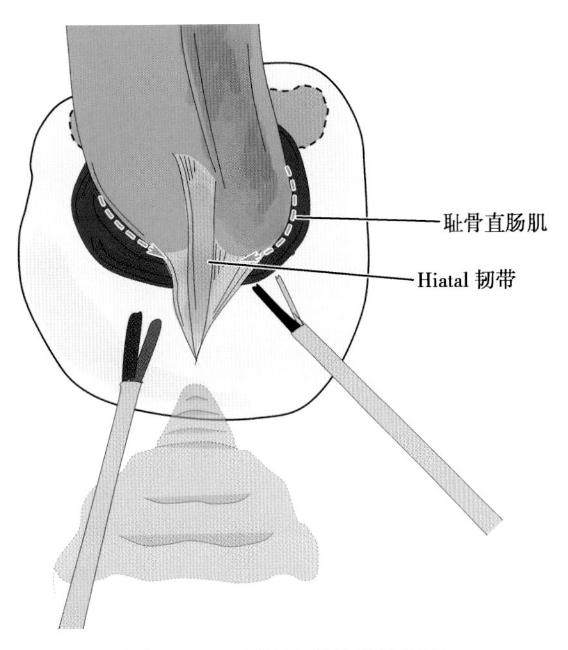


图 11-18　括约肌间分离的顺序

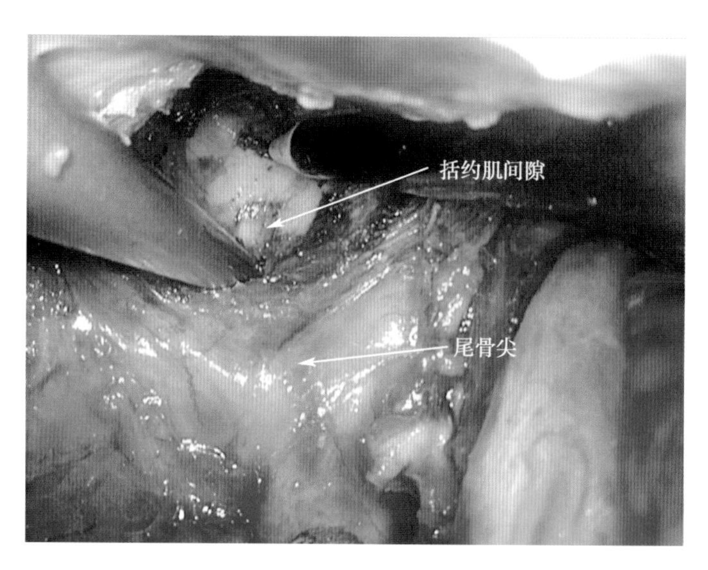


图 11-19　分离后括约肌间隙（腹腔镜视野）

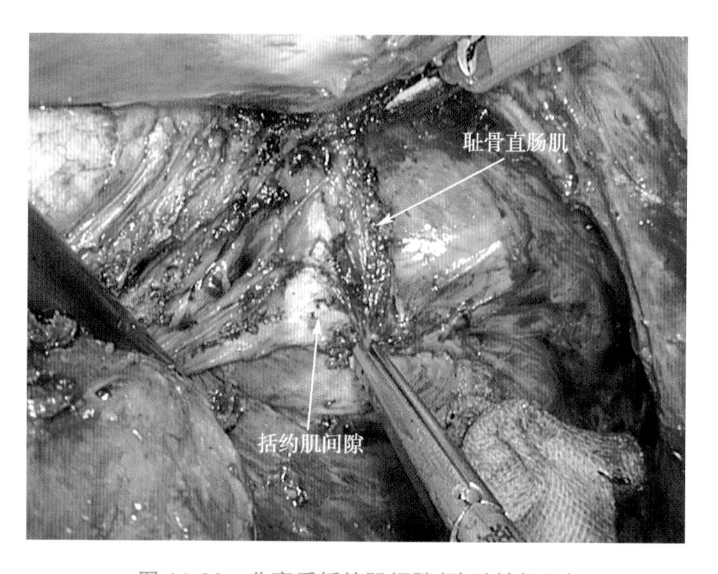


图 11-20　分离后括约肌间隙（腹腔镜视野）

资源 92
腹腔镜经腹
ISR

（2）机器人分离法（图 11-21～图 11-23，资源 93）：分离至肛提肌裂孔边缘，利用 R3 钳将精囊或阴道后壁推向上前方；由直肠前间隙开始裸化，利用耻骨上 trocar 孔置入吸引器将直肠挡向左侧，主刀的 R2 钳钝性分离右侧括约肌间隙，也可用吸引器与 R2 钳交替分离括约肌间隙，逐步用超声刀切断附着于肛提肌裂孔边缘的系膜，随即向后切断 Hiatal 韧带，分离至见到曲张的血管丛，表明已达齿状线水平即可。转向直肠左侧，利用吸引器将直肠挡向右侧，利用 R2 钳钝性分离左括约肌间隙，与直肠后方括约肌间隙相延续。

（3）经腹直肠切断与吻合：再次肛检确定并测量癌肿下缘距括约肌间隙分离最低点的距

离，如大于 2~3cm，则可用 45mm 旋转头闭合器，分两次闭合切断。当吻合时可见直肠后方如唇状的耻骨直肠肌包绕直肠残端（图 11-24），其水平均低于该肌内 1.0cm，最好用 25cm 小口径吻合器，以避免吻合时捅破残端，多切了有感觉功能的齿状线。吻合靠拢时要避免女性的阴道后壁及耻骨直肠肌被夹入吻合器切割损伤。

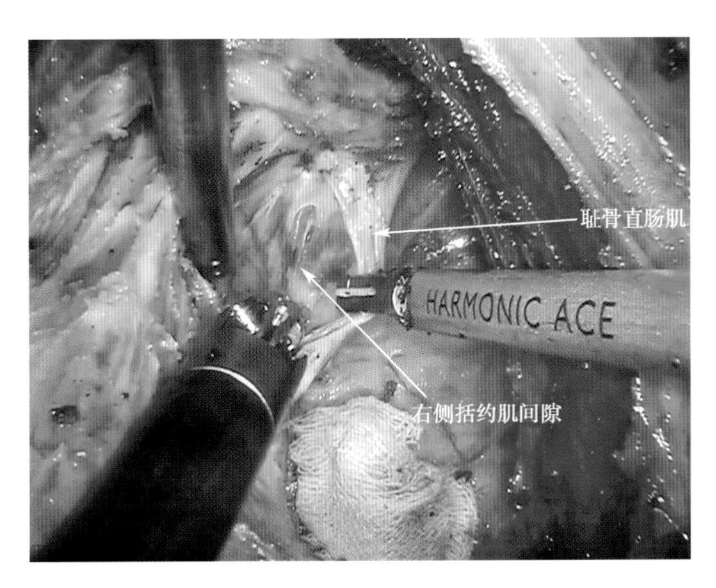

图 11-21　分离右侧括约肌间隙（机器人视野）

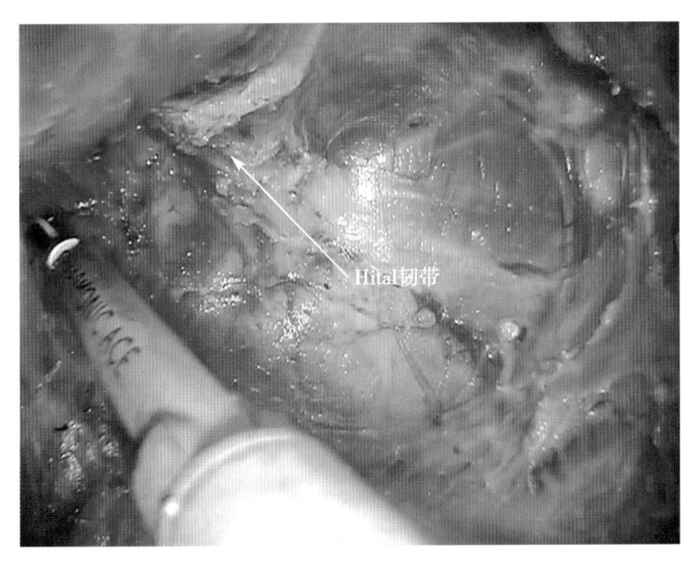

图 11-22　Hiatal 韧带（机器人视野）

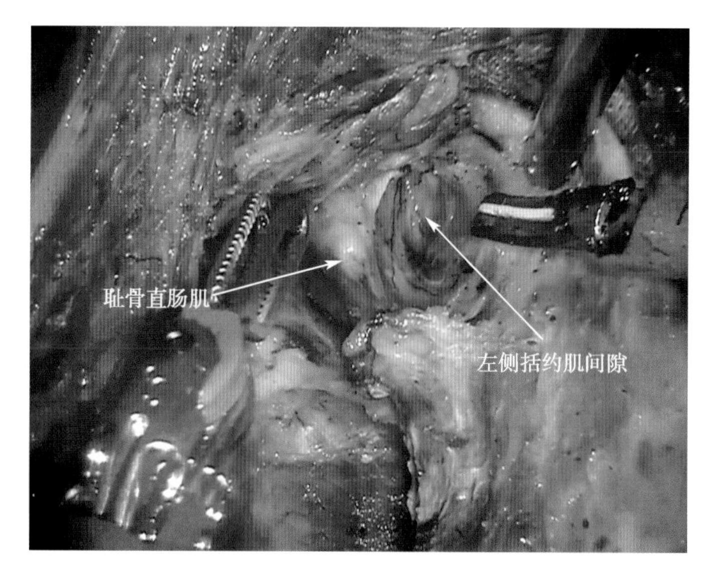


图 11-23 分离左侧括约肌间隙(机器人视野)

资源 93
机器人经腹
ISR

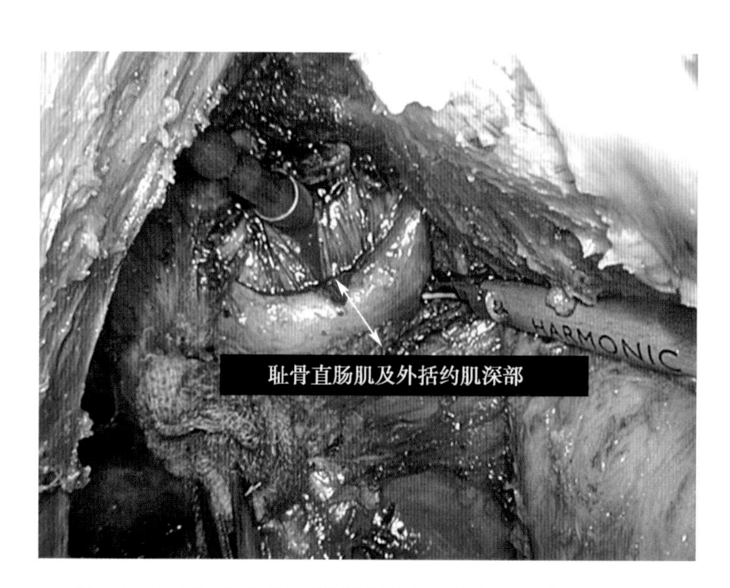


图 11-24 耻骨直肠肌,肠管残端水平均低于该肌内 1.0cm

(4)经肛入路直肠切断与吻合:如经腹分离括约肌间隙至齿状线水平 <2cm 且骨盆狭窄者,为保证安全的下切缘,可经肛完成直肠切断与吻合。行会阴部消毒,放置圆盘拉钩(图 11-25),确定癌肿方位,若其下缘距齿状线距离 >2cm,可在其下 1cm 处荷包缝合确定(图 11-26,图 11-27),在荷包线下 1.0cm(图 11-28),于齿状线上行直肠后壁切开,由于经腹已完成括约肌间分离,故无需再行括约肌间分离,很容易进入该肌间,环形切断直肠(图 11-29~ 图 11-31)。非癌肿侧可在齿状线上 1cm 处适形切断,可多保留有感觉功能的齿状线上直肠;如癌肿下缘距齿状线仅 1cm,则不需做荷包缝合,直接在齿状线上切断直肠;如齿状线上括约肌间隙尚未完全分离,则在齿状线上横断白色内括约肌,可见其下方红色的外括约肌,沿此间隙向上分离。将直肠经肛拖出(图 11-32),注意与腹组配合,在镜下看直肠是否扭转,张力是否太大,将直肠拖出,于癌肿上方 10cm 处切断。

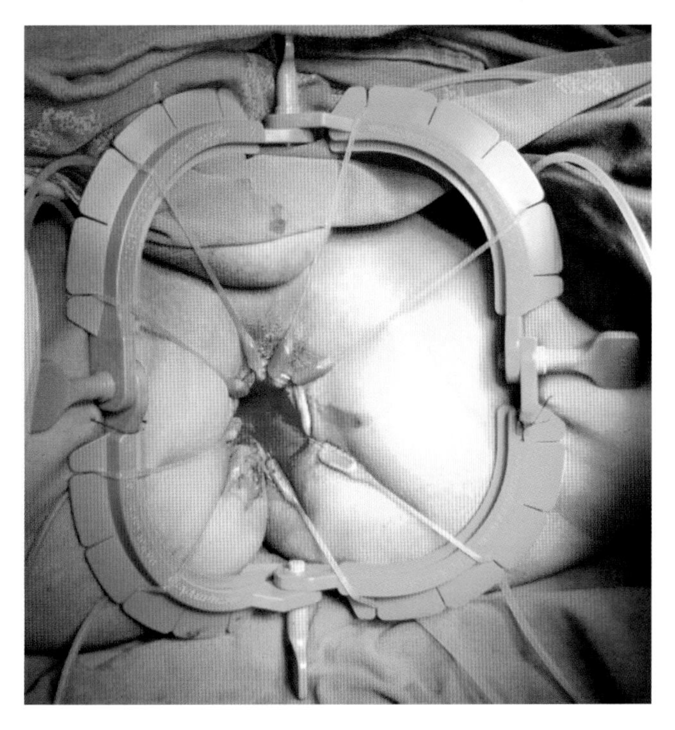

图 11-25　应用圆盘拉钩行经会阴入路 ISR

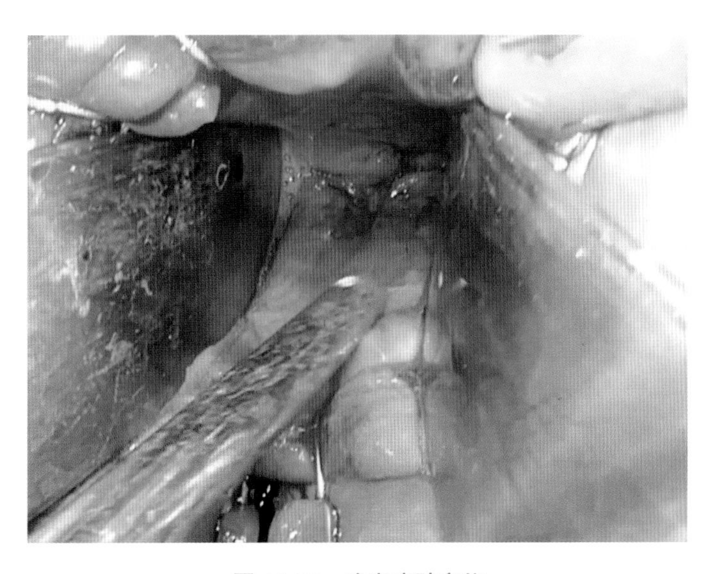

图 11-26　确定癌肿方位

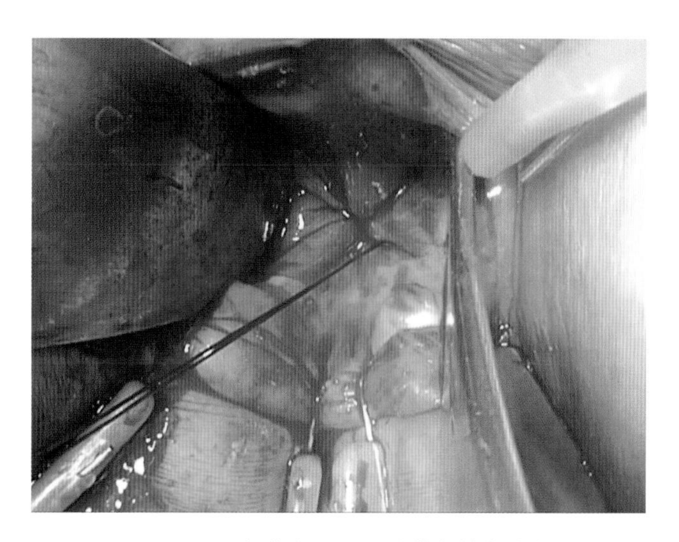

图 11-27 在肿瘤下 1cm 处荷包缝合确定

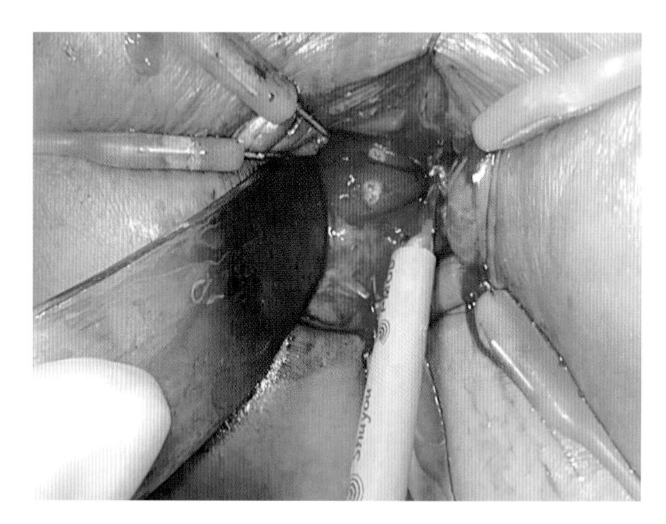

图 11-28 在荷包下 1cm 处锚定切除线

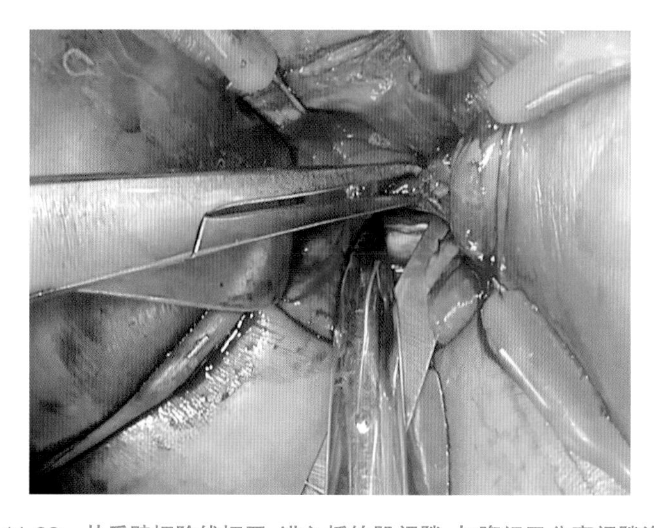

图 11-29 从后壁切除线切开,进入括约肌间隙,与腹组已分离间隙沟通

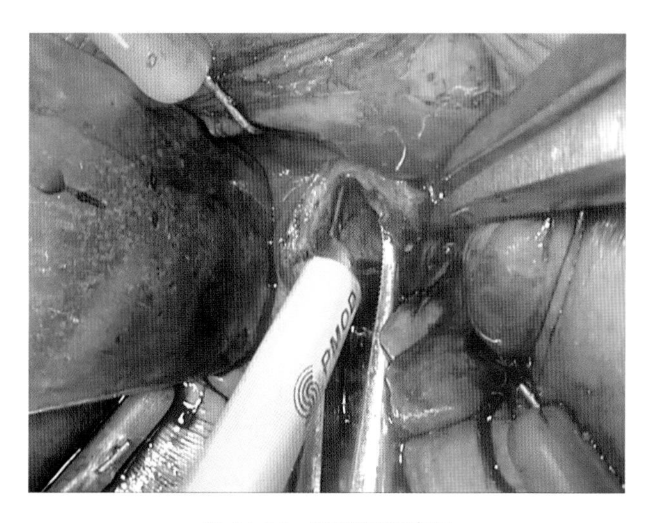


图 11-30　环形切断直肠

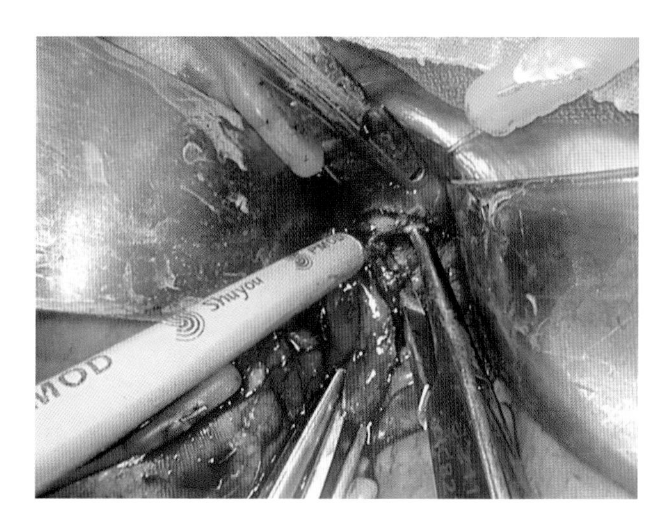


图 11-31　环形切断直肠

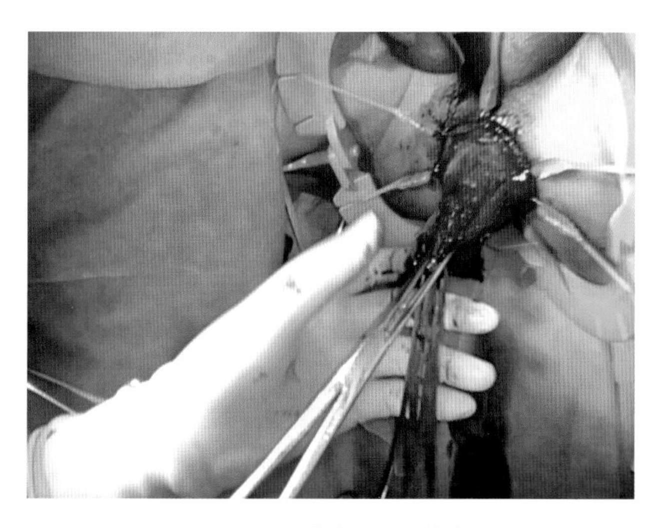

图 11-32　将直肠经肛拖出

吻合方式有 3 种:①直接手工吻合(资源 94,图 11-33~ 图 11-35);② J-pouch 吻合:通常在近端肠管较长,无张力,患者年龄大,近齿状线切断直肠者,可用线型闭合器做一个 5cm 荷包,行手工吻合(资源 95,图 11-36~ 图 11-39);③直肠成形术:对近端肠管较短者,可在肠管前壁近切端以上 2cm 处纵行切开 5cm,横行缝合,再行结肛手工吻合(资源 96,图 11-40~ 图 11-42)。

资源94

资源 94
经肛直接吻合

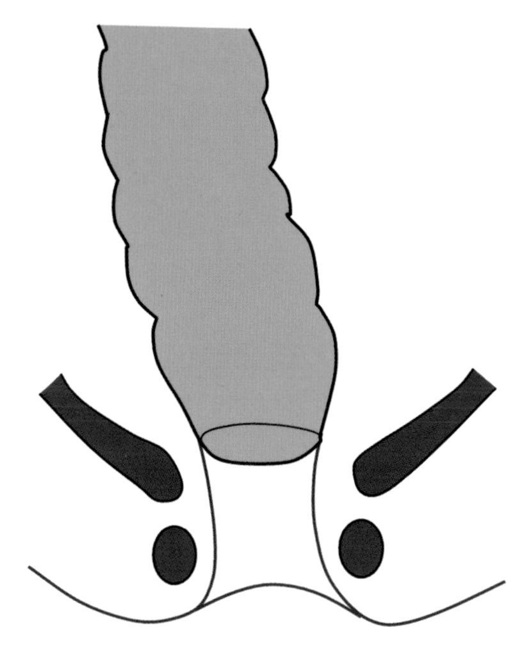

图 11-33　直接手工吻合示意图

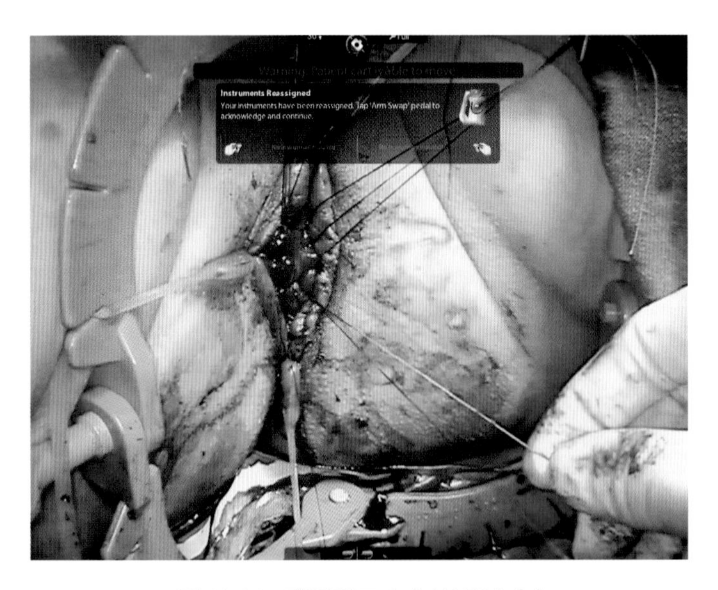


图 11-34　直接手工吻合(结肛吻合)

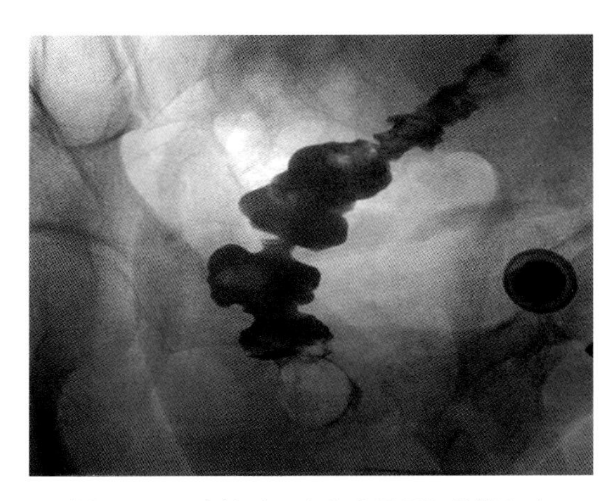

图 11-35　直接手工吻合术后经肛造影复查

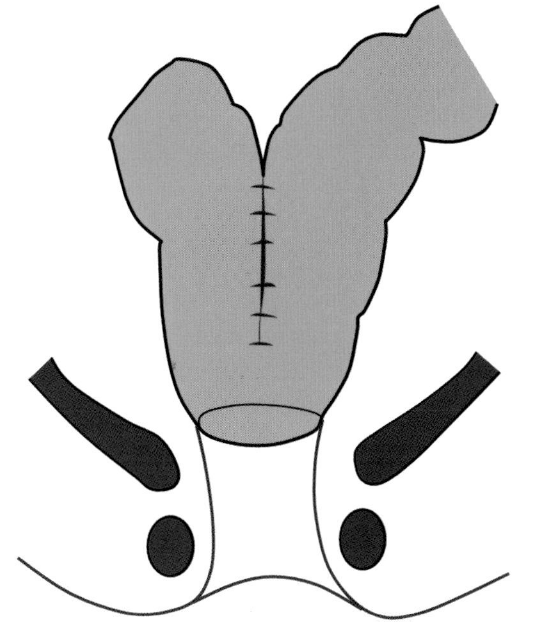

图 11-36　J-pouch 吻合示意图

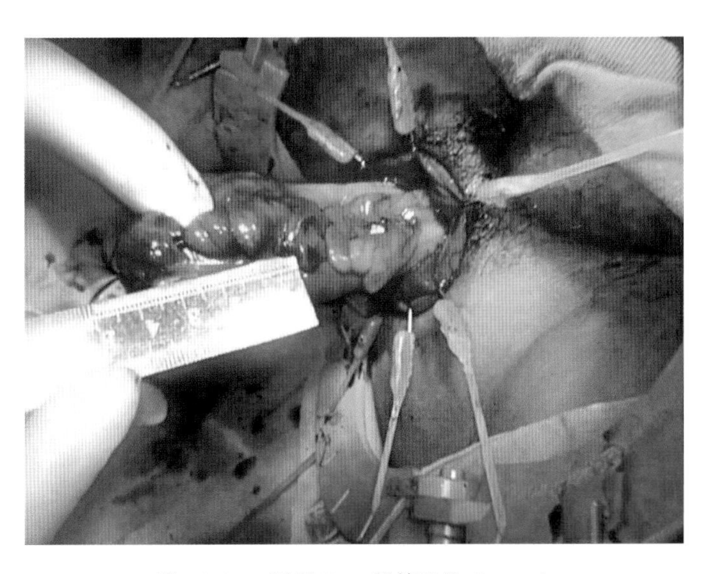

图 11-37　测量 5cm 肠管拟作 J-pouch

资源 95
经肛 J-pouch
吻合

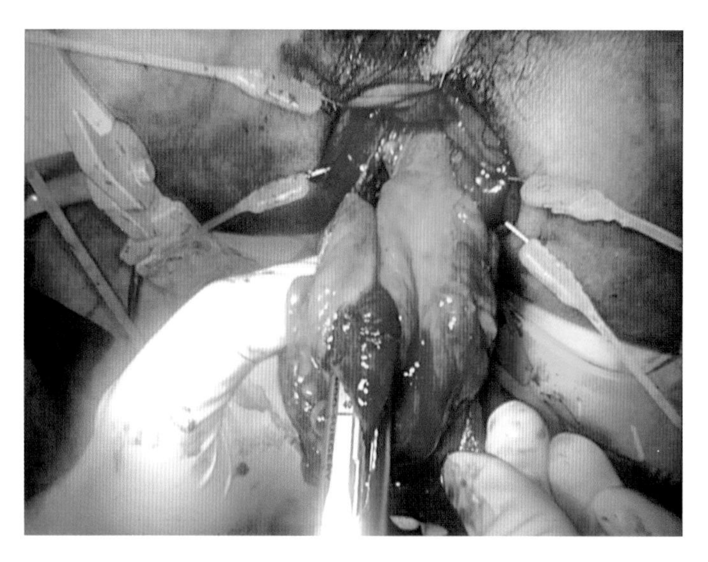

图 11-38　J-pouch 吻合

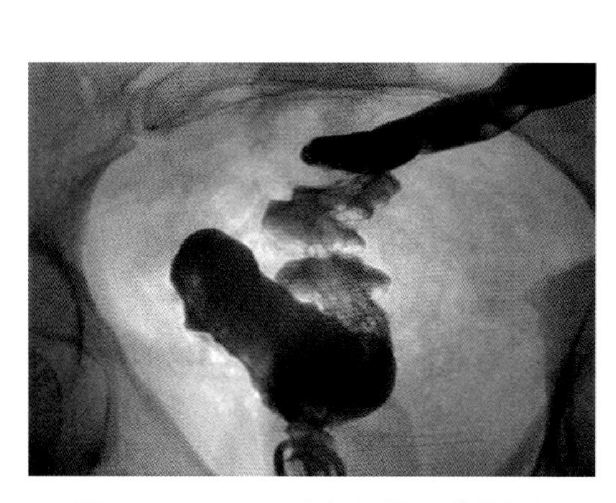

图 11-39　J-pouch 吻合术后经肛造影复查

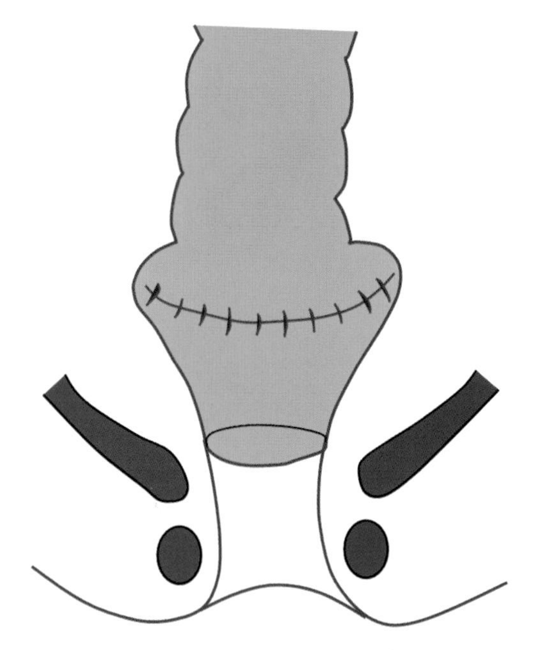

图 11-40　直肠成形术示意图

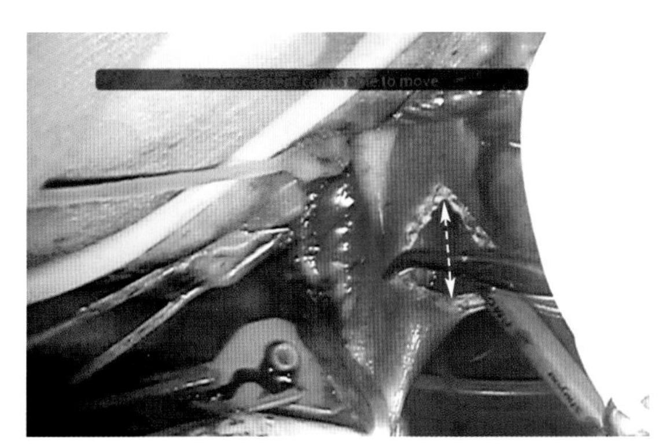

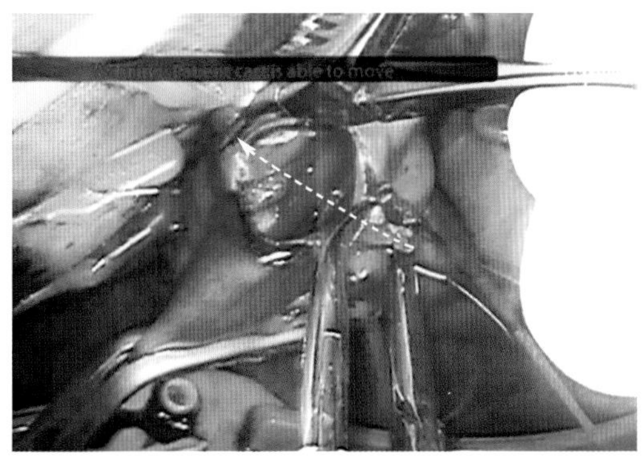

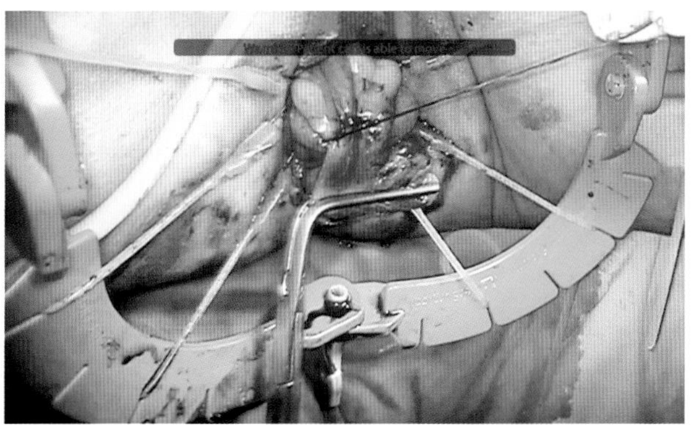

资源 96
经肛直肠成
形术

图 11-41　直肠成形术示(纵切横缝)

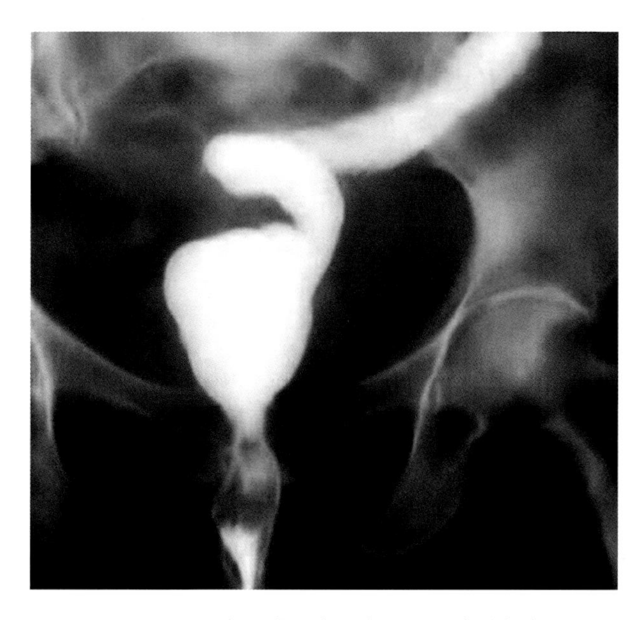

图 11-42　直肠成形术示术后经肛造影复查

(5) 予预防性肠造口，所有 pISR 患者为保证吻合安全，均应行回肠末端肠造口(图 11-43)。

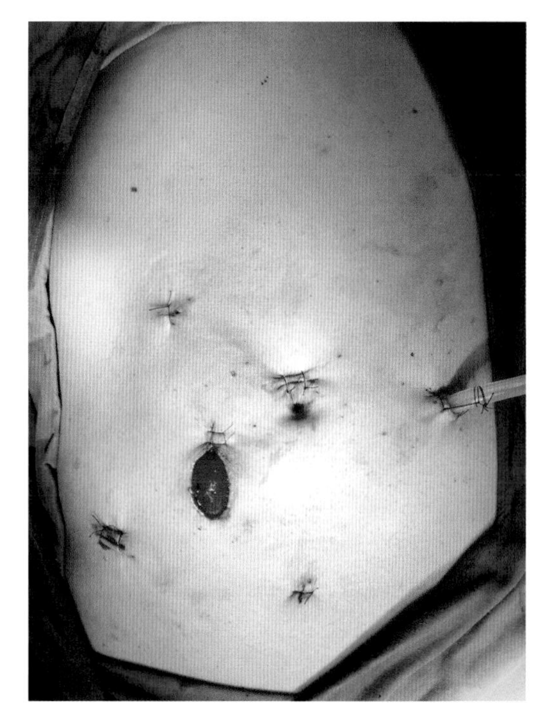

图 11-43　回肠造口

## 十一、难点与并发症防治

1. 行括约肌间分离时要注意：女性患者避免损伤阴道后壁，男性患者要注意避免损伤后尿道；

2. 要避免损伤直肠及损伤外括约肌；

3. 要注意无菌与无瘤操作。

(池　畔)

## 参考文献

1. (日)渡边昌彦，上西纪夫，杉山政则．直肠肛门外科手术操作要领与技巧[M]．戴朝六，张宏，译．北京：人民卫生出版社，2012.

2. AKAGI Y，KINUGASA T，SHIROUZU K.Intersphincteric resection for very low rectal cancer：a systematic review [J].Surg Today，2013，43(8)：838-847.

3. BRAUN J，TREUTNER KH，WINKEHAU G，et al.Results of inter-sphincteric resectian of the rectum with direct coloanal anastomosis for rectal carcinoma [J].Am J Surg，1992，163(4)：407-412.

4. CHAMLOU R, PART: Y, SIMON T, et al. Long-term results of intersphincteric resection for low rectal cancer [J]. Ann Surg, 2007, 246(6): 916-921.
5. CHI P, HUANG SH, LIN HM, et al. Laparoscopic Transabdominal Approach Partial Intersphincteric Resection for Low Rectal Cancer: Surgical Feasibility and Intermediate-Term Outcome [J]. Annals of Surgical Oncology, 2015, 22(3): 944-951.
6. CONG JC, CHEN CS, MA MX, et al. Laparoscopic intersphincteric resection for low rectal cancer: stapled and manual coloanal anastomosis compared [J]. Colorectal Dis, 2014, 16(5): 353-358.
7. DENOST Q, LAURENT C, CAPDEPONT M, et al. Risk factors for fecal incontinence after intersphincteric resection for rectal cancer [J]. Dis Colon Rectum, 2011, 54(8): 963-968.
8. FUJIMOTO Y, AKIYOSHI T, KUROYANAGI H, et al. Safety and feasibility of laparoscopic intersphincteric resection for very low rectal cancer [J]. J Gastrointest Surg, 2010, 14 : 645-650.
9. GUO M, GAO C, LI D, et al. MRI anatomy of the anal region [J]. Dis Colon Rectum, 2010, 53(11): 1542-1548.
10. KINUGASA Y, ARAKAWA T, ABE S, et al. Anatomical reevaluation of the anococcygeal ligament and its surgical relevance [J]. Dis Colon Rectum, 2011, 54(2): 232-237.
11. LAURENT C, PAUMET T, LEBLANC F, et al. Intersphincteric resection for low rectal cancer: laparoscopic vs open surgery approach [J]. Colorectal Dis, 2012, 14(1): 35-41.
12. LIM SW, HUH JW, KIM YJ, et al. Laparoscopic intersphincteric resection for low rectal cancer [J]. World J Surg, 2011, 35(12): 2811-2817.
13. MARTIN ST, HENEGHAN HM, WINTER DC. Systematic review of outcomes after intersphincteric resection for low rectal cancer [J]. Br J Surg, 2012, 99(5): 603-612.
14. PARK JS, CHOI GS, JUN SH, et al. Laparoscopic versus open intersphincteric resection and coloanal anastomosis for low rectal cancer: intermediate-term oncologic outcomes [J]. Ann Surg, 2011, 254(6): 941-946.
15. PARK SY, CHOI GS, PARK JS. Short-term clinical outcome of robot-assisted intersphincteric resection for low rectal cancer: a retrospective comparison with conventional laparoscopy [J]. Surg Endosc, 2013, 27(1): 48-55.
16. RULLIER E, DENOST Q, VENDRELY V, et al. Low rectal cancer: classification and standardization of surgery [J]. Dis Colon Rectum, 2013, 56(5): 560-567.
17. SAITO N, MORIYA Y, SHIROUZU K, et al. Intersphineteric resection in patients with very low rectal cancer: a review of the Japanese experience [J]. Dis Colon Rectum, 2006, 49(10 suppl): 13-22.
18. SCHIESSEL R, KARNER-HANUSCH J, HERBST F, et al. Intersphincteric resection for low rectal tumors [J]. Br J Surg, 1994, 81 : 1376-1378.
19. SCHIESSEL R, METZGER P. Intersphincteric Resection for Low Rectal Tumors [M]. Springer Wien New York, 2012.
20. WATANABE M, TERAMOTO T, HASEGAWA H, et al. Laparoscopic ultralow anterior resection combined with per anum intersphincteric rectal dissection for lower rectal cancer [J]. Dis Colon Rectum, 2000, 43(10 suppl): s94-97.
21. WEISER MR, QUAH HM, SHIA J, et al. Sphincter preservation in low rectal cancer is facilitated by preoperative chemoradiation and intersphincteric dissection [J]. Ann Surg. 2009, 249 : 236-242.
22. YAMADA K, OGATA S, SAIKI Y, et al. Long-term results of intersphincteric resection for low rectal cancer [J]. Dis Colon Rectum, 2009, 52(6): 1065-1071.
23. 池畔,林惠铭,卢星榕等.腹腔镜经盆腔入路括约肌间超低位直肠前切除术治疗直肠癌可行性研究[J].中国实用外科杂志,2010,30(3):203-205.
24. 黄胜辉,池畔,林惠铭,等.低位直肠癌经腹括约肌间切除术后患者肛门功能的影响因素分析.中华胃肠外科杂志,2014,17(10):1014-1017.
25. 李敏哲,杜燕夫,王振军等.腹腔镜下全直肠系膜加经内外括约肌间切除用于超低直肠癌保肛手术[J].腹腔镜外科杂志,2006,11(3):205-207.
26. 李世拥.实用结直肠癌外科学[M].北京:人民卫生出版社,2012.
27. 王振军,梁小波,杨新庆等.经肛门内外括约肌间切除直肠的直肠癌根治术疗效评价[J].中华胃肠外科杂志,2006,9(2):111-113.
28. 张君君.肛管联合纵肌及肛腺的巨——微解剖学研究.安徽医科大学,2009.

第十二章

# 12 腹腔镜与机器人经腹肛提肌外腹会阴联合切除术

腹腔镜与机器人经腹肛提肌外腹会阴联合切除术，简称 ELAPE。

## 一、适应证

1. 位于肛提肌裂孔或其以下的低位直肠癌，侵犯直肠纵肌（T3）或外括约肌与肛提肌（T4），包括新辅助放化疗后仍为 T3 或 T4 者。

2. 低位直肠癌（如上述）位于直肠两侧，前方未侵犯精囊或前列腺，后方未侵犯骶尾骨者。

3. 如侵犯精囊或前列腺，可行联合脏器切除达 R0 切除，如侵犯骶尾骨可行联合切除达 R0 切除。

## 二、禁忌证

1. 高龄、营养状态差，或伴有其他严重疾病无法耐受麻醉或手术者。

2. 直肠癌前方侵犯精囊或前列腺、后方侵犯骶骨，无法达到 R0 切除者。

3. 直肠癌局部广泛浸润呈冰冻骨盆无法切除者。

## 三、术前准备、麻醉方式、手术体位与 trocar 放置

腹腔镜操作同第九章，机器人操作同第十章。

## 四、手术相关解剖

手术解剖见图 12-1~ 图 12-3。

直肠尿道肌：对于男性，因直肠前方无子宫和阴道阻隔，ELAPE 术中可能损伤尿道膜部。直肠尿道肌起自直肠壁前方的直肠壁纵肌，止于会阴体，两侧附着于肛提肌裂孔。其水平略高于直肠前方肛门外括约肌。值得注意的是，直肠尿道肌前方紧邻男性尿道膜部，其距离仅 $(5.3 \pm 1.2)$ mm。ELAPE 手术经会阴入路行直肠前方分离时，应在直肠壁纵肌和尿道括约肌之间进行，以避免损伤尿道膜部，并保护前方盆自主神经。

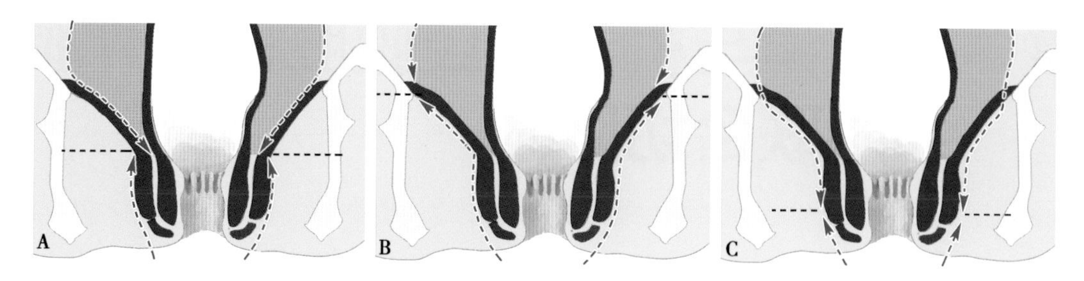


图 12-1　不同腹会阴联合切除术（APR）手术范围和腹组会阴组交汇平面示意图

A. 传统开腹 APR 的腹会阴手术交汇平面在肛提肌裂孔外侧约 1cm；B. 开腹 ELAPE 腹会阴手术交汇平面在肛提肌起始部；C. 腹腔镜与机器人 ELAPE 腹会阴手术交汇平面在坐骨肛管间隙脂肪层面（肛提肌的切除起点同开腹 ELAPE）

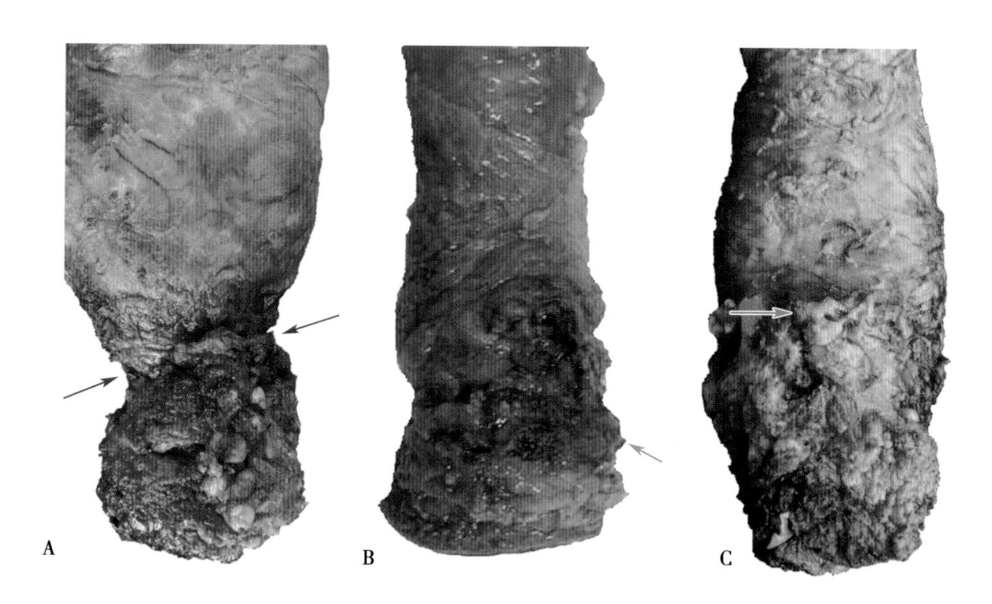


图 12-2　三种 APR 手术切除标本比较

A. 传统 APR（红色箭头所指为外科腰）；B. 开腹 ELAPE（消除了外科腰，绿色箭头所指为附着在直肠系膜上的肛提肌）；C. 腹腔镜 ELAPE（消除了外科腰，标本切除了较多的坐骨肛管间隙脂肪）

## 五、低位直肠癌分期

同第十一章。

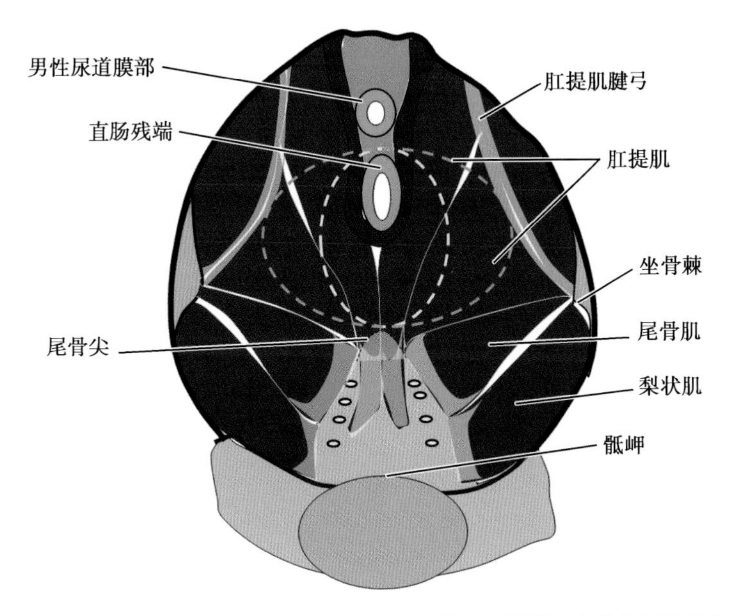


图 12-3 传统 APR（黄色虚线所示）与 ELAPE（蓝色虚线所示）盆底切除范围比较

在直肠前方，传统 APR 和 ELAPE 相似；在直肠两侧，后者较前者切除范围增加至肛提肌起始点；直肠后方如癌肿未侵犯尾骨，则不必切除，两者切除范围相似

## 六、腹会阴联合切除术的分类

1. 经会阴途径 指经腹部分离至肛提肌水平（经括约肌间 APE 和传统 APE）或腹膜返折略下精囊水平（ELAPE 和坐骨肛门窝 APE），然后经会阴分离，行肛提肌、括约肌切除。根据其切除的肛提肌和坐骨肛门窝软组织范围，共分为 4 型：经括约肌间 APE、传统 APE、ELAPE 和坐骨肛门窝 APE（图 12-4）。

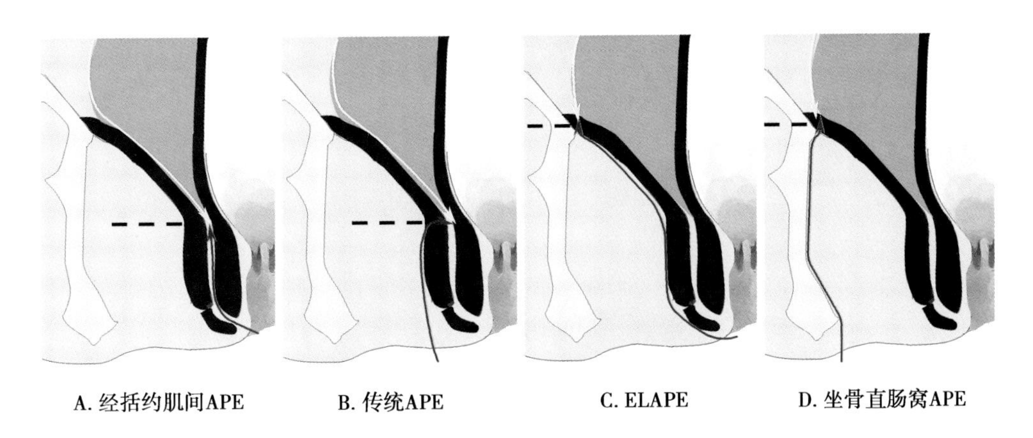


图 12-4 4 种经会阴途径 APE

黄线：腹组手术操作路径；红线：会阴组手术操作路径；黑色虚线：会师平面

APE，腹会阴联合切除术；ELAPE，肛提肌外腹会阴联合切除术

经括约肌间 APE 主要适用于位于肛提肌裂孔下方的 cT1/cT2 期癌肿；传统 APE 主要适用于肛提肌裂孔水平或下方的 cT3 期癌肿，或肛提肌裂孔下方的 cT4 期癌肿；ELAPE 和坐

骨肛门窝 APE 主要适用于侵犯肛提肌的 cT4 期癌肿，或侵犯肛提肌和外括约肌的 cT4 期癌肿，坐骨肛门窝 ELAPE 主要适用于肛提肌裂孔下癌肿侵犯坐骨肛管间隙脂肪组织，范围较大的 cT4 期癌肿（图 12-5~ 图 12-8）。

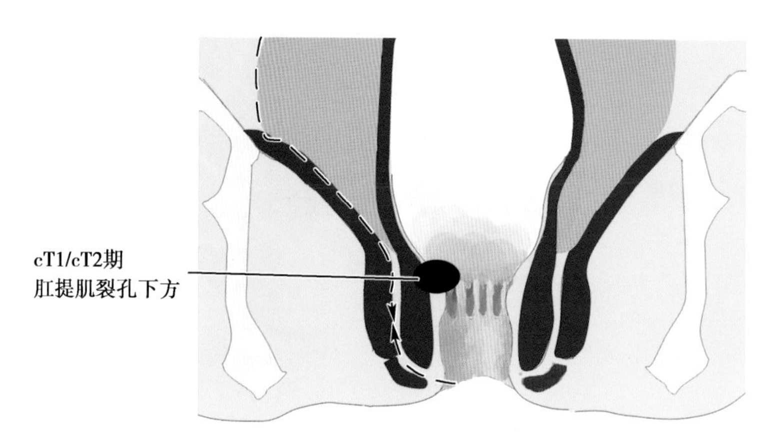


图 12-5 经括约肌间 APE

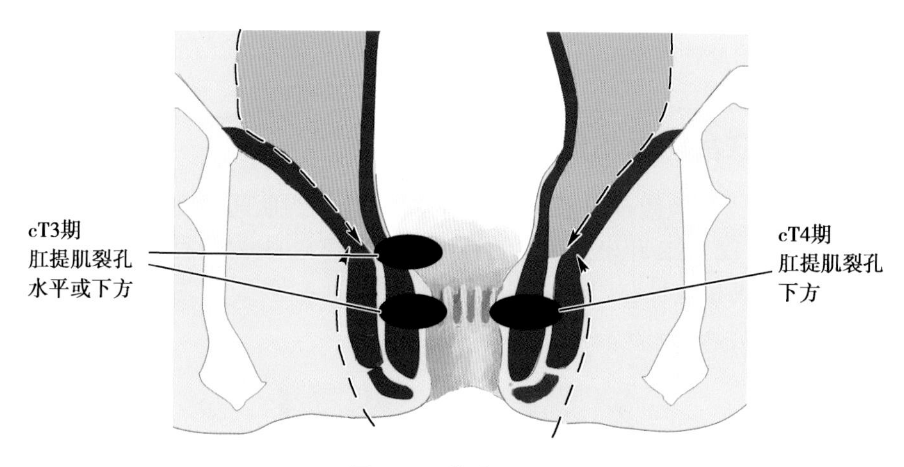


图 12-6 传统 APE

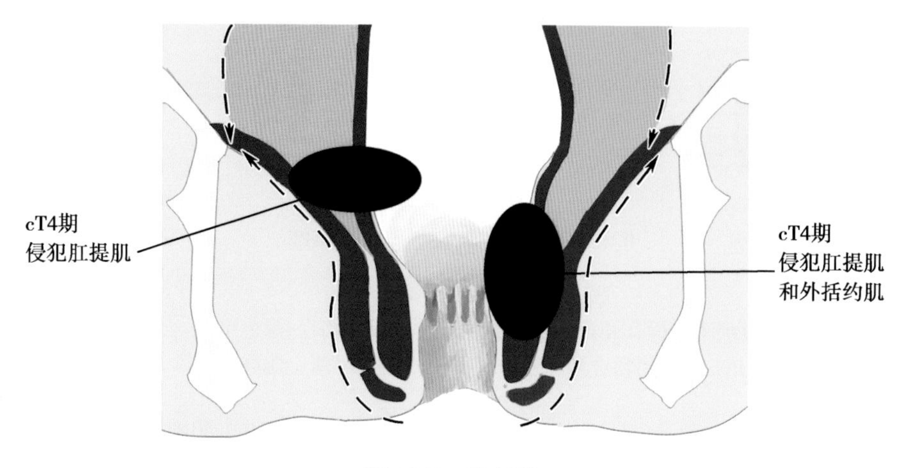


图 12-7 ELAPE

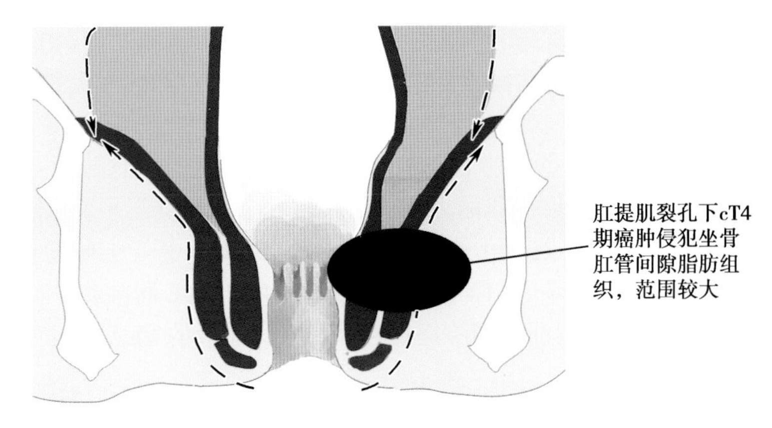


图 12-8 坐骨肛门窝 ELAPE

联合脏器切除指征(图 12-9):若肛提肌裂孔水平或以下的低位直肠癌向前方累及前列腺(男性)或阴道后壁(女性),向后累及 S2 以下骶骨,则需行联合脏器切除。当癌肿向后累及 S2 以上骶骨,则手术无法达 R0 切除。

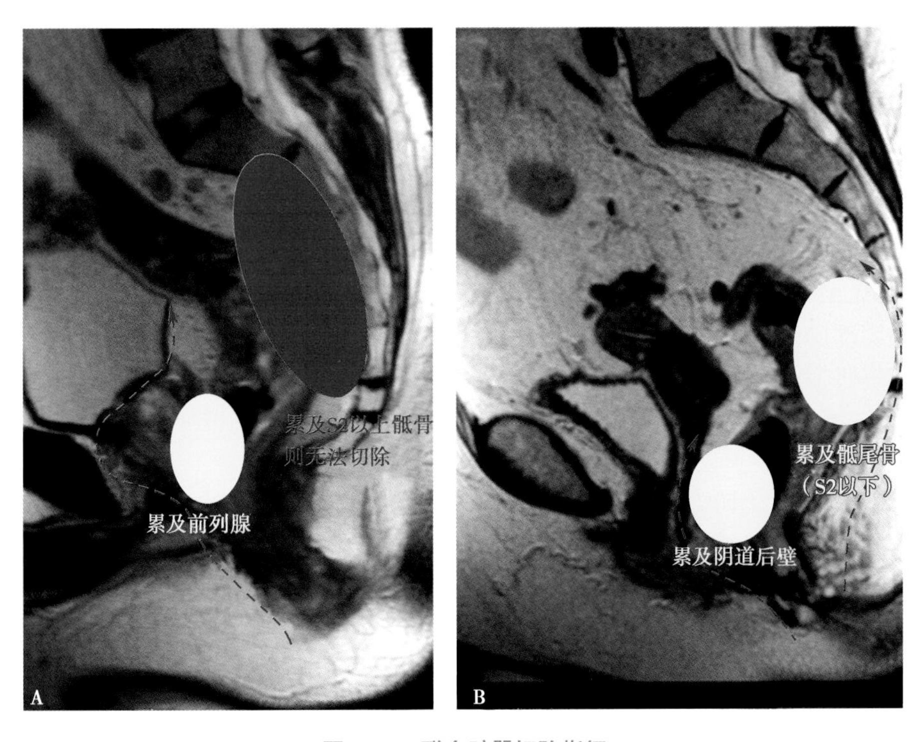


图 12-9 联合脏器切除指征

2. 经腹途径

(1) ELAPE 术式演变历程:从传统的开放手术到完成腹腔镜及机器人辅助手术,再到根据肿瘤位置和侵犯程度进行肛提肌个体化切除的手术。

(2) 目前经会阴途径 ELAPE 存在问题:①术中翻转体位:腹组分离至腹膜返折下精囊水平停止,需转为俯卧折刀位,延长了手术创伤时间,术中翻转体位费时费力。②神经保护:经会阴部分离肛提肌断面以上的直肠两侧方平面较盲目，不利于盆神经的保护。③盆底重建：不论肿瘤侵犯的深度及范围均行肛提肌全切除，会增加盆底修复难度及盆神经损伤概率，且其合理性尚需论证。

(3) ELAPE 的术式改进：根据目前 ELAPE 存在的 3 大问题，我们提出了 ELAPE 术中非翻转体位经腹途径个体化切除肛提肌的方法。从腹组和会阴组交汇平面上看：①传统 APE 的腹会阴手术交汇平面在肛提肌裂孔外侧约 1cm（图 12-10A）；②经会阴途径 ELAPE 腹会阴手术交汇平面在肛提肌起始部（图 12-10B）；③经腹途径 ELAPE 腹会阴手术交汇平面下降至坐骨肛管间隙脂肪层面（肛提肌的切除起点可同经会阴途径的 ELAPE，也可个体化切除）（图 12-10C）。

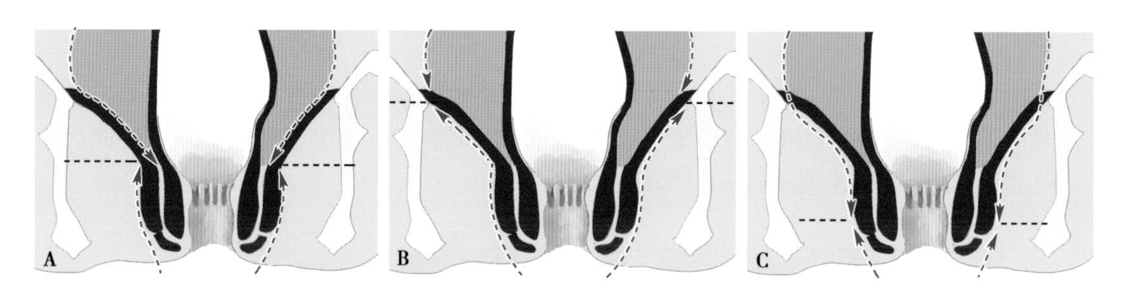


图 12-10 不同 APE 手术腹组和会阴组交汇平面示意图
A. 传统 APE；B. 经会阴途径 ELAPE；C. 经腹途径 ELAPE

(4) 经腹途径 ELAPE 的优点：①直视下在精囊水平横断邓氏筋膜，沿着邓氏筋膜后间隙向下分离前列腺后方，可将位于邓氏筋膜上两侧前外方的血管神经束加以保留。我科 36 例经腹途径 ELAPE 中只有 5 例发生排尿功能障碍，其余 86.1%(31/36) 患者术后排尿功能好。②简化会阴部操作，术中不需要翻转体位，并可缩短手术创伤时间。③腔镜下可经盆腔直视下决定肛提肌个体化切除范围。④与机器人手术相比，该技术费用低、便于普及。⑤机器人的手术优势：鉴于放大 15 倍，盆丛及 NVB 看得更清楚，便于保护；机械手关节可 720° 旋转，便于肛提肌切除。

(5) 肛提肌个体化切除：既往文献中采用同一种手术方式处理不同 T 分期（如 T2 期）与不同部位的肿瘤，这应该被视为过度治疗，并且增加了创伤与盆底修复难度。我们的经验表明，对于 T3/T4 期患者先行新辅助治疗，降期后再据术前 MR 提示肿瘤所在位置、外侵范围及术中探查个体化决定肛提肌切除范围。

## 七、经腹 ELAPE 手术范围

其要点包括（图 12-11，图 12-12）：

1. 术中根据肿瘤位于肛提肌裂孔以上或以下，决定经腹分离肿瘤侧直肠系膜范围（如位于肛提肌裂孔以下，可分离至肛提肌裂孔边缘）。

2. 术中据 T 分期决定切除肿瘤所在侧肛提肌范围，健侧可少切（特别是 T2 期）（图 12-13）。

3. 这种个体化肛提肌切除方法在经腹途径时很容易实现，且降低盆腔重建的难度。

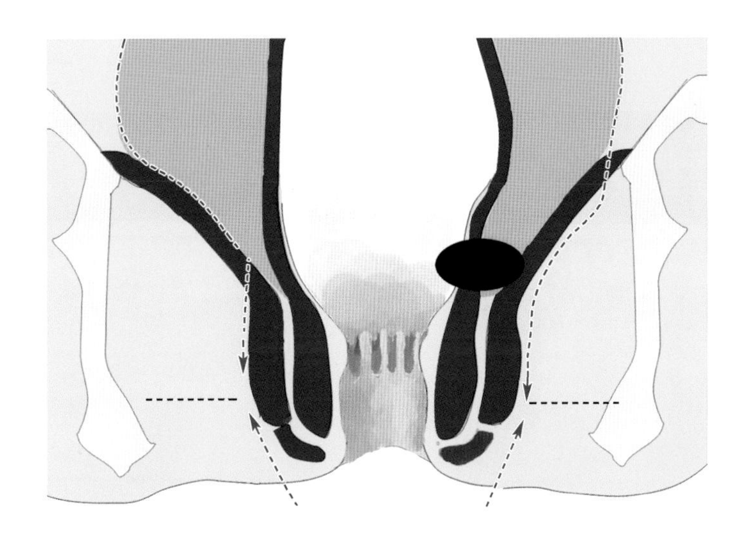

- - - - - - - - -➤ 切除线

- - - - - - - - - - 腹盆部手术与会阴手术的交汇平面

图 12-11　肿瘤位于肛提肌裂孔以上
避免过度分离肿瘤侧直肠系膜，并于肿瘤侧肛提肌腱弓水平进行肛提肌切除，健侧可分离至肛提肌裂孔旁，按传统 APE 操作

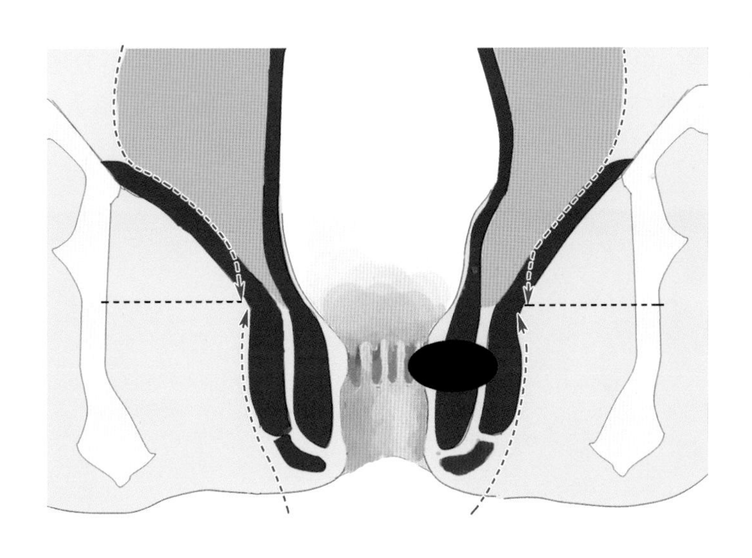

- - - - - - - - -➤ 切除线

- - - - - - - - - - 腹盆部手术与会阴手术的交汇平面

图 12-12　肿瘤位于肛提肌裂孔以下
肿瘤侧的直肠系膜可分离至肛提肌裂孔边缘，并减少肛提肌切除范围；健侧可按传统 APE 切除范围

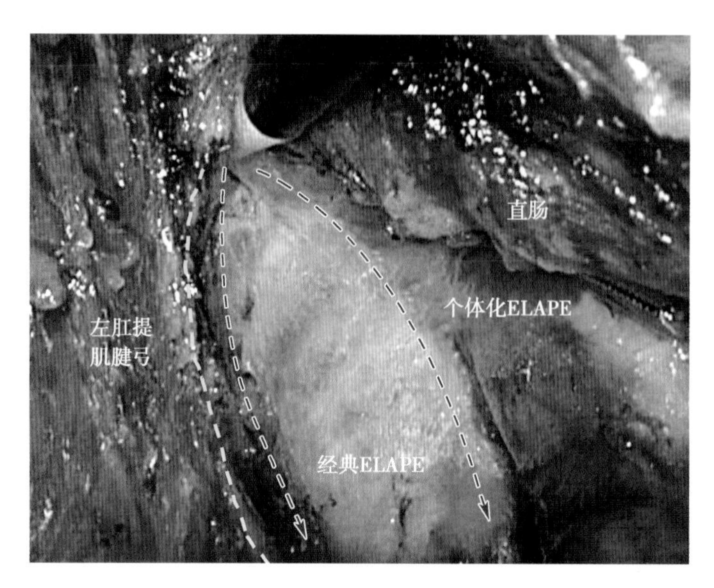


图 12-13　非肿瘤侧个体化切除肛提肌示意图
保留了更多肛提肌。ELAPE，肛提肌外腹会阴联合切除术

## 八、手术步骤

1. 腹盆部手术　由于腹腔镜与机器人在该处分离操作相似，故不分述。

(1) 直肠后方解剖分离：按 TME 原则分离至肛提肌平面，用吸引器头敲击证实尾骨尖位置(图 12-14)。

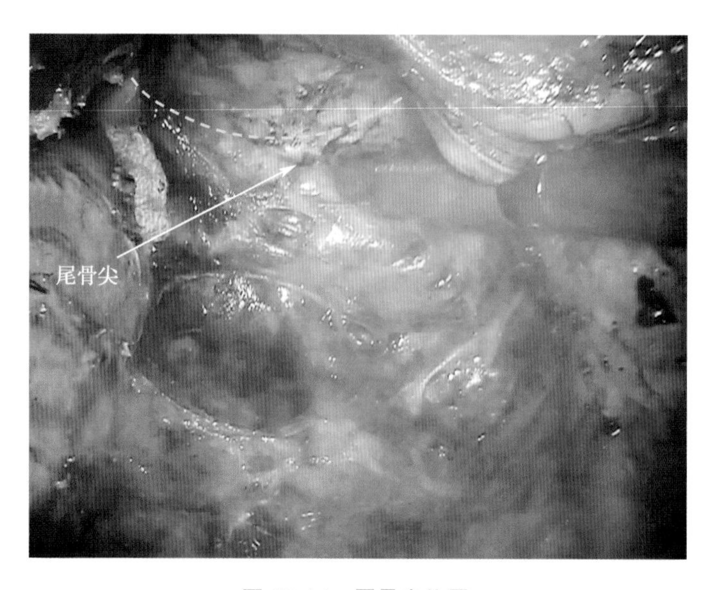


图 12-14　尾骨尖位置

(2)直肠前方解剖分离：男性在距双侧精囊底部0.5~1.0cm处倒“U”形横断邓氏筋膜前叶，沿邓氏筋膜后间隙分离至前列腺上缘，注意保护邓氏筋膜两前外侧的NVB；女性在距腹膜返折5.0cm处横断邓氏筋膜，也应注意保护两侧邓氏筋膜前外侧近肛提肌的NVB（图12-15~图12-18）。

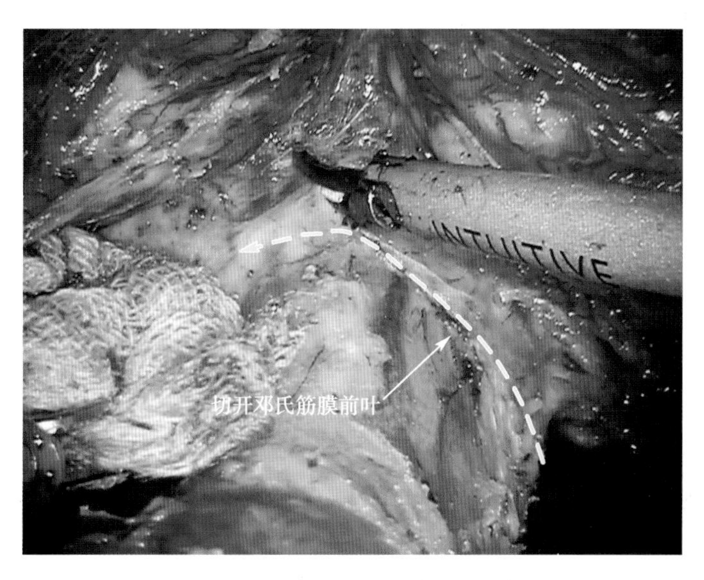


图12-15　沿着虚线拟切割线横断邓氏筋膜前叶，保护其前外侧的NVB（机器人视野）

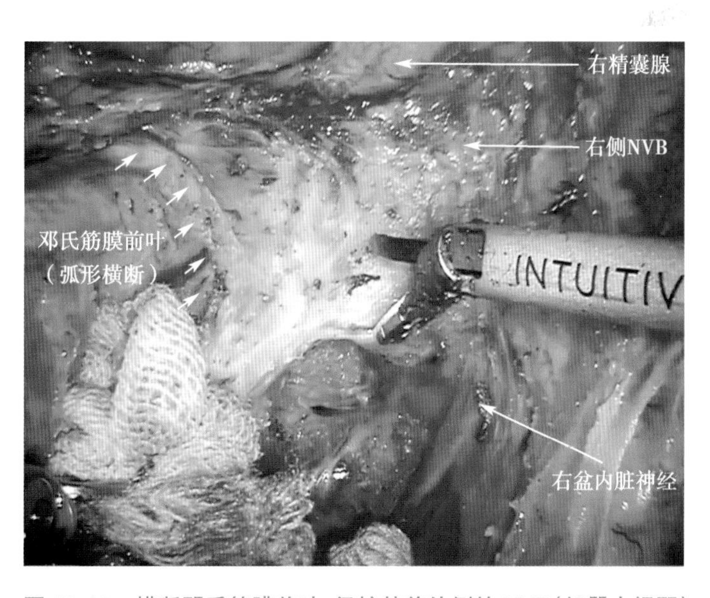


图12-16　横断邓氏筋膜前叶，保护其前外侧的NVB（机器人视野）
NVB，神经血管束

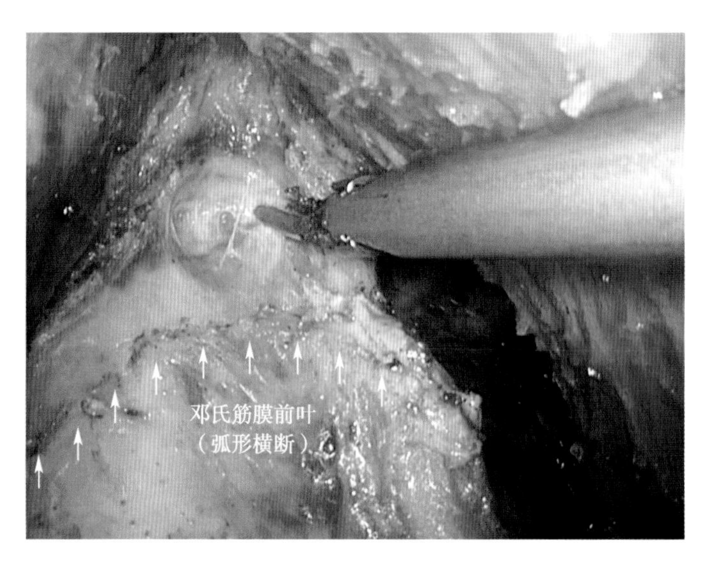


图 12-17　横断邓氏筋膜前叶，保护其前外侧的 NVB（腹腔镜视野）

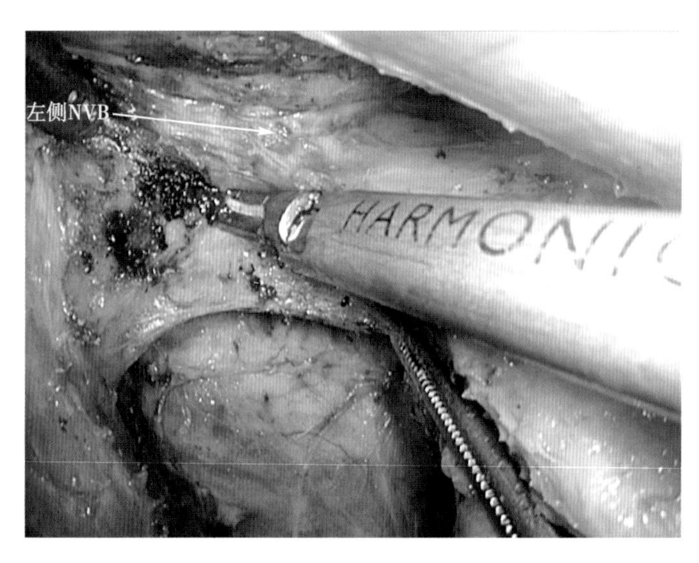


图 12-18　保护邓氏筋膜两前外侧的 NVB
NVB，神经血管束

（3）直肠两侧方解剖（录像中肿瘤位于后壁，故两侧肛提肌均行个体化切除）：沿神圣平面（Holy plane）分离达肛提肌的起始点（肛提肌腱弓）呈灰白色，亦可通过器械敲击感知有骨性感即为肛提肌腱弓，根据个体化原则：①如癌肿靠近左侧（或右侧），分离到此为止。②未受侵一侧则可分离至肛提肌裂孔边缘，肛提肌切断前，沿一侧前侧方肛提肌腱弓内或肛提肌裂孔旁 1.0cm（个体化），用电钩标记，呈弧形至尾骨尖；从上至下，或从尾骨尖弧形向上以电钩直接切断肌层，可见黄色的坐骨肛管间隙脂肪组织显露，两侧切断线在尾骨尖汇合，亦可沿坐骨肛管间隙向下分离至肛管旁，则可极大降低会阴组手术难度（图 12-19~ 图 12-24）。

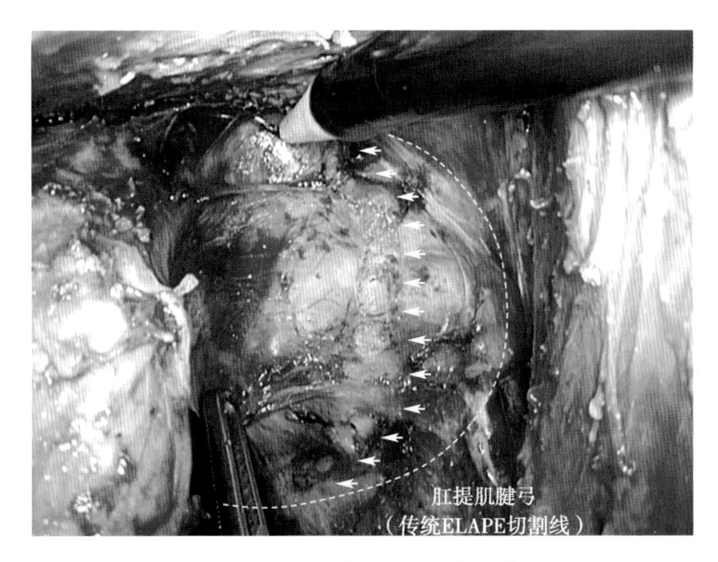


图 12-19　确定右侧肛提肌切除范围
个体化切除，注意与传统 ELAPE 切割线比较

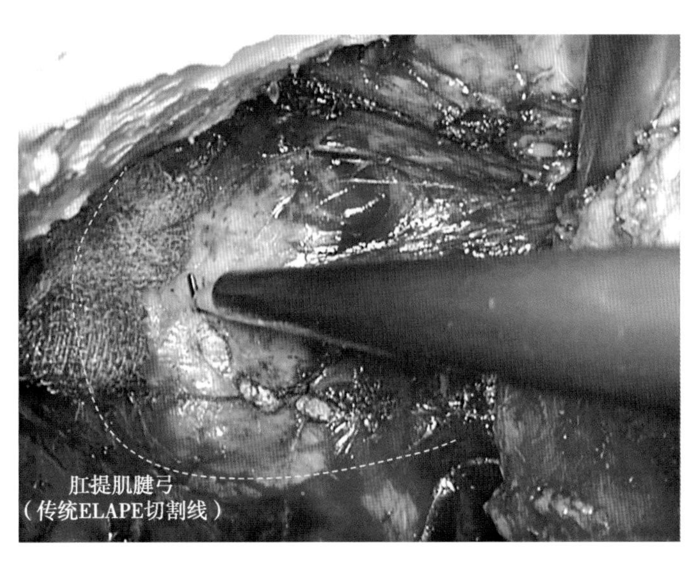


图 12-20　确定左侧肛提肌切除范围
个体化切除，注意与传统 ELAPE 切割线比较

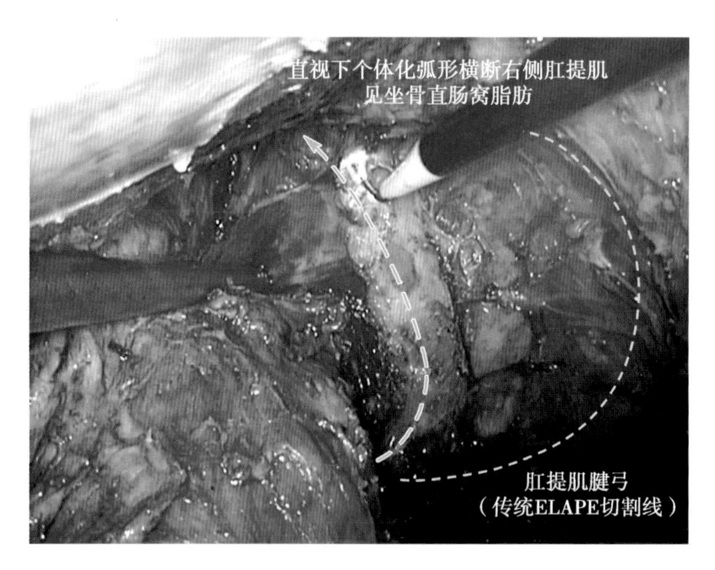


图 12-21　直视下个体化弧形切断右侧肛提肌，见坐骨肛门窝脂肪暴露

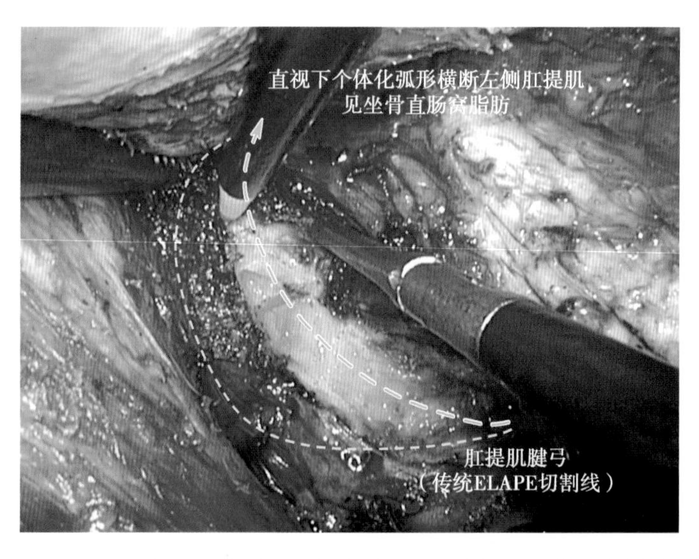


图 12-22　直视下弧形切断左侧肛提肌，见坐骨肛门窝脂肪暴露

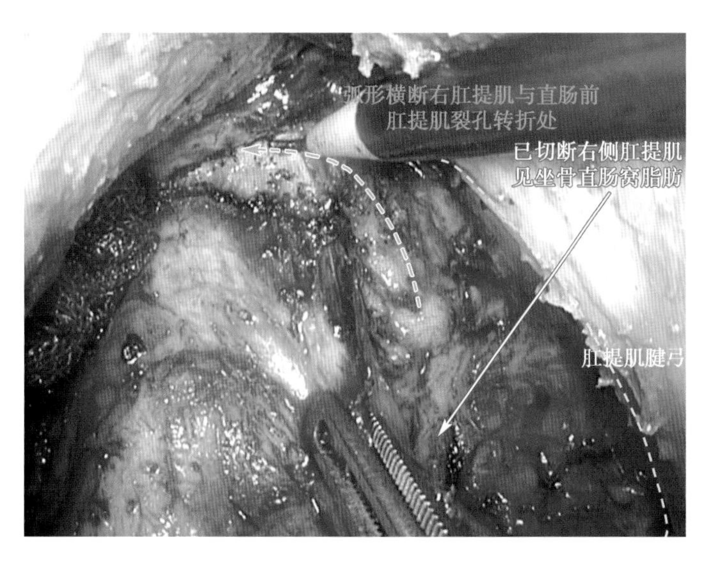


图 12-23　直视下切开右侧肛提肌与直肠前肛提肌裂孔转折处，可保护前外侧的 NVB

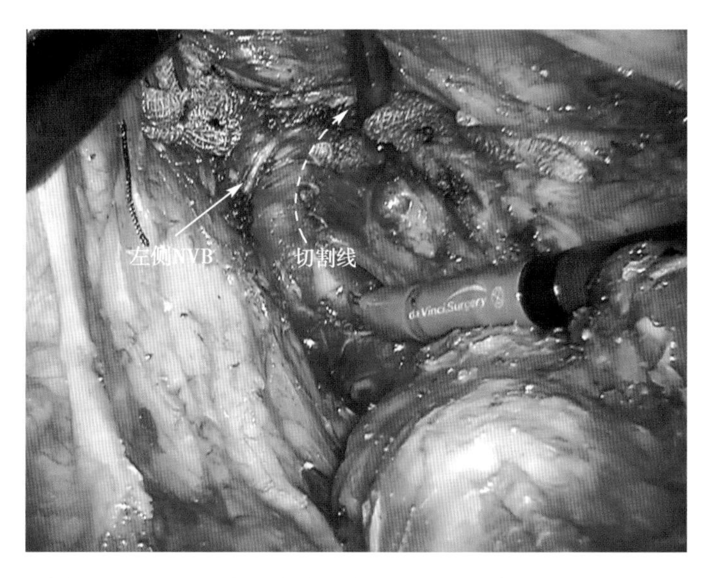


图 12-24　直视下切开左侧肛提肌与直肠前肛提肌裂孔转折处，可保护前外侧的 NVB
NVB，神经血管束

(4)腹膜外肠造口：在癌肿上方 10.0cm 处，用线型切割闭合器切断乙状结肠，近端结肠经左侧腹膜外隧道，与左下腹 trocar（左髂前上棘连线中点，经腹直肌）处圆形切除直径为 2.0cm 皮肤，经腹膜外拖出（图 12-25~ 图 12-29），在左结肠旁沟结肠通过处用钛夹夹闭裂口，以防术后造口旁疝（图 12-30~ 图 12-31）。

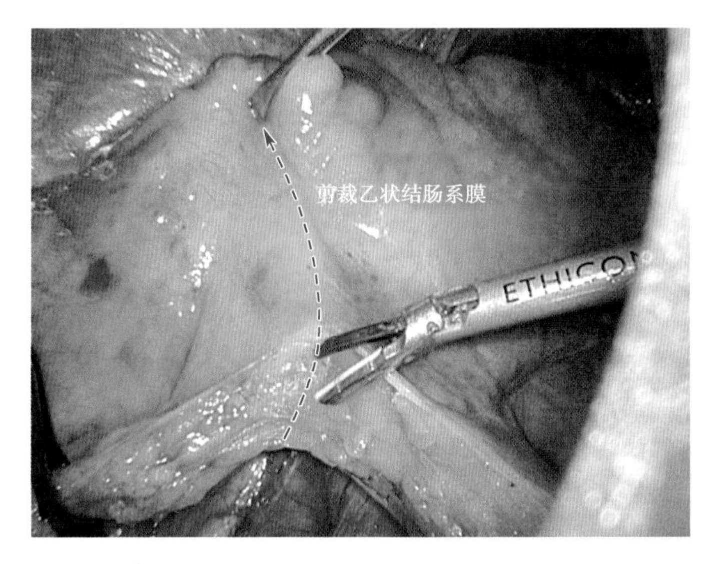


图 12-25 剪裁乙状结肠系膜

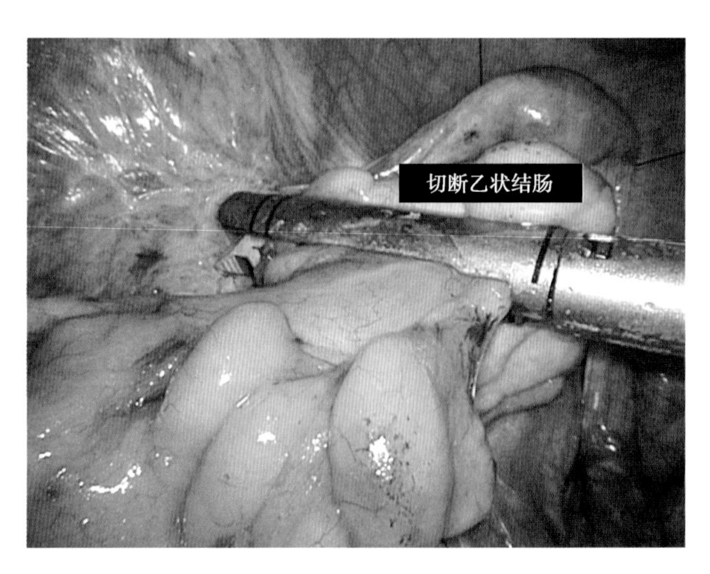


图 12-26 线性切割闭合器切断乙状结肠

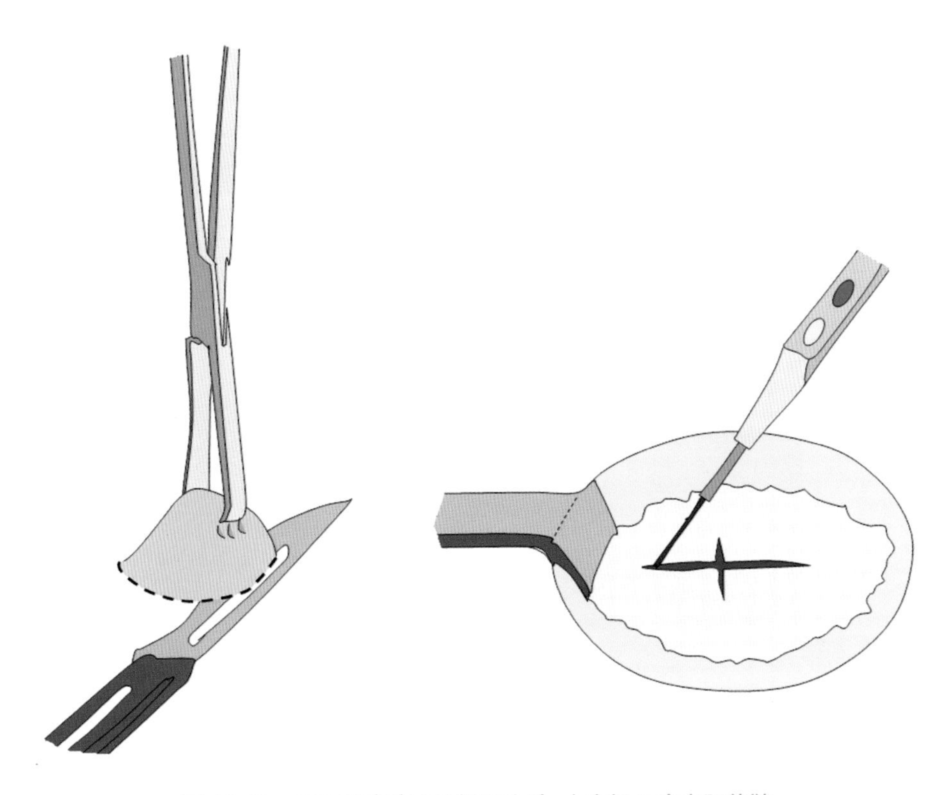

图 12-27　在左下腹造口处切开皮肤，十字切开腹直肌前鞘

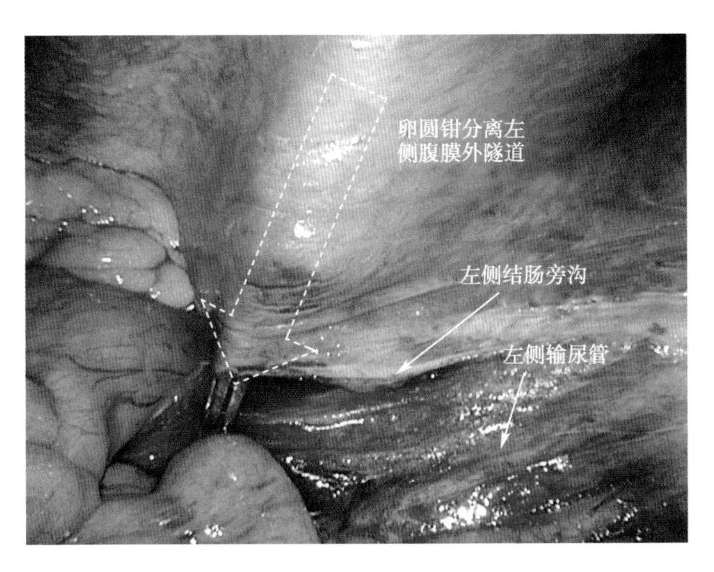


图 12-28　分离腹膜外隧道

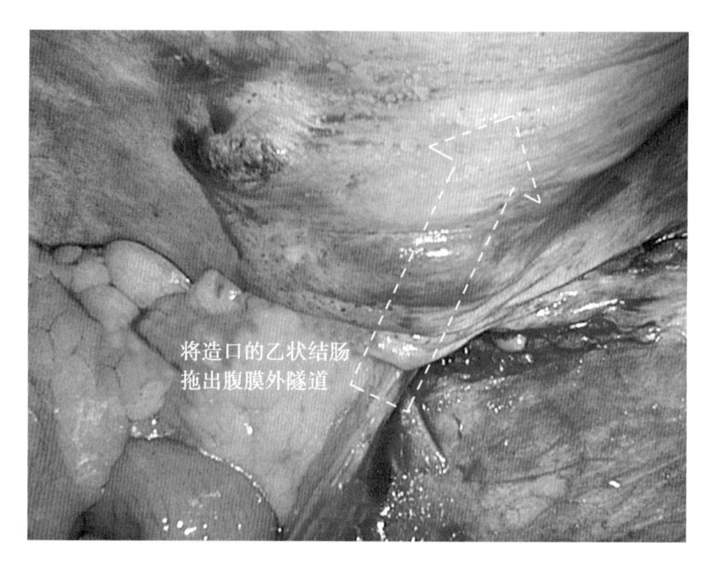


图 12-29 经腹膜外隧道行乙状结肠造口

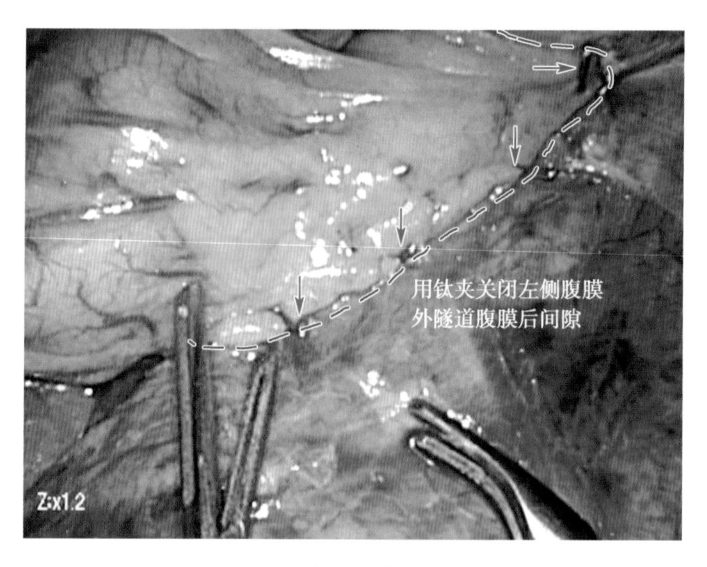


图 12-30 关闭腹膜外隧道腹膜
红色箭头所指示为钛夹

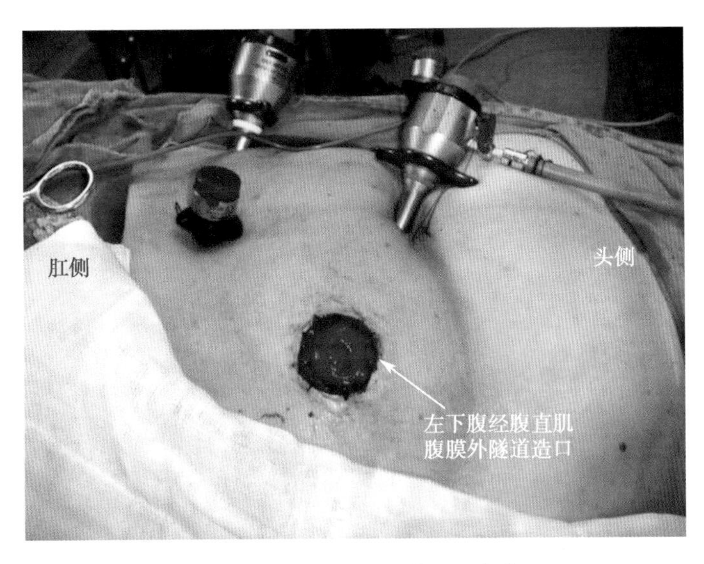


图 12-31　经腹直肌腹膜外隧道造口

2. 会阴部手术　患者仍处于截石位，双荷包缝闭肛门，按传统的 APR 手术切开会阴部两侧与后方皮肤及坐骨肛管脂肪组织。由于腹组已进行了肛提肌切除（无论何种方式），会阴部手术极容易与腹组盆底手术平面相通，仅剩前方少许组织未分离。

先从后方与腹组平面会师，然后向两侧方逐步分离切开坐骨肛管脂肪组织，在前方切开会阴浅横肌后缘，向上分离前列腺被膜的融合处和直肠尿道肌（如直肠前壁肿瘤累及前方的盆筋膜脏层和壁层，部分前列腺和阴道壁也可一并切除；如果直肠后壁肿瘤累及下位骶尾骨，也可一并切除）。切除的标本呈柱状，消除了传统 APR 手术的"外科腰"（图 12-32~图 12-34）。

创面彻底止血后，经耻骨上 trocar 用稀碘附、温水冲洗盆腔与腹腔创面，会阴部重新消毒、铺巾，留置骶前引流管和切口皮下负压引流球，运用减张针间断、全层缝合皮下组织、皮肤（图 12-35；资源 97，资源 98）。

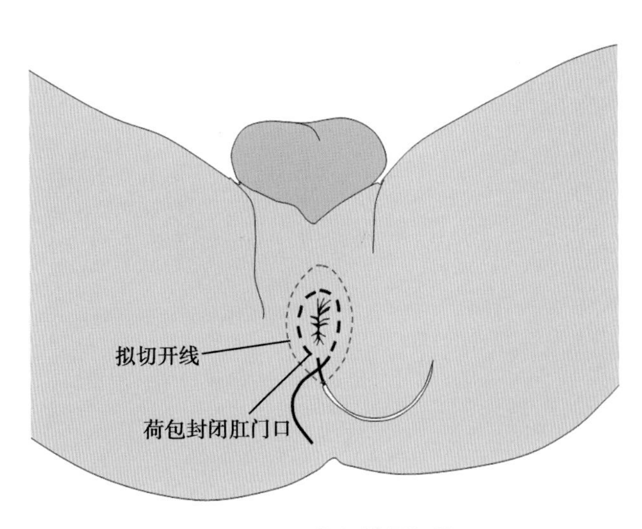


图 12-32　荷包封闭肛门

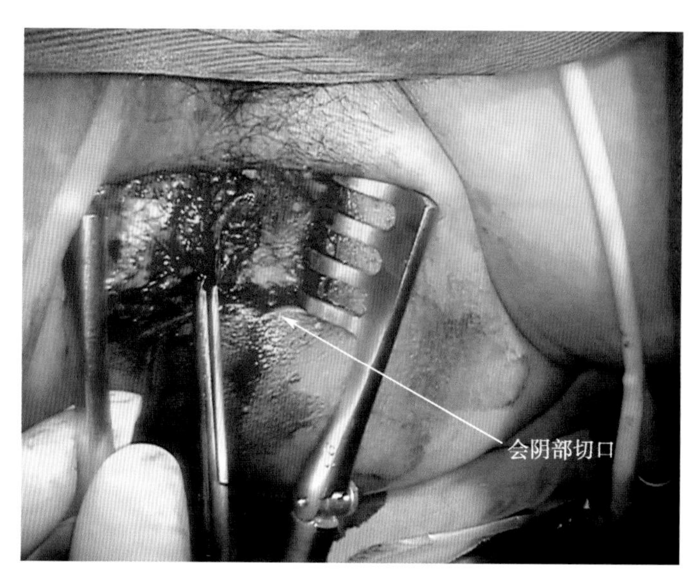


图 12-33　撑开器暴露会阴部切口

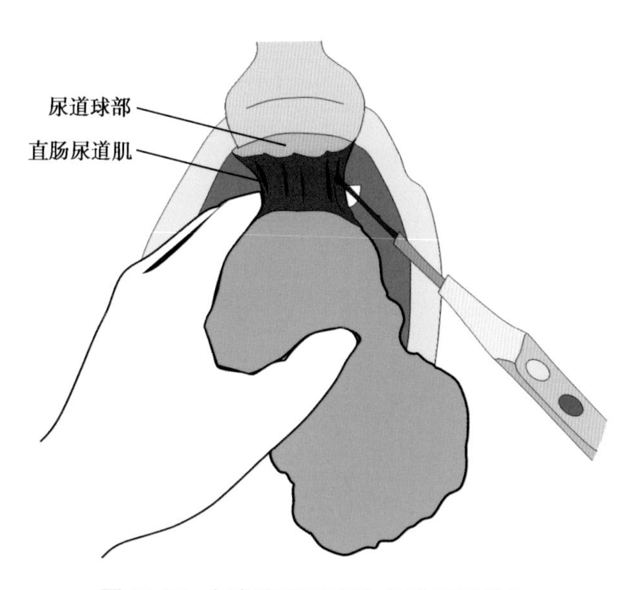


图 12-34　切断直肠尿道肌，移除直肠标本

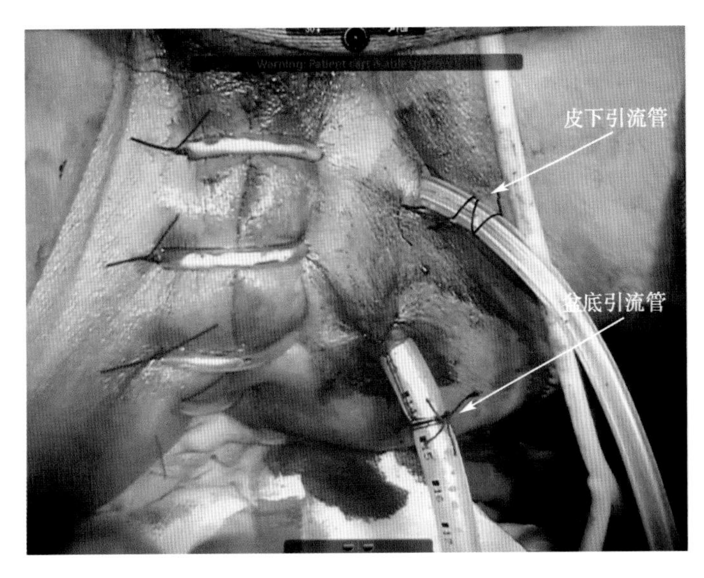


图 12-35　会阴切口缝合与引流

资源 97
腹腔镜经腹
ELAPE

资源 98
机器人经腹
ELAPE

## 九、难点与并发症防治

1. 行经腹腔镜或机器人切断侧方肛提肌、向直肠前方转角时，男性要避免损伤 NVB 与后尿道，女性要避免损伤阴道后壁与膀胱。

2. 经会阴分离直肠尿道肌时，男性要避免损伤尿道膜部。一旦损伤，立即请泌尿外科协助修复，术中在修复会阴软组织时，要避免于后尿道损伤处留下空隙，造成术后尿漏难以愈合。术后放置尿管 1~2 个月，拔管后立即经尿道造影，未愈合应重新置管。如无法耐受应改为膀胱造瘘。

3. 预防盆底腹膜疝或会阴疝　①女性患者可将子宫翻转填塞盆底，不关闭盆底腹膜。②男性患者术毕常规将末端小肠拖至盆底，如无法达到肛提肌水平者，特别是已行 CRT 者，可不必关闭盆底腹膜，但要将小肠顺势排列至近端空肠。③男性肥胖患者，末端回肠经术毕排列后估计将从会阴切口脱出者，关闭盆底腹膜，但要确实关闭好，尽可能用倒刺线关闭，以防术后盆底腹膜裂孔疝或会阴切口疝。

（池　畔）

## 参考文献

1. PORZIONATO A, MACCHI V, GARDI M, et al. Histotopographic study of the rectourethralis muscle [J]. Clinical Anatomy, 2010, 18(7): 510-517.
2. WEST NP, ANDERIN C, SMITH KJ, et al. Multicentre experience with extralevator abdominoperineal excision for low rectal cancer [J]. British Journal of Surgery, 2010, 97(4): 588-599.
3. 陈致奋，池畔，官国先，等．经盆腔途径肛提肌外腹会阴联合直肠切除术 36 例[J]．中华胃肠外科杂志，2014，17(1)：60-64.
4. CHI P, CHEN Z F, LIN H M, et al. Laparoscopic Extralevator Abdominoperineal Resection for Rectal Carcinoma with Transabdominal Levator Transection [J]. Annals of Surgical Oncology, 2012, 20(5): 1560-1566.

# 第十三章 腹腔镜结直肠癌根治术中、术后并发症防治策略

本章将该类手术的并发症按术中与术后并发症分别论述。文献中很少阐述术中并发症的防治,故作者重点结合个人经验加以总结,供同道们借鉴。以下并发症录像多为10年前搜集,当年腹腔镜清晰度差,超声刀为第一代,止血效果差,且处于探索阶段。

## 第一节 术中并发症

### 一、穿刺所致大血管损伤

1. 原因 文献统计资料显示,开放法与闭合法(Veress针)建立气腹相比较,前者更为安全;术者经验至关重要,主要是穿刺锥用力不当盲穿所致损伤。文献报道每1 000次穿刺,危险例次为0.8,第一穿刺占血管损伤的75%;梭形穿刺锥比圆形穿刺锥更多见。

2. 临床表现 气腹难以建立,突发不明原因低血压,镜下见迅速增大腹膜后血肿。

3. 预防 ①应用Veress针穿刺时,采用滴水试验证实气腹针是否在腹腔内;②经验不足、无把握时,采用开放法建立气腹;③应用一次性钝头穿刺锥,穿刺时两侧巾钳要提紧,使腹壁尽量抬高远离其下大血管。

4. 治疗 ①一旦怀疑腹膜后大血管损伤,要立即中转开腹,压住血肿出血点。由于血肿巨大,要迅速找到出血点往往有难度。②迅速准备血管外科缝合器械,同时请血管外科医生协助处理。

### 二、高碳酸血症

1. 原因 ①严重而广泛的皮下气肿;因穿刺针误入腹膜外,trocar反复脱出致皮下间隙增大,特别是老年患者;②肌松效果不佳,腹压过高 >16mmHg;③手术时间长,腹膜吸收 $CO_2$

量多；④术前心肺功能差。

2. 临床表现　心肺功能异常。

3. 预防　①术中严密监测 $PETCO_2$、血压、血氧饱和度、肺通气量、呼吸道压力、血气与心功能；②术中保持良好肌松，尽量缩短手术时间；③术中常规用缝线将 trocar 固定于腹壁；④术后常规查血生化，及时发现。

4. 治疗　术中一旦发现高碳酸血症，应尽快结束手术，排除腹腔内 $CO_2$，特别是皮下、纵隔广泛气肿的老年患者或术前心肺功能不佳者。

## 三、肠管损伤

1. 原因　大宗病例报告显示，腹腔镜手术肠管损伤的发生率为 0.08%~2%，如术中未被发现，术后易延误诊治，酿成严重后果。多发于：①既往有腹部手术史，原切口经脐部者；②胃肠严重胀气者；③穿刺误伤；④电凝钩热损伤。

2. 临床表现　肠管热损伤后，肠壁多呈灰白色；术后近期出现不明原因腹膜炎。

3. 预防

1）在脐周使用巾钳抓提腹壁以增加腹膜壁层与脏器之间的距离，能够有效预防 trocar 腹腔脏器损伤。

2）对近脐部既往有手术史患者，最佳方式是开放式置入第一个穿刺锥，且通过第二穿刺锥在腹腔镜下检查粘连于第一穿刺锥附近小肠是否受损。

3）直肠癌根治术，行高位肠系膜下动脉分离结扎时，要注意十二指肠空肠曲下缘与肠系膜下 A 根部靠得很近，易损伤十二指肠空肠曲，故当沿小肠系膜根分离时，要注意显露隐藏在粘连带下的空肠曲。因此，在行 253 组淋巴结清扫时，应常规先将十二指肠空肠曲显露，以免分离时损伤。如损伤空肠曲，应及时发现并加以修补。如未发现，术后发生空肠漏，常常是致命的（资源 99）。

4）行脾曲分离时，若在头高脚低右倾体位下操作，进出右下腹操作孔器械应紧贴前腹壁以免误伤小肠。大网膜分离时应距结肠 0.5cm 处做切割分离，以免损伤脾曲。万一损伤，应及时修补（资源 100）。

5）行根治性右半结肠切除术时，在清扫肠系膜上静脉右侧淋巴脂肪组织时，应先将其下方横行的十二指肠水平部游离。

6）有作者深入分析了电损伤的众多因素后发现，大部分损伤由单极电刀造成，因此建议在解剖结构复杂的区域时，使用双极电刀更为安全。

7）超声刀的一大特色是多功能性，不仅能用刀头切割、分离组织，同时还能对直径 5mm 以内的血管进行止血。

资源 99
空肠曲损伤
（D4 手术）

资源 100
脾曲损伤

4. 治疗　①术中一旦发现肠管损伤，应及时缝合修补。②术后一旦出现不明原因腹膜炎，应及时开腹探查。当发现系粘连于既往手术切口下的肠管损伤，不要满足于所发现小肠损伤破口，应全面探查，以防可能存在 trocar 贯穿所致的肠管多处损伤。我院外科曾遇一例既往有腹部手术史行 LC 患者，因术后发生腹膜炎，两次剖腹探查才证实为第一穿刺锥造成小肠两处损伤所致，实际两处损伤距离很近，应以为戒，予仔细探查。

## 四、术中肠系膜血管损伤并大出血

1. 概述　文献中极少有关结直肠手术肠系膜血管损伤并大出血发生率的报告，实际上腹腔镜下所见的大出血量仅相当于开腹下的中小出血量，大出血在膜解剖时代已极少遇到。

(1) 原因：①血管解剖变异；②术者经验不足对血管解剖不熟悉；③技术操作失误。

(2) 分类：分两类，即肠系膜上血管损伤出血及肠系膜下血管损伤出血。

(3) 预防：①熟悉正常解剖与变异；②正确显露手术平面与裸化；③熟练使用超声刀。

(4) 处理原则：①术中镇静；②团队密切配合；③正确使用止血工具。

2. 肠系膜上血管损伤出血

(1) 解剖：在行腹腔镜下行根治性右半结肠切除时，由于肠系膜上静脉与动脉分支变异多，稍不注意极可能损伤其分支造成大出血，重者损伤肠系膜上静脉造成严重后果，因此要认真学习与总结肠系膜上血管变异特点(详见第五章)。

肠系膜上静脉(SMV)外科干是指回结肠静脉汇入点到胃结肠静脉干之间的肠系膜上静脉，其长度为 1.4~8.5cm，平均为 3.8cm，其右侧有回结肠静脉、右结肠静脉、胃结肠静脉干等汇入；胃结肠静脉由 Gillot 于 1964 年提出，由胃网膜右静脉、胰十二指肠上静脉、右结肠静脉、结肠中静脉等合流合成，变异较多。

(2) 常见损伤血管

1) 回结肠动脉与右结肠动脉：25% 回结肠动脉与 16% 右结肠动脉是从左至右横跨 SMV 表面，故在分离 SMV 表面时，首先应检查其表是否有搏动性血管横跨，特别是对于肥胖患者难以判断时，要逐层切开避免损伤，目前以 SMA 为中心自下而上分离，则不易损伤横跨在 SMV 表面的 SMA 分支(资源 101)。

2) 胃结肠静脉干：由于分支多，即使将分支血管破口两端上钛夹夹住，血仍不止，表明破口在两个分支之间，此时可直接在破口处上钛夹，即可止血(资源 102)。

资源 101
回结肠动脉
出血

资源 102
胃结肠静脉
干出血

3) 胰十二指肠上前动脉：在行扩大根治性右半结肠切除术时，因需清扫幽门下第六组淋巴结，故需在胃十二指肠动脉发出胰十二指肠上前动脉远端切断胃网膜右动脉，此时如对解剖不熟悉极易损伤，造成难以控制大出血。此时可在上腹正中拟行标本取出处切开 8cm 切口,直视下电凝止血,再夹闭切口,完成手术(图 13-1)。

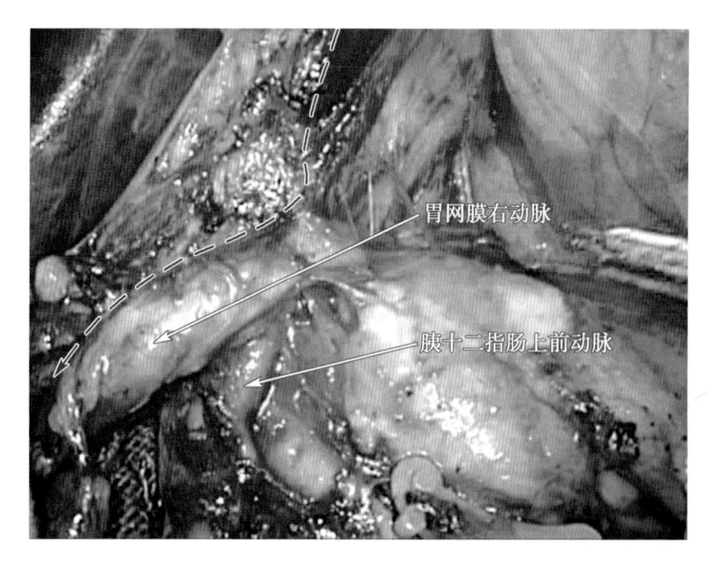


图 13-1　胰十二指肠上前动脉

4)胰十二指肠下前动脉:由于该血管常隐蔽于胃结肠静脉分支下方,故常在分离胃结肠静脉干时出血,此时应先将其表胃结肠静脉分支结扎切断,显露出其下喷射性出血动脉,此时使用电凝止血最有效、快捷(资源 103,资源 104)。

资源 103
胰十二指肠上
前动脉出血

资源 104
胰十二指肠下
前动脉出血

5)幽门下血管静脉丛:在行扩大根治性右半结肠切除的幽门下第六组淋巴清扫时,其难度远大于胃癌根治术,应将每支血管分离清楚后用超声刀慢挡切割,特别是每次分离应清楚看见超声刀头下叶穿出再激发,遇出血不要慌,边用小纱布压迫,边止血(资源 105,资源 106)。

资源 105
幽门下静脉丛
出血

资源 106
幽门下静脉丛
正确分离

(3)肠系膜上静脉损伤:解剖的变异或术中暴露原因,可能将肠系膜上静脉误认为胃结肠静脉干加以切断或误伤。另外我们曾遇到一例患者行根治性右半结肠切除术时，当分离 SMV 近胰颈部时，损伤一无名小静脉，致难以控制大出血，即用小纱布团压住，立即中转开腹，直视下缝合修补 2 针止血。此时，如在腔镜下盲目钳夹，可能造成 SMV 严重损伤（资源 107）。

资源 107
SMV 破裂大出血

(4)肠系膜上血管损伤防治技巧

1)在分离肠系膜血管时，常规性在其旁置一小纱布，一旦出血先以其压住出血点；

2)应避免腹腔镜头太靠近喷射性出血点，以防沾染；

3)应使用双侧各有一排侧孔（4 孔）的吸引器，压住小纱布可迅速吸尽积血；

4)应使用高流量气腹机（40L/min），可及时补气避免腹壁塌陷、视野不清；

5)在充分显露出血点后，再准确夹住出血点上钛夹，胰腺表面出血多电凝效果好；

6)若出血量大、术野不清、经验不足，应及时中转开腹。

3. 肠系膜下血管损伤出血

(1)解剖：肠系膜下血管变异较肠系膜上血管少，相对简单，肠系膜下动脉根部与肠系膜下静脉根部不在同一平面。行低位直肠癌根治术中，为保护近端降结肠能无张力地拖至盆底行超低位结肛吻合，故需在肠系膜下动脉发出左结肠动脉的近端切断，因此要熟悉左结肠动脉发出点解剖标志。作者通过多年的活体解剖发现，行肠系膜下神经丛（IMP）水平以上 253 组淋巴结清扫时，左结肠动脉通常距 IMP 水平以上 1.5cm 处发出；如行 IMP 水平以下 253 组淋巴结清扫，左结肠动脉发出点距 IMA 根部约 4~5cm。

(2)常见血管损伤

1)肠系膜下动脉：多为行该血管根部鞘内分离时损伤或超声刀切割分离方向与动脉垂直所致。如仅为部分断裂，则迅速在其两侧夹闭，易处理。如为横断，加之残端短小回缩极难处理，此时良好的心理素质与团队密切配合是成功止血的关键（资源 108，资源 109）。

资源 108
肠系膜下动脉
根部出血 1

资源 109
肠系膜下动脉
根部出血 2

2)左结肠动脉：在经验不足时，分离肠系膜下动脉较易损伤左结肠动脉根部。一旦出血，由于远端回缩被肠系膜下动脉挡住，很难处理。作者的经验是助手利用吸引器压住远端出血点，先迅速夹闭切断肠系膜下动脉，这样可充分显露左结肠动脉远端出血点，以便钛夹止血（资源 110~ 资源 112）。

(3)止血技巧

1)对大血管横断出血，应双手持弯钳交替钳夹出血点，助手应间断吸血配合，以防持续吸血造成腹壁塌陷；

2)主刀夹住出血血管近心端后，应先钳夹处理远心端破裂血管，以便助手能腾一手协助处理近心端破裂口。

资源 110
左结肠动脉
解剖 1

资源 111
左结肠动脉
解剖 2

资源 112
左结肠动脉
出血

## 五、盆壁血管及骶前静脉丛损伤出血

在行低位直肠前切除术时，如沿着直肠后间隙与侧方的 Holy 间隙，通常极少遇见大出血，但对于肥胖、骨盆小显露不佳、肿瘤大且低位者，若术者经验不足，可能损伤盆壁血管及骶前静脉丛，造成大出血。

1. 解剖基础　盆侧方间隙的出血均来源于髂内血管分支，术中需分别仔细辨认。骶前静脉丛是指骶骨前两侧骨孔之间的一个狭长三角地带，包含骶前静脉丛和椎体静脉。该区域内的静脉血管丛实际上是整个椎静脉系统（VVS）最末端的部分。由于整个 VVS 不仅无功能性静脉膜瓣存在，而且与上下腔静脉特别是在横膈下与下腔静脉存在广泛的交通支。因此，骶前静脉的静水压甚至可达下腔静脉压力的 2~3 倍，即使在中心静脉压 CVP 为 0 的情况下，其压力也可达 8cm$H_2O$ 左右。

2. 预防　在正确的间隙内进行锐性分离是预防盆壁血管及骶前静脉丛损伤的根本。1982 年英国著名外科学家 Heald 提出应用全直肠系膜切除术（total mesorectal excision，TME）治疗中低位直肠癌理论。TME 术标准要求，游离直肠时应保证在直肠固有筋膜和骶前筋膜之间进行。在这二层筋膜之间存在一个相对疏松的间隙，称直肠后间隙；在骶前筋膜与骶骨之间，称为骶前间隙。对于早期和无骶前浸润粘连的病例，在此间隙很容易向下游离直肠至直肠骶骨筋膜。若偏离此间隙，过分地贴近骶骨将必然使骶前出血的机会大大增加。术前对直肠癌进行精确的分期，对于 T3N+ 的直肠癌患者，尤其 T4 的患者术前应该进行术前新辅助放化疗，新辅助放化疗后肿瘤体积缩小，可降低骶前大出血的风险。

3. 止血技巧（资源 113）

资源 113
盆壁出血

1）找准手术间隙的关键是保持良好手术平面张力，特别是在直肠侧方分离可用超声刀慢挡切割；

2）一旦出血，不要惊慌，因骨盆空间小，长时间快速吸血，可致直肠靠近盆壁挡住出血点，且易致腹壁塌陷而视野不清；

3）通过助手吸引器头压住出血点，间断吸血，以便快速准确夹住出血点；

4）大出血需用钛夹钳夹，小出血点用电凝效果好；

5）如遇骶前中小出血，大多通过开大电凝当量，可立即止血，切忌逐步增加当量，应一步到位；

6）遇骶前大出血无法控制时，切忌惊慌失措，盲目在血泊中钳夹止血。应先用纱布压迫出血点，迅速中转开腹，在积极输血、补液的同时进行止血处理。目前国内外有效且简便实用的方法是图钉钉入法或特制的不锈钢图钉。

## 六、输尿管损伤

输尿管损伤为腹腔镜结直肠手术的严重并发症，发生率约为 0.3%~0.7%。在笔者已行 7 000 余例的腹腔镜结直肠手术中，出现 2 例左输尿管入盆部损伤（资源 114）。

资源 114
左输尿管损伤

**笔者经验：**

1）在分离完成左 Toldt 间隙、准备转向左结肠旁沟分离时，先在左 Toldt 间隙近左结肠旁沟腹膜下垫一块小纱布，通常在分离左结肠旁沟时不致损伤；

2）若术前检查怀疑肿瘤侵犯输尿管，应行静脉肾盂造影明确侵犯部位和范围，术前置入导光的输尿管导管作为术中指引可有效预防损伤；

3）当术中发现肿瘤侵犯一侧直肠旁沟时，应先游离出输尿管，并从健侧直肠后方向患侧分离；

4）一旦损伤，如不是很严重，先分离损伤上下端的输尿管。避让输尿管后先完成腹腔镜下直肠癌的剩余手术，将标本取出后，利用小切口下完成输尿管吻合与直肠癌根治术。如有必要术中请泌尿科医师会诊共同完成输尿管支架及缝合术。

## 七、直肠吻合系列并发症

1. 直肠裸化损伤并直肠破裂

（1）裸化技巧：按直肠吻合口高、中与低位吻合，先确定肿瘤下缘（通过硬式管状镜或钳夹），测定切除的远切缘，再行裸化。①高位裸化见资源 115；②中位裸化见资源 116；③低位裸化见资源 117。行中高位裸化时，因分离切割组织量大，笔者的经验是先近肠壁分离，找到肠壁与组织间隙，通过助手吸引器沿肠壁上下滑动钝性分离，主刀采用超声刀与其巧妙配合，先将近肠壁小血管切断，以免出血影响视野而损伤肠壁，然后用超声刀慢挡切割直肠上动脉分支与软组织；这种由内向外分离的方法，较传统手术由外向内分离不易损伤肠壁，且效率高，肠壁脂肪组织残留少；低位裸化与中高位裸化的不同之处在于末端直肠周围系膜内组织少，稍不小心易损伤肠壁，故原则上也是先找到肠壁与组织之间间隙，由上向下逐步分离。

资源 115
高位裸化

资源 116
中位裸化

资源 117
低位裸化

（2）直肠壁损伤的处理（资源 118）：

1）若直肠壁裂口小，无全层裂开，可先在腹腔镜下缝合修补，后在修补下方横断直肠；

2）若裂口较大或全层裂开且位置较高时，先行修补，再向直肠远端继续分离，重新裸化，在其远端横断；

3）在直肠裸化时，如无法判定直肠壁结构，可让助手将示指插入肛门引导。

资源 118
直肠裸化损伤

2. 直肠残端闭合不全或破裂

（1）直肠切割闭合破裂（资源 119）

1）原因：切割闭合组织过厚。

2）处理：对于直肠壁厚，特别是行过新辅助放化疗有明显肠壁水肿者，应选用钉腿高的绿钉。当闭合直肠后，未闻及切割缝合器发出清脆响声者，说明夹闭的组织过厚，切不可击发，应松开释放部分肠壁，再次闭合，发出清脆响声时方击发切割；如第一把切割缝合器释放后发现肠壁裂开，可通过第二把切割缝合器尽可能将破口闭合。若横断直肠后发现有小破口，可通过会阴部直视下修补，或将吻合器中央穿刺锥对准小破口穿出，完成缝合。

资源 119
直肠切割闭合破裂

（2）直肠残端破裂或结合部破裂（资源 120，资源 121）

1）原因：直肠残端破裂，通常是吻合器口径太大，插入时用力不当所致，结合部破裂是第二把切割缝合器未从第一把切割缝合器切割闭合后形成的尖端闭合切割所致。

2）处理：尽可能使用 60mm 切割闭合器一次性横断直肠，如发现破口较小，可通过调整吻合器穿刺锥从破口穿出完成吻合，或通过会阴部修补后吻合。

资源 120
直肠残端破裂

资源 121
直肠残端结合部破裂

3. 结直肠吻合口漏气　高位与低位结直肠吻合口漏气（资源 122~ 资源 124）。

资源 122
高位吻合口漏气（乙状结肠切除术后）

资源 123
低位吻合口漏气

资源 124
低位吻合口漏气（修补后）

（1）原因：行直肠第二次或第三次切割闭合与前次切割闭合重叠过多，如吻合器吻合点再与切割闭合重叠点再次重叠，造成吻合钉多层叠加，吻合线间隙大而致漏气，术中未行充气试验发现漏气的话，术后必致吻合口漏。

（2）处理：尽可能使用 60mm 切割闭合器一次完成切割闭合；如两次闭合切割，应将其重叠点置于直肠残端中央，这样将吻合器穿刺锥从其结合部穿出，则可避免钉子重叠；对于高位吻合口漏气，可直接缝合修补 + 直肠内置管减压；对于低位吻合口漏气，可经肛缝合修补，如术前曾行新辅助放疗或有糖尿病病史，宜行预防性肠造口＋直肠内置管减压。

(3) 预防：除极低位吻合，均应在直肠癌术毕常规行充气试验，中高位吻合常规于术毕缝合消除两侧的“狗耳朵”（即吻合三角区）。低位吻合如不行肠造口，可经肛缝合腔内吻合三角区。

4. 结直肠吻合口出血　国外腹腔镜与开腹术后发生率分别为 3.0%~9.0% 与 2.0%~4.5%，$P>0.05$。我们的近期结果分别为 1.9%（15/801）与 2.8%（11/392），$P>0.05$。

(1) 原因：文献与我们的经验表明，结直肠吻合口出血主要发生在超低位直肠前切除术后，主要与直肠末端裸化不彻底，遗留较大肛管动脉分支未处理，尤其伴有Ⅲ、Ⅳ期痔患者，特别是吻合口近齿线者。

(2) 临床表现：多在术后 1~3 天，突排鲜红色、大量血便与血块。

(3) 预防

1) 我们的研究表明，低位或超低位直肠前切除术是吻合口出血的危险因素，预防性肠造口是保护因素；吻合口越低，术后出现吻合口出血可能性越大。

2) 我们的经验是吻合毕常规用管状直肠镜检查吻合口，我们以往研究发现术中出血率为 22.8%（13/57），予直视下缝扎止血后，术后再出血率为 5.3%（3/57），$P<0.05$。术中行吻合口缝扎止血 13 例，术后仅 1 例再出血，另 2 例为术中吻合口无出血者，表明术毕常规检查吻合口，及时止血，可显著降低术后吻合口的出血率，见资源 125。

资源 125
预防吻合口漏

(4) 治疗：术后一旦发生吻合口出血且量较大时，如吻合口位置高，可请内镜科医师会诊，行纤维结肠镜下电凝或钳夹止血。当吻合口位置低时可送手术室行肛门内探查，行直视下缝扎止血。既往作者先予气囊导尿管插入肛门充气至不能拔出，注入冰盐水 200ml+ 去甲肾上腺素 8mg+ 凝血酶 2 000U，保留 2~4 小时后开放；若仍排有鲜红色血便，再保留灌注 1~2 次，多数情况下能止血但不确切，经内镜下电凝止血或内镜下止血夹止血最为可靠。

## 第二节　术后并发症

近几年国外多项随机对照临床试验（RCT）比较腹腔镜与开腹手术治疗结直肠癌术后并发症发生率分别为 5.8%~37.8% 和 4.8%~45.3%（$P>0.05$）。我们近 10 年非随机对照研究的术后并发症分别为 19.5% 和 25.3%（$P<0.05$）（表 13-1）。

表 13-1　腹腔镜组与开腹组结直肠癌术后并发症发生率的比较

| 研究作者 | 发表年份 | 国家或地区 | 病灶 | 总例数 | 术后总的并发症发生率 | | $P$ 值 |
|---|---|---|---|---|---|---|---|
| | | | | | 腹腔镜组 | 开腹组 | |
| COST | 2004（RCT） | 北美 | 结肠 | 863 | 19% | 19% | 0.98 |
| COLOR | 2005（RCT） | 欧洲 | 结肠 | 1 076 | 21% | 20% | 0.88 |

续表

| 研究作者 | 发表年份 | 国家或地区 | 病灶 | 总例数 | 术后总的并发症发生率 | | P值 |
|---|---|---|---|---|---|---|---|
| | | | | | 腹腔镜组 | 开腹组 | |
| CLASICC | 2005（RCT） | 英国 | 结直肠 | 794 | 33% | 32% | 0.78 |
| Braga | 2007（RCT） | 意大利 | 直肠 | 168 | 24% | 34% | 0.18 |
| Hewett | 2008（RCT） | 澳大利亚 | 结肠 | 592 | 37.8% | 45.3% | 0.062 |
| Park | 2009（RCT） | 韩国 | 直肠 | 544 | 5.8% | 4.8% | 0.75 |
| Braga | 2010（RCT） | 意大利 | 结肠 | 268 | 16% | 27% | 0.094 |
| 池畔 | 2012（非随机） | 中国 | 结直肠 | 1 296 | 19.5% | 25.3% | ≪0.05 |

## 一、吻合口漏

按照2009年国际直肠癌研究小组（International Study Group of Rectal Cancer，ISREC）的定义，满足以下任何一项即可诊断为吻合口漏：①术后出现反复发热及腹痛或腹膜炎体征；②骶前引流管引流液突然增多，引流液混浊或有粪样物或脓液，切口溢出粪水；③术后经肛门造影或腹部CT检查，提示吻合口漏或盆腔脓肿形成，直肠指诊触及吻合口缺损，剖腹探查发现吻合口裂开。

根据ISREC，吻合口漏的临床严重程度可分3级：① A级：患者术后无特殊临床症状体征，仅可能在造口闭合前发现漏，可能导致造口闭合延迟，对术后恢复无影响；② B级：患者腹膜炎临床表现不典型或较局限，需抗感染及局部引流治疗；③ C级：患者有腹膜刺激征和其他腹腔感染的临床表现，严重者出现粪性腹膜炎，需急诊手术干预。迟发型吻合口漏的定义为手术30日后发现的直肠吻合口漏。

国外近几年报告结直肠癌行腹腔镜与开腹手术的吻合口漏发生率为3%~10.6%与2%~9.6%（$P>0.05$），我们的结果分别为3.0%（24/801）与1.3%（5/392），$P>0.05$。

1. 原因　多发生于行TME的低位及超低位直肠前切除术后，主要与吻合口位置（<5cm）、术前有新辅助放化疗史、糖尿病病史、吻合口张力高与血运不佳、切割缝合器和吻合器使用不当、吻合口出血等有关。

2. 临床表现及诊断　直肠癌术后吻合口漏的临床表现多种多样，据文献报道及我科临床病例总结，可根据其临床表现是否典型，将需要临床干预处理的吻合口漏分为两大类：

（1）典型表现：①发热是常见表现，可表现为术后3~5天体温退而复升或术后持续高热不退；②患者出现直肠刺激征及急性弥散性腹膜炎体征；③盆腔引流量及性状变化（量增加，呈混浊、脓性，引流出气体或粪渣样物质）；④行直肠指诊可触及吻合口破口；⑤重症患者可出现麻痹性肠梗阻、感染性休克等；⑥辅助检查：实验室检查可发现白细胞或中性粒细胞数增多，C-反应蛋白增加；CT、MRI、经肛门或经腹部引流管造影可发现漏口及吻合口周围积液；⑦直肠镜检查可发现吻合口漏口。上述表现可单独或序贯出现。

（2）非典型表现：不规则中低热、便频、里急后重，随后渐出现下腹局限性腹膜炎和（或）麻痹性肠梗阻，盆腔引流可能有絮状物，容易被仅仅诊断为腹腔感染，而未予以足够重视。

出现非典型表现的吻合口漏后，若未即时正确处理，则极易演变为典型临床表现。

3. 预防措施 预防直肠癌术后吻合口漏的措施主要为3点：完善的术前准备，合理的手术操作和充分的引流。

(1) 完善的术前准备：术前准备包括纠正营养不良、控制血糖及肠道准备。结肠手术前机械性肠道准备不会降低吻合口漏的发生率，而直肠癌术前的肠道准备是否有利于减少直肠癌术后吻合口漏的发生，目前尚有一定争议。目前在我们科室，术前机械性肠道准备仅适用于需要术中结肠镜检查定位癌灶，或拟行NOSES者，有严重便秘或伴不全性肠梗阻的患者，根据实际情况，行短期肠道准备（如术晨洗肠）。

(2) 合理的手术操作：

1) 保证吻合口良好血供：于根部结扎IMA时，在术中游离及剪裁左半结肠系膜时应注意保护结肠的边缘血管弓（尤其是左结肠动脉升降支分叉点），则不会影响下拉肠管的血运。此外，近端裸化肠管时，常规检查边缘弓血运，具体为切断拟吻合肠管近端边缘小动脉，如有鲜血喷出可证明血供良好，若血流溢出缓慢，呈暗黑色，为血运差，应沿肠旁血管逐步向上剪断，直至有鲜红血喷出为止。

2) 预防性肠造口：据《中国直肠癌手术吻合口漏诊断、预防及处理专家共识(2019版)》和我们的经验，对于以下这些患者应行预防性肠造口以提高手术的安全性：①吻合口距肛缘<5cm尤其是<3cm的患者，术后早期肛门功能较差，行近端转流手术方便术后早期的生活护理；②术前曾行盆腔放疗的患者；③合并有2型糖尿病的患者；④老年妇女（阴道上皮薄，易发生直肠阴道瘘），尤其行超低位直肠前切除术后者；⑤吻合不满意（充气试验显示有漏气）的患者；⑥拟行术后盆腔放疗的患者；⑦长期大量吸烟者。目前常用的转流性手术有回肠末端袢式造口及横结肠袢式造口。我们倾向于行回肠造口，原因是回肠造口手术较横结肠造口更为简单且闭合方便，且损伤血运的风险小。

3) 经肛门引流管转流减压：对于存在吻合口漏高危因素的患者，若拒绝行预防性肠造口，可经肛门放置肠腔内引流管过吻合口减压，以达到吻合口内外双向引流的目的（图13-2）。放过吻合口的肛管可持续减低肠腔内静息压力，使吻合口始终保持空虚状态，以利于吻合口的愈合。我科行肛管转流减压的指征：①吻合口距离肛缘5cm左右；②吻合时发现近端肠管残留大量粪便；③吻合不满意。

4) 合理的结直肠吻合：目前直肠癌手术应用多种吻合器，尤其是腹腔镜手术，应掌握各种吻合器的特性并根据吻合过程选择合适的器械。切割闭合直肠前应尽可能一次性切断。腹腔镜手术中闭合低位直肠时，常至少行两次切割闭合，用管形吻合器行结直肠吻合时，必须注意选择合理的穿刺点，吻合器的穿刺锥应从两次闭合重叠处穿出，如将其置于吻合器边缘，术后易致吻合口漏。吻合后常规检查切割圈是否完整，并进行充气试验以验证吻合口是否完整。

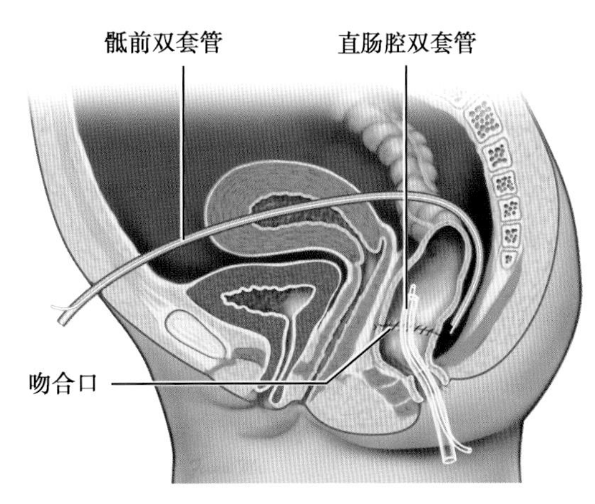

图13-2 骶前双套管和直肠腔双套管（肛管）示意图

5) 保持吻合口无张力：行肠管吻合前应

游离脾曲以保证吻合口无张力，吻合前的结肠应贴附于骶前，避免吻合口悬空于骶前，否则一旦发生吻合口漏，易形成难于引流、反复不愈的骶前慢性脓肿，即使行预防性肠造口，吻合口漏仍难以愈合。游离左半结肠后若能将近端肠管末端拉到耻骨联合下 2cm，即可使得吻合后吻合口无张力。

6）充分引流：近年来，随着快速康复外科理念的推广，腹部手术后是否放置引流管成为一个争议性问题。笔者科室的经验表明，无论吻合口高低，均应放置双套管于吻合口旁（同时应避免压迫吻合口）。如未行造口，术后拔除时机应把握好：应在术后 3~7 日排便后再观察 1 日，无发热、直肠指诊吻合口完整，方可拔除。

4. 治疗　吻合口漏的治疗目前尚无规范化治疗方法，我科对于直肠术后吻合口漏的治疗总结了一套经验，与 ISREC 小组的分级处理原则基本一致，一般根据临床表现是否典型分别加以处理。

(1) 吻合口漏为非典型临床表现时的处理：对于腹膜炎局限，引流通畅的患者可试行保守治疗，治疗内容包括：①给予肠外营养行营养支持，维持水电解质平衡，早期应禁食并应用生长抑素类似物抑制胃肠消化液分泌。若患者出现麻痹性肠梗阻，应给予胃肠减压，并根据具体情况尽早开始肠内营养支持治疗，可给予无渣饮食；②加强抗感染，抗菌谱应覆盖革兰氏阴性杆菌及革兰氏阳性球菌，特别应注意抗厌氧菌的治疗；③一旦怀疑吻合口漏，无论是否伴发局限性腹膜炎，都应给予经盆腔与肛管双向灌洗、负压吸引以保持吻合口漏周围无粪便聚集（若不放置肛管冲洗、吸引，将易致患者出现典型化表现），该方法无需麻醉即可在床边进行，但至关重要，特别是肛门引流管应在吻合口漏后 2 周造影无外漏方可拔除；④对于肠道刺激症状明显、腹泻次数多的患者，可口服洛哌丁胺止泻以减少消化液通过吻合口漏口。对于漏口较小的吻合口漏，多可经保守治疗治愈。我科 931 例直肠癌手术后吻合口漏的回顾性研究中，其中 50%（21/42）患者采用保守治疗后 10~25 天吻合口愈合；⑤对于吻合口漏较小的患者可试行肠道被膜支架封堵漏口（图 13-3）。

对于保守治疗无效多久后应行近端肠造口，目前尚无定论。我们的经验是若保守治疗 3 周以上无效，则应尽早行近端肠造口手术，原因是结直肠癌术后开始化疗的最佳时机为术后 4 周，若因保守治疗过久而错过该时机将影响预后。此外若患者有以下情况者也应及时行粪便转流手术：①直肠阴道瘘：一发现即应立即造口；②吻合口破裂超过 1cm 应立即造口；③合并 2 型糖尿病者；④保守治疗 3 周以上，经造影证实漏口较大者；⑤无法耐受肛门内置管引流者（里急后重、肛门疼痛明显者）。

(2) 出现急性弥散性腹膜炎典型表现时的处理：①在积极液体复苏、应用强效广谱抗菌药“重拳出击”的同时，应马上准备剖腹探查，术中行全腹灌洗，在双膈下与盆腔放置双套管 + 肛管。②若术中决定保留结直肠吻合口，应行回肠造口，术中经造口远端洗净结肠内粪便。必要时应行 Hartmann 术。③腹部切口减张缝合，加行切口引流。④术后经双膈下双套管与耻骨上双套管行全腹腔灌洗 12~24 小时，以减轻腹腔内感染与后续的肠粘连（图 13-4），方法：术后返病房即可开始，先夹闭盆腔引流管，然后经左右膈下双套管注入生理盐水 1 000~1 500ml 后，将该两管夹闭，开放盆腔双套管，负压吸引。每半小时至 1 小时循环 1 次，连续 12~24 小时，直至盆腔引流液澄清为止，改左右膈下与盆腔双套管分别灌洗与吸引。

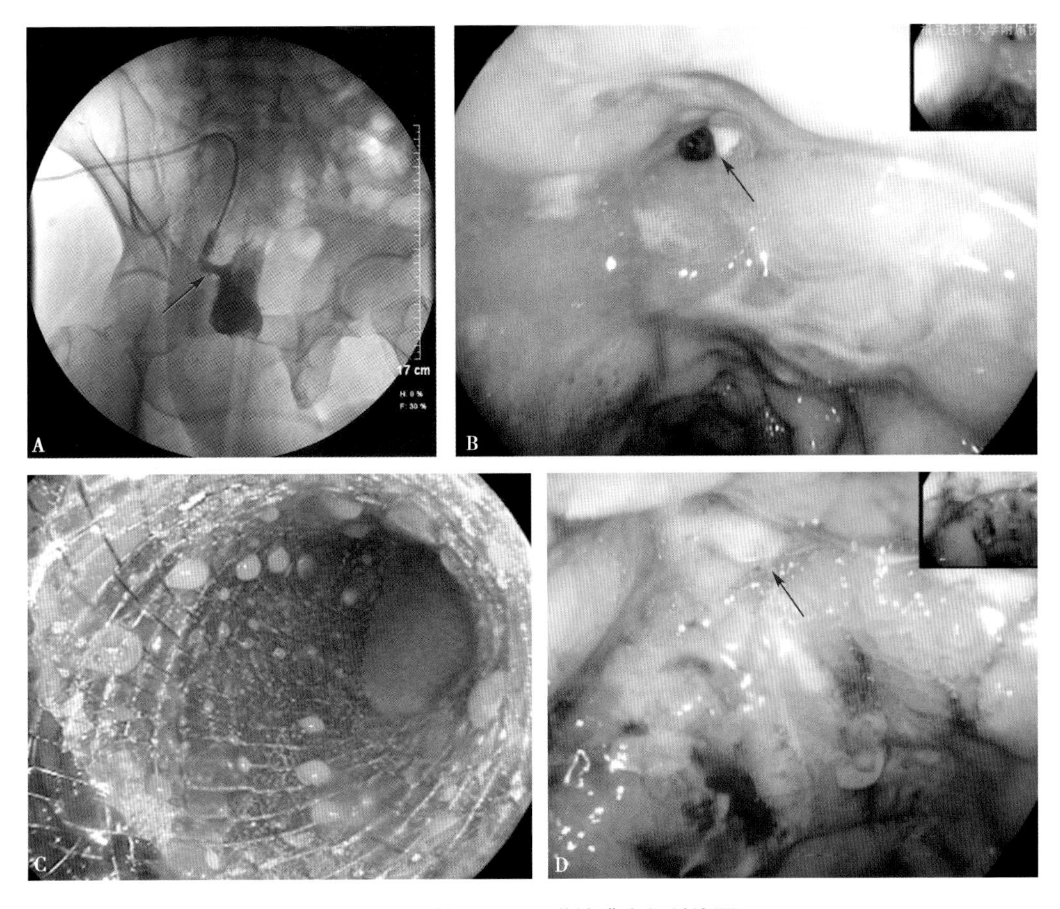


图 13-3　肠镜下运用肠道被膜支架封堵漏口

A、B. 造影与肠镜下证实漏口的位置；C. 放置带膜支架封堵后；D. 漏口愈合后（肠镜下）

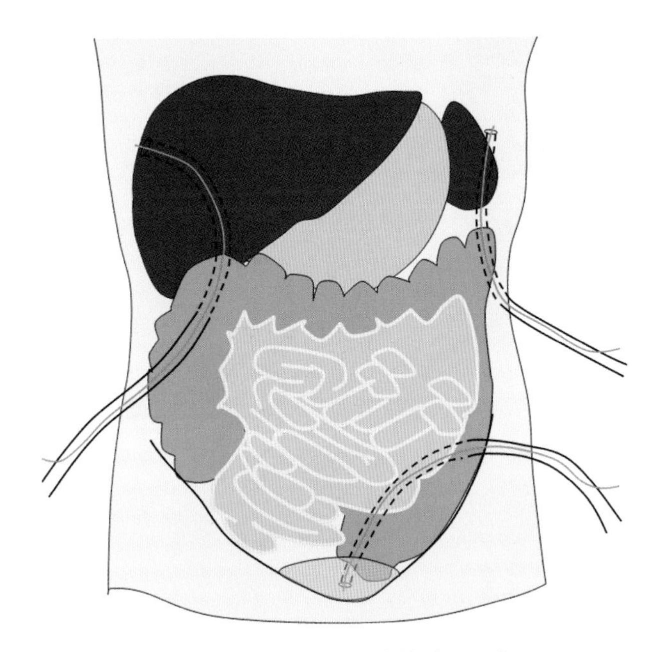

图 13-4　全腹腔灌洗双套管放置示意图

(3)直肠阴道瘘的治疗方法:直肠阴道瘘多见于放化疗后的老年女性,常为中低位的直肠阴道瘘,其治疗应注意:①修补时机:应先行肠造口 1~2 个月,待直肠阴道瘘口周围局部炎症消退后考虑手术修补;②首选在直肠与阴道之间置入移植物以阻隔两者的手术方法,如应用脱细胞异体真皮基质补片等,修补途径包括经直肠或经阴道两种,笔者经验,首选经阴道途径,因为视野好,难度低,成功率高(图 13-5,图 13-6)。

5. 吻合口漏治疗案例集锦

(1)患者腹腔镜(LP)直肠癌术后(吻合口距肛缘 5cm)第 2~3 天低热、下腹痛,盆腔引流液有絮状物(后培养出阴沟肠杆菌),高度怀疑吻合口漏(直肠指诊未触及吻合口漏口)。即行上述保守治疗,术后 6 天,高热达 38.7℃,下腹有局限性腹膜炎体征;经治疗第 18 天肛管造影无外漏,治愈。

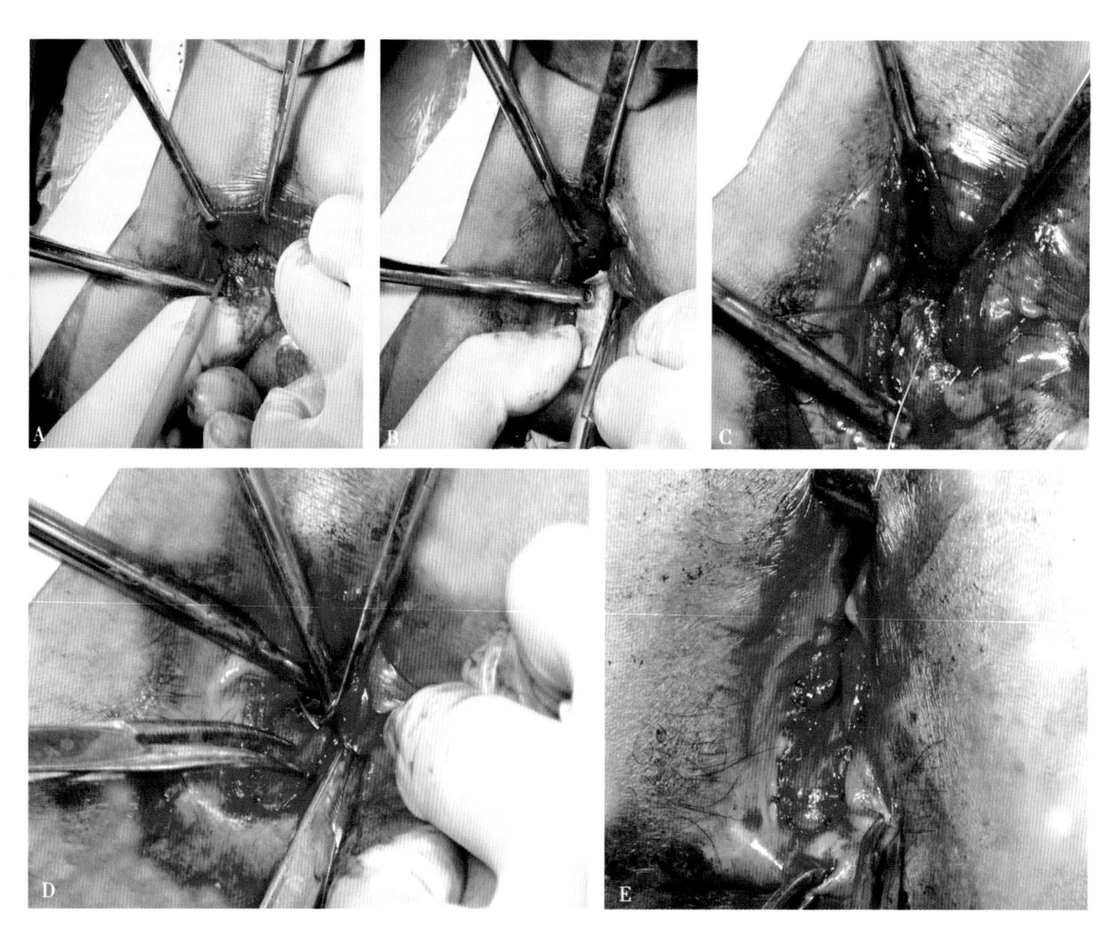


图 13-5 经直肠推进式黏膜瓣 + 生物补片修补术

A. “U”形分离直肠黏膜瓣;B. 生物补片缝补后;C、D. 黏膜瓣覆盖修补后;E. 术后观

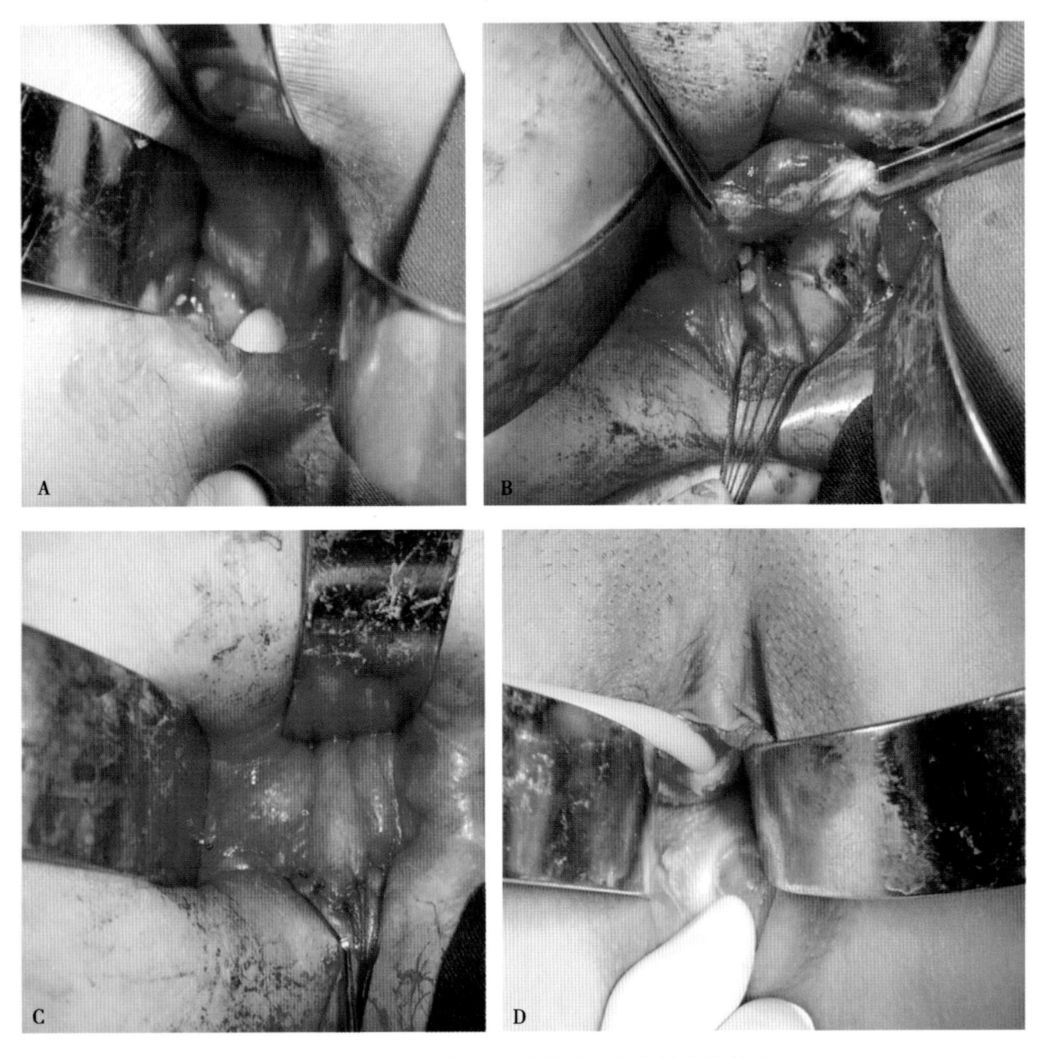


图 13-6 经阴道推进式黏膜瓣 + 生物补片修补术

A. 指诊判断漏口大小；B. 阴道“U”形黏膜瓣分离 + 生物补片修补后；
C. 阴道黏膜瓣覆盖修补后；D. 愈合后（术后 3 个月）

（2）患者 LP 直肠癌术后（吻合口距肛缘 5cm）第 2 天出现吻合口出血，予“冰盐水 200ml+ 去甲肾上腺素 8mg+ 凝血酶 2 000U”保留灌肠后，血止。术后第 5 天低热，下腹胀痛，连续排稀便 7 次，盆腔引流有絮状物（后培养示大肠埃希菌与铜绿假单胞菌），直肠指诊未触及吻合口漏口，即予保守治疗。术后第 8 天出现高热 39.1℃，下腹有局限性腹膜炎；术后第 10 天体温正常，第 15 天经肛管造影，无外漏，拔除引流管，治愈。

（3）患者 LP 直肠癌术后（吻合口距肛缘 5cm）第 3 天出现中度发热与下腹局限性腹膜炎，盆腔引流液呈淡红色（后培养出阴沟肠杆菌 + 屎肠球菌）。予保守治疗，术后第 4 天，拔除肛管（术中已放置）；第 6 天，体温正常，下腹腹膜炎体征消失；术后第 7 天晨，多次强烈排便后，突发急性弥散性腹膜炎，发现吻合口后壁有指尖大小漏口，予急诊手术，腹腔内有大量粪便，经手术后 1 周余治愈。

**该例教训：过早拔除肛管，通常需于吻合口漏后 2 周，经造影证实无外漏方可拔除。**

(4)患者 LP 直肠癌术后(吻合口距肛缘 5cm)第 2 天发热 38.5℃,无腹痛,吻合口光滑,怀疑吻合口小漏,加用肛管冲洗吸引;保守治疗 15 天后体温正常,但始终仍有腹胀,肠鸣音弱,考虑术后炎症性肠梗阻;第 16 天再次出现低热,行骶前双套管造影,见造影剂进入肠管(图 13-7)。经保守治疗,第 21 天体温再次正常,至第 28 天再次出现不规则低热,下腹胀痛,无反跳痛,直肠造影示:吻合口后壁见两个漏口,造影剂外泄,范围 7.8cm × 7.7cm,怀疑盆腔脓肿,CT 同时证实(图 13-8)。予剖腹探查,发现骶前一脓腔约 4cm × 5cm 大小,与漏口相通,行回肠造口,盆腔引流治愈。

**该例教训:吻合口漏治疗过程中反复出现不规则低热到中等度热,应及时行影像学检查,明确是否存在骶前脓肿,如有应及时手术治疗。**

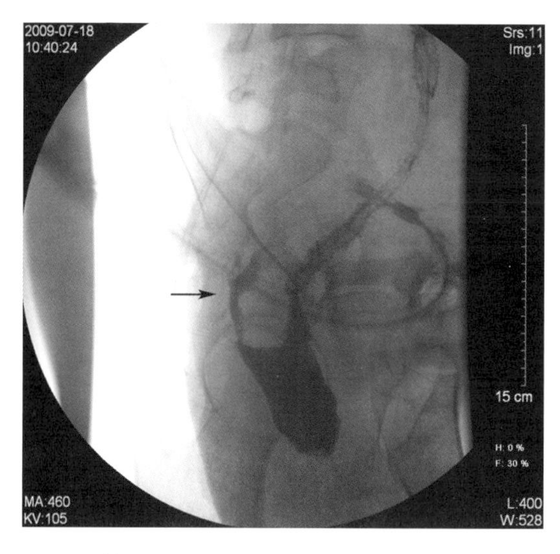


图 13-7 第 16 天行骶前双套管造影见造影剂进入肠管

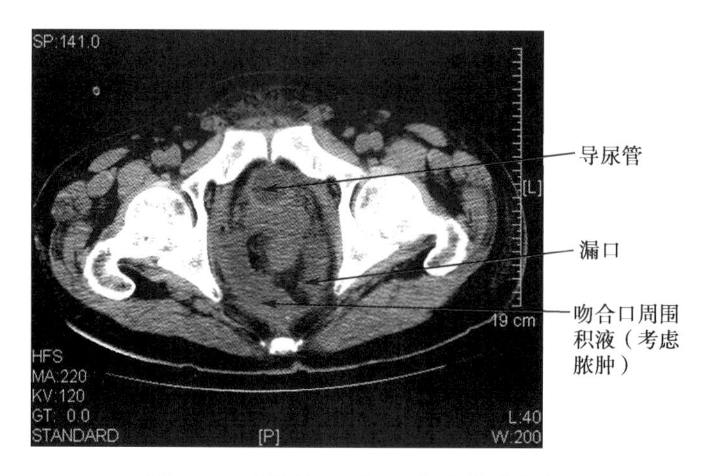


图 13-8 术后第 28 日 CT 证实盆腔脓肿

(5)患者外院行腹腔镜下直肠癌根治术(拉出式直肠切除 -Bacon 术),术后第 4 天出现直肠吻合口漏;保守治疗 12 天无效,行“剖腹探查 + 乙状结肠拉出吻合术”;术后 6 个月反复出现肛周原引流管处肿痛、溢脓。转诊本科行“横结肠袢式造口 + 术中清洁洗肠”,但术后肛瘘仍反复不愈,造口术后 4 个月于笔者单位行经肛门造影:直肠吻合口后壁距肛门口 8.5cm 处见造影剂漏出,漏口内径约 0.9cm;骶前间隙见范围约 1.4cm × 5.5cm 窦道(图 13-9)。此外,直肠指诊发现吻合口狭窄,难以通过一示指尖。遂行剖腹探查,术中发现直肠吻合口与肛周瘘管相通,吻合口后壁漏口通向骶前一大脓腔,约 6cm × 4cm,内有大量黏稠脓液、坏死组织,予扩创清除。考虑骶前脓肿范围大,周围有瘢痕与肉芽组织,若行肠吻合,术后再发吻合口漏可能性大,故行 Hartmann 术,游离大网膜充填骶前,盆底与肛周瘘管各置一引流。2 周后治愈出院。

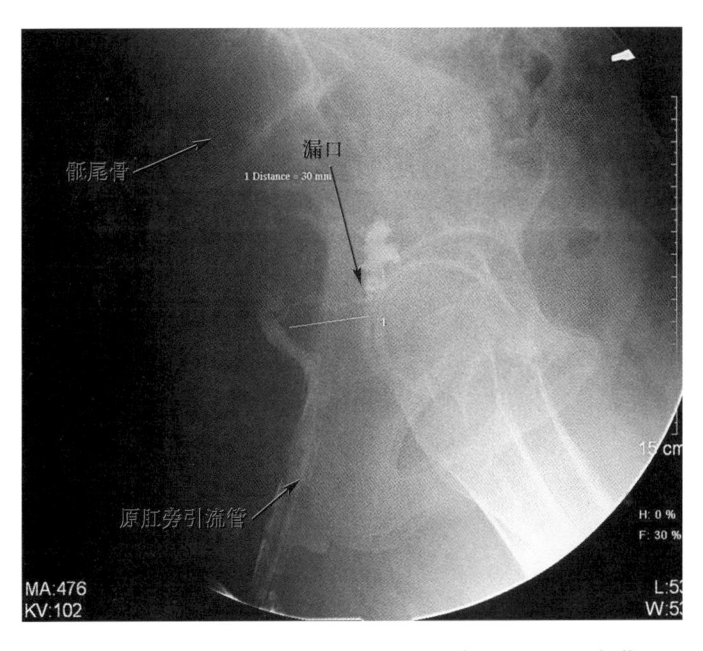


图 13-9　造口术后 4 个月复查经肛门造影见漏口和窦道

**该例教训:术中发现骶前一巨大脓腔,未见肠管贴附于骶前,推测吻合口近端肠管未充分游离,有张力,故易致术后吻合口漏,一旦漏又有一巨大死腔,易形成难于引流、反复不愈的慢性脓肿**(图 13-10)**;术中经肛旁引流,易形成难以愈合的高位肛瘘;肠造口后仍反复不愈者应考虑骶前慢性脓肿存在,应及时手术治疗。**

(6)患者 LP 乙状结肠癌术后不规则低热,腹胀,第 10 天排气,无明显腹痛,X 线示肠梗阻,考虑炎症性肠梗阻,予保守治疗。此后渐出现阵发性腹痛,腹胀,停止肛门排气与排便,X 线示口服造影剂停滞于升结肠,小肠广泛积气与积液,考虑粘连性完全性肠梗阻,保守治疗无效。术后第 59 天,行剖腹探查发现小肠广泛粘连于左侧腹,表面有大量片状脓苔,分离发现吻合口位于腹膜返折上 5cm,其近端降结肠至脾曲干性坏疽,其周与腹膜后有大量黑褐色坏死恶臭组织;在吻合口下 1cm 切断直肠,加行近端坏死肠管切除、横结肠造口、阑尾切除 + 小肠内排列术,术后 1 周出院。

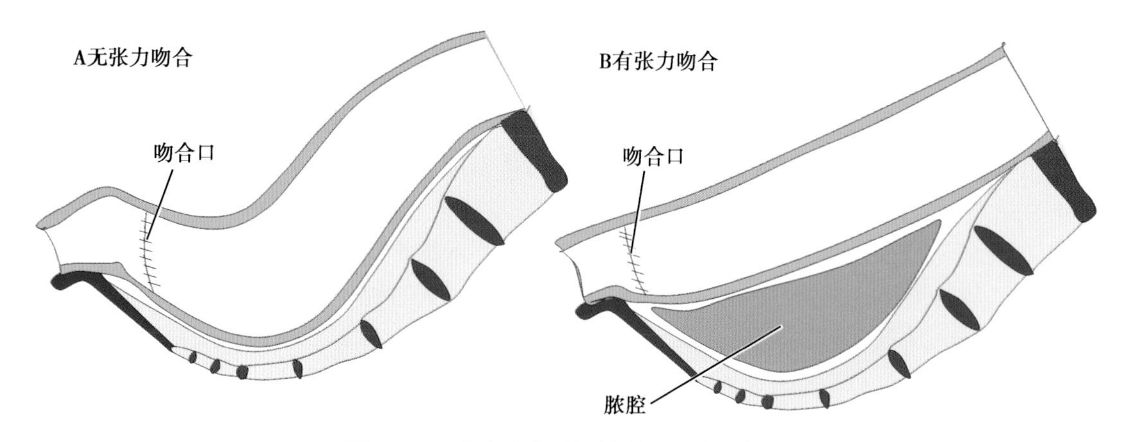


图 13-10 张力吻合后慢性脓腔形成示意图

**该例教训：乙状结肠系膜剪裁时损伤左结肠动脉分叉部，致远端肠管缺血，而行吻合口近端肠管裸化时又未发现，故裸化吻合口近端肠管时，一定要剪断边缘动脉，或肠壁上的脂肪垂，检查有无活动性出血，呈鲜红色，以便判断吻合口近端肠管的生机。术后不明原因机械性肠梗阻应及时手术探查。**

(7) 患者外院行 LP 低位直肠前切除术，吻合口距离肛缘约 5cm。术后第 3 天肛门排有少量暗红色血便，不规则低热，无明显腹痛，未特殊处理。术后第 4 天，肛门排较多暗红色血便，腹腔单腔引流管引流出暗红色液体约 1 000ml，急查 Hb 约 100g/L，患者出现吻合口漏及感染性休克表现，按感染性休克治疗，后患者出现肾衰、呼衰等多器官功能障碍综合征。术后第 5 天，转我院外科 ICU。请我科会诊，查体有急性弥散性腹膜炎体征，腹腔引流液呈暗红色、质地浑浊、有粪臭味，肛诊发现距离肛缘约 5cm 处吻合口后半圈破裂。会诊后拟行剖腹探查，期间患者出现心搏骤停，心肺复苏成功后送急诊手术。术中探查发现：腹腔内有大约 1 500ml 暗红色腥臭腹水，大网膜、小肠表面附着大量污秽脓苔。脾曲以下降结肠至直肠吻合口处结肠呈黑色、坏死。吻合口后半圈破裂，结直肠吻合口张力高（图 13-11，图 13-12）。术中切除坏死结肠，腹腔大量温盐水灌洗，近端横结肠行单腔造口。患者术后第 3 天死于多器官功能衰竭。

**该例教训：同上一例情况，术中注意辨认左结肠动脉分为升支与降支的分叉点，应予以保护；术后吻合口漏并感染性休克有强烈的手术探查指征。**

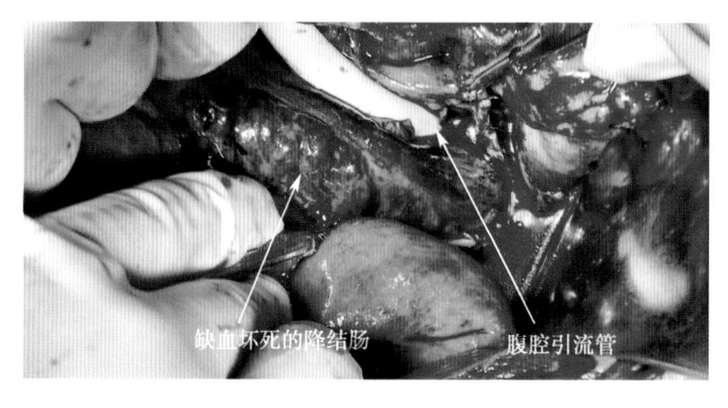


图 13-11 术中所见缺血坏死的降结肠

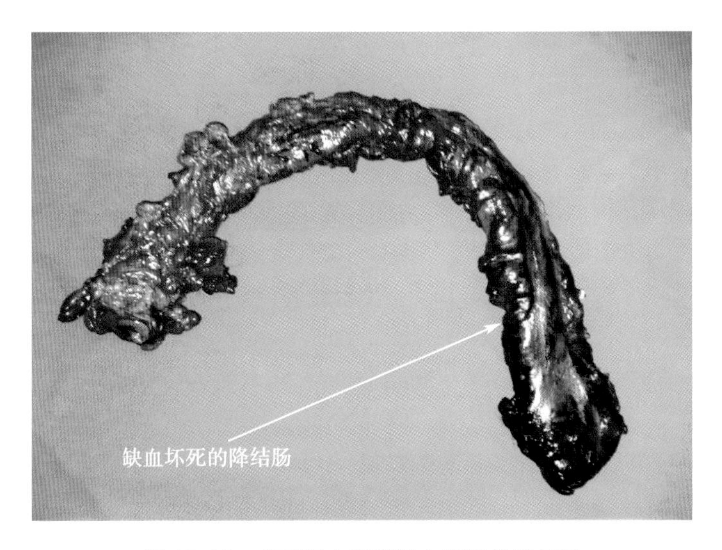


图 13-12　术后标本所见缺血坏死的降结肠

6. 小结

(1)吻合口漏的预防

1)充分游离脾曲,使再造的直肠贴附于骶前;

2)剪裁乙状结肠系膜,应避免损伤左结肠动脉分叉处,或保留左结肠动脉;

3)尽可能一次性横断闭合直肠;

4)距肛缘 5cm 内的吻合口,如未行肠造口,应常规放置肛管至术后 1 周,无吻合口漏迹象,拔除;

5)避免经肛旁放置盆腔引流管。

(2)吻合口漏的治疗

1)C 级漏者应急诊手术;

2)B 级漏者行肛管与盆腔双向灌洗引流,肛管应在吻合口漏治疗后 2 周造影复查,无外漏方可拔除;

3)吻合口漏行肠造口后仍反复不愈,应考虑骶前慢性脓肿的存在,影像学证实者,应及时手术治疗。

## 二、肠梗阻

国外大宗前瞻性 RCT 报道,腹腔镜与开腹结直肠癌根治术后肠梗阻发生率分别为 2.0%~5.1% 与 3.1%~6.7%,$P$>0.05。我们的结果腹腔镜与开腹手术发生率分别为 3.2%(28/862)与 5.8%(25/434),$P$<0.05。

1. 原因　腹腔镜手术后多表现为术后早期炎症性肠梗阻,我们曾遇 1 例根治性右半结肠切除术后系膜裂孔疝,1 例腹膜外隧道式造口发生腹膜内口嵌顿致肠梗阻。

2. 临床表现　腹腔镜手术后的炎症性肠梗阻,因切口小、术后腹胀与腹痛较轻,病程较开腹所致肠梗阻短。无 1 例再次手术,术后系膜内疝,表现为剧烈腹痛。

3. 预防

1)腹腔镜结肠手术后不必关闭系膜,关闭不全反致小肠疝入其内,我们这例即为教训,应于术后常规从上往下行小肠顺序排列至吻合口。

2）行 APR 手术后是否关闭盆底腹膜，应据实际情况而定：术毕将末端回肠拖至盆底，达不到肛提肌水平者，可行肠排列，不必关闭盆底（如预计术后加行盆腔放疗者，则必须关闭盆底）；女性可将子宫翻转至盆底，亦不必关闭盆底；如回肠末端拖下可超出肛提肌水平，应关闭盆底腹膜，以防术后会阴疝致肠梗阻；关闭盆底腹膜应不留缝隙（最好用倒刺线缝合），以防术后小肠疝入，致肠梗阻。

3）行腹膜外隧道式造口可预防造口旁疝，但腹腔内隧道内口不能关闭过紧，以免压迫肠管致肠梗阻。

4）行 LAR 吻合前，检查小肠是否从系膜根部疝入左结肠旁沟，有则需返纳。

4. 治疗 ①发生机械性肠梗阻应急诊手术；②如系腹膜外隧道式造口腹膜内口处嵌顿可在腹腔镜下松解（资源 126）；③如发生会阴疝，女性可将子宫与圆韧带用倒刺线连续缝合固定至骶前；男性可行局部补片修补。

资源 126
吻合口出血

## 三、trocar 疝

文献报道其发生率 <1%，多发生于 10mm 以上切口。

1. 原因 多发于脐部 >10mm 切口。①脐周存在先天性缺损，或因手术造成筋膜缺损；②术中过度延伸戳孔，伴糖尿病，切口感染；③术后腹肌松弛，致腹内容物嵌入戳孔。

2. 临床表现 因疝内容物不同有很大差异，发病可在术后数小时至几个月不等。

（1）无症状者：表现为戳孔周围皮下包块，其内多为突出大网膜。

（2）有症状型；多为不完全性肠梗阻（Ritcher 疝）和完全性肠梗阻。

我们的经验是术后出现不明原因机械性肠梗阻，要仔细检查腹壁戳孔，肥胖者常难以发现，因其多属 Ritcher 疝，应行全腹 CT，多可早期明确诊断，笔者曾见 1 例右下腹主操作孔（12mm）疝（图 13-13）。

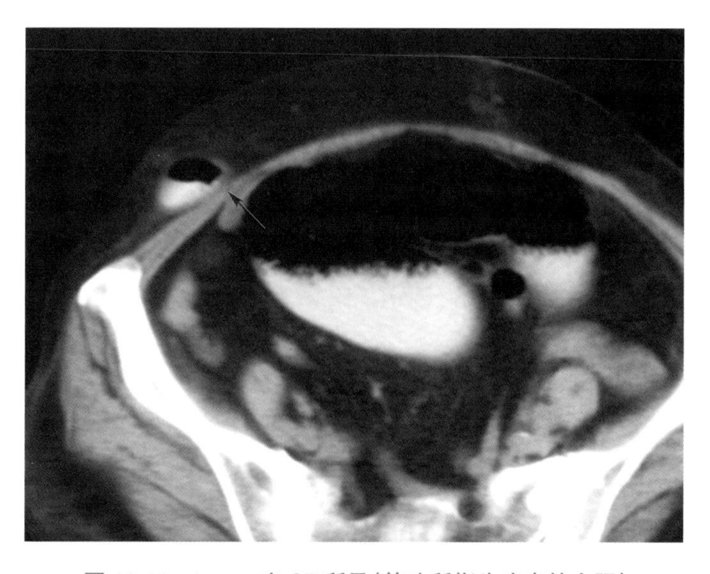

图 13-13 trocar 疝 CT 所见（箭头所指为疝出的小肠）

3. 预防　①拔除 trocar 前，应排空腹腔内气体，以避免创造一个真空致肠管嵌入戳孔内的机会；②拔除 trocar 后，应摆动腹壁，避免肠管或大网膜嵌入切口内；③应用小口径 trocar 所致腹壁缺损小，以减低其发生率；④用鱼钩针缝合各戳口筋膜。

4. 治疗　明确诊断者，可沿着戳孔扩大切口，行疝返纳，修补缺损（图 13-14，图 13-15）。

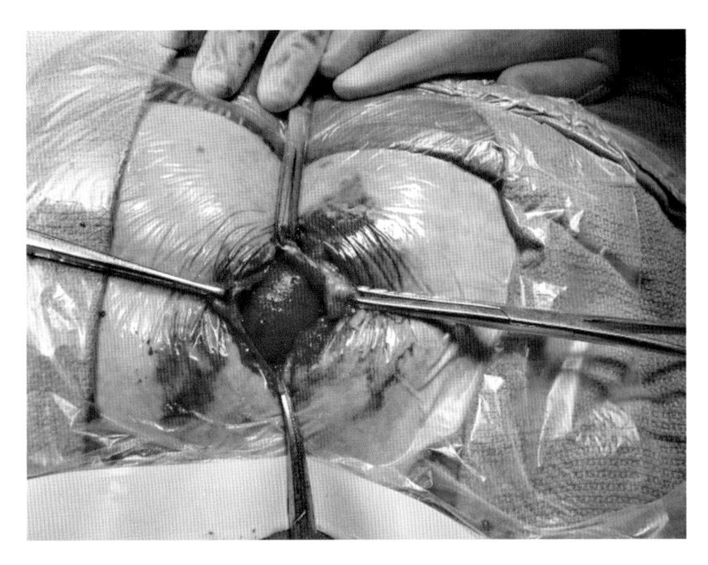

图 13-14　trocar 疝术中所见

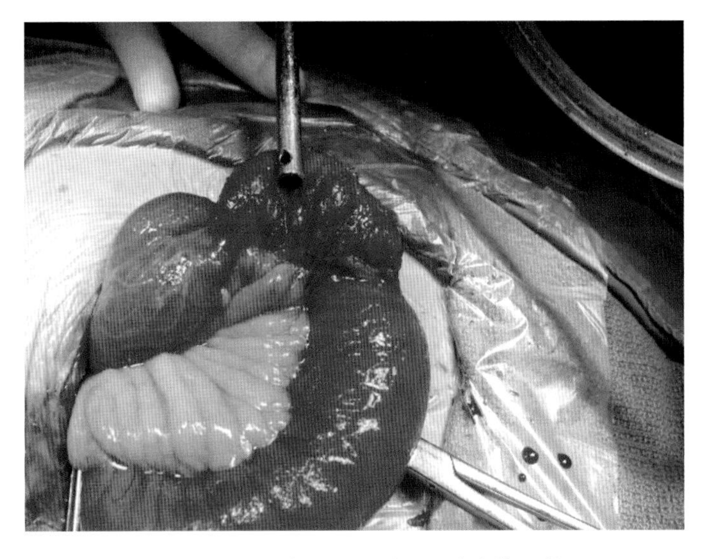

图 13-15　扩大 trocar 后可见疝出的肠段

## 四、排尿与性功能障碍

文献报道，在行 TME 前，排尿功能和性功能障碍发生率分别为 10%~30% 与 40%~60%；在行 TME 术中，保留盆神经（PANP）后排尿功能和性功能障碍发生率分别为 0~12% 与

10%~35%；最近一组有关直肠癌术后性功能综述表明，腹腔镜与开腹手术对性功能障碍影响一致。我院的一组研究（2008 年 6 月 ~2009 年 7 月）表明，两术式对性功能和排尿功能的影响一致（表 13-2）。

防止该并发症重在术中有意识显露与保护盆神经及其分支 NVB，见腹腔镜低位（超低位）直肠前切除术章节。

表 13-2 腹腔镜直肠前切除与开腹直肠前切除（OS 组）术后排尿与性功能障碍的对比

| 手术分组 | 排尿障碍 | 勃起障碍 | 射精障碍 |
|---|---|---|---|
| LS 组 | 5.7%（7/122） | 16.7%（8/48） | 20.8%（10/48） |
| OS 组 | 8.1%（6/74） | 20.7%（6/29） | 20.7%（6/29） |

注：LS 与 OS 组各种障碍发生率比较，$P$>0.05

## 五、乳糜漏

目前国内外无大宗结直肠癌术后乳糜漏发病率报告。我科总结 1 259 例结直肠癌术后乳糜漏发病率为 3.6%（46/1 259），腹腔镜与开腹手术分别为 4.1%、3.2%，两组差异无统计学意义。

1. 解剖

（1）肠干应用解剖：肠干多数位于降主动脉的左侧、肠系膜下静脉内侧、左肾动脉的上方和腹腔干的下方之间的区域内，以腹腔淋巴结、肠系膜上淋巴结的输出管为主构成；在行腹腔淋巴结、肠系膜根部和肠系膜上淋巴结清扫时，应注意结扎其远端（深部）的淋巴输出管。

（2）左、右腰干应用解剖：左腰干沿降主动脉外侧，伴左腰升静脉在腰动脉前面上行。右腰干沿下腔静脉右侧伴右腰升静脉上升。在 T12~L2 椎体节段行结扎腰动脉、分离输尿管、下腔静脉、腹主动脉瘤切除等腹膜后区的手术时，应防止伤及。

（3）乳糜池应用解剖：乳糜池（距腹腔干根部和肠系膜上动脉根部分别为 39mm 和 47mm）、胸导管起始端的位置均较深（位于椎体的右前方，均被膈的右脚所遮盖），一般不易显露。临床因在上腹部或腹膜后区手术后所并发的乳糜腹可能是在分离清除上述区域的淋巴结时，其淋巴结远侧端有较大的淋巴输出管未被结扎所致。

2. 原因 ①通常在肠系膜上、下血管区损伤左腰干、右腰干、肠干与乳糜池的概率较低，主要是损伤了其分支较粗的淋巴管；②手术部位：我们的资料表明，根治性右半结肠切除术的乳糜漏发病率（9.6%）显著高于根治性左半结肠切除术（2.6%）与直肠癌根治术（2.8%），这可能与肠系膜上静脉周围有较多淋巴管分布有关。

3. 临床表现 ①当患者开始进食后，腹腔引流液由少而突然增加，可以呈乳白色或清水样；②术后 1 个月持续腹胀，影像检查提示腹腔内大量积液；③术后第 1 天常规检查腹腔引流液甘油三酯，超标者可明确诊断。

4. 预防 ①在清扫肠系膜上血管周围软组织时，遇较大管道应用超声刀慢挡切割，术毕在裸化的肠系膜上静脉周围喷洒医用胶，快速将肠系膜覆盖其上；②行肠系膜下动脉根部清扫时，常规使用超声刀慢挡切割，其周围通常有较大淋巴管，一旦乳糜漏，即很严重，我科与国外均有 1 例，行手术治愈。

5. 治疗　①禁食、TPN、应用生长抑素、延迟拔除腹腔引流管，腹胀严重者可行胃肠减压。②应用生长抑素：0.6~1.2mg（24 小时微量泵匀速静脉注射），绝大多数患者保守治疗 5 日可治愈。

## 六、直肠癌新辅助放化疗后盆壁及肠管纤维化

直肠癌保肛术后发生吻合口狭窄是常见的术后并发症，其发生率可在 3% 到 30%。Fasth 等将 12mm 的乙状结肠镜无法通过吻合口定义为吻合口狭窄，但直肠癌新辅助放化疗后盆壁及肠管纤维化所致的重建直肠狭窄与上述的吻合口狭窄不同，其狭窄部位不位于吻合口，而是在吻合口上方的近段肠段，同时合并盆底肌肉纤维化压迫重建直肠。笔者研究了 481 例新辅助放化疗后的局部晚期直肠癌行保肛手术后无吻合口漏、局部复发及小肠梗阻的病例，发现其发生率为 2.91%（14/481）。

1. 机制及原因　放疗后纤维化的具体机制仍不清楚，比较公认的致纤维化的途径主要包括经典的 TGF-$\beta_1$-Smad 信号途径以及其他非 Smad 途径。在放射治疗过程中放射线会对肿瘤周围健康组织造成不同程度的损伤，靶器官及周围软组织纤维化是放射治疗常见的慢性并发症之一，凡接受过放疗的患者几乎均出现不同程度、不同部位和器官的纤维化病变，皮肤弹性消失与皮肤挛缩、坚硬，肌肉组织顺应性差、关节活动能力下降等。

2. 临床表现　①于造口闭合术后出现不同程度腹胀、腹痛等肠梗阻症状。②查体有肠鸣音活跃、气过水音等体征。直肠指诊可发现直肠吻合口通畅无狭窄，但吻合口上方的近段肠腔有长段狭窄、管壁僵硬，仅容一示指尖通过甚至指尖难以通过。③行经肛门造影检查可发现肠管狭窄段在吻合口上方，多呈线状狭窄；对梗阻患者经肛门行造影，可见直肠吻合口近端肠腔狭窄（图 13-16）。MR 图像上可显示吻合口上方狭窄肠管呈闸门样改变（图 13-17），以及肛提肌、闭孔内肌等盆壁肌肉增厚、盆壁组织呈纤维化条索状改变（图 13-18）。

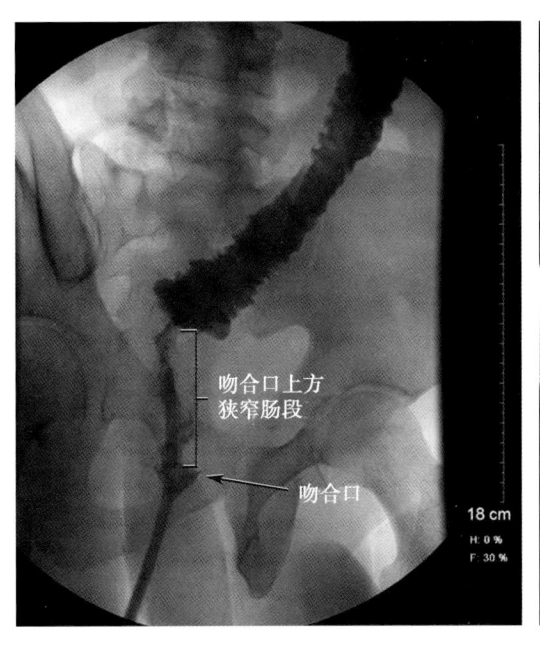


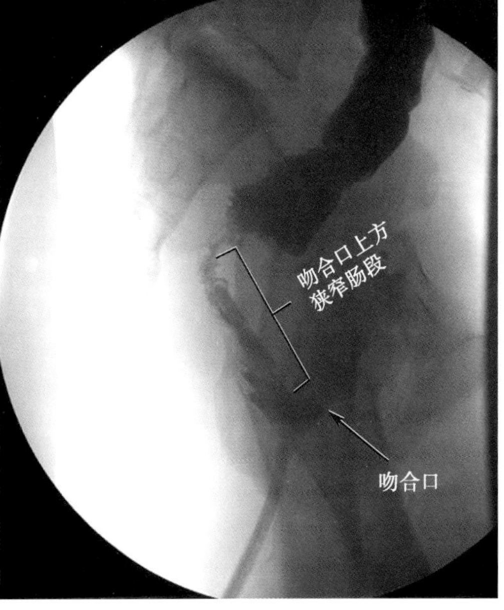


图 13-16　钡灌肠 X 线片：吻合口近端肠段狭窄

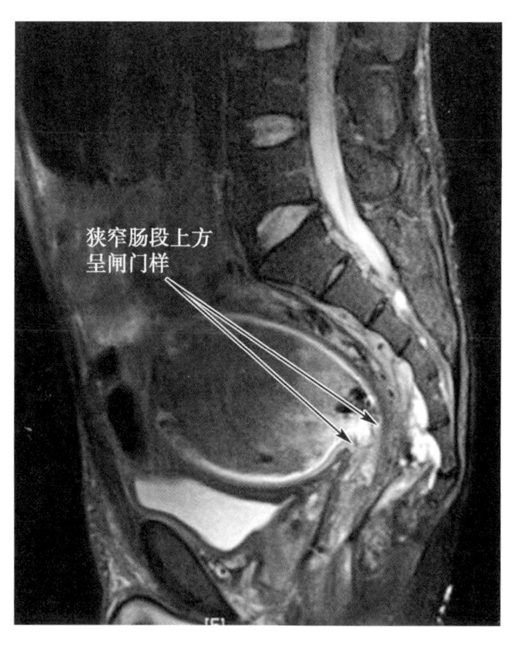


图 13-17　造口闭合后，可见狭窄肠管上方呈闸门样（矢状位）

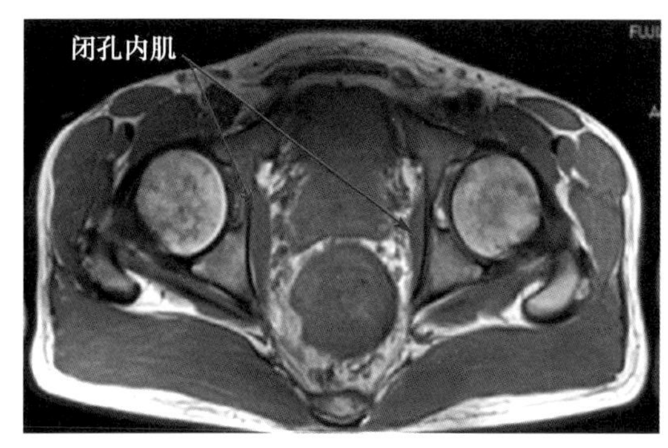


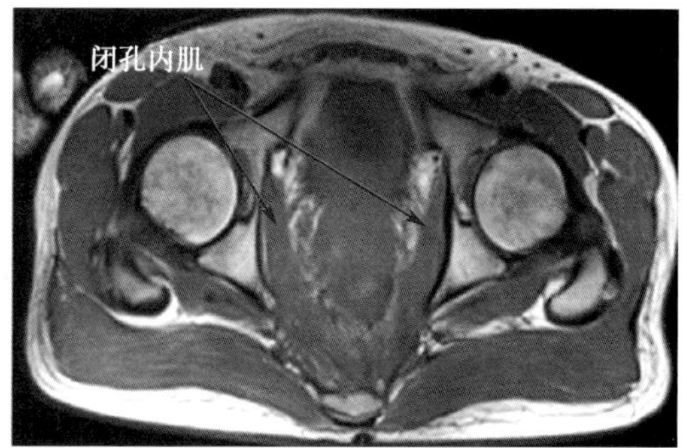


图 13-18　放化疗前的 MR 图像与发现肠管狭窄时复查的 MR 图像对比
可见闭孔内肌明显增厚、压迫重建直肠（左图为放疗前，右图为放疗后复查）

3. 预防　通过回顾性分析，笔者发现新辅助放化疗后盆壁及肠管纤维化主要发生在 BMI<20kg/m$^2$、有长期吸烟史的男性直肠癌患者，故建议对于此类患者可采用：①术前短程放疗；②单纯术前辅助化疗；③重视 T3 亚组筛选：对 T3a-b 以下分期患者直接手术；④缩短直肠癌根治术与造口闭合术的时程间隔，使纤维化的盆壁或肠腔尽早通过粪便进行自然扩张；⑤若在预防性造口闭合前已经证实盆壁存在严重纤维化及肠管严重狭窄，应与患者充分沟通是否放弃行预防性造口闭合；⑥术中探查若发现乙状结肠冗长，下坠至盆腔者，应充分游离脾曲，尽量多切除近端肠管，以免照射过的肠管与远端肠管吻合。既往研究表明，结肠 J 形储袋可改善直肠前切除综合征，改变直肠重建方式可能也有助于减轻盆壁纤维化对重建直肠的压迫。放疗技术的提高可能也有助于减轻放疗对正常组织的照射，避免盆壁正常组织的纤维化反应。

4. 治疗 对于盆壁与肠管纤维化严重的患者，可根据狭窄段长度及患者情况采取不同的治疗方法。

（1）保守治疗：若梗阻症状较轻，可先试行灌肠、导泻等保守治疗；若狭窄段较短，可以行肠镜下球囊扩张或行肠镜下支架置入以达到缓解低位肠梗阻的疗效。

（2）肠造口：对于年龄较大、肛门括约肌功能差的患者，可行近端永久性肠造口（回肠造口或结肠造口）缓解梗阻。

（3）手术治疗：对于狭窄段长、肠腔小、保守治疗无效且年轻、体质较好的患者，可行开腹根治性手术，术中应经腹切除吻合口及近端狭窄肠管，寻找压迫肠管的盆壁纤维环，行盆壁纤维狭窄环 3、6、9 点切开松解至可容两指中节通过，以保重建肠管可通过，即行结 - 肛吻合重建肠道连续性可获得比较满意的效果（图 13-19）。需强调的是，术中应加行近端预防性回肠袢式造口，且在二次造口闭合前，应复查经肛门直肠造影。

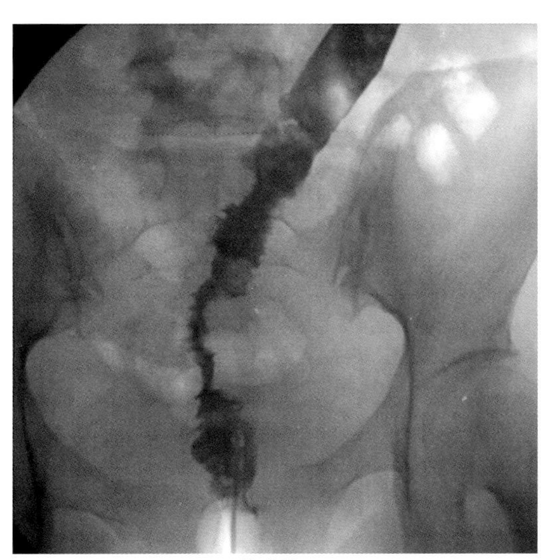

治疗前

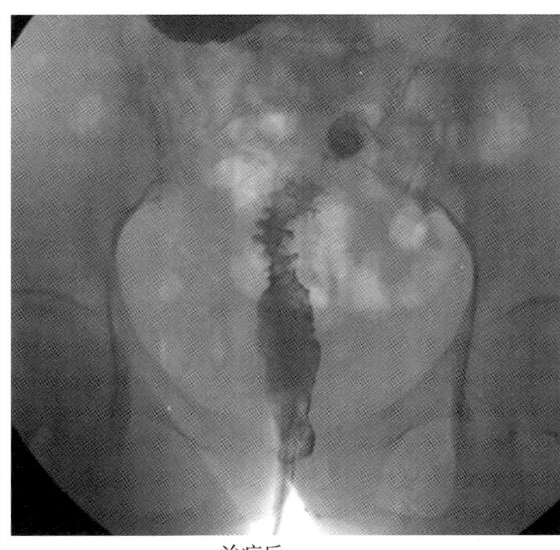

治疗后

图 13-19 吻合口上狭窄肠段切除 + 盆壁纤维环 3 个点切开术前后钡灌肠图像对比
治疗后吻合口上方肠段无明显狭窄

（官国先 池 畔）

## 参考文献


1. BRAGA M，FRASSON M，VIGNALI A，et al.Laparoscopic Resection in Rectal Cancer Patients：Outcome and Cost-Benefit Analysis［J］.Diseases of the Colon&Rectum，2007，50（4）：464-471.
2. BRAGA M，FRASSON M，ZULIANI W，et al.Randomized clinical trial of laparoscopic versus open left colonic resection.［J］.Br J Surg，2010，97（8）：1180-1186.
3. BRETAGNOL F，PANIS Y，RULLIER E，et al.Rectal cancer surgery with or without bowel preparation：The French GRECCAR Ⅲ multicenter single-blinded randomized trial［J］.Ann Surg.2010 Nov；252（5）：863-868.
4. CHIONG E，HEGARTY PK，DAVIS JW，et al.Port-site hernias occurring after the use of bladeless radially

expanding trocars. [J].Urology 2010;75:574-580.
5. FASTH S, HEDLUND H, SVANINGER G, et al.Autosuture of low colorectal anastomosi [J]s.Acta Chir Scand, 1982, 148:535-539.
6. FLANDERS KC.Smad3 as a mediator of the fibrotic response [J].Int J Exp Pathol, 2004, 85:47-64.
7. GUILLOU PJ, QUIRKE P, THORPE H, et al Short-term endpoints of conventional versus laparoscopic-assisted surgery in patients with colorectal cancer (MRC CLASICC trial): multicentre, randomised controlled trial [J].The Lancet.1718-1726.
8. HEWETT P J, ALLARDYCE R A, BAGSHAW P F, et al.Short-term outcomes of the Australasian randomized clinical study comparing laparoscopic and conventional open surgical treatments for colon cancer: the ALCCaS trial. [J].Annals of Surgery, 2008, 248 (5): 728-738.
9. HUTTNER FJ, TENCKHOFF S, JENSEN K, et al.Meta-analysis of reconstruction techniques after low anterior resection for rectal cancer [J].Br J Surg, 2015, 102:735-745.
10. KOSUGI C, SAITO N, KIMATA Y, et al.Rectovaginal fistulas after rectal cancer surgery: Incidence and operative repair by gluteal-fold flap repair [J].Surgery, 2005, 137 (3): 329-336.
11. KULU Y, ULRICH A, BRUCKNER T, et al.Validation of the International Study Group of Rectal Cancer definition and severity grading of anastomotic leakage [J].Surgery, 2013, 153 (6): 753-761.
12. MARTIN M, LEFAIX J, DELANIAN S.TGF-beta1 and radiation fibrosis: a master switch and a specific therapeutic target? [J]Int J Radiat Oncol Biol Phys, 2000, 47:277-290.
13. NELSON H, SARGENT D J, WIEAND H S, et al.A Comparison of Laparoscopically Assisted and Open Colectomy for Colon Cancer [J].New England Journal of Medicine, 2004, 350 (20): 2050-2059.
14. PARK IJ, CHOI GS, LIM KH.Laparoscopic resection of extraperitoneal rectal cancer: a comparative analysis with open resection. [J].Surg Endosc, 2009, 23 (8): 1818-1824.
15. PHITAYAKORN R, DELANEY CP, REYNOLDS HL, et al.Standardized algorithms for management of anastomotic leaks and related abdominal and pelvic abscesses after colorectal surgery [J].World J Surg, 2008, 32 (6): 1147-1156.
16. PINEDA CE, SHELTON AA, HERNANDEZ-BOUSSARD T, et al.Mechanical bowel preparation in intestinal surgery: a meta-analysis and review of the literature [J].J Gastrointest Surg, 2008, 12 (11): 2037-2044.
17. RAHBARI NN, WEITZ J, HOHENBERGER W, et al.Definition and grading of anastomotic leakage following anterior resection of the rectum: a proposal by the International Study Group of Rectal Cancer [J].Surgery, 2010, 147 (3): 339-351.
18. SCHRAG D, WEISER MR, GOODMAN KA, et al.Neoadjuvant chemotherapy without routine use of radiation therapy for patients with locally advanced rectal cancer: a pilot trial [J].Journal of Clinical Oncology, 2014, 32:513-518.
19. VELDKAMP R, KUHRY E, HOP WC, et al.Laparoscopic surgery versus open surgery for colon cancer: short-term outcomes of a raildomised trial [J].The lancet oncology, 2005, 6 (7): 477-484.
20. 池畔，王枭杰，林惠铭，等．肠镜下被膜自膨式金属支架置入治疗结直肠癌术后吻合口瘘的疗效及并发症分析[J]. 中华胃肠外科杂志，2015(7): 661-666.
21. 池畔，陈致奋，高源，等．直肠癌新辅助放化疗后盆壁及肠管纤维化并低位肠梗阻的诊治[J]. 中华胃肠外科杂志，2015, (11): 1092-1097.
22. 池畔．从术后并发症角度探讨结直肠癌腹腔镜手术操作要点[J]. 中华胃肠外科杂志，2010, 13(11): 799-801.
23. 江彩云，池畔，林惠铭，等.931 例直肠癌保肛术后吻合口漏的影响因素及预后分析[J]. 中华消化外科杂志，2016, 15(8): 795-801.
24. 林鸿悦，池畔．腹腔镜与开腹直肠癌根治术后排尿功能和性功能的比较．[J]. 中华胃肠外科杂志，

2011,14(4):289-290.
25. 孙艳武,池畔,林惠铭,等.结肠癌完整结肠系膜切除术后乳糜漏的影响因素分析.[J].中华胃肠外科杂志,2012,15(4):328-331.
26. 许钊荣,池畔.腹腔镜与开腹结直肠癌根治术后并发症发生率的比较.[J].中华胃肠外科杂志,2012,(8):810-813.
27. 颜松龄,徐宗斌,池畔.比较分析腹腔镜与开腹直肠癌根治术后吻合口出血的影响因素[J].中华胃肠外科杂志,2007,10(2):157.
28. 易秉强,王振军,赵博,等.低位直肠癌患者内括约肌切除术后吻合口狭窄的外科处理.[J].中华外科杂志,2013,51 :577-581.

# 索引

# 缩略语对照表

| | | |
|---|---|---|
| aMCA | accessory middle colic artery | 副结肠中动脉 |
| aMCV | accessory middle colic vein | 副结肠中静脉 |
| APR | abdominoperineal resection | 腹会阴联合切除术 |
| AR | anterior resection | 直肠前切除术 |
| CRM | circumferential margin | 环周切缘 |
| CRT | neoadjuvant chemoradiotherapy | 新辅助放化疗 |
| DFS | disease-free survival | 无病生存率 |
| ELAPE | extralevator abdominoperineal excision | 经肛提肌外腹会阴联合切除术 |
| EN | enteral nutrition | 肠内营养 |
| HN | hypogastric nerve | 腹下神经 |
| ICA | ileocolic artery | 回结肠动脉 |
| IMA | inferior mesenteric artery | 肠系膜下动脉 |
| IMP | inferior mesenteric plexus | 肠系膜下丛 |
| IMV | inferior mesenteric vein | 肠系膜下静脉 |
| IRA | inferior rectal artery | 直肠下动脉 |
| ISR | intersphincteric resection | 经括约肌间切除术 |
| JV | jejunal vein | 空肠静脉 |
| LAACA | left accessory aberrant colic artery | 副左结肠动脉 |
| LAR | low anterior resection | 低位前切除术 |
| LCA | left colic artery | 左结肠动脉 |
| LP | laparoscopy | 腹腔镜 |
| LR | local recurrence | 局部复发 |
| MCA | middle colic artery | 结肠中动脉 |
| MCV | middle colic vein | 结肠中静脉 |
| MRA | middle rectal artery | 直肠中动脉 |
| NCCN | National Comprehensive Cancer Network | 美国国家综合癌症网络 |
| NOSES | natural orifice specimen extraction surgery | 经自然腔道取标本手术 |
| NVB | neurovascular bundle | 神经血管束 |
| OS | overall survival | 总生存率 |
| PANP | pelvic autonomic nerve prepervation | 保留骨盆植物神经 |
| RCA | right colic artery | 右结肠动脉 |
| RCT | randomized controlled trial | 随机对照试验 |
| RCV | right colic vein | 右结肠静脉 |

| | | |
|---|---|---|
| RGEV | right gastroepiploic vein | 胃网膜右静脉 |
| SA | sigmoid colon artery | 乙状结肠动脉 |
| SHP | superior hypogastric plexus | 上腹下丛 |
| SMA | superior mesenteric artery | 肠系膜上动脉 |
| SMV | superior mesenteric vein | 肠系膜上静脉 |
| SRA | superior rectal artery | 直肠上动脉 |
| TME | total mesorectal excision | 全直肠系膜切除术 |
| TPN | total parenteral nutrition | 全肠外营养 |
| TSME | tumor-specific mesorectal excision | 肿瘤相关直肠系膜切除术 |
| ULAR | ultra low anterior resection | 超低位直肠前切除术 |